全国中等卫生职业教育护理专业"十三五"规划教材

供护理、助产等专业使用

外科护理

主　编	杜成星　张　婧　周洪梅
副主编	隋　霄　付克菊　吕瑞芳　阴　俊
编　者	（按姓氏笔画排序）
左　欢	湖北省潜江市卫生学校
付克菊	湖北省潜江市卫生学校
冯丹丹	郑州市卫生学校
吕瑞芳	丽水护士学校
刘　洋	北京市昌平卫生学校
刘玲仓	西双版纳职业技术学院
阴　俊	长治卫生学校
杜　哲	邓州市卫生学校
杜成星	咸宁职业教育(集团)学校
李汶殷	丽水护士学校
杨　阳	江苏省宿迁卫生中等专业学校
张　婧	枣庄科技职业学院
苗晓琦	甘肃卫生职业学院
周洪梅	重庆工业管理职业学校
隋　霄	黑龙江省林业卫生学校
窦歆和	黑龙江省林业卫生学校

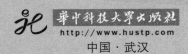

华中科技大学出版社
http://www.hustp.com
中国·武汉

内 容 简 介

本书是全国中等卫生职业教育护理专业"十三五"规划教材。

本书主要分为十七个项目和二十一个实践指导,主要包括绪论、体液平衡失调、外科休克、麻醉、围手术期、外科感染、损伤及各类疾病病人的护理,并配有实践指导。通过本书的学习,使学生初步掌握外科护理的基本知识和基本技能,为学生从事护理、助产及相关专业工作奠定基础。

本书供护理、助产等专业使用。

图书在版编目(CIP)数据

外科护理/杜成星,张婧,周洪梅主编.—武汉:华中科技大学出版社,2017.8(2020.1重印)
全国中等卫生职业教育护理专业"十三五"规划教材
ISBN 978-7-5680-3137-0

Ⅰ.①外…　Ⅱ.①杜…　②张…　③周…　Ⅲ.①外科学-护理学-中等专业学校-教材　Ⅳ.①R473.6

中国版本图书馆 CIP 数据核字(2017)第 170996 号

外科护理　　　　　　　　　　　　　　　　　　　　　　杜成星　张　婧　周洪梅　主编
Waike Huli

策划编辑:周　琳
责任编辑:陈　晶　张　琳
封面设计:原色设计
责任校对:刘　竣
责任监印:周治超
出版发行:华中科技大学出版社(中国·武汉)　　电话:(027)81321913
　　　　　武汉市东湖新技术开发区华工科技园　　邮编:430223
录　　排:华中科技大学惠友文印中心
印　　刷:武汉市洪林印务有限公司
开　　本:787mm×1092mm　1/16
印　　张:24.5
字　　数:636千字
版　　次:2020年1月第1版第3次印刷
定　　价:62.00元

本书若有印装质量问题,请向出版社营销中心调换
全国免费服务热线:400-6679-118　　竭诚为您服务
版权所有　侵权必究

全国中等卫生职业教育护理专业"十三五"规划教材编委会

委　员（按姓氏笔画排序）

丁丙干	江苏省宿迁卫生中等专业学校
丁亚军	邓州市卫生学校
马世杰	湖北省潜江市卫生学校
邓晓燕	西双版纳职业技术学院
付克菊	湖北省潜江市卫生学校
刘　旭	咸宁职业教育（集团）学校
刘端海	枣庄科技职业学院
孙忠生	黑龙江省林业卫生学校
孙治安	安阳职业技术学院
李　收	枣庄科技职业学院
李朝国	重庆工业管理职业学校
沈　清	秦皇岛水运卫生学校
周殿生	武汉市第二卫生学校
赵其辉	湖南环境生物职业技术学院
夏耀水	秦皇岛水运卫生学校
黄利丽	武汉市东西湖职业技术学校
黄应勋	丽水护士学校
董志文	辽宁省人民医院附设卫生学校
焦平利	北京市昌平卫生学校

总 序
Introduction

随着我国经济的持续发展和教育体系、结构的重大调整,职业教育办学思想、培养目标随之发生了重大变化,人们对职业教育的认识也发生了本质性的转变。我国已将发展职业教育作为重要的国家战略之一,中等职业教育成为我国职业教育的重要组成部分。作为职业教育重要组成部分的中等卫生职业教育也取得了长足的发展,为国家输送了大批高素质技能型、应用型医疗卫生人才。

为了更好地顺应我国卫生职业教育教学与医疗卫生事业的新形势,贯彻落实《国家中长期教育改革和发展规划纲要(2010—2020年)》中"以服务为宗旨,以就业为导向"的思想精神,以及国家《职业教育与继续教育2017年工作要点》的要求,充分发挥教材建设在提高人才培养质量中的基础性作用,同时,也为了配合教育部"十三五"规划教材建设,进一步提高教材质量,在认真、细致调研的基础上,我们组织了全国20余所医药院校的近150位老师编写了这套以工作过程为导向的全国中等卫生职业教育护理专业"十三五"规划教材,并得到了参编院校的大力支持。

本套教材充分体现新一轮教学计划的特色,强调"以就业为导向、以能力为本位、以岗位需求为标准"的原则,按照"技能型、服务型高素质劳动者"的培养目标,坚持"五性"(思想性、科学性、先进性、启发性、适用性)和"三基"(基本理论、基本知识、基本技能)要求,着重突出以下编写特点:

(1) 紧扣新专业目录、新教学计划和新教学大纲,科学、规范,具有鲜明的中等卫生职业教育特色。

(2) 密切结合最新中等卫生职业教育护理专业课程标准,紧密围绕执业资格标准和工作岗位需要,与护士执业资格考试相衔接。

(3) 突出体现"工学结合"的人才培养模式,以及课程建设与教学改革的最新成果。

(4) 基础课教材以"必需、够用"为原则,专业课程重点强调"针对性"和"适用性"。

（5）内容体系整体优化，注重相关教材内容的联系和衔接，避免遗漏和不必要的重复。

（6）探索案例式教学方法，倡导主动学习。

这套新一轮规划教材得到了各院校的大力支持和高度关注，它将为新时期中等卫生职业教育的发展作出贡献。我们衷心希望这套教材能在相关课程的教学中发挥积极作用，并得到读者的青睐。我们也相信这套教材在使用过程中，通过教学实践的检验和实际问题的解决，能不断得到改进、完善和提高。

全国中等卫生职业教育护理专业"十三五"规划教材编写委员会

Preface 前 言

为了贯彻教育部新颁布的护理专业教学大纲,充分体现"以人的健康为中心、以整体护理为指导、以护理程序为框架"的教育理念,同时,为了贴近护理考核、贴近临床,我们编写了《外科护理》这本适合于中等卫生职业教育护理、助产及相关专业使用的教材。

本教材是全国中等卫生职业教育护理专业"十三五"规划教材,根据中职学生的认知特点,基础课教材内容以"必需、够用"为度,专业课教材要突出"针对性"和"适用性",可适当加入已定论的最新信息和知识。本教材内容简明扼要、重点突出,适度体现"理实一体化"的要求。

本教材以整体护理为方向,以护理程序为框架,首先提出要点导航、情景案例和护理应用,然后按疾病概述、护理评估、护理诊断/问题、护理目标、护理措施、护理评价、健康教育等方面进行编写,并在每章加入了知识链接和历年国家护士执业资格考试真题。全书最后还有与前面内容相对应的实践指导,可以培养学生的临床工作思维能力和动手操作能力。

本教材在编写过程中,参考了大量有关外科护理学方面的书籍,并引用了其中的一些资料,在此一并致以衷心的感谢。由于时间仓促和编者水平有限,疏漏和不妥之处在所难免,敬请各位专家和读者提出宝贵意见,以便修订改进。

编 者

目 录

项目一 绪论
- 任务一　概述　　　　　　　　　　　　　　　　　　　　/1
- 任务二　外科护理的课程学习　　　　　　　　　　　　/2

项目二 体液平衡失调病人的护理
- 任务一　正常体液平衡　　　　　　　　　　　　　　　/4
- 任务二　水和钠离子平衡失调病人的护理　　　　　　　/7
- 任务三　钾离子平衡失调病人的护理　　　　　　　　　/13
- 任务四　酸碱平衡失调病人的护理　　　　　　　　　　/17

项目三 外科休克病人的护理
- 任务一　概述　　　　　　　　　　　　　　　　　　　/24
- 任务二　休克病人的护理　　　　　　　　　　　　　　/26

项目四 麻醉病人的护理
- 任务一　概述　　　　　　　　　　　　　　　　　　　/31
- 任务二　麻醉前病人的护理　　　　　　　　　　　　　/36
- 任务三　麻醉后病人的护理　　　　　　　　　　　　　/39

项目五 围手术期病人的护理
- 任务一　术前病人的护理　　　　　　　　　　　　　　/44
- 任务二　术中病人的护理　　　　　　　　　　　　　　/47
- 任务三　术后病人的护理　　　　　　　　　　　　　　/56

项目六　外科感染病人的护理

  任务一　概述 /61
  任务二　浅表软组织急性化脓性感染病人的护理 /63
  任务三　全身性感染病人的护理 /67
  任务四　特异性感染病人的护理 /70

项目七　损伤病人的护理

  任务一　创伤病人的护理 /77
  任务二　烧伤病人的护理 /85
  任务三　咬伤病人的护理 /92

项目八　肿瘤病人的护理

项目九　颅脑疾病病人的护理

  任务一　颅内压增高与脑疝病人的护理 /105
  任务二　颅脑损伤病人的护理 /110
  任务三　颅内肿瘤病人的护理 /117

项目十　颈部疾病病人的护理

  任务一　甲状腺功能亢进病人的外科护理 /121
  任务二　甲状腺肿瘤病人的护理 /127

项目十一　乳房疾病病人的护理

  任务一　急性乳腺炎病人的护理 /132
  任务二　乳腺癌病人的护理 /135
  任务三　乳房良性肿瘤病人的护理 /139

项目十二　胸部疾病病人的护理

  任务一　胸部损伤病人的护理 /141
  任务二　肺癌病人的护理 /153
  任务三　食管癌病人的护理 /157

项目十三　腹部疾病病人的护理

- 任务一　腹外疝病人的护理　/163
- 任务二　急性腹膜炎病人的护理　/168
- 任务三　腹部损伤病人的护理　/173
- 任务四　胃、十二指肠溃疡病人的护理　/177
- 任务五　胃癌病人的护理　/182
- 任务六　急性阑尾炎病人的护理　/185
- 任务七　肠梗阻病人的护理　/189
- 任务八　直肠肛管良性疾病病人的护理　/194
- 任务九　大肠癌病人的护理　/201
- 任务十　肝脏疾病病人的护理　/208
- 任务十一　胆道疾病病人的护理　/219
- 任务十二　胰腺疾病病人的护理　/227

项目十四　周围血管疾病病人的护理

- 任务一　原发性下肢静脉曲张病人的护理　/237
- 任务二　血栓闭塞性脉管炎病人的护理　/241

项目十五　泌尿系统疾病病人的护理

- 任务一　常见症状及检查和护理　/246
- 任务二　泌尿系统损伤病人的护理　/252
- 任务三　尿石症病人的护理　/258
- 任务四　前列腺增生病人的护理　/263
- 任务五　泌尿系统肿瘤病人的护理　/267

项目十六　运动系统疾病病人的护理

- 任务一　骨折病人的护理　/274
- 任务二　关节脱位病人的护理　/283
- 任务三　骨关节化脓性感染病人的护理　/287
- 任务四　骨关节结核病人的护理　/290
- 任务五　骨肿瘤病人的护理　/293
- 任务六　断肢再植病人的护理　/296
- 任务七　颈肩腰腿痛病人的护理　/299
- 任务八　脊柱损伤病人的护理　/307

项目十七　皮肤病与性传播疾病病人的护理

　　任务一　概述　　　　　　　　　　　　　　　　　　　　/312
　　任务二　变态反应性皮肤病病人的护理　　　　　　　　　　/319
　　任务三　感染性皮肤病病人的护理　　　　　　　　　　　　/327
　　任务四　其他皮肤病病人的护理　　　　　　　　　　　　　/335
　　任务五　常见性传播疾病病人的护理　　　　　　　　　　　/339

实践指导

　　实践指导一　　外科体液失衡病人的护理　　　　　　　　　/346
　　实践指导二　　外科休克病人的护理　　　　　　　　　　　/347
　　实践指导三　　麻醉病人的护理　　　　　　　　　　　　　/348
　　实践指导四　　手术区皮肤准备　　　　　　　　　　　　　/348
　　实践指导五　　常用手术器械、物品识别和应用　　　　　　/350
　　实践指导六　　手术人员的无菌准备　　　　　　　　　　　/352
　　实践指导七　　手术体位安置、术区皮肤消毒及
　　　　　　　　　铺巾、器械台管理和术中配合　　　　　　　/353
　　实践指导八　　外科感染病人的护理　　　　　　　　　　　/355
　　实践指导九　　清创、换药、包扎　　　　　　　　　　　　/356
　　实践指导十　　颅脑损伤病人的护理　　　　　　　　　　　/358
　　实践指导十一　甲状腺功能亢进病人的护理　　　　　　　　/359
　　实践指导十二　乳腺癌术后功能锻炼　　　　　　　　　　　/360
　　实践指导十三　胸部疾病病人的护理　　　　　　　　　　　/360
　　实践指导十四　腹腔穿刺病人的护理　　　　　　　　　　　/362
　　实践指导十五　胃肠减压病人的护理　　　　　　　　　　　/363
　　实践指导十六　胃十二指肠溃疡病人的护理　　　　　　　　/363
　　实践指导十七　大肠癌病人的护理　　　　　　　　　　　　/364
　　实践指导十八　肝胆疾病病人的护理　　　　　　　　　　　/365
　　实践指导十九　周围血管疾病病人护理　　　　　　　　　　/366
　　实践指导二十　膀胱冲洗病人的护理　　　　　　　　　　　/366
　　实践指导二十一　骨折、关节损伤病人的护理　　　　　　　/368

教学大纲(106学时)　　　　　　　　　　　　　　　　　　/369
参考文献　　　　　　　　　　　　　　　　　　　　　　　/378

项目一　绪　论

学习目标

(1) 掌握外科疾病的范畴与分类。
(2) 熟悉外科护理的学习方法。
(3) 了解外科护理的发展。

任务一　概　述

外科护理是以外科疾病病人为主要服务对象，研究如何对病人进行整体护理的临床护理学科。它包含了医学基础理论、外科学基础理论、护理学基础理论及技术，以及社会学知识、心理学知识等，依据外科学的发展现状和范畴而定。

一、外科疾病的范畴与分类

外科疾病的范畴是随着外科学发展而改变的。通常意义上，凡是以手术或手法处理为主要治疗手段的疾病均属于外科疾病的范畴，一般以此作为区别于内科疾病的标准，但不是所有的外科疾病均需要手术，即使同一种疾病也只有在某一阶段才需要手术。

外科疾病根据其病因不同大致可分为如下五类。

1. 损伤　损伤是指各种致伤因子引起的人体组织的破坏，如骨折、烧伤、咬伤和内脏器官破裂，多需经手术处理。

2. 感染　感染是指致病微生物和寄生虫在人体所引起的组织破坏。病人多适宜经手术治疗，如切开引流或手术切除等。

3. 肿瘤　肿瘤是指组织细胞超越正常生长规律所形成的新生物，它分为良性肿瘤和恶性肿瘤，恶性肿瘤病人除需给予手术治疗外，大多数还需要进行综合治疗，如放疗、化疗等。

4. 畸形　多数先天性畸形，如先天性心脏病等病人，需行手术治疗；部分影响生理功能、日常生活的后天性畸形病人也常需手术整复，以恢复其功能和改善外观。

5. 功能障碍　包括结石、循环障碍、内分泌失调等。如甲状腺功能亢进、甲状旁腺功能亢进、胰岛细胞瘤等内分泌疾病可行手术治疗。

二、外科护理的发展与成就

外科护理是护理学的一大分支,基于医学科学的整体发展而逐步形成,与外科学的发展密不可分。

自有人类以来就有护理,护理是人们谋求生存的本能和需要。早在旧石器时代就已有用石器治疗伤病的记载,更有扁鹊、华佗用酒或麻沸散作麻醉剂进行外科手术的记载,其发展过程漫长、曲折。从远古人类与大自然的搏斗中受到损伤后的处理到19世纪中叶相关基础学科(如人体解剖学、病理解剖学及实验外科学)的建立,为外科学的发展奠定了基础。

在克里米亚战争中(1853—1855),护理学的奠基人南丁格尔精心看护伤员,使伤员死亡率由原来的50%降至2.2%,她以极有说服力的数字和惊人的业绩充分证明了护理工作在外科疾病病人治疗过程中的独立地位和重要性,并由此创建了护理学,延伸出外科护理。

外科护理学是护理学的一大分支,其发展与外科学的发展密不可分。虽然我国外科护理的发展历史较短,但1958年首例大面积烧伤病人的抢救和1963年世界首例断肢再植手术在我国均获得成功,充分体现了我国外科护理工作者对外科护理的发展所做出的卓越贡献。

随着社会生产力和科学技术的进步,医学科学得以快速发展,使外科学逐渐改观和发展。临床上任何一次外科手术的成功,都离不开外科护士的配合;任何一位病人的痊愈,都离不开外科护士的精心护理。在现代化科学的广度和深度得到快速发展的同时,也要求和促进外科护理的快速发展。

任务二 外科护理的课程学习

"三分治疗,七分护理"点出了护理工作在外科病人治疗和康复过程中的重要作用。一名合格的外科护士,不仅要掌握本专业的理论与技能,还要有良好的自身素质和专业素质,具备教学和科研能力才可能在护理工作中真正体现"以人为本"的服务理念,对外科病人进行系统的评估,提供身、心整体护理和个性化的健康教育,以达到"健康促进"的工作目标。

一、外科护士的素质要求

外科疾病以急诊多、抢救多为特点,急、危、重症者诸多,病人常承受巨大的身体痛苦和精神压力。另外,外科疾病因为创伤、麻醉及手术的影响,病情复杂多变、演变迅速,护理工作也应为之改变,因其工作强度大、任务重,对外科护士的综合素质要求也更高。要成为一个称职的外科护士,应具备良好的职业品质、扎实的理论基础、健康的身体素质。

1. 良好的职业品质 外科护士应具有高尚的思想品德和崇高的职业道德,热爱护理事业,爱岗敬业,具有不怕苦、不怕累、为人类健康服务的奉献精神。在临床护理工作中,护理人员面对每一位病人时,必须具备的基本工作态度是关爱每一位病人,表现出高度的责任心,竭尽全力,珍爱生命。护理人员应培养自己良好的职业道德和行为习惯,认真仔细、严谨求实、规范操作。

2. 扎实的理论基础　外科护理工作的核心是应用护理程序为病人提供整体护理。因此，外科护士必须要掌握丰富的理论知识、娴熟的技能操作、先进仪器的使用方法，同时要提高观察力，具备敏锐的判断力。通过对病人的评估及时发现病人现有或潜在的生理、心理和病理问题，协助医生进行有效处理和相关护理。

3. 健康的身体素质　由于外科工作强度大，如发生工伤、交通事故等突发事件，短时间内可能有大批伤员需立即提供治疗和护理。因工作负荷加大，护士必须具有强健的体魄、良好的心态和饱满的热情才能保证工作的顺利进行，才能及时、有效地参与生命的抢救。

二、外科护理的学习方法

随着外科护理学范畴的不断扩大和内容的增加，新技术、新诊疗手段不断被应用到临床，护理工作日趋网络化、数字化和智能化，对医疗护理服务水平的要求越来越高。护士不仅要重视基本知识、基础理论和基本技能的学习，还必须不断扩充知识、更新知识，才能适应时代的发展和满足现代外科护理学发展的需求。

1. 以现代护理观念为指导　现代护理学理论包括四个框架性概念：人、环境、健康、护理。在当今新的护理模式下工作，同样也需要以现代护理观念为指导，围绕护理工作的各项内容，依据以护理程序为框架的整体护理模式，收集和分析资料，评估病人现有的和潜在的护理问题，采取有效的护理措施并评估其效果。外科护士应严格要求自己，始终以人为本，以现代护理观念为指导，不仅要帮助和护理病人，还要提供健康教育和指导服务，承担提供者、决策者、管理者、沟通者、研究者和教育者的不同角色，与病人建立良好的信任关系，使之达到最佳的健康状态。

2. 注重理论与实践相结合　外科护理是一门实践性很强的综合性课程，学习时应注重理论与实践相结合。外科护理人员必须熟练掌握理论知识，同时要积极参加临床实践，理论与实践相结合，以实践促进理论的巩固和提高，针对临床病例，进一步印证、强化理论知识，综合应用所学的解剖、生理、病理、生化和临床学科知识，结合病人的年龄、性格特点、工作性质和文化背景等，分析、寻找病人现有或潜在的最突出的护理问题，并依此制订护理计划和实施护理措施，充分体现循证护理理念。在护理实践中，还要注意全面分析，注意由局部病变导致的全身反应，树立整体观念，及时评价护理效果。不断反思、总结，保持学习的能动性、有效性，促进自身综合实践能力的提高。

（张　婧）

项目二　体液平衡失调病人的护理

学习目标

知识目标
(1) 掌握体液平衡失调病人的护理评估和护理措施。
(2) 熟悉人体正常的体液平衡情况。
(3) 熟悉体液平衡失调病人的护理诊断。
(4) 熟悉体液平衡失调病人的健康教育内容。
(5) 了解体液平衡失调病人的病因和发病机制。

能力目标
(1) 运用护理程序对体液平衡失调病人进行整体护理。
(2) 配合医生做好体液平衡失调病人的液体疗法护理。

素质目标
护理体液平衡失调病人时表现出爱护和尊重,并能做好健康教育及康复指导。

人体内环境的稳定主要由水、电解质和渗透压三者决定。正常的体液容量、渗透压、电解质和酸碱平衡是机体代谢和各器官生理功能正常的基本保证。创伤、感染、手术和许多外科疾病都会导致体内水、电解质和酸碱平衡失衡。如果人体代谢失衡的程度超过自身代偿能力,就会影响到疾病的转归,甚至危及生命。因此,学习水、电解质和酸碱平衡失调病人的护理是医护人员为外科病人治疗和护理中的一个重要内容。

任务一　正常体液平衡

重点　人体正常情况下的体液情况。
难点　正常体液平衡的调节机制。

一、体液的组成和分布

人的体液主要成分是水和电解质。人的体液总量会因为性别、年龄和胖瘦而不同。成年男性体液量约占体重的60%;成年女性因脂肪组织较多(肌细胞含水量多,脂肪细胞含水量少),体液量约占体重的55%;婴幼儿的脂肪较少,故体液量占体重的比例可高达80%,他们随年龄增长和体内脂肪组织的增多,体液量逐渐下降,14岁以后少年的体液量占体重的比例与成人相似。

人体的体液由细胞内液和细胞外液两部分组成。男性细胞内液约占体重的40%,女性细胞内液约占体重的35%。男性、女性的细胞外液均占体重的20%。细胞外液由组织间液(约占体重的15%)和血浆(约占体重的5%)两部分组成,如图2-1所示,细胞外液具有快速平衡水、电解质的作用。

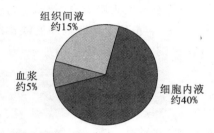

图 2-1 正常体液的分布

体液的主要成分是水与电解质。电解质在体液中以离子形态存在,并分布在细胞内外。细胞外液中最主要的阳离子是 Na^+,主要的阴离子是 Cl^- 和 HCO_3^-;细胞内液中主要的阳离子是 K^+ 和 Mg^{2+},主要的阴离子是 HPO_4^{2-}。

二、体液平衡与调节

(一) 水平衡

人体每天会摄入一定量的水,同时也排出相应量的水,正常成人 24 h 水的摄入量和排出量都为 2000~2500 mL,保持动态平衡。正常成人每天通过皮肤不显性出汗蒸发一部分水分,这是人体调节体温的一种重要方式,呼吸道也蒸发一部分水分,加上粪便排水,以上三种途径出水量正常情况下变化不大。肾每天排尿量随饮水量而变化较大,但每天最少排出 500 mL 尿液才能将体内代谢终产物完全排出。如果摄入不足或排出过多,就可能发生缺水;反之则可引起水肿。由于季节、生活习惯、活动量、体形等不同,水的进出量存在差异,一般出入情况如表 2-1 所示。

表 2-1 正常成人每日水出入平衡情况

摄入量/mL		排出量/mL	
固体食物含水	700	呼吸道蒸发	350
饮水	1000~1500	皮肤蒸发	500
内生水	300	粪便	150
		尿	1000~1500
总量	2000~2500	总量	2000~2500

(二) 电解质平衡

电解质平衡也称离子平衡，这些离子参与细胞代谢、酸碱平衡的调节、维持体液的渗透压，并影响神经-肌肉和心肌的兴奋性，具有重要的生理功能。体液中离子的浓度高低与渗透压的大小呈正比，而水会由低渗透压一侧流向高渗透压一侧。

维持电解质平衡相关的主要电解质为 Na^+ 和 K^+，正常成人对 Na^+ 和 K^+ 的日需要量分别是 5～9 g 和 3～4 g，过剩的主要通过肾脏排出，保持人体的血清中 Na^+ 浓度在 135～145 mmol/L，血清中 K^+ 浓度在 3.5～5.5 mmol/L 水平。

水、电解质和渗透压平衡的调节是通过神经-内分泌系统和肾脏进行的，其中对水和钠的调节作用最明显。

1. 抗利尿激素（ADH）调节 当人体渗透压升高或血容量严重下降时，神经垂体释放 ADH 增多，促进肾远曲小管和集合管对水的重吸收，尿量减少，反之尿量增多。

2. 醛固酮（ADS）调节 当人体血容量下降及细胞外液缺钠时，经肾素-血管紧张素-醛固酮系统的作用，ADS 分泌增多，肾保钠、保水、排钾作用加强，从而维护体液容量和血钠的平衡，反之，排钠、排尿增加。

> **知识链接**
>
> 心房肽又称心房钠尿肽（ANP），是一组由心房肌细胞产生的多肽，由 21～33 个氨基酸组成。当心房扩展、血容量增加、血钠增加或血管紧张素增多时，将刺激心房肌细胞合成释放 ANP。ANP 释放入血后，将主要从四个方面影响水钠代谢：①减少肾素的分泌；②抑制醛固酮的分泌；③对抗血管紧张素的缩血管效应；④拮抗醛固酮的保钠作用。因此，有人认为体内可能有一个 ANP 系统与肾素-血管紧张素-醛固酮系统共同担负着调节水钠代谢的作用。

(三) 酸碱平衡

正常人体的体液保持着一定 H^+ 浓度，使血浆 pH 值维持在 7.35～7.45。但人体在代谢过程中不断产生酸性物质和碱性物质，使体液中的 H^+ 浓度时刻发生变化，为维持体液中 H^+ 浓度在正常范围内，机体主要通过体液的缓冲系统、肺、肾三条途径来完成对酸碱平衡的调节。

1. 缓冲系统 体液的缓冲系统是调节酸碱平衡最迅速的途径。血液缓冲系统最主要的缓冲对是 HCO_3^-/H_2CO_3，其比值决定血浆的 pH 值，HCO_3^- 的正常平均值为 24 mmol/L，H_2CO_3 的正常平均值为 1.2 mmol/L，两者的比值为 20：1，这个比值保持稳定，血浆 pH 值就能维持于 7.40。

2. 肺 肺是排出体内挥发性酸的主要器官。主要通过呼吸排出 CO_2，从而降低动脉血二氧化碳分压（$PaCO_2$），调节血浆中 HCO_3^- 的浓度。肺的调节作用发生快，但对固定酸不起作用。

3. 肾 肾是调节酸碱平衡的重要器官，一切非挥发性酸和过剩的碳酸氢盐都从肾排泄。肾通过调节排出固定酸及保留碱性物质的量来维持血浆的 HCO_3^- 浓度，使血浆 pH 值保持稳定。其调节机制可概括为：①通过 Na^+-H^+ 交换排出 H^+；②通过 HCO_3^- 重吸收保留碱；③通过产生 NH_3 并与 H^+ 结合成 NH_4^+ 后排出而排出 H^+；④排泄有机酸。

任务二　水和钠离子平衡失调病人的护理

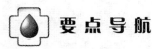

重点　三种缺水病人的表现和护理措施。
难点　三种缺水病人的发病机制、液体疗法护理。

情景案例

赵女士,45岁,诉腹痛、腹胀、腹泻3天,门诊拟"慢性结肠炎"收入院。今日早晨赵女士出现面色潮红,呼吸深而快,42次/分,呼出气体有烂苹果味,心率加快,脉搏132次/分,血压80/50 mmHg,神志清醒,反应迟钝,腱反射减弱,肢端湿冷。

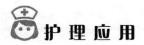

(1) 本案例中病人体液失衡类型与程度如何?
(2) 当日补什么液体?补多少?

【疾病概述】

机体水分丢失称为缺水。在细胞外液中,水和钠的关系非常密切,故失水和失钠常同时存在。由于造成缺水的原因不同,在缺水和缺钠的程度上也各有不同。根据细胞外液渗透压的变化,缺水可分为三种类型:高渗性缺水、低渗性缺水和等渗性缺水。高渗性缺水又称原发性缺水,指失水多于失钠,血钠浓度高于150 mmol/L;低渗性缺水又称继发性缺水,失钠多于失水,血钠浓度低于135 mmol/L;等渗性缺水又称混合性缺水,水钠等比例丢失,血钠浓度在135~150 mmol/L。等渗性缺水在外科临床上最为常见。三种类型的缺水发生后体液重新分布特点如图2-2所示,缺水形成的发病机制(病因和病理、生理特点)如表2-2所示。

【护理评估】

(一) 健康史

评估病人的年龄、体重、生活习惯、既往史等。了解是否存在水、钠摄入不足或者排出过多的病史;失水、失钠后处理是否合理。询问病人的胃肠功能,能否正常摄水、摄钠;病人的心、肝、肺、肾等重要器官有无功能障碍的病史,能否承受常规的补液治疗。

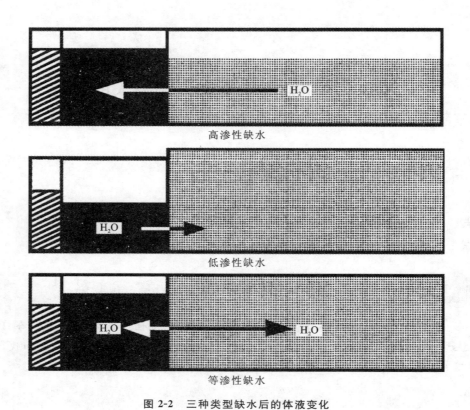

图 2-2 三种类型缺水后的体液变化

表 2-2 三种类型缺水发病机制的比较

区别	高渗性缺水	低渗性缺水	等渗性缺水
病因	（1）摄入水量不足,如食管癌晚期病人进水受限（2）水分丧失过多,如大量出汗或烧伤后超常失水	任何原因失水后,只补给水而未补充盐（主要指钠盐）或虽给水、给盐但给盐总量不足	多数组织失液越快,越接近等渗,主要见于以下情况（1）消化道急性失液,如腹泻（2）局部大量积液,如肠梗阻后肠腔积液
病理、生理特点	（1）明显口渴（2）细胞内液缺水（3）尿少、尿比重高	（1）口渴中枢抑制（2）细胞外液低渗致细胞外水内移,细胞水肿,血容量不足加剧（3）早期尿量正常或稍多,后期尿量减少,尿比重低	（1）一般无口渴（2）细胞外液容量迅速减少致血容量不足（3）如不处理或处理不当,可转变为高渗性或低渗性缺水（4）尿少、尿比重高

（二）身体状况

1. 高渗性缺水 主要以缺水症状为主,明显口渴、尿少。随着缺水程度的不同,病人临床表现各异,如表 2-3 所示。

表 2-3　高渗性缺水临床分度

临床分度	临床特征	失水量(占体重百分比)
轻度	口渴、尿少	2%~4%
中度	严重口渴,尿少、尿比重高,并有皮肤黏膜干燥、皮肤弹性差、舌纵沟增多、眼窝下陷、小儿前囟凹陷等组织缺水征	4%~6%
重度	上述表现加重,并可有躁狂、幻觉、谵妄、高热,甚至昏迷等脑功能障碍表现;脉搏细速、血压下降,甚至休克等循环系统功能异常的表现	>6%

2. 低渗性缺水　无口渴,主要以缺钠症状为主,恶心、乏力,组织缺水征明显,较早出现休克。临床按血钠浓度将其分为轻、中、重度三度,如表 2-4 所示。

表 2-4　低渗性缺水临床分度

临床分度	血钠浓度/(mmol/L)	临床特征	失 NaCl 量/(g/kg)
轻度	130~135	头晕、疲乏、恶心、手足麻木、表情淡漠等低钠症状;尿量正常或增多,尿比重低,尿 Na$^+$ 和 Cl$^-$ 含量下降	0.5
中度	120~130	低钠症状和消化系统症状明显,如食欲缺乏、恶心呕吐等,并出现皮肤弹性差、眼球凹陷等组织缺水征和血容量不足所致的循环功能异常的征象(血压不稳或下降、直立性晕厥、视物模糊等);尿量减少,尿比重低	0.5~0.75
重度	<120	低钠症状加重,并可出现神经系统症状(如昏迷、肌肉抽搐、腱反射减弱或消失、木僵等);常伴休克	0.75~1.25

3. 等渗性缺水　既有口渴、尿少等缺水症状,又有恶心、乏力等缺钠症状。若短期内体液丧失达体重的 5%,可出现明显缺水征和血容量不足征象,再进一步发展可出现休克。

(三) 辅助检查

三种缺水类型的血、尿液检查结果各有特点,如表 2-5 所示。

表 2-5　三种缺水类型血、尿液检查

检查内容	高渗性缺水	低渗性缺水	等渗性缺水	临床意义
红细胞计数、血红蛋白量、血细胞比容	增高	增高	增高	提示血液浓缩
血钠	>150 mmol/L	<135 mmol/L	135~150 mmol/L	决定缺水性质
血尿素氮	可升高	可升高	可升高	见于肾不能排出维持排泄废物所需要的尿量时
尿钠、氯含量	增高	明显减少	正常或稍增高	反映肾有效调节状况
尿比重	增高	尿比重常在 1.010 以下	增高	反映尿液浓缩和尿钠、氯排出状况

(四)治疗原则

任何类型缺水应积极消除原发病因,防止或减少水和钠的继续丧失,并合理进行补充。

1. 高渗性缺水 轻度病人饮水即可,不能饮水或中度以上的病人应首先静脉滴注5%葡萄糖溶液,补充已丧失的液体。同时应注意,高渗性缺水者实际上也缺钠,只是因为缺水更多,才使血钠浓度升高。若在补液过程中,只补给水分,不适当补钠,将不能纠正缺钠,可能反过来出现低渗性缺水。故应观察血钠浓度的动态变化,高渗状态缓解后应及时适量补给生理盐水,一般葡萄糖溶液与生理盐水用量比例约为2∶1。

2. 低渗性缺水 轻度病人饮含盐饮料即可;不能饮水或中度病人静脉输注等渗盐水,重度病人可先补少量高渗盐水以迅速提高细胞外液渗透压。输入高渗液时减慢输液速度,加强观察,当纠正了低渗状态后再改用等渗盐水。

3. 等渗性缺水 轻度病人饮含盐饮料,不能饮水或中度病人首先静脉补给等渗盐水或平衡盐溶液。要注意大量补充等渗盐水时因其氯浓度高于血清氯浓度,有导致高氯性酸中毒的危险。而平衡盐溶液内电解质含量与血浆相似,用于治疗等渗性缺水比较理想,可以避免输入过多的氯,并对酸中毒的纠正有一定的帮助。机体有调节能力,并不要求全量等渗液,可先盐后糖,二者交替,一般生理盐水与葡萄糖溶液各半量。

【护理诊断/问题】

1. **体液不足** 与水分摄入不足或丢失过多有关。
2. **焦虑** 与担心体液失衡的预后有关。
3. **潜在并发症** 失液性休克、脑水肿、肺水肿等。

【护理目标】

(1)病人的体液量恢复正常。
(2)并发症得到及时发现和处理。
(3)病人了解缺水的预防知识。

【护理措施】

(一)控制病因

采取有效措施或遵医嘱积极处理原发疾病,控制或减少体液的继续丢失。去除病因是防治体液平衡失衡的根本措施。

(二)液体疗法护理

液体疗法是通过补液来防治体液失衡的方法。

1. 补液总量 原则上按"缺多少,补多少"补给。

(1)生理需要量:指每日需要量,简称日需量。正常人每日生理需要量为2000～2500 mL。

(2)已经丧失量:从发病开始到就诊时已经损失的液体量称为已经丧失量,可按缺水程度、缺钠程度补充。如60 kg体重的中度高渗性缺水病人失水量约为60 kg×5%＝3 kg(3000 mL水);60 kg体重的中度低渗性缺水病人失盐量为60 kg×0.6 g/kg＝36 g(4000 mL生理盐水)。

(3)继续损失量:在治疗过程中,非生理性继续损失体液的量。呕吐、腹泻、肠瘘、发热、气管切开等继续损失量要充分估计。如体温每升高1 ℃,每日皮肤蒸发水分增加3～5 mL/kg;出汗湿透全身,损失水分约1000 mL;气管切开者,每日从呼吸中损失水分为正常人的2～3

倍,故每日要增加补水 700~1000 mL。正常生理性失液不属于继续损失量,如正常范围内的尿量,但如果使用了利尿药,则正常范围以外的尿量则属于继续损失量。

纠正体液平衡失调的关键在于第一天的处理,第一天补液总量=生理需要量+1/2 已经丧失量;第二天补液总量=生理需要量+1/2 已经丧失量(酌情减免)+前一天继续损失量;第三天补液量=生理需要量+前一天继续损失量。在补液过程中避免机械地执行计算值,机体有一定的代偿调节能力和个体差异,补液中还应该通过对治疗反应的评价加以调整。

2. 液体种类 原则上按"缺什么,补什么"补给。要充分发挥机体调节作用,宁少勿多,避免矫枉过正而形成新的代谢失衡。

(1) 生理需要量:按机体每日对盐、糖基础需要量配置。一般成人可予生理盐水 500~1000 mL,5%~10%葡萄糖溶液 1500 mL,10%氯化钾溶液 20~30 mL。

(2) 已经丧失量:按缺水性质配置,见"补液原则"相关内容。

(3) 继续损失量:遵循"同质原则",按实际丢失液体的成分配置。如气管切开病人主要以5%葡萄糖溶液补充;消化液丢失者一般可用林格溶液或平衡盐溶液补给。

3. 补液原则及方法 液体补充以口服最为安全,因此尽量口服补液,不能口服或病情较重者则需要静脉补液。

(1) 先盐后糖:先补充盐水溶液,后补充葡萄糖溶液,但高渗性缺水例外。

(2) 先晶后胶:先输入一定量的晶体溶液扩容,当已改善了血液浓缩状态和疏通微循环后,再输入适量胶体溶液,维持血浆胶体渗透压,恢复血容量。

(3) 先快后慢:对缺水明显病人,早期快速补液,可以改善缺水症状,当缺水症状缓解后,便要减慢速度,防止加重心肺负担,特别要注意生理需要量和继续损失量要缓慢输入。一般第一个 8 h 补充总量的 1/2,剩余 1/2 在后 16 h 内匀速输入。

(4) 液种交替:避免长时间输注单一液体造成新的失衡。

(5) 尿畅补钾:缺水、缺钠常伴有缺钾,应及时补充。一般要求尿量在 40 mL/h 以上方可补钾。

如果病人失液过多已发生休克,则不论缺水类型,首要任务是遵医嘱扩充血容量。对心、肺等重要脏器功能障碍者,或静脉滴注高渗盐水,或经静脉特殊用药(如钾盐、脂肪乳剂及血管活性药物等),都要控制滴注速度,不可过快。成人静脉滴注 10%葡萄糖溶液不宜超过 250 mL/h,大约为 60 滴/分,因为机体利用葡萄糖的速率是每小时 0.5 g/kg,超过此值就会形成渗透性利尿。

> **知识链接**
>
> 常用液体(表 2-6)包括晶体溶液和胶体溶液。葡萄糖溶液静脉滴注后,经机体氧化、利用后很快失去渗透压作用,只视为水分补充。生理盐水虽是等渗液体,但实际所含的 Cl^- 浓度是正常血清浓度的 1.5 倍,过多使用可形成高氯性酸中毒,所以生理盐水其实并不符合生理。平衡盐溶液是电解质含量接近于血浆内含量的等渗电解质溶液,更符合生理需求,故临床常用。平衡盐溶液包括乳酸钠林格溶液、碳酸氢钠等渗盐水,其中乳酸钠林格溶液不宜用于休克和肝功能不全的病人,以免加剧乳酸根离子的蓄积和肝内转化的负担。胶体溶液包括全血、血浆、人体清蛋白以及中、低分子右旋糖酐等。

表 2-6 常用液体的成分与用途

溶液名称	渗透压	电解质/(mmol/L)							糖/(g/L)	用途
		Na^+	K^+	Ca^{2+}	Mg^{2+}	HCO_3^-	乳酸根	Cl^-		
5%葡萄糖	等渗								50	补充水分及热量
0.9%氯化钠	等渗	154						154		补充水分及钠盐
林格	等渗	147	4	3				157		补充水分及多种电解质
3%氯化钠	高渗	510						510		用于纠正严重的低渗性缺水
乳酸钠林格	等渗	130	4	2			27	111		用于扩充血容量
碳酸氢钠等渗盐水	等渗	153				50		103		用于扩充血容量
血浆	等渗	142	5	2.5	1	24		5	103	用于扩充血容量

(三) 病情观察

补液过程中应密切观察病人病情的变化,如意识、呼吸和心律的变化,严密观察治疗效果,注意不良反应。发现异常要及时与医生联系,积极配合处理,随时调整护理方案及措施。

1. 记录液体出入量 应准确记录饮食液量及静脉补入量,记录大、小便液量及呕吐物、引流物液量。及时累计 24 h 出入液量,供调整输液方案时参考。

2. 保持输液通畅 注意滴注是否顺畅,按要求控制滴注速度。一般成人补液速度以维持尿量在 50 mL/h 左右为宜,相应滴速为每小时 250~400 mL(每分钟 60~100 滴)。

3. 监测心、肺功能 快速或大量输液时,要加强心、肺功能监测。年老体弱、心功能不全的病人往往需要中心静脉置管,在中心静脉压监测的指导下输液。

4. 注意补液不良反应 在补液过程中,必须严密观察补液效果,注意不良反应。①生命体征:严密观察生命体征变化,如血压、脉搏、体温改善情况,有无呼吸急促、咳粉红色泡沫痰等急性肺水肿表现。②精神状态:如精神萎靡、嗜睡等症状的改善情况。精神状态恢复正常说明脑细胞脱水已得到控制。③缺水征象:如皮肤弹性下降、黏膜干燥、眼窝凹陷等表现的恢复程度。④尿量、尿比重:补液过程中对尿量、尿比重的观察尤为重要,如尿量少、尿比重高,提示仍存在缺水;若尿量>30 mL/h,尿比重正常,说明肾灌注良好。⑤有无输液反应:病人心率增快、颈静脉怒张、呼吸短促、咳血性泡沫痰、两肺有湿啰音等,很可能是心力衰竭与肺水肿表现,应立即减慢或停止输液并及时报告医生。如果出现寒战、高热、恶心等,可能为输液反应,应减慢或停止输液,检查所用液体和输液器具有无异常,并协助医生处理。

【护理评价】

(1)病人体液量是否恢复正常。

(2)缺水症状和体征是否得到改善。

(3)并发症是否得到及时发现和处理。

【健康教育】

(1)有大量呕吐、严重腹泻、大面积烧伤者应尽早诊治,预防体液失衡。

(2)高温环境中劳动者或进行高强度体育活动者,出汗较多,要及时补充水分,以含盐饮料为好。

（3）倡导平衡膳食,防止电解质紊乱。

任务三 钾离子平衡失调病人的护理

 要点导航

重点 钾离子平衡失调病人的表现和护理措施。
难点 钾离子平衡失调病人的发病机制、降钾和补钾的原则。

情景案例

王女士,55岁,既往史:慢性肾功能不全、支气管扩张、高血压病。病人突然出现呼吸困难,无胸闷,头痛头晕,四肢软瘫。查体:双肺呼吸音粗,无干湿啰音,心律不齐,心动过缓。辅助检查:血钾浓度 6.3 mmol/L。

 护理应用

(1) 本案例中病人体液失衡属于哪种类型?
(2) 病人的护理重点是什么?

【疾病概述】

正常人体中钾（K^+）98%存在于细胞内,细胞外液仅有2%。血清钾对神经、肌肉、心肌功能的正常发挥具有重要意义。钾的主要来源是食物,主要通过尿排出,摄入与排出处于动态平衡。正常血清钾浓度为 3.5～5.5 mmol/L。

钾代谢异常包括低钾血症和高钾血症两类。由于肾对钾的调节能力较弱,在禁食或血钾很低的情况下,每天仍有一定量的钾盐随尿液排出,所以,临床上以低钾血症较为常见。

一、低钾血症

低钾血症是指血清钾浓度低于 3.5 mmol/L。常见病因如下。

1. 钾摄入不足 长期进食不足或禁食。

2. 钾排出过多 如呕吐、腹泻、持续胃肠减压,或长期应用肾上腺糖皮质激素、利尿剂等。

3. 钾在人体内分布异常 如大量注射葡萄糖或氨基酸、进行高营养支持及代谢性碱中毒等,钾（K^+）向细胞内转移,如图2-3所示。

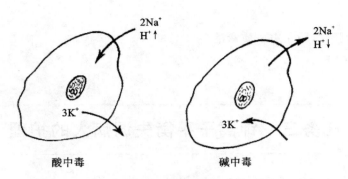

图 2-3 酸、碱中毒引起 K^+ 转移

二、高钾血症

高钾血症是指血清钾浓度高于 5.5 mmol/L。常见病因如下。

1. 钾摄入过多 如静脉补钾过浓、过快或过量，输入过多保存较久的库存血。

2. 钾排出减少 如急性肾衰竭，使用抑制排钾的利尿剂（如安体舒通、氨苯蝶啶等）等。

3. 钾在人体内分布异常 酸中毒、严重挤压伤、大面积烧伤等。

【护理评估】

（一）健康史

了解病人的年龄、性别、体重等；了解有无引起低钾的原因，如禁食、进食量少、呕吐、腹泻、肠瘘、胃肠道引流等，有无使用过利尿剂、糖皮质激素等；了解有无周期性钾代谢紊乱发作史；了解有无引起高钾的原因，如肾衰竭、使用保钾利尿剂、严重挤压伤等，评估病情严重程度。

（二）身体状况

1. 低钾血症 低钾会出现神经-肌肉的应激性下降和心功能障碍，症状严重程度取决于血钾水平的变化程度和速度。

（1）肌无力：最早的临床表现，一般先出现四肢肌肉软弱无力，后延及呼吸肌和躯干肌，可出现吞咽困难或饮水呛咳，累及呼吸肌时出现呼吸困难甚至窒息，严重者可有腱反射减弱、消失或四肢软瘫。

（2）消化道症状：有恶心、呕吐、腹胀、肠蠕动减弱或消失等肠麻痹表现。

（3）心脏功能异常：低钾血症易发生期前收缩、室性心动过速、房室传导阻滞、心室颤动等各种心律失常。

（4）代谢性碱中毒：血清钾过低时，K^+ 从细胞内移出，与 Na^+、H^+ 交换增加（每移出 3 个 K^+，即有 2 个 Na^+ 和 1 个 H^+ 移入细胞），使细胞外液的 H^+ 浓度下降；另外，肾远曲小管 Na^+-K^+ 交换减少，Na^+-H^+ 交换增加，排 H^+ 增多，尿液呈酸性（反常性酸性尿），结果可使病人发生代谢性碱中毒。

2. 高钾血症 轻度高钾会引起神经-肌肉兴奋性增高，中、重度高钾则会引起神经-肌肉兴奋性降低的症状。

（1）对神经-肌肉的影响：主要表现为神志淡漠、感觉异常、乏力、四肢软瘫等，严重者有微循环障碍的表现，如皮肤苍白、湿冷、青紫，低血压等。

（2）对心肌的影响：高血钾对心功能影响较大，常发生心动过缓、心律不齐甚至于舒张期出现心搏骤停。

(3)代谢性酸中毒:高钾血症时,细胞外液 K^+ 浓度升高,细胞外液 K^+ 内移,而细胞内液 H^+ 外出,引起细胞外液酸中毒;肾小管上皮细胞内 K^+ 浓度升高,H^+ 浓度降低,造成肾小管 H^+-Na^+ 交换减弱,而 K^+-Na^+ 交换增强,尿排 K^+ 增加,排 H^+ 减少,加重代谢性酸中毒,且尿液呈碱性(反常性碱性尿)。

(三)辅助检查

1. 低钾血症 血清钾浓度低于 3.5 mmol/L。心电图检查可作为辅助性诊断手段,典型心电图改变为早期 T 波降低、变平或倒置,随后出现 S-T 段降低、Q-T 间期延长和 U 波出现,如图 2-4 所示。

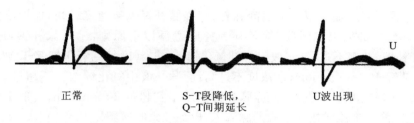

图 2-4 低钾血症心电图改变

2. 高钾血症 血清钾浓度高于 5.5 mmol/L。心电图有辅助诊断价值,典型的心电图改变为早期出现 T 波高而尖和 Q-T 间期延长,随后出现 QRS 波增宽和 P-R 间期延长,如图 2-5 所示。

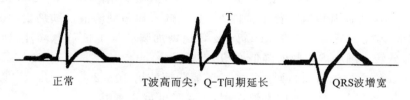

图 2-5 高钾血症心电图改变

(四)治疗原则

1. 低钾血症 积极控制原发病因,减少或停止钾的继续丢失;尽量口服补钾药物,常用口服药物为 10%氯化钾;不能口服者要在监测下静脉补钾。

2. 高钾血症 除病因治疗外,病人要停用一切含钾的药物,如青霉素钾盐;禁食含钾多的食物;禁止输入库存血。促进钾的排出和向细胞内转移,使用钙剂拮抗高血钾对心肌的抑制作用。

【护理诊断/问题】

1. **有受伤危险** 与钾平衡失调导致肌无力有关。
2. **心输出量减少** 与高钾血症导致心肌抑制有关。
3. **潜在并发症** 心律失常。

【护理目标】

(1)避免意外发生。
(2)病人能自主活动。
(3)及时发现和处理并发症。

【护理措施】

（一）一般护理

体内钾离子平衡失调的病人，有肌无力甚至软瘫，因此要协助病人活动，避免出现摔伤或肌肉萎缩。

（二）低钾血症病人的护理

1. 减少钾丢失 控制病因，减少钾丢失，如止吐、止泻等。

2. 口服补钾 口服是最安全的补钾途径，尽量口服补钾，遵医嘱给予10％氯化钾或枸橼酸钾溶液口服。

3. 静脉补钾 对不能口服者采用静脉补钾，静脉补钾如果速度过快，血钾浓度可在短时间内增高，引起致命的后果。因此，静脉补钾务必遵循以下原则：①见尿补钾：尿量超过40 mL/h时方可补钾，补钾不过量，一般每日补氯化钾3～6 g（以每克氯化钾等于13.4 mmol 钾计算，即每日补钾40～80 mmol）；②浓度不过高：静脉补液中氯化钾浓度不超过0.3％（钾浓度40 mmol/L）；③速度不过快：成人静脉补钾速度不宜超过20 mmol/h，一般不超过60滴/分）；④禁止直接静脉推注或快速中心静脉滴入，以免导致心搏骤停。

（三）高钾血症病人的护理

1. 病因治疗 积极治疗原发病，去除引起高钾血症的病因。

2. 禁钾 停用一切含钾药物，如青霉素钾盐；禁食富含钾的食物；禁输库存血。

3. 转钾 ①输入5％碳酸氢钠溶液：静脉滴注5％碳酸氢钠溶液100～200 mL，以纠正酸中毒，促使K^+转入细胞内和增加肾小管排K^+。②输入葡萄糖溶液及胰岛素：10％葡萄糖溶液500 mL 或 25％葡萄糖溶液200 mL，每5 g 葡萄糖加胰岛素1 U 静脉滴注，通过糖原的合成，促使K^+部分转入细胞内以暂时降低血清K^+浓度。

4. 抗钾 发生心律失常时，静脉注射10％葡萄糖酸钙10～20 mL，Ca^{2+}可以拮抗K^+对心肌的抑制作用，缓解K^+对心肌的毒性作用，必要时可重复使用。

5. 排钾 呋塞米40 mg 静脉注射；阳离子交换树脂口服或保留灌肠，每克可吸附1 mmol 钾；加速钾经肠道排出；血液透析或腹膜透析。

（四）病情观察

观察病人的生命体征及意识状况，严密监测尿量、心率、心律，定时监测血钾浓度，出现心律失常应及时报告医生，积极配合治疗。

【护理评价】

（1）有无意外发生。

（2）病人血钾是否恢复正常。

（3）病人的并发症是否得到及时发现和处理。

【健康教育】

（1）指导病人认识钾代谢平衡的重要意义，注意平衡饮食，保障钾的正常摄入。

（2）静脉补钾时告知病人及其家属不能自行调快滴速；能进食者尽量口服补钾，尽管常用的10％氯化钾溶液口感难以让人接受，但也应鼓励病人克服。

（3）对于禁食、长期控制饮食及近期有呕吐、腹泻、胃肠道引流者，应注意补钾，以防发生低钾血症。

（4）有周期性低钾血症发作史者，向其介绍口服补钾方法、剂量，出现四肢无力时及时就诊。

（5）长期使用排钾利尿剂者应监测血钾状况，防止钾排出过多。

（6）肾功能减退和长期使用保钾利尿剂者，应限制含钾食物和药物的摄入，定期复诊、监测血钾浓度，防止高钾血症。

（7）鼓励低钾血症病人多进食含钾丰富的食物，如肉类、鱼类、豆类、牛奶、香蕉、橘子、菠菜、绿菜花等。

任务四　酸碱平衡失调病人的护理

要点导航

重点　代谢性酸中毒病人的表现和护理措施。
难点　区分四种酸碱平衡失调。

情景案例

病人：曹某　性别：男　年龄：51 岁　体重：60 kg　床号：15

病人因呕吐、腹胀、腹痛 2 天门诊拟"急性肠梗阻"收入院。病人自述口渴，尿少，四肢无力。查体：皮肤干燥、弹性差、眼窝凹陷，脉搏 112 次/分，血压 80/58 mmHg，呼吸深快，30 次/分。实验室检查：血钠浓度 141 mmol/L，血钾浓度 3.8 mmol/L，尿量 20 mL/h，尿比重 1.030。

护理应用

（1）本案例中病人体液失衡属于哪种类型？

（2）病人的护理重点是什么？

【疾病概述】

机体可通过血液缓冲系统、肺、肾三种途径调节酸碱平衡。如果机体调节功能障碍或超过机体代偿调节的限度，则可发生酸碱代谢失衡。酸碱代谢失衡的基本类型有代谢性酸中毒、代谢性碱中毒、呼吸性酸中毒和呼吸性碱中毒四种。此外，还有两种或两种以上的酸碱代谢失衡同时存在的情况，称为混合型酸碱失衡。

pH 值、HCO_3^- 及 $PaCO_2$ 是反映机体酸碱平衡的三大基本要素。其中，HCO_3^- 反映代谢性因素，HCO_3^- 原发性减少或增多可引起代谢性酸中毒或代谢性碱中毒；$PaCO_2$ 反映呼吸性因素，$PaCO_2$ 原发性增多或减少，可引起呼吸性酸中毒或呼吸性碱中毒，如表 2-7 所示。

表 2-7　四种基本酸碱代谢失衡检验指标的变化

代谢失衡类型	pH 值	HCO_3^-	$PaCO_2$
代谢性酸中毒	↓	↓↓	↓
代谢性碱中毒	↑	↑↑	↑
呼吸性酸中毒	↓	↑	↑↑
呼吸性碱中毒	↑	↓	↓↓

注:"↓↓"代表原发性改变;"↓"代表继发性改变。

一、代谢性酸中毒

由各种原因引起体内酸性物质积聚或产生过多,或 HCO_3^- 丢失过多可引起代谢性酸中毒。代谢性酸中毒是临床最常见的一种酸碱平衡失调,常见的致病因素有以下方面。

1. 酸性物质摄入过多　过多进食酸性食物或输入酸性药物。

2. 代谢产生的酸性物质过多　严重损伤、腹膜炎、高热或休克、心搏骤停等原因引起的缺氧或组织低灌注使细胞内无氧酵解增加,产生过多的酸性物质,如乳酸、酮酸等。

3. 氢离子排出减少　肾功能不全或应用肾毒性药物可影响内源性 H^+ 的排出。

4. 碱性物质丢失过多　腹泻、胆瘘、肠瘘、胰瘘等致大量碱性消化液丧失或肾小管上皮不能重吸收 HCO_3^- 等。

【护理评估】

(一)健康史

了解病人是否有以下病史:严重腹泻、肠瘘、休克、糖尿病、长期禁食、高热、肾功能不全等。

(二)身体状况

1. 呼吸系统症状　最突出的表现是呼吸深而快,呼吸频率可高达 50 次/分,病人呼出的气体中带有烂苹果味。

2. 循环系统症状　病人面色潮红,口唇呈樱桃红色,心率加快,血压偏低,容易发生心律不齐。

3. 中枢神经系统　以抑制症状为主,有头痛、头晕、表情淡漠、嗜睡、感觉迟钝或烦躁,可出现神志不清或昏迷。

(三)辅助检查

(1)动脉血气分析:①代偿期:血浆 pH 值、HCO_3^-(正常值为 22~27 mmol/L)和 $PaCO_2$(正常值为 35~45 mmol/L)有一定程度降低;②失代偿期:血浆 pH 值和 HCO_3^- 明显下降,$PaCO_2$ 正常。

(2)可伴有血钾浓度的升高。

(3)尿呈酸性。

(四)治疗原则

1. 消除病因　由于机体具有代偿机制,只要消除病因和辅以补液纠正脱水,较轻的酸中毒病人常可自行纠正。

2. 应用碱性药液　对血浆 HCO_3^- 低于 10 mmol/L 的病人,应立即静脉输液及应用碱性溶液进行治疗。碱性溶液常用 5% 碳酸氢钠溶液。一般可将应输给量的一半在 2~4 h 内输入,以后再决定是否继续输入剩余量的全部或一部分。在使用碱性药物纠正酸中毒后,血中钙离子浓度降低,可出现手足抽搐,应经静脉给予葡萄糖酸钙治疗。

【护理诊断/问题】

1. 低效性呼吸型态　与酸中毒所致代偿性的呼吸过深过快有关。

2. 有受伤的危险　与意识障碍有关。

3. 潜在并发症　高钾血症、代谢性碱中毒。

【护理目标】

(1) 病人能积极配合治疗和护理。

(2) 病人恢复正常的心输出量及体液容积。

(3) 病人的呼吸情况恢复正常。

(4) 病人的并发症得到及时发现和处理。

【护理措施】

(一) 一般护理

(1) 代谢性酸中毒者往往精神萎靡、乏力,卧床期间应协助其变换体位,改善舒适度,防止压疮;病情允许下床者,应得到陪护,注意循序渐进,防止跌倒。

(2) 对意识障碍者,更要全面加强生活护理,避免意外损伤。

(3) 加强饮食指导,应注意酸性食品与碱性食品相搭配,避免造成酸性物质的堆积。

(二) 用药护理

消除或控制引起代谢性酸中毒的危险因素。纠正酸中毒:建立静脉通道,充分补液,遵医嘱应用碱性药物,常用的碱性药物为5％碳酸氢钠溶液。静脉滴注5％碳酸氢钠溶液时应注意以下问题。

1. 单独输入　碳酸氢钠溶液中不能加其他药物,也不能将其加入到其他溶液中,可直接供静脉注射或滴注。

2. 控制速度　重症病人不宜过速地使血浆 HCO_3^- 浓度超过 14 mmol/L,以免发生手足抽搐、神志改变和惊厥。过速纠正酸中毒还能引起大量 K^+ 转移至细胞内而导致低钾血症,因此,在纠正酸中毒时要注意观察有无低钾血症、低钙血症的发生。

3. 宁少毋多　一般输入计算量的1/2,以免导致碱中毒的发生。

4. 密切观察病情　密切观察病人的呼吸情况,如呼吸情况改善,HCO_3^- 浓度达到 17 mmol/L 时,应停止输入。

5. 防止高钠血症　可在输入的其他盐水中减去相应的钠盐量,以防止高钠血症的发生。

(三) 病情观察

加强病情的动态观察,重视病人的主观感受,观察病人意识、生命体征及原发疾病体征的变化,了解血清电解质、血气分析等动态检测的结果。纠正酸中毒后,应关注血中钾离子、钙离子浓度是否降低。

【护理评价】

(1) 病人的焦虑有无减轻或消失,能否积极配合治疗和护理。

(2) 病人是否已恢复正常的心输出量及体液容积。

(3) 病人的呼吸情况是否已恢复正常。

(4) 病人的并发症是否得到及时发现和处理。

【健康教育】

(1) 改善不良的膳食习惯,酸碱性食物要合理搭配,注意肉类食物与水果、蔬菜的平衡摄取。

(2) 呕吐、腹泻、肠梗阻、肠瘘等病人应尽早治疗,避免代谢性酸中毒等并发症的发生;糖尿病病人应注意控制血糖,均衡饮食,预防酮症酸中毒的发生。

(3) 定期进行体格检查,关注肺、肾等重要器官的功能,维护酸碱平衡的正常调节功能。

二、代谢性碱中毒

各种原因引起的体内 H^+ 丢失或 HCO_3^- 增多可引起代谢性碱中毒。常见的致病因素有以下方面。

1. 酸性物质丢失过多 这是外科病人发生代谢性碱中毒最常见的原因,如瘢痕性幽门梗阻后严重呕吐,长期胃肠减压丢失大量 HCl。

2. 碱性物质摄入过多 长期服用碱性药物或大量输注库存血,后者所含的抗凝剂入血可转化为 HCO_3^-。

3. 低钾血症 钾缺乏时,细胞内外 K^+ 与 H^+ 的互换转移及肾的 H^+-Na^+ 交换增加,可致低钾性碱中毒。同时,在血容量不足的情况下,机体为了保存 Na^+,经肾远曲小管排出的 K^+ 和 H^+ 增加,HCO_3^- 的重吸收也增加,加重了细胞外液的碱中毒及低钾血症,此时可出现反常性酸性尿。

4. 利尿剂的作用 呋塞米和依他尼酸等可抑制肾近曲小管对 Na^+ 和 Cl^- 的重吸收,并不影响肾远曲小管内 Na^+ 和 H^+ 的交换。因此,排出的 Cl^- 比 Na^+ 多,重吸收的 Na^+ 和 HCO_3^- 增多,以致低氯性碱中毒的发生。

【护理评估】

代谢性碱中毒一般无明显症状,有时可有呼吸变浅、变慢或有精神方面的异常(如谵妄、精神错乱或嗜睡等),严重者可因脑或其他器官代谢障碍而出现昏迷。可有低钾血症和缺水的表现。

【护理措施】

消除和控制引起代谢性碱中毒的危险因素。

纠正碱中毒:对丧失胃液所致的代谢性碱中毒,可输注生理盐水和适量的氯化钾。因为生理盐水中 Cl^- 含量较多,有利于纠正低氯性碱中毒,补钾有利于纠正低钾性碱中毒,但病人尿量超过 40 mL/h 时才可开始补钾。病情严重时,遵医嘱应用 0.1~0.2 mol/L 的盐酸溶液缓慢静脉滴注。具体方法是将 1 mol/L 盐酸 150 mL 溶入生理盐水或 5% 葡萄糖溶液 1000 mL 中(盐酸浓度为 0.15 mol/L),经中心静脉导管缓慢滴入(25~50 mL/h)。切忌经周围静脉输入,因该溶液一旦渗漏会导致软组织坏死。

三、呼吸性酸中毒

呼吸性酸中毒指肺泡通气及换气功能减弱,不能充分排出体内生成的 CO_2 以致血液中 $PaCO_2$ 增高而引起的高碳酸血症。凡能引起肺泡通气、换气功能不足的疾病均可导致呼吸性酸中毒。

1. 呼吸中枢抑制 全身麻醉过深、镇静剂过量、颅脑外伤等。

2. 胸部疾病 严重胸壁损伤、肺水肿、血气胸、严重肺气肿等。

3. **呼吸道梗阻** 支气管异物、喉或支气管痉挛和水肿。
4. **呼吸肌麻痹** 如高位脊髓压迫等导致呼吸功能障碍。

【护理评估】

病人可有胸闷、呼吸困难、躁动不安等，缺氧病人可出现发绀和头痛，严重者可伴血压下降、谵妄、昏迷等。严重脑缺氧可致脑水肿、脑疝，甚至呼吸骤停。病人因严重呼吸性酸中毒导致的高钾血症可出现突发性心室纤颤。

【护理措施】

消除或控制引起呼吸性酸中毒的危险因素。恢复与维持有效的通气功能是治疗与护理呼吸性酸中毒病人的关键。

(1) 鼓励病人深呼吸，改善换气功能。
(2) 保证抗生素的输入，控制感染。
(3) 吸氧。
(4) 协助病人采取体位引流、雾化吸入等措施促进排痰。
(5) 做好气管插管或气管切开的准备。
(6) 对于已造成的呼吸性酸中毒视轻重程度，必要时遵医嘱补液、补碱。

四、呼吸性碱中毒

呼吸性碱中毒是由于肺通气过度、体内 CO_2 排出过多，致血液中的 $PaCO_2$ 降低而引起的低碳酸血症。凡引起过度通气的因素均可导致呼吸性碱中毒。常见于癔症、高热、颅脑外伤、疼痛、创伤、感染、人工辅助呼吸持续时间过长、呼吸机辅助通气过度等。

【护理评估】

病人身体状况常兼有原发病症状、呼吸节律改变、碱中毒等表现。大多数病人早期呼吸快而深，后转为浅而促或不规则，出现手足麻木、肌肉震颤、手足抽搐，常伴心率加快，并可有眩晕、胸闷以及意识障碍等表现。危重病人发生急性呼吸性碱中毒常提示预后不良，或将发生急性呼吸窘迫综合征。

【护理措施】

消除或控制引起呼吸性碱中毒的危险因素、维持正常呼吸型态是治疗与护理呼吸性碱中毒病人的关键。

1. **解除致病因素** 解除引起呼吸性碱中毒的危险因素，如因呼吸机使用不当所造成的通气过度，应调整呼吸机。

知识链接

混合性酸碱代谢失衡

临床上常有两种或两种以上类型的酸、碱中毒复合存在而形成混合性酸碱代谢失衡，如休克病人因乳酸积聚而发生代谢性酸中毒，当合并呼吸功能障碍时又发生呼吸性酸中毒；代谢性酸中毒病人，若肺通气过度，又可以合并呼吸性碱中毒；肺部感染伴呼吸性酸中毒的病人，若碱性药物使用过量，即可能合并代谢性碱中毒；幽门梗阻病人剧烈呕吐易形成代谢性碱中毒，但因长期饥饿，体内脂肪分解生成大量酮体，又可并发代谢性酸中毒。混合性酸碱中毒使病情变得复杂，有关检验指标可能相互抵消而呈现正常值。往往需要综合病史、临床表现及血气分析等检查，才能得出准确判断。

2. 指导病人呼吸训练　指导病人深呼吸,放慢呼吸频率,屏气,必要时用纸袋罩住病人口鼻以增加 CO_2 的吸入量,或让病人吸入含 5% CO_2 的氧气,提高血液 $PaCO_2$。

3. 遵医嘱应用镇静剂　手足抽搐者,缓慢静脉注射 10% 葡萄糖酸钙 10 mL,纠正 Ca^{2+} 不足。

4. 对于已造成的碱中毒　视轻重程度,必要时遵医嘱补液、补酸。

直通护考

1. 病人已确诊为肺癌,正进行化疗。输入化疗药物前需要建立静脉通道,首选的液体为(　　)。

　　A. 5%葡萄糖溶液　　　　B. 10%葡萄糖溶液　　　　C. 5%葡萄糖盐水
　　D. 生理盐水　　　　　　E. 林格溶液

2. 病人,男,60 岁。由于严重的恶心、呕吐导致消化液急性丢失,医生开出以下医嘱,应首先为该病人输入的是(　　)。

　　A. 5%$NaHCO_3$ 溶液　　　B. 平衡盐溶液　　　　　C. 0.9%氯化钠溶液
　　D. 5%葡萄糖溶液　　　　E. 10%葡萄糖溶液

患儿,女,11 个月。腹泻 3 天,大便为蛋花汤样,带黏液,无腥臭味,无尿 8 h,眼窝凹陷极明显。血钠浓度 125 mmol/L。诊断为小儿秋季腹泻。

3. 患儿脱水的程度和性质是(　　)。

　　A. 中度低渗性脱水　　　B. 中度等渗性脱水　　　C. 重度等渗性脱水
　　D. 重度低渗性脱水　　　E. 重度高渗性脱水

4. 护士晨起观察到患儿出现四肢厥冷、脉弱、血压下降等情况,提示可能出现了(　　)。

　　A. 贫血　　B. 休克　　C. 低钾血症　　D. 低钙血症　　E. 继发感染

5. 首要的处理措施是(　　)。

　　A. 利尿　　B. 记录出入量　　C. 静脉补液　　D. 限制饮食　　E. 应用抗生素

6. 病人,女,52 岁。诊断为高血压急症。医嘱给予呋塞米 20 mg,静脉注射,执行后病人出现乏力、腹胀、肠鸣音减弱等症状。该病人可能发生了(　　)。

　　A. 高钾血症　　B. 低钾血症　　C. 高钠血症　　D. 低钠血症　　E. 低氧血症

7. 病人,女,45 岁。因门静脉高压大出血入院。医嘱输血 1000 mL,静脉注射 10% 葡萄糖酸钙 10 mL,补钙的目的是(　　)。

　　A. 降低血钾浓度　　　　　　　　B. 使钾离子从细胞外向细胞内转移
　　C. 纠正酸中毒　　　　　　　　　D. 降低神经-肌肉的应激性
　　E. 拮抗钾离子对心肌的抑制作用

8. 高钾血症引起的心律失常,静脉注射应首选的药物是(　　)。

　　A. 10%硫酸镁溶液　　　　　　　B. 5%碳酸氢钠溶液
　　C. 5%氯化钙溶液＋5%葡萄糖溶液　　D. 利尿剂
　　E. 5%葡萄糖溶液＋胰岛素

9. 某病人因腹泻、呕吐入院,心电图示 Q-T 间期延长,S-T 段水平压低,T 波倒置,U 波增高,最可能的病因是(　　)。

　　A. 高钾血症　　B. 低钾血症　　C. 高钙血症　　D. 洋地黄效应　　E. 洋地黄中毒

10. 小儿喂养过程中,若供给糖的比例过少,机体会氧化脂肪而产能。此时,机体最可能出现的病理、生理改变是(　　)。

A. 脱水　　　B. 水中毒　　　C. 酸中毒　　　D. 碱中毒　　　E. 氮质血症

(杜成星)

项目三　外科休克病人的护理

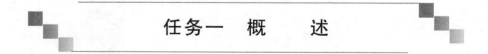

知识目标
(1) 掌握休克病人的治疗原则和护理措施。
(2) 熟悉休克病人的临床表现。
(3) 熟悉休克病人的护理诊断。
(4) 熟悉休克病人身体状况的评估要点及程度。
(5) 了解休克的病理、生理。

能力目标
(1) 运用护理程序对休克病人进行整体护理。
(2) 配合医生做好休克病人的护理检测工作。

素质目标
在休克病人各期护理过程中要密切观察生命体征的变化,并及时与病人进行沟通,保证其稳定的情绪。

休克是外科常见的急危重症,日常生活中发生的严重损伤、严重疾病都可以引起休克,通常起病急、发展快,如果处理不当,可危及生命。护士应学会评估休克发生的原因,并能够配合医生进行有效的急救和完善的护理,以促使病人转危为安和快速康复。

任务一　概　　述

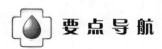

重点　休克的概念、病因分类。
难点　休克的发病机制。

一、概念

休克是机体受到强烈的致病因素侵袭后,有效循环血量锐减,微循环灌注不足、细胞缺氧及各重要器官功能代谢紊乱的一种危急的临床综合征。机体有效循环血量是指在心血管系统中运行的血液量,占全身血容量的 80%～90%,维持有效循环血量依赖于充足的血容量、有效的心搏出量和适宜的周围血管张力三个因素。任何原因使这三个因素之一发生改变均可引起有效循环血量减少、各组织器官微循环灌注不足而发生休克。外科休克多为大量失血失液、严重创伤和感染所致,故以低血容量性休克和感染性休克最为常见。

二、病因分类

休克按病因分为低血容量性休克、感染性休克、神经源性休克、过敏性休克和心源性休克五类。

1. 低血容量性休克 常因大量出血或体液积聚在组织间隙引起有效循环血量降低所致,如大血管破裂及肝、脾等脏器破裂出血或大面积烧伤及大手术引起。

2. 感染性休克 主要由于细菌及毒素作用所造成,如急性化脓性腹膜炎、绞窄性肠梗阻、急性梗阻性化脓性胆管炎、泌尿系统感染等。

3. 神经源性休克 常由剧烈疼痛、脊髓损伤、麻醉平面过高或各种创伤(如骨折、挤压综合征等)引起。

4. 过敏性休克 常因进食、接触或注射某些致敏物质,如花粉、药物、血清制剂或疫苗、异体蛋白质等引起。

5. 心源性休克 主要由心功能不全引起,常见于大面积急性心肌梗死、心力衰竭、急性心肌炎等。

知识链接

休克按血流动力学特点可分为低排高阻型休克、高排低阻型休克。

(1)低排高阻型休克:又称低动力型休克,其血流动力学特点是外周血管收缩致外周血管阻力增高,心排出量减少。由于皮肤血管收缩,血流量减少,使皮肤温度降低,故又称为"冷休克"。低血容量性、心源性、创伤性和大多数感染性休克均属此类,临床上最常见。

(2)高排低阻型休克:又称高动力型休克,其血流动力学特点是外周血管扩张致外周血管阻力降低,心排出量正常或增加。由于皮肤血管扩张,血流量增多,使皮肤温度升高,故又称为"暖休克"。

三、发病机制

各类休克的共同病理、生理改变是有效循环血量锐减及急性微循环灌注不足、细胞代谢紊乱和全身重要脏器功能障碍,其微循环的变化分为三个过程。

1. 微循环收缩期(缺血缺氧期) 因有效循环血量锐减,动脉血压下降,机体发生一系列代偿调节反应,毛细血管前后括约肌收缩、动静脉间短路开放,微循环处于"少进少出"的低灌注状态,有助于组织液回吸收和血容量得到一定补偿,暂时保障心、脑等生命器官血液供应。

若此时去除病因,休克容易得到纠正。

2. 微循环扩张期(淤血缺氧期) 若休克继续发展,细胞因长时间缺血缺氧而无氧代谢增加,大量酸性产物蓄积,使毛细血管前括约肌舒张,而后括约肌相对收缩,微循环处于"多进少出"的再灌注状态,血液滞留,毛细血管网内静脉压升高致血浆外渗,进一步降低了回心血量,心搏出量继续减少,血压下降,心、脑等生命器官灌注不足,休克加重而进入抑制期。

3. 微循环衰竭期(弥散性血管内凝血期) 随着病情继续发展,滞留在毛细血管内的血液浓缩并在酸性环境下处于高凝状态,容易形成微血栓,甚至引起弥散性血管内凝血(DIC)。微循环处于"不进不出"的停滞状态,组织器官缺氧更加严重。同时凝血因子大量消耗和继发纤维蛋白溶解系统激活,易导致内脏或全身广泛出血,细胞因严重缺氧和能量缺乏而坏死,最终导致大片组织坏死、器官功能受损。若同时或短时间内相继出现两个以上器官功能障碍,则形成多器官功能障碍综合征(MODS)。

任务二　休克病人的护理

要点导航

重点 休克病人的临床表现和护理措施。
难点 中心静脉压与补液的关系。

情景案例

病人:严先生　性别:男　年龄:32岁　体重:58 kg　床号:1

严先生,半小时前因车祸急诊入院。查体:腹部明显膨隆,叩诊有移动性浊音。就诊时病人烦躁不安、面色苍白、四肢湿冷,血压80/55 mmHg,脉搏110次/分,呼吸急促。初步诊断为"腹部闭合性损伤"。

护理应用

(1) 该病人可能发生了什么?此时的首要抢救措施是什么?
(2) 应如何对该病人进行急救和护理?应采取哪些护理措施?

【护理评估】

(一) 健康史

了解病人有无外伤、大出血病史;有无肠梗阻、严重腹泻、大面积烧伤渗液等大量失液病史；是否存在严重的局部感染或脓毒症；发病以来是否曾进行过补液等治疗干预；病人以往身体状况如何；是否伴随糖尿病、严重低蛋白血症、恶病质及慢性肝肾疾病。

(二) 身体状况

按照休克的病理和临床特征，病人身体状况可分为二期三度，即休克代偿期、休克抑制期及轻、中、重三度(表3-1)。休克病人主要表现在神志、生命体征、皮肤黏膜、尿量等方面的改变；晚期病人可出现皮肤淤斑、呕血、便血等广泛出血及 MODS 等表现。

表3-1 休克的分期及临床表现

分期	程度	神志	皮肤黏膜		脉搏	血压	呼吸	尿量
			色泽	温度				
休克代偿期	轻度	清楚，精神紧张，躁动不安	开始苍白	正常或发冷	100次/分以下，尚有力	舒张压升高，收缩压正常或稍高，脉压缩小，小于 30 mmHg	增快	未见异常或稍减少
休克抑制期	中度	尚清楚，表情淡漠，反应迟钝	苍白或发绀	发冷	100次/分以上，较弱	收缩压下降为 70~90 mmHg，脉压更小，小于 20 mmHg	浅促	减少
	重度	意识模糊，嗜睡，甚至昏迷	显著苍白，青紫或呈花斑状，甚至有淤斑	厥冷(肢端尤其明显)	很弱或摸不清	收缩压 70 mmHg 以下或测不到	微弱或不规则	极少或无尿

(三) 辅助检查

1. 血、尿和大便常规检查 红细胞计数、血红蛋白值降低提示失血，反之则提示失液；血细胞比容增高提示有血浆丢失；血细胞计数和中性粒细胞比例增高常提示感染的存在；尿比重增高常表明血液浓缩或容量不足；消化系统出血时粪便隐血呈阳性或可见黑便。

2. 动脉血气分析 能了解呼吸功能酸碱平衡动态变化。休克时出现缺氧和无氧代谢，可出现 pH 值和 PaO_2 降低，而 $PaCO_2$ 明显升高。

3. 中心静脉压(CVP)测定 CVP 表示右心房或胸腔段腔静脉内的压力，其变化可反映血容量和右心功能。正常值为 5~12 cmH_2O(0.49~1.18 kPa)。CVP 降低表示血容量不足，增高提示有心功能不全。

4. 血生化检查 包括肝、肾功能检查和动脉血乳酸盐、血糖、电解质等检查，能够了解病人是否合并多器官功能衰竭、细胞缺氧及酸碱平衡失调的程度等。

5. 肺毛细血管楔压(PCWP) 反映肺静脉、左心房和左心室压力。PCWP 降低提示血容量不足，增高提示肺循环阻力增加。

6. DIC 的检测 包括血小板、出血及凝血时间、纤维蛋白原、凝血酶原时间及其他凝血因子等多项指标，当以上五项检查中出现三项以上异常时，结合临床微血管栓塞症状和出血倾向，可诊断为 DIC。

(四) 治疗原则

针对导致休克的原因和不同阶段的特点采取相应的治疗措施。其治疗原则包括：尽快恢复有效循环血量;积极处理原发疾病;纠正代谢紊乱;保护重要器官功能,预防 DIC 和 MODS 的发生。

【护理诊断/问题】

1. 体液不足　与大量失血、失液有关。

2. 气体交换受损　与呼吸异常或呼吸型态改变有关。

3. 体温异常　与感染、组织灌注不足有关。

4. 恐惧　与病情危重、创伤有关。

【护理目标】

(1) 病人的体液失衡得到改善,生命体征平稳。

(2) 病人呼吸道通畅,呼吸平稳,血气分析结果在正常范围内。

(3) 病人的体温维持在正常范围内。

(4) 病人的恐惧感减轻或消除,情绪稳定。

【护理措施】

(一) 急救护理

1. 保持呼吸道通畅　解开病人领扣解除呼吸道压迫,使头部仰伸,清除呼吸道分泌物或异物。通过鼻导管或面罩给氧,必要时行气管插管或气管切开,给予呼吸机辅助呼吸。

2. 平卧位或抗休克体位　病人可取平卧位,或临时安置病人的头和躯干抬高 20°～30°,下肢抬高 15°～20°,卧位,以暂时增加回心血量。

3. 处理原发伤　对创伤病人应立即包扎、固定、制动、止血。常用的止血方法有局部压迫法和止血带结扎止血法;必要时使用抗休克裤止血,在控制腹部和下肢出血的同时,还可促使血液回流,改善重要脏器的血供。

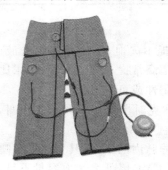

图 3-1　抗休克裤

4. 使用抗休克裤止血　常用于出血病人的紧急抢救,充气后在腹部与腿部加压,使回心血量增加,同时可以控制腹部和下肢出血情况(图 3-1)。

5. 其他措施　如镇静止痛、保暖或降温等。

(二) 一般护理

1. 专人护理　尽量避免搬动,置于危重病房,保持安静,减少探视。病情许可时,定时为病人翻身、拍背、按摩受压部位的皮肤,及时更换床单和衣物,保持皮肤干燥,预防压疮发生。

2. 保证呼吸道通畅和吸氧　及时清理呼吸道异物,必要时行气管切开;对神志不清或昏迷的病人,将其头偏向一侧,避免误吸。常规吸氧,氧流量为 6～8 L/min;若病情好转,可间歇性给氧。

3. 维持正常体温　若病人出现体温下降、畏寒,可提高室温、加盖棉被进行保暖;但是禁用热水袋、电热毯等体表局部加温的方法,以免皮肤血管扩张、休克加重和耗氧量增加,同时也避免烫伤病人;及时更换被汗液浸湿的衣、被等;做好病人的皮肤护理。

4. 预防损伤　对烦躁不安或神志不清的病人,应加床边护栏,用夹板固定输液的肢体,避免坠床或输液管道等意外损伤。

(三) 病情观察

1. 意识状态　反映脑组织血液灌注和全身循环状况。如果表情淡漠、烦躁不安、谵妄、嗜睡或昏迷,则说明缺血缺氧已导致脑功能障碍。

2. 皮肤黏膜的色泽和温度　大多数休克病人皮肤和口唇黏膜苍白、发绀或呈花斑状,甚至有淤斑,四肢湿冷;如果肢体皮肤干燥、红润,四肢转暖,说明末梢循环血量恢复。

3. 生命体征　若脉搏细速、呼吸急促、收缩压小于 90 mmHg、脉压小于 20 mmHg,表明休克存在;血压回升、脉压增大,表明休克好转。呼吸大于 30 次/分或小于 8 次/分表示病情危重。多数休克病人体温偏低,但感染性休克病人常有高热,若体温突升至 40 ℃ 以上或骤降至 36 ℃ 以下,均提示病情危重。

4. 尿量　尿量是观察休克变化简便而有效的指标,可以反映肾血流灌注情况。若尿量小于 25 mL/h,表明血容量不足;尿量小于 17 mL/h、尿比重低而固定者,表明已发生急性肾衰竭;尿量大于 30 mL/h 时,表明休克在改善。

5. 中心静脉压(CVP)　其变化可反映有效循环血容量是否充足和右心功能状况,其动态变化可作为判断休克治疗效果的指标(表 3-2)。

表 3-2　中心静脉压与补液的关系

中心静脉压	血压	原因	处理原则
低	低	血容量严重不足	充分补液
低	正常	血容量不足	适当补液
高	低	心功能不全或血容量相对过多	给强心药,纠正酸中毒,舒张血管
高	正常	血管过度收缩	舒张血管
正常	低	心功能不全或血容量不足	补液试验*

注:* 表示用 250 mL 生理盐水在 5~10 min 内经静脉快速滴入,若血压升高而 CVP 不变,提示血容量不足;若血压不变而 CVP 升高 3~5 cmH$_2$O,则提示心功能不全。

(四) 治疗配合

1. 扩容护理　运用输血、输液等方法使病人有效循环血量迅速得到恢复是治疗休克最基本也是最有效的措施。

(1) 建立静脉输液通道:尽快建立两条以上静脉输液通道,一条保证扩容,另一条保证各种药物按时按量滴注。若周围血管穿刺困难,应立即行中心静脉穿刺插管,同时监测 CVP。

(2) 注意输液速度:根据病情,一般按照先快后慢的原则,保证尽快补足有效血容量,但对于老年人及心功能不全者,要避免过快,以防引起或加重心力衰竭。

2. 用药护理　休克病人常使用血管活性药物改善组织灌注,维持重要器官(如心、脑、肺、肾等)的血供。护士遵医嘱给药时应注意:①血管活性药物要从小剂量、低浓度开始,严格控制输入速度;②血管扩张药物必须在补足血容量的基础上使用,否则会导致血压急剧下降;③避免血管收缩剂渗入皮下造成组织坏死。如果注射部位红肿、疼痛,应立即更换滴注部位,患处给予普鲁卡因等局部封闭解除血管痉挛。

3. 纠正代谢紊乱的护理

(1) 纠正酸中毒:休克病人大多伴随酸中毒,一般病人经补液扩容即可缓解,严重者应遵医嘱补充碱性溶液,常用药物为 5% 碳酸氢钠,作用迅速、确切。

（2）使用糖皮质激素：可选用氢化可的松，每日 200～500 mg，它可调节休克病人的应激反应，多采用大剂量短程突击疗法，疗程 1～3 日为宜。

（3）改善细胞代谢：常用三磷酸腺苷-氯化镁（ATP-$MgCl_2$）、辅酶 A、细胞色素 C 等药物，可增加细胞内能量供应，恢复细胞功能，有利于保护重要脏器功能。

4. 维护重要器官功能的护理　保持呼吸通畅和吸氧，维护肺功能；如吸氧状态下仍有低氧血症，应配合医生行气管插管和辅助通气，维持 PaO_2 在 70 mmHg 以上，预防肺功能障碍。对休克合并心力衰竭、急性肺水肿者，可遵医嘱用药以增强心肌收缩功能。对于休克伴尿少的病人，遵医嘱在积极扩容的基础上使用利尿剂，预防急性肾衰竭。

5. 防治感染　由于外伤或休克时机体免疫功能下降，容易继发感染，应注意预防。在进行各项护理时要严格遵循无菌操作原则，避免医源性感染；对有外伤或创面的病人，应及时换药，保持伤口或创面清洁、干燥；加强口腔和呼吸道护理，预防肺部感染；加强留置导尿管的护理，预防尿路感染；遵医嘱合理、正确地使用有效抗菌药。

（五）心理护理

多与病人和家属沟通，进行心理疏导，稳定病人情绪。适当向病人或家属说明病情变化情况以及有关治疗、护理的意义，使其正确认识疾病及其变化过程，能够更好地配合治疗与护理。

【护理评价】

（1）病人体液量是否恢复平衡。

（2）病人呼吸是否平稳、体温是否恢复正常。

（3）病人的恐惧感是否减轻或消失。

【健康教育】

（1）加强自我保护宣传，避免损伤或其他意外伤害。

（2）介绍意外伤害的初步处理及自救知识，如加压包扎止血、妥善处理骨折等。

（3）告知病人发生感染或高热时应及时去医院就诊，避免延误病情。

直通护考

1. 病人，女，表现为精神紧张、烦躁不安、面色苍白、尿量减少、脉压小。应首先给予（　　）。

　　A. 血管收缩药　　　　　B. 血管扩张药　　　　　C. 静脉补液

　　D. 利尿剂　　　　　　　E. 强心药

2. 男性病人，40 岁。因车祸发生脾破裂，就诊时血压 60/30 mmHg，脉搏 120 次/分，病人烦躁不安、皮肤苍白、四肢湿冷。以下不正确的护理措施是（　　）。

　　A. 置热水袋保暖　　　　B. 平卧位　　　　　　　C. 测每小时尿量

　　D. 吸氧、输液　　　　　E. 测中心静脉压

（窦歆和）

项目四　麻醉病人的护理

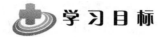

知识目标
(1) 掌握麻醉前用药的目的、种类和方法。
(2) 掌握局麻药毒性反应的护理。
(3) 掌握椎管内麻醉和全身麻醉后的护理。
(4) 熟悉麻醉前常规准备。
(5) 了解全身麻醉、局部麻醉、椎管内麻醉的方法。

能力目标
(1) 运用护理程序对麻醉病人进行整体护理。
(2) 配合医生做好麻醉病人的观察护理工作。
(3) 做好麻醉病人的健康教育及康复指导。

素质目标
(1) 爱护和尊重麻醉病人。
(2) 养成科学严谨的态度,仔细观察病人的病情变化。

　　麻醉是应用药物或其他方法,使病人整体或局部的痛觉暂时消失,为手术或其他医疗检查治疗创造良好条件的技术。麻醉对手术病人是必不可少的,但是麻醉操作和麻醉药物对机体的生理功能有不同程度的影响,有时还会发生意外,甚至危及生命。因此,护理人员要认真做好麻醉前准备、麻醉中配合和麻醉后护理,确保病人的生命安全,保证手术的顺利进行。

任务一　概　　述

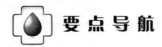

重点　局部麻醉的毒性反应,椎管内麻醉和全身麻醉的常见并发症。
难点　观察并发现麻醉病人的病情变化。

麻醉的基本任务是消除病人手术过程的疼痛和不适感觉,保障病人的安全,并为手术创造良好的工作条件。理想的麻醉效果包括安全、无痛、精神安定和适当的肌肉松弛。麻醉的种类很多,根据麻醉作用的范围和所用药物的不同,临床麻醉可分为局部麻醉、椎管内麻醉、全身麻醉等。

一、局部麻醉

局部麻醉简称局麻,是用局部麻醉药暂时阻断某些周围神经的冲动传导,使局部组织痛觉暂时消失,多适用于较表浅的小手术。局部麻醉的优点是病人的神志清醒,对全身生理功能干扰轻微,麻醉方法简单而安全,并发症少,多数可由手术者自己操作;缺点是对于范围大和部位深的手术止痛不够安全,亦不能使肌肉松弛;用于小儿时应使用基础麻醉量。

(一)常用局部麻醉药

常用局部麻醉药有两大类:第一类为酯类,包括普鲁卡因、丁卡因;第二类为酰胺类,包括利多卡因、布比卡因。它们都能阻断神经冲动传导,使局部痛觉消失。其中丁卡因和利多卡因渗透性好,作用时间长,适用于表面麻醉和神经干阻滞麻醉;普鲁卡因毒性低、安全用量大,适用于局部浸润麻醉(表4-1)。

表4-1 常用局部麻醉药比较

药名	麻醉效能				一次限量/mg
	毒性	作用强度	显效/min	作用时间/min	
普鲁卡因	1	1	5~10	45~60	1000
丁卡因	12	12	10	60~90	40 表面麻醉 80 神经干阻滞麻醉
利多卡因	4	4	<2	120~180	100 表面麻醉 400 神经干阻滞麻醉
布比卡因	10	16	3~5	180~420	150

注:毒性和作用强度以普鲁卡因为1;一次限量为成人剂量,使用时还应根据具体病人、具体部位决定。

(二)常用局部麻醉方法

1. 表面麻醉 利用渗透作用强的局部麻醉药作用于黏膜表面,使其透过黏膜而阻滞黏膜下的神经末梢,使黏膜产生麻醉效果的方法称为表面麻醉。通常用0.5%~1%丁卡因或2%~4%利多卡因溶液滴入、喷雾、涂敷或注入眼、鼻、口腔、咽喉、尿道黏膜表面,使局部痛觉消失。

2. 局部浸润麻醉 局部浸润麻醉是应用最广泛的局麻方法。将局部麻醉药按组织层次由浅入深分层注射在手术区组织中,使神经末梢传导阻滞,称为局部浸润麻醉。常用0.5%普鲁卡因或0.25%~0.5%利多卡因进行局部浸润麻醉。操作方法是先在皮肤切口一端皮内注射一皮丘,继而沿切口走行方向做成皮丘带,做新皮丘时注射针应在前一皮丘内刺入。上述操作方法的目的是让病人只在第一针刺入时有痛感,即为一针无痛技术。每当变换针尖位置,注药前均要回抽,以防药液注入血管,注药时加压注射,边注射边进针。

3. 区域阻滞麻醉 将局部麻醉药注射到病灶的四周及基底部的组织中,使通向病灶的神经末梢和细小的神经干阻滞,称为区域阻滞麻醉。区域阻滞麻醉的优点是可避免刺激到病灶组织。适用于局限性小肿块的切除,如乳房良性肿块切除术。

4. 神经干(丛)阻滞麻醉 将局部麻醉药注射到神经干(丛)周围,使其所支配的区域产生麻醉作用的方法称为神经干(丛)阻滞麻醉。如颈丛神经阻滞麻醉用于颈部手术、臂丛神经阻滞麻醉用于上肢手术、指(趾)神经阻滞麻醉用于指(趾)手术等。常选用渗透力较强的局部麻醉药,如利多卡因、丁卡因等。若用普鲁卡因时,应取2%的溶液。

(三) 局部麻醉药的不良反应

1. 毒性反应 指单位时间内,血液中局部麻醉药浓度超过机体的耐受力而出现的一系列中毒表现,严重者可导致死亡。

(1) 常见原因:①药液浓度过高;②用量过大;③不慎将药液注入血管;④局部组织血运丰富,吸收过快;⑤病人体质差,对局部麻醉药耐受力低;⑥药物间相互影响使毒性增高,如普鲁卡因和琥珀胆碱都由血内同一种酶分解,两者同时使用,普鲁卡因的分解减少就容易中毒。

(2) 表现:局部麻醉药的毒性反应主要表现在中枢神经系统和心血管系统的变化,且中枢神经系统表现更敏感,有时先兴奋,后抑制。轻度毒性反应表现为嗜睡、眩晕、多语、寒战、惊恐不定、定向障碍等症状,血压升高,脉压缩小;重度毒性反应表现为谵妄、肌肉震颤、抽搐或惊厥、心律失常、血压下降,甚至心搏骤停。

2. 过敏反应 指使用很少量局麻药后,出现荨麻疹、咽喉水肿、支气管痉挛、低血压和血管神经性水肿,甚至危及病人生命。临床上以酯类局麻药过敏者多见,酰胺类极罕见。

二、椎管内麻醉

将局部麻醉药注入椎管内,阻滞脊神经的传导,使其支配区域失去痛觉,称为椎管内麻醉。椎管内有两个可用于麻醉的腔隙,即蛛网膜下隙和硬脊膜外隙,将局部麻醉药选择性注入上述腔隙即可产生不同的麻醉效果。根据局麻药注入腔隙的不同,分为蛛网膜下隙阻滞麻醉和硬脊膜外隙阻滞麻醉。这种麻醉方法病人神志清醒,镇痛效果准确,肌肉松弛良好,但可引起一系列生理紊乱,且不能完全消除内脏牵拉反应。

(一) 蛛网膜下隙阻滞麻醉

蛛网膜下隙阻滞麻醉因穿刺点多为第3和第4腰椎间隙或第4和第5腰椎间隙,故简称腰麻,是将局麻药注入蛛网膜下隙,阻滞脊神经传导的麻醉方法。

1. 常用药物 普鲁卡因白色结晶150 mg或丁卡因10 mg溶解于10%葡萄糖或脑脊液中,配成重比重液;也可溶解在注射用水中,配成轻比重液。临床多用重比重液,有利于麻醉平面的调节。

2. 麻醉方法 穿刺时,病人一般取侧卧位,屈髋屈膝,头颈向胸部屈曲。穿刺点一般选择在第3和第4腰椎间隙或第4和第5腰椎间隙,做蛛网膜下隙穿刺,针尖依次刺入皮肤、皮下组织、肌肉、棘上韧带、棘间韧带、黄韧带、硬脊膜和蛛网膜,见脑脊液流出后即可注入药液,根据需要调节病人的麻醉平面。影响麻醉平面的因素很多,如药液比重、药液剂量、病人身高等,其中药液剂量是主要影响因素。假如这些因素不变,则穿刺间隙、病人体位和注药速度是调节平面的重要因素。

3. 麻醉特点 只有麻醉上平面,平面以下痛觉全部消失;因一次性注入局麻药,故麻醉持续时间不易调整。

4. 适应证 适用于2～3 h以内的下腹部、盆腔、下肢、肛门会阴部的手术,如阑尾炎手术、剖腹产手术等。

> **知识链接**
>
> 为什么穿刺部位要选择在第 3 和第 4 腰椎间隙或第 4 和第 5 腰椎间隙？
> 正常成人脊髓下缘平对第一腰椎(L1)椎体下缘或第二腰椎(L2)椎体上缘，部分人可能位置更低。若穿刺部位过高，可能损伤脊髓而出现严重后果。另外腰椎棘突短、宽、直，间隙较大，穿刺时容易操作。

5. 禁忌证 中枢神经系统疾病，如脑脊膜炎、颅内压增高等；严重休克、贫血等不能耐受手术；脊柱畸形、外伤等；穿刺部位或邻近皮肤有感染；急性心力衰竭或冠心病发作等。

6. 并发症

（1）血压下降、心率减慢：因麻醉区脊神经被阻滞后，周围血管扩张，回心血量减少所致，多发生在注药后 15～30 min。若麻醉平面超过 T4，迷走神经相对亢进，常出现血压下降、心率过缓。

（2）呼吸抑制：麻醉平面过高时，肋间肌麻痹，胸式呼吸减弱，潮气量减少。

（3）恶心、呕吐：由因呼吸、循环抑制引起的脑供氧不足、迷走神经亢进、手术牵拉等因素引起。

（4）头痛：是腰麻后较常见的并发症。主要因麻醉时刺破硬脊膜和蛛网膜，脑脊液漏出，颅内压力下降、颅内血管扩张引起。头痛多出现在麻醉作用消失后 6～24 h，2～3 天最剧烈，7～14 天消失。病人抬头或坐起时头痛出现或加重，平卧时减轻或消失。疼痛常位于枕部、顶部、颞部，呈搏动性。

（5）尿潴留：因支配膀胱的骶神经被阻滞后恢复较晚、下腹部手术刺激、会阴肛门部手术后疼痛、不习惯卧位排尿等引起，大多可自行恢复。

（二）硬脊膜外隙阻滞麻醉

硬脊膜外隙阻滞麻醉，简称硬脊膜外麻醉。是将局麻药注入硬脊膜外隙，作用于脊神经根，使部分脊神经的传导暂时受到阻滞的麻醉方法。

1. 常用药物 1.5%～2%利多卡因、0.2%～0.3%丁卡因或 0.5%～0.75%布比卡因。

2. 穿刺方法 病人体位同腰麻病人体位。穿刺针依次刺入皮肤、皮下组织、肌肉、棘上韧带、棘间韧带、黄韧带。经测试有负压现象、无脑脊液流出，证明针尖位于硬脊膜外隙，即可给药。给药方法有单次法和连续法两种，临床多选用连续性硬脊膜外隙阻滞麻醉。

3. 麻醉特点 麻醉范围有上、下两个平面，呈束带状。选用连续性硬脊膜外隙给药，麻醉持续时间可依据手术时间调整。

4. 适应证 比腰麻广，适用于颈部、胸部、腹部和四肢的手术，尤其适用于上腹部手术。

5. 禁忌证 与腰麻相似。

6. 并发症

（1）全脊髓麻醉：是硬脊膜外麻醉最危险的并发症。因局部麻醉药误入蛛网膜下隙，全脊神经被阻滞引起，严重程度与注入药量成正比。表现为注药后病人迅速出现呼吸困难、血压下降、意识模糊或消失，甚至呼吸、心跳停止。

（2）血压下降：是最常见的并发症。因神经阻滞后血管扩张引起，麻醉平面越高，越易发生低血压,如上腹部手术等。

(3) 呼吸抑制:因肋间肌及膈肌运动被抑制引起。

(4) 脊神经根损伤:因穿刺不当引起。穿刺或置管时病人有电击样疼痛并向肢体放射,手术后出现相应神经根支配区疼痛、感觉异常。

(5) 硬膜外血肿:因穿刺或置管时损伤血管,破裂出血引起。血肿较大时,压迫脊髓可致截瘫。病人表现为剧烈背痛、进行性脊髓压迫症状、肌无力、尿潴留、肛门括约肌功能障碍,直至完全截瘫。

三、全身麻醉

麻醉药经呼吸道吸入或静脉、肌内注射进入人体,产生中枢神经系统的暂时性抑制,使病人出现暂时性意识丧失,全身痛觉消失,反射抑制和一定程度的肌肉松弛,这种方法称为全身麻醉,简称全麻。全身麻醉对中枢神经系统的抑制是可以调控的,也是完全可逆的,当药物被代谢或从体内排出后,病人的神志和各种反射逐渐恢复。

(一) 全身麻醉的类型

根据麻醉药进入机体的途径,全身麻醉可分为吸入麻醉、静脉麻醉和复合麻醉(表4-2)。

1. 吸入麻醉　经呼吸道吸入挥发性麻醉药或气体麻醉药,称为吸入麻醉。密闭式吸入麻醉是目前全身麻醉常用的方法。给病人戴上特制的面罩或施行气管内插管,并将其与麻醉机相接,病人的吸气和呼气完全通过麻醉机控制。如果利用气管内插管进行麻醉,称为气管内麻醉,其优点包括:①便于保持呼吸道通畅;②便于进行辅助呼吸或控制呼吸,是开胸手术必用的麻醉方法,也适用于危重病人的抢救;③不受手术体位及手术操作的限制;④易控制麻醉药用量和麻醉深度。

2. 静脉麻醉　经静脉注射麻醉药,通过血液循环作用于中枢神经系统而产生全身麻醉的方法,称为静脉麻醉。经典的药物有硫喷妥钠和氯胺酮。优点是诱导迅速,对呼吸道无刺激,不污染手术室,麻醉苏醒期也较平稳,无需特殊设备;缺点是麻醉深度不容易调节,可能产生快速耐药,无肌肉松弛作用,长时间用药可引起体内蓄积和苏醒延迟。

3. 复合麻醉　两种或两种以上麻醉药或麻醉方法配合应用,互相取长补短,以求达到用药量小、副作用少而麻醉效果好的目的,称为复合麻醉,是目前应用最广的全身麻醉方法。其种类很多,凡任何两种以上麻醉的复合,广义上都属于复合麻醉的范畴。目前临床上较常用的静脉复合麻醉,是由镇静药、镇痛药和肌肉松弛剂等配合使用,可达到无痛、意识丧失、肌肉松弛和安全的要求,如普鲁卡因静脉复合麻醉、氯胺酮静脉复合麻醉、芬太尼静脉复合麻醉。其他较少应用的复合麻醉方法有低温麻醉、控制性低血压等,仅在特殊需要时使用。

表4-2　全身麻醉临床常用药物

种类		常用药物
镇静药	吸入麻醉药物	安氟醚、异氟醚
	静脉麻醉药物	丙泊酚、依托咪酯、咪唑安定
镇痛药		芬太尼、吗啡、哌替啶
肌松药	去极化肌松药	琥珀胆碱
	非去极化肌松药	罗库溴铵、维库溴铵

（二）并发症

1. 呼吸系统并发症

1）呼吸道阻塞

（1）呕吐与误吸：麻醉前未禁食、胃扩张、肠梗阻、上消化道出血等病人易发生呕吐及误吸，某些全身麻醉药物刺激胃肠或呕吐中枢也会引起呕吐。呕吐物吸入气管，可造成窒息，即使吸入物不多，亦可引起吸入性肺炎。

（2）舌后坠：麻醉后病人下颌肌肉松弛，舌根后坠，使上呼吸道不完全梗阻而产生鼾声。

（3）呼吸道分泌物增多：麻醉药物的刺激、术前未用抗胆碱药或用量较小、术前呼吸道感染等原因均可使分泌物增多并积存于咽喉部、气管或支气管内，病人呼吸困难、发绀、喉及胸部有干、湿啰音。

（4）喉痉挛：刺激性麻醉药，或麻醉变浅，或有异物触及喉头均可诱发喉痉挛。喉痉挛时病人吸气困难、发绀、喉部发出高调哮鸣音。

2）呼吸抑制　麻醉过浅、过深都会使呼吸抑制，可致呼吸衰竭甚至呼吸停止。

3）肺炎及肺不张　多因呼吸道阻塞、机体抵抗力降低所致。

2. 循环系统并发症

（1）血压下降：麻醉前血容量不足、术中失血失液、内脏牵拉反应或麻醉过深等心血管活动的抑制，都可导致血压下降。

（2）心律失常：手术刺激、低血容量、缺氧及二氧化碳蓄积可引起心动过速；内脏牵拉反应、体温过低等可使心动过缓。如果麻醉过浅过深，或有电解质、酸碱平衡紊乱，或原有心脏疾病，则术后更易发生心律失常，甚至心搏骤停。

3. 神经系统并发症

（1）高热与惊厥：常见于小儿麻醉。由于婴幼儿的体温调节中枢尚未完全发育完善，体温极易受到环境温度的影响。如对高热处理不及时，极易引起抽搐或惊厥；若抢救延误，可致呼吸和循环功能衰竭而死亡。

（2）苏醒延迟或不醒：全身麻醉后苏醒时间长短与麻醉药种类、麻醉深浅程度、有无呼吸和循环系统并发症等因素有密切关系。若病人术后长时间昏睡不醒、瞳孔散大、神经反射活动消失等，即应考虑中枢神经系统发生了较严重的损害。

任务二　麻醉前病人的护理

 要点导航

重点　麻醉前用药和麻醉前常规准备。
难点　麻醉前用药的目的、种类。

项目四 麻醉病人的护理

情景案例

病人:李女士 性别:女 年龄:38岁 体重:48 kg 床号:15

病人因胆石症拟于11月9日上午8点在全身麻醉下行腹腔镜胆囊切除术。病人体温38 ℃,心率90次/分,血压120/80 mmHg,呼吸18次/分。

护理应用

本案例中病人麻醉前应怎样用药？为什么？

提高病人麻醉的安全性,增强病人对麻醉和手术的耐受能力,避免或减少麻醉意外和并发症,必须认真做好麻醉前准备工作。

【护理评估】

(一) 评估病人对麻醉的耐受力

护士应了解病人的健康史及身体营养状况,如相关疾病史、药物过敏史、手术和麻醉史;有无呼吸道感染;心、肺、肝、肾功能是否正常;有无发热、贫血、凝血功能障碍;有无水、电解质、酸碱平衡紊乱等情况,以便正确估计出病人对麻醉与手术的耐受能力。临床多采用国际通用的美国麻醉医师协会(ASA)制订的病情分级表(表4-3)。

表4-3 ASA分级标准和对麻醉耐受情况的评估

分级	标准	麻醉耐受情况
Ⅰ	没有全身性疾病,仅有局部的病理改变	良好
Ⅱ	有轻度到中度的脏器病变,但其代偿功能良好	能耐受
Ⅲ	有重度脏器病变,但其功能尚能代偿	麻醉和手术风险较大,充分准备后尚能耐受
Ⅳ	有危及生命的全身性疾病	危险性极大
Ⅴ	存活机会小,处于濒死状态,手术是唯一的治疗措施	极差,不宜手术
Ⅵ	脑死亡	—

(二) 评估病人麻醉前心理状态

病人在手术和麻醉前常会产生紧张、焦虑甚至恐惧的心理状态。这些心理反应会不同程度地扰乱病人的生理功能,也会对麻醉和手术产生不良的影响。护理人员应以和蔼可亲的态度,关心爱护病人,多和病人交流,正确评估病人的心理需求。

【护理诊断/问题】

1. **焦虑、恐惧** 与担心疾病、麻醉、手术有关。
2. **知识缺乏** 与缺乏麻醉相关知识,不知如何配合医护人员有关。
3. **潜在并发症** 局麻药毒性反应,过敏反应,呼吸系统、循环系统功能异常。

【护理目标】

(1) 病人情绪稳定,愿意配合麻醉。

(2) 病人了解麻醉相关知识,积极配合麻醉。
(3) 病人没有发生并发症,或并发症被及时发现和处理。

【护理措施】

（一）心理护理

护理人员应针对病人实际心理状态进行正确解释、说服和安慰,态度要和蔼可亲,以取得病人的信任和配合。将麻醉和手术中需要注意的问题和可能遇到的不适告知病人,使病人了解麻醉方法及麻醉后的反应,以取得合作,消除病人对麻醉的恐惧与不安心理。

（二）饮食管理

成人择期手术麻醉前应常规禁食 12 h,禁水 4～6 h,小儿禁食(奶)4～8 h,禁水 2～3 h,以减少术中、术后因呕吐物误吸导致窒息的危险。即使是局部麻醉,除门诊小手术外,也应术前禁食,因有可能局部麻醉效果不佳而术中需改为全身麻醉。

对于饱餐后的急症病人,如果手术时间允许,麻醉前应做好适当准备:可催吐以排空胃;可放置粗大胃管抽吸和清洗以排空胃内容物;也可选择清醒时行气管插管以避免误吸。

（三）药物过敏试验

普鲁卡因、丁卡因使用前需做皮肤过敏试验,皮试阳性或有过敏史者,宜改用利多卡因或其他麻醉方法。

（四）麻醉前用药

麻醉前用药的目的在于稳定病人情绪,加强麻醉效果,降低基础代谢和消除不良神经反射,减少麻药的毒副作用,使麻醉过程平稳,病人合作。常用的药物有以下几种。

1. 抗胆碱药　是全身麻醉和椎管内麻醉前不可缺少的药物。可抑制腺体分泌,有利于呼吸道通畅;可抑制迷走神经兴奋,避免术中心动过缓或心搏骤停。常用阿托品 0.5 mg 于麻醉前 30 min 肌内注射。由于阿托品能抑制汗腺分泌,并影响心血管系统的活动,故甲状腺功能亢进、高热、心动过速等病人不宜使用阿托品,可改用东莨菪碱 0.3 mg 肌内注射。

2. 催眠药　主要用巴比妥类药,有镇静、催眠和抗惊厥作用,并能防治局部麻醉药毒性反应,故为各种麻醉前常用药物。一般用苯巴比妥钠 0.1 g(成人剂量),麻醉前 30 min 肌内注射。

3. 镇静药　有镇静、催眠、抗焦虑、抗惊厥及中枢性肌肉松弛作用,还有一定的抗局部麻醉药毒性的作用。成人常用地西泮(安定)5～10 mg 或氟哌啶 5 mg,麻醉前 30 min 肌内注射。

4. 镇痛药　能与全身麻醉药起协同作用,从而减少麻药用量;剧痛病人麻醉前应用可使其安静合作;椎管内麻醉前使用能减轻腹部手术中的内脏牵拉反应;局部麻醉前使用,可强化麻醉效果。成人常用哌替啶 50～100 mg 肌内注射,或吗啡 5～10 mg 皮下注射。吗啡有抑制呼吸中枢的副作用,故小儿、老年人应慎用,孕妇及呼吸功能障碍者禁用;门诊手术病人不宜用哌替啶,以免引起头晕或回家途中发生意外。

（五）局麻药毒性反应的预防

(1) 麻醉前用巴比妥类、地西泮、抗组胺类药物可预防或减轻毒性反应。
(2) 限量使用,一次普鲁卡因用量不超过 1 g,利多卡因不超过 0.4 g,丁卡因不超过 0.1 g。
(3) 注药前回抽无血方可注射,以防注入血管。
(4) 如无禁忌,局麻药内可加入适量肾上腺素。局部血运丰富的部位,每 100 mL 局麻药中加入0.1%肾上腺素0.3 mL可减慢局麻药的吸收,减少毒性反应,并能延长麻醉时间。但不能用于指(趾)、阴茎的神经阻滞,因其动脉为末梢血管,肾上腺素引起血管痉挛,可使其缺血而发生坏死。高血压、心脏病、老年病人忌用肾上腺素。

【健康教育】

(1) 向病人解释麻醉方法和手术进程。

(2) 给病人介绍麻醉操作的配合要点。

(3) 告知病人局麻药过敏试验结果,尤其对使用酯类局麻药过敏者。

任务三　麻醉后病人的护理

 要点导航

重点　麻醉后的病情观察与处理。

难点　动态观察麻醉后病人病情变化,发现并正确处理异常情况。

 情景案例

病人:张女士　性别:女　年龄:42岁　体重:56 kg　床号:14

病人在局部浸润麻醉下行背部纤维腺瘤切除术,局部注射利多卡因0.3 g。注药约10 min后,病人感觉胸闷,继而心慌、烦躁、血压下降,随后出现呼吸困难。

 护理应用

(1) 本案例中病人发生了什么护理问题?为什么?

(2) 如何护理?

【护理评估】

全身麻醉停止后,虽然病人已苏醒,但药物对机体的影响仍将持续一定时间。因此,苏醒过程中,随时可出现循环、呼吸、代谢等方面的异常、意外或并发症。病人被送回病房后,必须十分重视其苏醒前后的护理工作。椎管内麻醉对循环、呼吸、消化、泌尿等系统的生理功能都会产生不同程度的影响,对个别病人还可能造成神经系统的损伤或感染。护士要仔细观察病情,认真收集临床主、客观资料,准确估计有关并发症的发生和危险性。

(1) 评估有无血压下降、心率减慢、心动过缓等循环系统功能抑制的表现。

(2) 评估有无胸闷气短、咳嗽、说话无力、发绀等呼吸系统功能抑制的表现。

(3) 评估有无意识丧失、苏醒延迟、不醒等中枢神经系统功能影响的表现。

(4) 评估有无恶心、呕吐等消化系统功能影响的表现。

(5) 评估有无尿潴留、大小便失禁、头痛、腰背痛、肢体感觉或运动障碍、截瘫等其他表现。

【护理诊断/问题】

1. 有窒息的危险 与舌后坠、痰液堵塞、呕吐误吸等呼吸道阻塞因素有关。

2. 低效性呼吸型态 与呼吸道阻塞、麻醉过浅过深、腰麻平面过高、全脊髓麻醉等因素有关。

3. 心排血量减少 与全身麻醉药不良作用、失血失液或原有心血管疾病等因素有关。

4. 体温过高或体温过低 与手术中内脏暴露过久、大量输液输血、中枢性体温调节失常等因素有关。

5. 尿潴留 与骶神经阻滞有关。

6. 舒适度改变 头痛,与腰麻后脑脊液流失致颅内压降低等因素有关。

7. 有意外损伤的危险 与椎管内麻醉并发肢体感觉或运动障碍、全身麻醉苏醒期躁动不安及幻觉有关。

8. 有椎管内感染的危险 与麻醉穿刺无菌操作不严格或其他因素有关。

【护理目标】

(1) 呼吸、循环系统功能维持正常。

(2) 体温恢复正常。

(3) 尿潴留及时解除。

(4) 病人无头痛发生或头痛明显减轻。

(5) 下床活动时,无意外损伤发生。

(6) 感染等并发症被及时发现、及时处理。

【护理措施】

(一) 局部麻醉后病人的护理

1. 毒性反应的急救处理 立即停用局部麻醉药;确保呼吸道通畅;一般兴奋型病人可肌内注射苯巴比妥钠或地西泮,稍事休息,即可好转;有惊厥时应立即静脉注射地西泮或硫喷妥钠;抑制型病人予以面罩给氧,机械人工呼吸,静脉输液加适当血管收缩剂(如麻黄碱、间羟胺)以维持循环功能;如发生心跳、呼吸停止,应立即行心肺复苏抢救。

2. 过敏反应的护理 预防过敏反应的关键是麻醉前询问药物过敏史和进行药物过敏试验。如果病人有对酯类局麻药过敏史时,可选用酰胺类局麻药。一旦发生过敏反应,应立即中止用药,保持呼吸道通畅并进行给氧治疗。

3. 麻醉后护理 局部麻醉药对机体影响小,除术中出现毒性反应或过敏反应外,一般无需特殊护理。若病人术中出现毒性反应或过敏反应,即使恢复,也会有精神萎靡、软弱、不安或嗜睡等表现,血压有时偏低,应注意观察,直到完全恢复为止。必要时静脉输液及继续使用药物治疗。门诊手术病人,如术中用药较多者,应嘱咐病人在手术室外休息,观察无异常反应后方可离去。

(二) 椎管内麻醉后病人的护理

1. 体位 椎管内麻醉后,应安置合适体位。腰麻病人手术后,去枕平卧位 6～8 h 可预防腰麻后头痛的发生;硬膜外麻醉手术后,应平卧位 4～6 h,可不去枕。

2. 观察病情 椎管内麻醉手术后,应向有关人员了解病人术中情况。立即测血压、脉搏、呼吸,并注意其意识状况;以后酌情每隔15～30 min 测量一次,并做详细记录;待病情稳定后,适当延长监测间隔时间。同时还应注意病人的尿量、各种引流量、体温及肢体的感觉和运动情况;注意有无恶心、呕吐、尿潴留、头痛及穿刺处疼痛等。若发现异常,应及时向医生汇报,并做相应处理。

3. 维持循环功能 椎管内麻醉后,需继续输液以保持循环系统的稳定。若病人于术前或术中已出现过心律失常,则麻醉后应继续进行心电监护,及时发现病情变化;为保障输液安全,必要时需测定中心静脉压,若血压下降、脉搏增快、中心静脉压低,应大量快速输液扩充血容量;若血压下降、心动徐缓,则应在加速输液的同时静脉注射麻黄碱 15 mg 或阿托品 0.3～0.5 mg。尿量是循环监测的最简便方法,麻醉后应保持每小时尿量在 30 mL 以上。

4. 维持呼吸功能 术后仍有呼吸减弱或呼吸困难者,应继续吸氧或行气管插管、人工呼吸等。若麻醉中辅助药物应用过多或用量过大,术后尚未苏醒者,应将病人置于平卧位,头偏向一侧,并及时清除呼吸道分泌物,保持呼吸道通畅。

5. 防治腰麻后头痛 麻醉时选用细针穿刺,避免穿刺时出血,穿刺前皮肤上所涂碘酊用乙醇洗净,选用精制纯净的局部麻醉药,术后常规去枕平卧 6～8 h 等措施可预防此种头痛的发生。对颅内压降低的头痛病人,应嘱其去枕卧床休息;严重头痛者可在硬脊膜外隙注射中分子右旋糖酐 30 mL,以减少脑脊液外溢,增加脑压;其他原因所致的头痛,可用镇静止痛药或针刺止痛等对症治疗。

6. 对症处理 对麻醉后恶心、呕吐者,应查明原因,对症处理;有尿潴留者,应先行下腹部热敷和诱导排尿,不习惯卧床排尿者,可酌情改变体位或下床排尿,仍不能自行排尿时,应严格无菌操作下给予导尿;穿刺部位有感染者,应采用抗生素治疗,必要时准备手术切开椎板排脓;如发现病人有下肢感觉、运动障碍,及时报告,争取早期清除血肿,手术尽量在血肿形成后 8 h 内进行,如超过 24 h 则难以恢复;肢体麻痹或瘫痪者,应加强护理,以防下床活动时发生意外损伤。

(三) 全身麻醉后病人的护理

1. 严密观察病情变化 全身麻醉苏醒前,病人应有专人护理。在接收病人时,立即测血压、脉搏、呼吸一次,并听取护送人员介绍手术中情况。然后根据不同情况,每 15～30 min 测血压、脉搏、呼吸一次,直至病人完全清醒,循环、呼吸系统稳定。在有条件的医院,全身麻醉手术后未苏醒前须留在麻醉恢复室或 ICU 室,对危重病人进行呼吸、循环系统功能监护。在观察室或麻醉恢复室内应准备急救用药和用品(如开口器、舌钳、吸痰器、氧气和吸氧装置、气管切开包等),以备急用。

此外,在麻醉变浅,即将苏醒时,病人常出现躁动不安和幻觉,易发生坠床、撕抓伤口等意外损伤。如见病人眼球活动、睫毛反射恢复、瞳孔稍大、呼吸加快,甚至有呻吟、躁动,是即将苏醒的表现,应提高警惕。

2. 维持呼吸功能 主要是预防和及时解除呼吸道梗阻,防治呼吸抑制。

(1) 防治误吸:麻醉前至少应禁食 4～6 h。若病人饱食后而又必须立即在全身麻醉下施行手术时,应于麻醉前放置粗大胃管抽吸和清洗以排空胃内容物,或在病人清醒时行气管插管。在全身麻醉苏醒前,若病人出现呕吐先兆(频繁吞咽),应立即将其头偏向一侧、摇低床头,使呕吐物容易排出,并用干纱布或吸引器清除口鼻腔内食物残渣。必要时立即行气管插管,反复吸引清除吸入气管内的异物,直至呼吸音正常。

(2) 防治舌后坠：当出现鼾声时，用手托起下颌，使下颌切牙咬合于上颌切牙之前，鼾声即消失，呼吸道梗阻解除。必要时置入口咽或鼻咽通气导管。

(3) 呼吸道分泌物过多的处理：用吸引器吸去咽喉及口腔内分泌物，遵医嘱注射阿托品以减少口腔和呼吸道腺体分泌。

(4) 喉痉挛的处理：立即设法解除诱因，加压给氧。如不能缓解，可用一针头经环甲膜刺入气管输氧。如痉挛仍不能解除，需静脉注射肌松剂后做气管插管，以麻醉机控制呼吸。

(5) 呼吸抑制的处理：立即加压给氧，必要时行气管插管和人工呼吸。

3. 维持循环功能　对全身麻醉病人应进行血压、脉搏、心率、心律、心电图、中心静脉压等循环系统功能和血流动力学监测，发现异常（如血压下降、心律失常等）及时告诉医生，并遵医嘱做相应处理，如调整输血、输液速度，使用升压药或抗心律失常药物等。

4. 维持体温正常　多数全身麻醉大手术后病人体温过低，应注意保暖。如无休克，宜给予50 ℃以下的热水袋，用布包好，以防烫伤。少数病人，尤其小儿，全身麻醉后可有高热甚至惊厥，应给予吸氧、物理降温，抽搐不止时遵医嘱给予硫喷妥钠肌内注射。

5. 防止意外损伤　全身麻醉苏醒前，应安排专人守护。对小儿及躁动不安者须加床档，必要时予以适当约束，防止其不自觉地拔除静脉输液管和各种引流导管，防止其撕抓伤口敷料或坠床造成意外损伤。

【健康教育】

(1) 给病人介绍麻醉使用及恢复情况，让病人了解自己的麻醉手术史。

(2) 给病人介绍麻醉恢复期注意事项及配合方法。

(3) 对术后带有自控镇痛泵出院的病人，教会病人对镇痛泵的自我管理和护理。若出现镇痛泵脱落、断裂或堵塞等，应及时就诊。

直通护考

1. 病人，男，26岁。在硬膜外阻滞麻醉下行左腹股沟斜疝修补术。恰当的术后饮食护理是（　　）。

　A. 术后应禁食48 h　　　　　　　　B. 术后即进普通饮食
　C. 术后应胃肠减压　　　　　　　　D. 术后应静脉供给营养3天
　E. 若术后6 h无恶心即可进流质饮食

2. 病人，男，37岁。因"头部外伤"急诊入院。现浅昏迷，CT提示颅内血肿，脑挫裂伤，在全麻下行颅内血肿清除术。病人术后返回病房，正确的体位是（　　）。

　A. 侧卧位　　　　　　　　　　　　B. 去枕仰卧位，头偏向一侧
　C. 头高足低位　　　　　　　　　　D. 头低足高位
　E. 中凹卧位

（阴　俊）

项目五　围手术期病人的护理

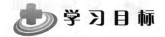

知识目标

（1）能列举术前访视的内容。

（2）知晓手术室护士的职责和分工。

（3）能说出各种医疗器械的名称和作用。

能力目标

（1）对病人进行正确的术前准备。

（2）模拟术中与医生的手术配合。

（3）规范进行外科洗手、穿手术衣、戴无菌手套。

（4）对病人提供正确的术后护理措施。

素质目标

（1）体会护理工作的严谨性。

（2）遵守手术室规章制度和各项操作规程。

（3）具有良好的职业道德、人文精神、护患沟通能力和团队协作能力。

手术是利用器械或仪器在活体上完成各种操作，是外科主要的治疗手段之一，围手术期是指从确定手术治疗开始，到手术有关治疗基本结束为止。

按照手术期限性可分为以下三种。

1. 急症手术　适用于病情危急、需要在最短时间通过实施手术以挽救病人生命的疾病，如各种大出血和腹腔空腔脏器破裂等。

2. 限期手术　这类手术时间可以选择，但要求在一定时间内完成，如各种恶性肿瘤根治术等。

3. 择期手术　手术时间没有期限的限制，可在充分的术前准备后进行手术，如良性肿瘤切除术和疝修补术。

任务一 术前病人的护理

重点 手术病人的术前准备内容和方法。
难点 各类手术病人备皮范围。

病人：王某　性别：男　年龄：34岁　体重：60 kg　床号：15

病人因右上腹隐痛1年，门诊以"胆囊结石"收入院。病人自述1年来右上腹隐痛，进食油腻食物时可诱发或加剧疼痛。入院后予完善相关检查，拟在全麻下行胆囊切除术。

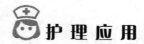

（1）如何判断该病人是否能耐受手术？
（2）为了使该病人顺利手术，应该为其做哪些术前准备？

【护理评估】

（一）健康史

1. 全身情况　了解病人的年龄、性别、生命体征、身高、体重、营养状况、皮肤完整性、血管情况。

2. 现病史　评估本次疾病的发病原因、诱因、临床表现、诊断、对机体各系统功能的影响。

3. 既往史　了解病人过敏史、用药史、手术史、有无运动障碍、体内有无金属植入物等。

（二）辅助检查

1. 实验室检查　血尿便三大常规检查、凝血功能检查、血液生化检查。凝血功能障碍者不能手术，感染者先控制感染，电解质异常者应先纠正后手术。

2. 心功能检查　通过心电图检查判断是否能耐受手术，必要时用动态心电图监测心功能。

3. 肺功能检查　包括胸部X线、肺功能检查。

（三）心理-社会情况

（1）了解病人的职业、文化程度、宗教信仰、收入、是否有医疗保险、家庭结构及家庭成员对疾病的态度等。

（2）了解病人对疾病的认知和反应，是否有经济和精神压力，角色转换是否成功。

通过评估病人的基本情况，判断病人是否能耐受手术。

【护理诊断/问题】

1．焦虑与恐惧　与缺乏手术和麻醉知识、担心预后、经济负担等有关。

2．知识缺乏　缺乏疾病知识、术前准备及麻醉和手术相关知识。

【护理目标】

（1）病人心情平静，对手术充满信心。

（2）病人和家属了解疾病知识，懂得如何配合术前准备、麻醉和手术。

【护理措施】

（一）心理准备

1．健康教育　介绍疾病知识、麻醉方式、手术方式、手术和麻醉配合、术前准备等内容，并耐心回答病人疑问，缓解病人术前的恐惧和紧张心理，提高病人对手术的应对能力，增强其对手术的信心。

2．心理支持　维持良好的护患关系，建立病人对医护人员的信任和战胜疾病的信心。同时加强与病人家属的沟通与联系，争取家属对病人的情感支持。

（二）呼吸道护理

术后病人因为伤口疼痛，不愿配合做深呼吸或有效咳嗽排痰，同时因为麻醉的影响，容易发生肺不张、肺炎。因此，需根据手术部位进行相应的呼吸道准备，胸部手术应训练腹式呼吸，腹部手术应训练胸式呼吸；吸烟者要求术前戒烟1～2周；有肺部感染者术前应用抗生素，感染控制后方可手术。

（三）胃肠道准备

1．饮食准备　全麻和椎管内麻醉病人常规禁食8～12 h，禁饮4 h，胃肠道手术术前1～2天进流质饮食。

2．灌肠　胃肠道、盆腔、会阴部手术术前前一晚需要灌肠。

3．留置胃管　消化道手术术前多需留置胃管。

4．洗胃　适用于食管或胃部手术。

5．口服抗生素　适用于食管、胃肠道手术。

（四）皮肤准备

手术区域皮肤准备，简称备皮，包括手术区皮肤的清洁及皮肤上毛发的剃除，目的是防止切口感染。为了最大程度地减少感染，目前提倡术前半小时备皮（图5-1）。

1．皮肤准备范围

（1）颅脑手术：整个头颈部和前额。

（2）颈部手术：上至下唇，下至乳头，两侧至斜方肌前缘。

（3）乳房及前胸手术：上起锁骨上部，下至脐平，前至健侧锁骨中线，后过腋后线，包括患侧上臂上1/3皮肤及腋毛。

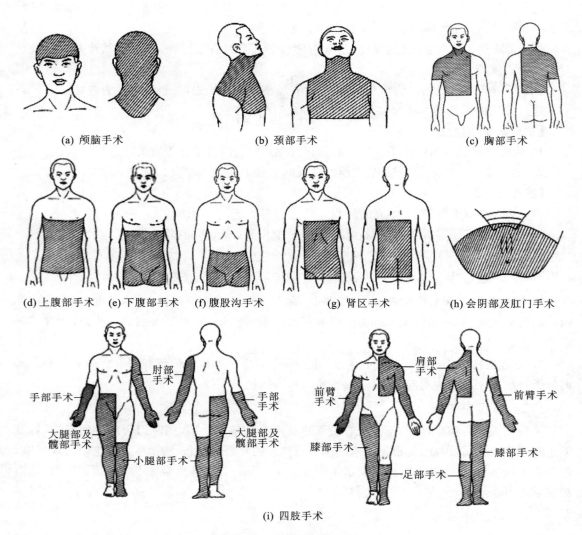

图 5-1 手术区皮肤准备

（4）胸部后外侧切口：上起锁骨，下至肋缘，前后胸都超过中线 5 cm。

（5）腹部手术：上起乳头水平连线，下至耻骨联合，两侧至腋后线，包括脐部清洁。

（6）腹股沟手术：上至脐平行线，下至大腿上 1/3，两侧至腋后线。

（7）肾区手术：上起乳头水平连线，下至耻骨联合，前后过正中线。

（8）会阴部及肛门手术：上起髂前上棘连线，下至大腿上 1/3，两侧至腋后线，包括会阴、臀部、腹股沟部。

（9）四肢手术：以切口为中心，上下超过 20 cm，修剪指甲。

2. 特殊部位的皮肤准备

（1）颅脑手术：术前 3 天剪短发，每天洗头，术前 2 h 剃尽头发，并清洁头皮。

（2）口腔手术：入院后保持口腔清洁，术前用复方硼酸溶液漱口。

（3）骨、关节、肌腱手术：术前 3 天用含氯己定的沐浴液沐浴，术晨备皮更换清洁衣裤。

（4）颜面部手术：尽量保留眉毛。

（5）阴茎和阴囊手术：入院后每天用温水浸泡，用氯己定沐浴液洗净，术前 1 天备皮，范围同会阴部手术。

（五）泌尿系统准备

1. 排空小便 术前 30 min 排空小便。

2. 留置导尿管 盆腔手术、会阴部手术、泌尿系统手术及手术时间长的手术需要术前留置导尿管，一方面有利于手术视野的暴露，另一方面防止污染手术台。

（六）手术日晨准备

（1）测量生命体征,检查皮肤准备是否符合要求。

（2）按要求进行导尿、留置胃管等术前准备。

（3）取下义齿、发夹、手表、眼镜等,将物品交给家属保管。

（4）遵医嘱术前半小时使用术前药物。

（5）准备手术需要物品,如病历、胸部 X 线、CT、MRI 和特殊手术耗材。

（6）病房护士和手术室护士进行核查和交接,由手术室护士把病人接到手术室。

（七）急症手术准备

立即禁饮、禁食,做好必要术前辅助检查,有休克者,纠正休克的同时积极做好术前准备。

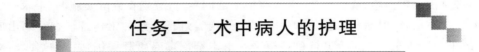

任务二　术中病人的护理

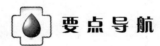

重点　手术器械和物品的认识、使用,手术配合,如器械传递、穿针带线、术中换位、外科洗手、穿手术衣。

难点　手术室管理。

 情景案例

手术通知单

科室:泌尿外科　住院号:×××　付款方式:医保　通知时间:2016 年 8 月 22 日 10:30

病人姓名:张恒　性别:男　年龄:68 岁　床位:15
诊断:前列腺增生　手术名称:经尿道行前列腺电切术
施行手术医生:刘能　助手:1.王芳　2.刘超
麻醉方式:硬膜外麻醉　麻醉者:王丽
手术日期及时间:2016 年 8 月 23 日 8 时 40 分

续表

备注：
科室：泌尿外科　　医生：刘能
洗手护士：
手术次序：1　收费等级：　　麻醉费：　　材料费：

护理应用

作为手术室护士，接到手术通知单，应该开展哪些工作？术中如何与医生配合？

一、手术室管理

（一）规章制度

手术室必须执行严格的查对制度和消毒隔离制度。手术室实行严格的安全核查制度，手术安全核查是由手术医生、麻醉医生、手术室护士共同参与，分别在麻醉实施前、手术开始前和病人离开手术室前，同时对病人身份和手术部位等内容进行核查的工作。核查结果由麻醉医生、手术医生和手术室护士三方共同确认签字。手术室消毒隔离制度包括：布局合理，对所有墙面、地面、物品表面进行消毒，对器械、敷料、耗材等进行管理，对术前、术中、术后各个环节进行监督，对空气、物体表面、消毒剂、灭菌剂进行监测，保证符合无菌技术要求和医疗垃圾处理原则。

（二）人员管理

1. 手术室工作人员　由麻醉医生、器械护士、巡回护士构成。手术医生（主刀医生、一助、二助、三助）则由病房医生或外聘专家担任。

2. 器械护士的工作　于术前1天访视病人，准备手术所需器械、敷料、耗材等物品。术前15~20 min洗手、穿手术衣、戴无菌手套，准备无菌器械台，与巡回护士清点物品，协助手术医生皮肤消毒和铺巾。术中及时、准确传递手术所需器械和物品。关闭体腔前与巡回护士再次清点、核对物品。术后负责处理手术器械。

3. 巡回护士的工作　术前30 min迎接病人，核对病人，安置麻醉和手术体位；建立静脉通道，协助麻醉医生用药和观察；协助器械护士及手术医生穿手术衣，协助器械护士清点物品并记录；术中关注手术进展、观察病人反应，供应术中用物，根据手术需要随时调整灯光；负责外部联络；术后协助手术医生包扎切口、固定和标示管道，护送病人，整理手术间并清洁消毒。

（三）环境管理

1. 布局要求　手术室应设在安静、清洁、便于和相关科室联络的位置。以低平建筑为主的医院，应选择在侧翼，以高层建筑为主体的医院，宜选择主楼的中间层。手术室和其他科室、部门的位置配置原则是靠近手术科室、血库、影像诊断科、实验诊断科、病理诊断科等，便于工作联系，宜远离锅炉房、修理室、污水污物处理站等，以避免污染，减少噪声。

2. 手术间数量的确定 根据手术科室的床位数,按(20～25):1的比例确定手术间数量。

3. 手术室分区

(1)限制区(洁净区):包括无菌手术间、洗手间、无菌室、储药室等。

(2)半限制区(准洁净区):包括急诊手术间或污染手术间、器械敷料准备室、麻醉准备室、消毒室。

(3)非限制区(非洁净区):设有更衣室、石膏室、标本间、污物处理间、麻醉复苏室和护士办公室、医护人员休息室、餐厅、手术病人家属休息室等。值班室和护士办公室应设在入口近处。

4. 手术室感染控制

(1)空气消毒:层流手术室是采用空气洁净技术对微生物污染采取控制;非层流洁净手术室可以采用紫外线照射、乳酸熏蒸等方法消毒。

(2)医疗器械:由手术室护士清洗后,交供应室集中灭菌;如果接触过乙肝、艾滋病等感染的器械需要先消毒处理后清洗,再送供应室集中消毒物品。

二、手术器械、物品的认识和使用

(一)手术器械和物品的认识

1. 器械类

(1)基本器械。①切割及解剖器械:手术刀、手术剪、剥离器、骨凿、骨剪等,用于手术切割和解剖。②夹持和钳制器械:血管钳、镊子、钳子、持针钳、布巾钳等,用于止血、分离、把持缝针等。③牵拉器械:各种拉钩、胸腹腔牵开器等,用于暴露手术视野,方便手术操作。④探查及扩张器:探条、探子、探针,用于探查及扩大腔隙。⑤吸引器头:用于吸除积血、积液,清理手术视野。

(2)特殊器械。①内镜类:纤维支气管镜、胸腔镜、腹腔镜、胆道镜、输尿管镜、膀胱镜等。②吻合器:如食管、胃肠道、血管吻合器。③其他:高频电刀、激光刀、电钻、神经导航仪等。

2. 布类 包括手术衣及各种手术单、包布。可反复使用的布类要求用棉布,目前一次性无纺布灭菌处理后可直接使用。

3. 敷料类 包括纱布和棉球类,用于止血、拭血、压迫及包扎等。敷料类物品必须使用吸水性强的脱脂纱布、脱脂棉球制作。

4. 缝合针与缝合线 ①缝合针:包括圆针和三角针,圆针用于缝合血管、神经、脏器、肌肉等软组织;三角针用于缝皮肤或韧带等坚韧组织。②缝合线:缝合线分为可吸收和不可吸收两类。可吸收缝合线根据材质及吸收程度不同又分为羊肠线、化学合成线(PGA)、纯天然胶原蛋白缝合线。不能够被组织吸收的缝合线缝合后需要拆线。具体拆线时间因缝合部位及伤口和病人的情况不同而有所差异:面颈部4～5日;下腹部、会阴部6～7日;胸部、上腹部、背部、臀部7～9日;四肢10～12日,近关节处可延长一些,减张缝合线14日方可拆线。对营养不良、切口张力较大等特殊情况病人可考虑适当延长拆线时间,青少年可缩短拆线时间,老年人、糖尿病病人、慢性疾病病人可延迟拆线时间。伤口术后有红、肿、热、痛等明显感染者,应提前拆线。

5. 引流物 ①橡皮条引流:用于浅部伤口引流。②卷烟式引流:用于腹腔或深部组织引流。③纱条引流:用于浅部化脓伤口引流。④管状引流:是最常用的引流,用于深部组织和体腔引流,常见的有腹腔引流管、胸腔引流管、胃管、尿管等引流。

常见手术器械、物品及使用方法如图5-2所示。

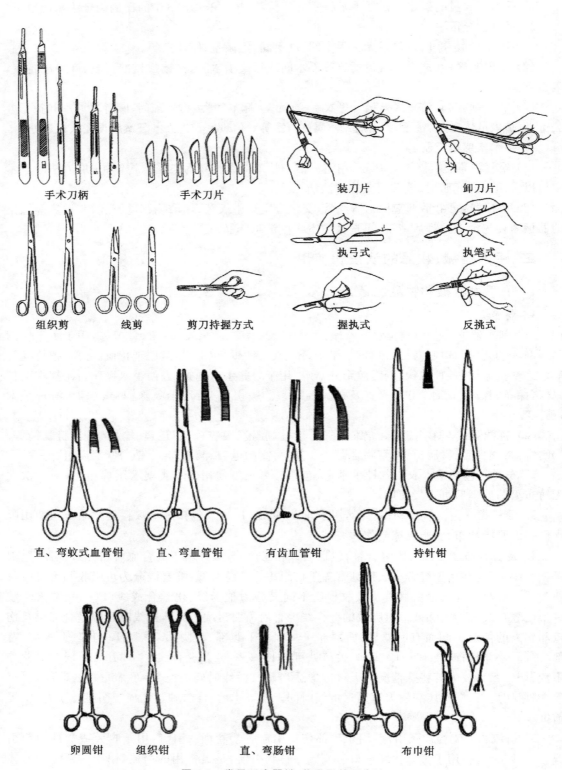

图 5-2 常见手术器械、物品及使用方法

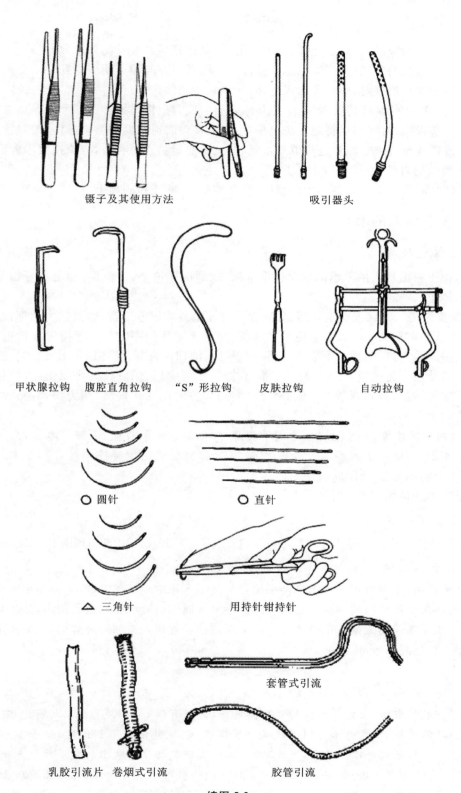

续图 5-2

（二）手术器械和物品的传递原则

（1）传递器械应做到稳、准、轻、快，用力适度，以达到提高术者注意力为限。

（2）传递器械的方式应准确，以术者接过后无需调整方向即可使用为宜。

（3）传递锐利器械时，应行无触式传递，防止自伤及他伤。

（4）向对侧或跨越式传递器械，禁止从术者肩后或背后传递。

（5）传递带线器械时，应将缝线绕道手背，以免接钳时抓住缝线影响操作。

（6）传递纱布、沙垫、面片进行填塞止血时，一定要做到心中有数，应该提醒术者已将纱垫带或线头留于切口外，并按时取出。

（7）随时清除手术野周围不用的器械，避免堆积，并防止掉到地上。

三、手术病人的准备

（一）体位安置

巡回护士根据病人的手术部位调整手术床，或利用体位垫、体位架、固定带等物品安置合适的手术体位。

1. 安置原则 ①病人安全舒适，骨隆起处衬软垫或防压疮垫；在摩擦较大的部位，衬以棉垫、油纱以减小剪切力。②充分暴露手术部位，保持手术体位固定。③保持呼吸道通畅，呼吸运动不受限。④大血管、神经不能受压，保持静脉血液回流良好，肢体固定时要加衬垫，不可过紧。⑤上肢外展不得超过90°；保护下肢腓总神经，不可受压；俯卧位时小腿垫高，使足尖自然下垂。⑥安置体位，告知麻醉医生做好相应准备；移位时应动作轻缓，用力协调一致。⑦重视保护病人的隐私部位和尊严。

2. 常用手术体位 ①仰卧位：适用于腹部、颅面部、颈部、骨盆、下肢手术等，为最常见的体位。②侧卧位：适用于胸腰部及肾脏手术。③俯卧位：适用于脊柱和腰背部手术。④截石位：适用于会阴部和腹-会阴联合手术。

常见手术体位如图5-3所示。

（二）皮肤消毒

安置好体位后，第一助手对手术区域皮肤进行消毒，范围包括手术切口周围15～20 cm的区域。

（三）手术区铺单

皮肤消毒后，由器械护士和第一助手铺盖无菌手术布单。铺单时，既要避免手术切口暴露太小，又要尽量少使切口周围皮肤显露在外。手术区周围一般应有六层无菌巾遮盖，其外周至少有两层；小手术仅铺无菌孔巾一条即可。头端要铺盖过病人头部和麻醉架，两侧及足端应下垂超过手术台边缘30 cm。

> **知识链接**
>
> 一般铺巾法，虽能起一定的伤口隔离作用，但有以下缺点：①纺织物有透水性，较易通过细菌；②伤口并未与周围皮肤严密隔离；③反复使用巾钳固定，使手术巾有许多小孔。为了弥补以上缺点，目前，许多医院采用在切口皮肤上加用一次性无菌手术薄膜（有的含有碘伏）的方法，切开皮肤后薄膜仍黏附于伤口边缘，可防止皮肤上尚存的细菌在术中进入伤口。为了减少灭菌敷料与消毒皮肤的周围区域接触，铺巾前先由戴好灭菌手套的器械护士在消毒的手术区皮肤上粘贴薄膜，然后再铺盖灭菌敷料。

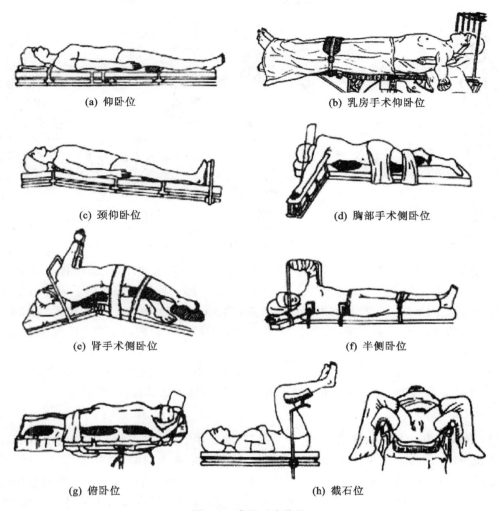

图 5-3 常见手术体位

四、手术人员的准备

(一) 一般准备

手术人员在更衣间换上清洁衣裤和专用鞋,戴好帽子、口罩,修剪指甲。

(二) 外科洗手

外科洗手是指手术人员通过刷洗和消毒灯消除和杀灭双手和双臂皮肤上的暂存菌和常驻菌,以防止手术污染。传统的有肥皂水刷手、碘伏刷手。随着灭菌王等高效灭菌剂的产生和推广,逐渐替代了传统的肥皂水刷手法。

1. 肥皂水刷手法 ①将双手及前臂用洗手液或肥皂按"七步洗手法"洗净。②无菌刷蘸消毒皂液,左右交替刷洗从指尖到肘上 10 cm 的手臂区域。刷手时分成指尖到手腕、手腕到肘部、肘部到肘上 10 cm。③指尖向上流水冲净,换无菌刷,同法刷三遍,约 10 min。④取无菌巾由手至肘上 10 cm 移动擦干。⑤将双手至肘上 6 cm 浸泡于 70% 乙醇桶内 5 min(此种方法临床已少用),或取手消毒液适量,同刷手顺序,涂擦双手至肘上 6 cm,共两遍。⑥保持拱手姿势,待干(图5-4)。

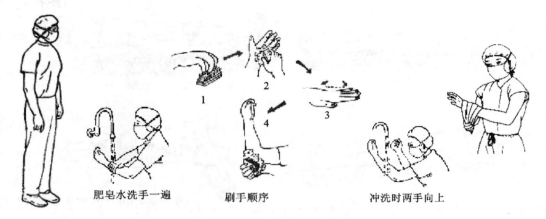

图5-4 外科刷手

2. 碘伏刷手法 ①按传统刷手法刷一遍,约3 min,流水冲净,无菌巾擦干。②纱布浸0.5%碘伏,按洗手顺序由指尖擦至肘上6 cm,换纱布再擦一遍。③保持拱手姿势,待干。

3. 灭菌王刷手法 ①按传统刷手法刷一遍,约3 min,流水冲净。②无菌刷蘸灭菌王3~5 mL刷手,约3 min,流水冲净,无菌巾擦干。③纱布浸灭菌王,按洗手顺序涂擦至肘上6 cm。④保持拱手姿势,待干。

注意事项:①刷洗原则:先指后掌,先掌后背,注意指尖、指腹、甲缘、甲沟的刷洗。②冲洗原则:先手部后前臂再上臂,指尖始终处于最高位,肘部处于最低位,避免水逆流。

(三)穿手术衣

(1)传统后开襟手术衣穿法:①手臂消毒后,取手术衣(手不得触及下面的手术衣),双手提起衣领两端,远离胸前及手术台和其他人员,认清手术衣无菌面,抖开手术衣,反面朝向自己。②将手术衣向空中轻掷,两手臂顺势插入袖内,向前平伸。③由巡回护士在身后协助拉开衣领两角并系好背部衣带,穿衣者将手向前伸出衣袖(可两手臂交叉将衣袖推至腕部,或用手插入另一侧手术衣袖口内面,将手术衣袖由手掌部推至腕部,避免手部接触手术衣外面)。④穿上手术衣后,稍弯腰,使腰带悬空(避免手指触及手术衣),两手交叉提起腰带中段(腰带不交叉)将手术衣带递给巡回护士。⑤巡回护士从术者背后系好腰带(避免接触术者的手指)。

(2)全遮盖式手术衣穿法:①取手术衣,双手提起衣领两端向前上方抖开,双手插入衣袖中。②双手前伸,伸出衣袖,巡回护士从术者身后协助提拉并系好衣带。③戴好无菌手套。④提起腰带,由器械护士接取或由巡回护士用无菌持物钳接取。⑤将腰带由术者身后绕到前面。⑥术者将腰带系于腰部前方,腰带要保持无菌,使其背部全部由无菌手术衣遮盖(图5-5)。

(四)戴无菌手套

1. 闭合式戴法 右手隔衣袖取左手套,将手套指端朝向手臂,拇指相对,放于左手衣袖上,两手拇指各衣袖插入手套翻折部分并将之翻转于袖口,同法戴右手套。

2. 开放式戴法 先打开手套袋,捏住手套口的翻折部分,取出手套,分清左右侧,显露右侧手套口,将右手插入手套内,戴好手套。注意未戴手套的手不可触及手套的外面,用已戴上手套的右手插入左手手套口翻折部分的内面,帮助左手插入手套并戴好,分别将左右手套的翻折部分翻回,盖住手术衣袖口(图5-6)。

项目五　围手术期病人的护理

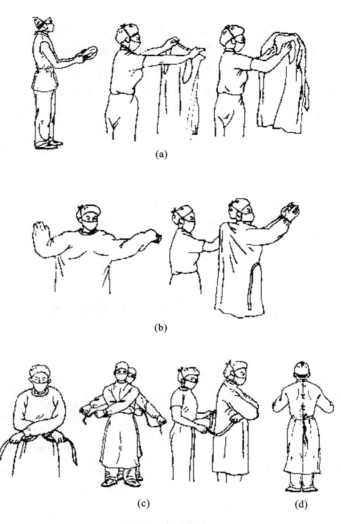

图 5-5　穿手术衣

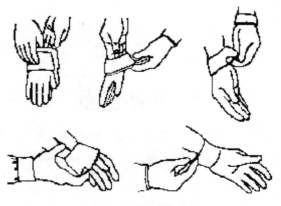

图 5-6　戴无菌手套

(五)脱手术衣及手套

巡回护士解开术者腰带和领口带,术者先脱手术衣,再脱手套。

1. 脱手术衣 ①他人帮助脱手术衣法:双手抱肘,巡回护士将术者手术衣肩部向肘部翻转,再向手方向扯脱,手套的腕部随之翻转。②个人脱手术衣法:左手抓右肩,自上拉下,使衣袖翻向外,同法右手抓左肩。脱衣后使衣里外翻,避免污染手臂及洗手衣。

2. 脱手套 用戴手套的手抓住另一只手套外面,翻转脱下,不可触及皮肤。已脱手套的拇指伸入另一手套里面,翻转脱下,注意手不被手套外面污染。

(六)连台手术准备

连台手术时必须更换手术衣及手套。手套未破,可不刷手,用高效消毒液擦拭双手至肘上6 cm两遍。同法穿手术衣、戴无菌手套。若手套有破损,手术衣污染、潮湿,或前一台手术为污染手术等,则应重新刷手。

任务三 术后病人的护理

情景案例

病人:李某 性别:男 年龄:33岁 体重:61 kg 床号:12

病人因转移性右下腹痛1天,门诊以"急性阑尾炎"收入院。病人自述腹部疼痛1天,伴恶心、呕吐2次,呕吐物为胃内容物。查体:麦氏点压痛、反跳痛,腹肌紧张,体温39.2 ℃,脉搏122次/分,血压120/68 mmHg,呼吸深快,30次/分。入院后予完善相关检查和术前准备,在持续硬膜外麻醉下行阑尾切除术,术后4 h病人诉伤口疼痛、腹胀,小便不能自解。

护理应用

(1)病人伤口疼痛是否需要使用止痛药?如何给病人做好解释工作?

(2)腹胀和小便不能自解是否属于正常反应?为什么?如何对该病人进行护理?

【护理评估】

(一)麻醉方式、手术方式和术中情况

了解病人采用的麻醉方式、手术方式和涉及的范围、持续时间及术中出血量、补液量、安置的引流管等信息,便于术后观察和护理。

（二）目前病人状况

1. 心理状况　评估手术后病人的心理反应、对手术后果的接受程度，如手术已致正常生理结构和功能改变者是否担忧对今后生活、工作及社交带来的不利影响，以及对术后康复的认知和信心。

2. 身体状况　密切观察病人的生命体征、意识水平、切口状况、引流情况以及不适主诉等。

3. 辅助检查　血常规、尿常规及血生化检查、血气分析，必要时可行胸部X线、B超、CT、MRI检查等，了解脏器功能恢复状况。

【护理诊断/问题】

1. **急性疼痛**　与手术创伤有关。
2. **尿潴留**　与麻醉影响和伤口疼痛有关。
3. **营养失调：低于机体需要量**　与术后禁食与代谢率增高有关。
4. **知识缺乏**　缺乏有关康复知识。

【护理措施】

（一）体位

（1）全麻尚未清醒者，取平卧位，头转向一侧，避免口腔分泌物或呕吐物误吸入气道，清醒后且血压平稳者可取半卧位。

（2）蛛网膜下腔阻滞麻醉者，应去枕平卧6～8 h，以防因脑脊液外渗而出现头痛。

（3）硬膜外阻滞麻醉者应平卧4～6 h，以防血压波动。

（4）局部麻醉者，可视手术和病人需求安置体位。

（5）麻醉反应过后，可根据手术部位和病情调整体位：颅脑手术后，无休克或昏迷，可取15°～30°头高足低斜坡卧位；颈、胸部手术后，多采用高半坐卧位，便于呼吸和有效引流；脊柱或臀部手术后，可采用俯卧或仰卧位；腹部手术后，多采用低半坐卧位或斜坡卧位，既能降低腹壁张力，减轻切口疼痛，又利于呼吸；腹腔内有感染者，若病情许可，应尽早改为半坐位或头高足低位，利于局限炎症和有效引流。

（二）观察生命体征

1. 血压　大手术后或有内出血倾向者必要时可每15～30 min测血压1次，病情稳定后改为每1～2 h 1次；中、小手术后每小时测血压1次，直至平稳，并做好记录。

2. 体温　外科手术热又称外科热或吸收热。是由于外科手术破坏，组织的分解产物及局部渗液、渗血吸收后出现的反应，术后2～3天病人的体温可略升高，变化幅度为0.5～1 ℃，一般不超过38 ℃，通常不需要特殊处理，体温可自行恢复正常。如果术后病人体温上升幅度过大，时间超过3天，恢复后又再次升高则要注意寻找原因。

3. 脉搏　脉搏减慢可见于麻醉反应或心血管疾病。失血、失液引起循环血容量不足或发热时，脉搏可增快。

4. 呼吸　呼吸随体温升高而加快，有时可因胸、腹带包扎过紧而受影响。若术后病人出现呼吸困难或急促时，应先检查胸、腹带的松紧度是否适当，同时应警惕肺部感染和急性呼吸窘迫综合征发生的可能。

（三）饮食

视手术方式、麻醉方法和病人的反应决定进食的时间和种类：①局麻下实施手术，体表或

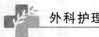

肢体的手术,全身反应较轻者,术后即可进食;②蛛网膜下腔阻滞和硬脊膜外腔阻滞麻醉者,术后3～6h即可进食;③腹部手术,待肠蠕动功能恢复、肛门排气后开始进水及少量流食,逐步过渡到半流食、普食;④胃肠道手术,如食管癌根治术,胃、十二指肠溃疡手术等则根据医嘱适当延后进食时间。

（四）活动

原则上应该早期进行床上活动,并尽早离床活动,但有休克、心力衰竭、严重感染、出血、极度衰弱或实施了特殊的制动措施的病人则不宜早期活动。早期活动有利于增加肺活量,减少肺部并发症,改善全身血液循环,促进切口愈合,减少下肢静脉血流缓慢所致深静脉血栓形成,有利于肠道和膀胱功能恢复,减少腹胀和尿潴留的发生。

（五）切口护理

注意观察和保持伤口敷料的固定和清洁干燥。如果渗湿、脱落、被污染应及时更换。注意观察伤口生长情况,如有红肿或溢液、溢脓,则考虑切口感染。

（六）引流管护理

引流管多置于体腔(如胸、腹腔等)和空腔脏器(如胃、肠、膀胱等)。随时观察引流是否有效,引流管是否通畅,有无阻塞、扭曲、折叠和脱落,并记录引流物的颜色、性状和量。乳胶引流片一般于术后1～2天拔除;单腔或双腔橡皮引流管放置的时间主要根据引流的目的而定,大多要1周内拔除;胃肠减压管一般在胃肠道功能恢复、肛门排气后,即可拔除。

（七）心理护理

应根据病人麻醉和手术的具体情况,做好病人的接收工作及病人和家属的解释工作。避免各种不良刺激,缓解不良心理反应,做好针对性的心理疏导;创造安静、舒适的病区环境,保证病人有足够的休息和睡眠,以利早日康复。

（八）常见不适症状的护理

1. 切口疼痛 原因:麻醉作用消失后可出现切口疼痛,术后24h最剧烈,2～3天后逐渐缓解。咳嗽和翻身等可加剧疼痛。护理:观察病人疼痛时间、部位、性质、规律、程度,明确原因;指导病人使用非药物止痛方法,如翻身及咳嗽时按住伤口部位、固定胸壁等,也可分散注意力;根据需要遵医嘱使用镇静止痛药,必要时使用镇痛泵。

2. 恶心、呕吐 原因:麻醉镇痛后的反应,待麻醉作用消失后自然消失;颅内压升高、糖尿病酮症酸中毒、尿毒症、低钾、低钠等所致。腹部手术后病人急性胃扩张或肠梗阻可出现不同程度的恶心、呕吐。护理:观察病人出现恶心、呕吐的时间及呕吐物的量、色、质并做好记录;稳定病人情绪,协助其取合适体位,头偏向一侧,防止发生吸入性肺炎或窒息;遵医嘱使用镇吐药物等。

3. 腹胀 原因:术后早期腹胀一般是胃肠道功能受抑制,肠腔内积气过多。随手术应激反应的逐渐消退,胃肠蠕动功能恢复、肛门排气后,症状可自行缓解。若术后数日仍未排气,且伴严重腹胀,无肠鸣音,可能为腹膜炎或其他原因所致肠麻痹;若腹胀伴阵发性绞痛,肠鸣音亢进,甚至有气过水音或金属音,警惕机械性肠梗阻。护理:鼓励病人早期下床活动;开始进食者,不宜进食含糖高的食物和奶制品等;持续性胃肠减压、肛门排气及高渗溶液低压性灌肠等;非胃肠道手术者,使用促进肠蠕动的药物,直至肛门排气;已确诊为机械性肠梗阻在严密观察下经非手术治疗未缓解者,完善术前准备后再次进行手术治疗。

4. 呃逆 原因:可能为中枢神经或膈肌直接受刺激所致,大多为暂时性,有时亦可为顽固性。如果上腹部手术后出现顽固性呃逆,应警惕吻合口或十二指肠残端瘘导致的膈下感染,应做进一步检查并及时处理。护理:手术后早期发生者,可经压迫眶上缘、抽吸胃内积气和积液、短时间内吸入二氧化碳、给予镇静或解痉药物等措施得到缓解。

5. 尿潴留 较为多见。原因:全身麻醉或蛛网膜下腔阻滞麻醉后排尿反射受抑制、切口疼痛引起膀胱和后尿道括约肌反射性痉挛及病人不习惯床上排尿等是常见原因。若病人术后 6~8 h 尚未排尿,或虽有排尿,但尿量甚少、次数频繁,均应在耻骨上区叩诊,若有浊音区,基本可确诊为尿潴留。护理:先应稳定病人的情绪;在取得病人合作、增加其自行排尿信心的前提下,若无禁忌,可协助其坐于床沿或站立排尿;听流水声、下腹部热敷、轻柔按摩促进排尿;用镇静止痛药缓解切口疼痛,或用氨甲酰胆碱刺激膀胱逼尿肌收缩,都能促进病人自行排尿;上述措施均无效时,在严格无菌技术下导尿。

(九) 手术后并发症的观察及护理

1. 术后出血 原因:术中止血不完善,创面渗血未完全控制,原痉挛的小动脉断端舒张,结扎线脱落,凝血障碍等。表现:当伤口敷料被血液渗湿时应及时打开检查,若发现血液持续性涌出或在拆除部分缝合线后看到出血点,可明确诊断;体腔内出血因位置比较隐蔽、不易及时发现而后果严重。如胸腔手术后,胸腔引流管内每小时血性引流液持续超过 100 mL,提示有内出血。当术后早期病人出现休克的各种表现或有大量呕血、黑便,或引流管中不断有大量血性液体流出,中心静脉压低于 0.49 kPa(5 cmH$_2$O)、尿量少于 25 mL/h,尤其是在输给足够液体和血液后,休克征象或实验室指标未得到改善,甚至加重或曾一度好转后又恶化,都提示有术后出血。护理:预防为主,手术时务必严格止血,结扎规范牢靠,缝合前确认手术野无活动性出血点。根据引流液性状、色、量和敷料及生命体征等判断出血量,量小可采取加压包扎、应用止血药等措施止血;若为活动性出血且量大时通知医生,迅速建立静脉通道,完善术前准备,再次手术止血。

2. 切口感染 原因:无菌操作不严格,局部血肿、异物残留,引流物放置不当,组织损伤严重及抵抗力低下。表现:常发生于术后 3~4 天,切口有红、肿、热、痛或波动感等典型症状和体征,伴有或不伴有体温升高、白细胞计数增高。护理:切口已出现早期感染症状时,采取有效措施加以控制,如勤换敷料、局部理疗、有效应用抗生素等;已形成脓肿者,及时切开引流,争取二期愈合。必要时可拆除部分缝合线或留置引流管引流脓液,并观察引流液的性状和量。

3. 切口裂开 原因:营养不良、切口缝合技术有缺陷以及突然腹压增高(如起床、用力大小便、咳嗽、呕吐时);往往病人一次腹部突然用力时,自觉切口剧痛和松开感。多见于腹部及肢体邻近关节处。分为完全性(切口全层裂开,可有肠管和网膜脱出)和部分性(深层破裂而皮肤缝合线完整)两种。

护理:①手术前后加强营养支持;②手术时用减张缝合线,术后延缓拆线时间;③应在良好麻醉、腹壁松弛条件下缝合切口,避免强行缝合造成腹膜等组织撕裂;④切口外适当用腹带或胸带包扎;⑤及时处理引起腹压增高的因素,如腹胀、排便困难;⑥对切口完全裂开者,加强安慰和心理护理,使其保持镇静状态;禁食、胃肠减压;立即用无菌生理盐水纱布覆盖切口,并用腹带包扎;通知医生入手术室重新缝合处理。

4. 肺不张 常发生在胸、腹部大手术后,多见于老年人、长期吸烟和患有急、慢性呼吸道感染者。临床表现为术后早期发热、呼吸和心率加快。患侧胸部叩诊呈浊音或实音。听诊有局限性湿啰音、呼吸音减弱、消失或为管样呼吸音,常位于后肺底部。血气分析示 PaO$_2$ 下降

和 $PaCO_2$ 升高,胸部 X 线检查见典型肺不张征象。

预防:①术前锻炼深呼吸,戒烟及治疗原有的支气管炎或慢性肺部感染;②全麻手术拔管前吸净支气管内分泌物;③术后取平卧位,头偏向一侧,防止呕吐物和口腔分泌物的误吸;④胸、腹带包扎松紧适宜,避免限制呼吸的固定或绑扎;⑤鼓励病人深呼吸咳嗽、体位排痰或给予药物化痰,以利支气管内分泌物排出。护理:协助病人翻身、拍背及体位排痰,以解除支气管阻塞,使不张的肺重新膨胀;鼓励病人自行咳嗽排痰;保证摄入足够的水分;全身或局部抗生素治疗。

5. 尿路感染 常继发于尿潴留。感染可起自膀胱炎,上行感染引起肾盂肾炎。前者主要表现为尿频、尿急、尿痛、排尿困难,尿常规检查有较多红细胞和脓细胞,一般无全身症状;后者以女性病人多见,主要表现为发冷、发热、肾区疼痛,白细胞计数增高,中段尿镜检有大量白细胞和细菌,细菌培养可明确菌种。预防:指导病人尽量自主排尿,预防和及时处理尿潴留是预防尿路感染的主要措施。护理:应用有效抗生素,维持充分的尿量和保持排尿通畅。

6. 深静脉血栓形成 常发生于术后长期卧床、活动减少的老年人或肥胖者,以下肢深静脉血栓形成为多见。病人多有小腿或腹股沟区疼痛和压痛,体检示患肢凹陷性水肿,腓肠肌挤压试验或足背屈曲试验阳性。预防:鼓励病人术后早期离床活动;高危病人下肢用弹性绷带或穿弹性袜以促进血液回流;避免久坐;血液高凝状态者,可给予抗凝药物。护理:①抬高患肢、制动;②禁止经患肢静脉输液;③严禁按摩患肢,以防血栓脱落;④溶栓治疗和抗凝治疗,同时加强出、凝血时间和凝血酶原时间的监测。

【健康教育】

(1) 根据病人的心理状态给予个性化心理疏导,使病人乐观面对疾病。
(2) 根据病人病情指导饮食、运动及相关治疗和护理。
(3) 指导病人术后功能锻炼,促进康复。
(4) 指导病人定期门诊随访。

直通护考

1. 病人,女性,45 岁。行腰麻术后 4 h 出现烦躁不安,测血压、脉搏、呼吸均正常。查体:下腹膨隆,叩诊呈浊音,首先考虑(   )。
    A. 肠梗阻   B. 急性胃扩张   C. 急性内出血   D. 急性腹膜炎   E. 尿潴留

2. 某病人腹部手术后一周,大便时突然腹痛,伤口敷料被红色渗液浸湿,此时应考虑(   )。
    A. 切口感染   B. 切口血肿   C. 切口裂开   D. 肠破裂   E. 腹腔内出血

3. 病人,男性。急诊科医生在硬膜外阻滞麻醉下行阑尾切除术,术后用平车护送病人入病房。病人术后第 2 天诉伤口疼痛,应采取何种体位?(   )
    A. 半坐卧位   B. 仰卧屈膝位   C. 端坐位   D. 头高足低位   E. 左侧卧位

4. 术后鼓励病人早期活动的优点不包括(   )。
    A. 有利于肺扩张和分泌物的排出   B. 防止血栓形成
    C. 防止术后出血   D. 有利于伤口愈合
    E. 防止尿潴留

(周洪梅)

项目六 外科感染病人的护理

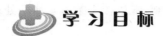 学习目标

知识目标
(1) 掌握浅表化脓性感染、全身性感染、破伤风病人的护理评估和护理措施。
(2) 熟悉外科感染病人的临床特点。
(3) 熟悉外科感染病人的健康教育内容。
(4) 了解外科感染的特点、发病条件和转归。

能力目标
(1) 运用护理程序对外科感染病人进行整体护理。
(2) 配合医生做好外科感染病人的预防、治疗和护理工作。

素质目标
在护理工作中要仔细观察外科感染病人的病情变化,并给予理解支持和人文关怀。

不论在战争年代还是和平时期,外科感染的发病率一直很高,占所有外科疾病总数的1/3~1/2。外科感染者若得不到及时有效的治疗,轻者可引起组织细胞化脓坏死,严重者可致残甚至并发全身毒血症而危及生命。因此,作为救死扶伤的白衣天使,要充分认识感染的重要性,并在护理工作中指导病人正确预防和及时治疗。

任务一 概 述

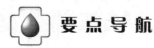 要点导航

重点 外科感染的特点。
难点 外科感染的分类。

一、外科感染的特点和分类

(一) 特点

(1) 大多由几种细菌引起的混合性感染,这些细菌可以是需氧菌或(和)厌氧菌。

(2) 多数外科感染与手术、创伤、介入性操作有关;当人体在抵抗力下降、局部梗阻、血流缓慢等因素诱导下也可发生内源性感染。

(3) 有明显的局部症状和体征,常引起组织化脓坏死、结构破坏,部分感染愈合后形成瘢痕。

(4) 一般情况下,药物不能控制,常依赖于手术及换药处理。

(二) 分类

1. 按致病菌特性分类

(1) 非特异性感染:又称一般性感染、化脓性感染,是感染中最常见的类型。病变通常先有急性炎症反应,继而形成局部化脓。同一种致病菌可引起多种化脓性感染的疾病,在病理变化、身体状况和治疗方法上有共同之处。

(2) 特异性感染:是由特异性病原体引起,传染力较强,如破伤风、气性坏疽、结核等,其表现和治疗各有特点,在治疗中必须采取某些特殊手段才能治愈。

2. 按病程分类

(1) 急性感染:病程在3周以内的感染。大多数非特异性感染属于此类,病变以急性炎症为主。

(2) 慢性感染:病程超过2个月的感染。

(3) 亚急性感染:病程介于3周与2个月之间的感染。部分急性感染迁延不愈转为慢性。

3. 按病原菌的来源分类

(1) 内源性感染:由存在于体内的病原菌引起的感染。

(2) 外源性感染:是指来自体表或体外的病原菌所引起的感染,如伤口感染。

4. 其他分类

按发生途径可分为原发性感染和继发性感染;按发生条件分为机会性感染、二重感染和医院内感染等。

> **知识链接**
>
> 机会性感染又称条件感染,是指原为非致病菌或致病力很低的病原菌,由于数量增多和毒力增加或机体抵抗力下降,趁机侵入体内引起的感染。二重感染(菌群交替症或菌群失调症)是指由于长期应用大量广谱抗生素,使敏感的细菌受到抑制或消失,对药物不敏感或耐药的菌群趁机大量繁殖,在原感染病灶或身体其他部位造成新的感染。医院内感染是指病人在医院治疗过程中所发生的感染,如呼吸系统感染、循环系统感染、手术后感染等。

二、发病条件和转归

(一) 发病条件

外科感染90%以上是由化脓性细菌引起,与侵入人体内的致病菌数量、毒力及机体抵抗力有关,以下因素可促使外科感染的发生。

1. 致病因素 当侵入机体的致病菌数量多、致病力强时容易引起感染。

2. 机体局部抵抗力 局部皮肤、黏膜屏障作用遭到破坏,组织坏死、异物、血肿及局部血液循环障碍时均有利于细菌侵入和生长繁殖而引起感染。

3. 机体全身抵抗力 当病人免疫功能紊乱,如年老体弱、营养不良、近期使用免疫抑制剂等,会使全身抗感染能力下降,在较大的手术、创伤、器械检查后也可引起感染。

（二）转归

病原菌毒力、机体抵抗力、感染部位和治疗护理措施是否得当决定了感染的转归有3种。

1. 局限化 病原菌数量少、毒力小、机体抵抗力强,治疗护理及时、得当,可使感染局限化,吸收消散或形成脓肿。

2. 转为慢性 当致病菌的毒力和机体抵抗力处于平衡状态时,感染病灶可局限,转为慢性炎症。

3. 感染扩散 致病菌数量多、毒力大、机体抵抗力弱时,感染会扩散,引起严重的全身性感染。

任务二　浅表软组织急性化脓性感染病人的护理

 要点导航

重点　浅表化脓性感染的临床表现。
难点　浅表化脓性感染的护理措施。

 情景案例

病人：晓明　性别：男　年龄：29岁　体重：59 kg

病人因颈部、后背出现多个红、热、痛的稍隆起性肿块而入皮肤科门诊咨询。查体：包块界限不清,中央有多个脓栓,个别脓栓破溃呈蜂窝状。

 护理应用

（1）根据局部表现,请判断是哪一种浅表软组织感染?
（2）针对该类型的感染,如何进行治疗和护理?

【疾病概述】

1. **疖**　单个毛囊及其所属皮脂腺的急性化脓性感染,常扩展至皮下周围组织,好发于头、面(图 6-1)、颈、腋、会阴等毛囊丰富的部位,常见致病菌为金黄色葡萄球菌。多个疖同时发生在身体各处或反复发生称为疖病,常见于抵抗力低下和营养不良的慢性病人,发病与擦伤、局部摩擦、皮肤不洁、环境温度增高有关。

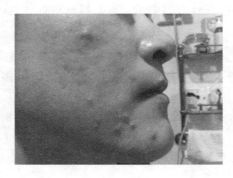

图 6-1　面部疖

2. **痈**　多个相邻的毛囊及其所属皮脂腺的急性化脓性感染,或由多个疖融合而成。好发于颈项、背部等皮肤厚韧的部位(图 6-2),常见致病菌是金黄色葡萄球菌。多发人群是成年人。

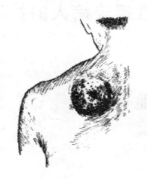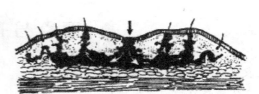

图 6-2　背部痈

3. **急性蜂窝织炎**　皮下、筋膜下、肌间隙或深部疏松结缔组织的急性弥漫性化脓性感染。致病菌多为溶血性链球菌,其次是金黄色葡萄球菌或大肠埃希菌。

4. **丹毒**　即网状淋巴管炎。好发于小腿和面部,常见的致病菌是乙型溶血性链球菌,下肢丹毒(图 6-3)常由足癣、丝虫感染及下肢外伤诱发。鼻、咽、口腔黏膜等处感染病灶可引起颜面部丹毒。

5. **急性淋巴管炎和淋巴结炎**　细菌从皮肤损伤或其他原发感染灶侵入淋巴管所引起的急性炎症。好发于下肢,常见的致病菌是乙型溶血性链球菌和金黄色葡萄球菌。淋巴管感染蔓延至所属区域淋巴结可引起急性淋巴结炎。

6. **脓肿**　化脓性感染发生后组织或器官内病灶坏死、液化后形成脓液,积聚在体内,含大量病原菌,四周有完整的腔壁。常见的致病菌主要是金黄色葡萄球菌。多数在感染原发部位形成脓肿;少数情况下致病菌可通过血液播散至身体其他部位,即形成转移性脓肿。

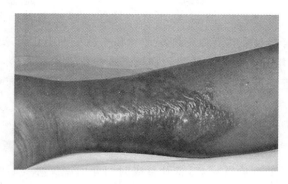

图 6-3 丹毒

【护理评估】

（一）健康史

评估病人的年龄、营养、发育状况；了解病人个人卫生习惯和工作生活环境，既往有无感染病史；是否伴随糖尿病等慢性消耗性疾病；有无足癣、银屑病等皮肤病；有无皮肤黏膜开放性损伤；近期是否使用激素、化疗药物等免疫抑制剂等。

（二）身体状况

1. 局部表现 一般具有的共性特点是局部出现红、肿、热、痛的炎性肿块，中央部位逐渐坏死、化脓，最后脓肿破溃。不同的浅表软组织化脓性感染又具有各自的特点（表 6-1）。

2. 全身表现 浅表软组织感染，若位置表浅、处于早期阶段或化脓后引流通畅者可无明显全身表现；若感染病灶较深、炎症扩散、脓液引流不畅，则可出现寒战、发热、头痛、食欲减退等全身表现。

表 6-1 常见浅表软组织化脓性感染身体状况

感染名称	主 要 特 点
疖	早期局部皮肤出现红、肿、痛的小结节，以后逐渐增大为锥形隆起。数日后结节中央因组织坏死可变软，出现黄白色小脓栓。危险三角区的疖挤压或处理不当可致颅内化脓性海绵状静脉窦炎
痈	早期局部呈现一片红肿浸润区，稍隆起、质地坚韧、界限不清，在中央表面可见多个脓栓，破溃后病变处呈蜂窝状。易引起全身化脓性感染。上唇痈可因口唇多动或挤压而并发颅内感染
急性蜂窝织炎	浅表急性蜂窝织炎，局部红、肿、疼痛，边界不清并向四周蔓延，中央部位常因缺血而坏死。深部组织的急性蜂窝织炎，局部红肿不明显，但有深压痛，多伴有寒战、高热、头痛、乏力、食欲不振等全身症状。口底、颌下及颈部的急性蜂窝织炎可致喉头水肿、气管受压引起窒息
丹毒	局部片状鲜红疹，稍隆起、边界清楚，有灼痛感，一般不化脓。常有寒战、发热
急性淋巴管（结）炎	浅层淋巴管炎在原发感染灶近心端，见一条或多条"红线"，硬而压痛；深层淋巴管炎无皮肤充血，但患肢肿胀，沿淋巴管走行有压痛。急性淋巴结炎者淋巴结肿大、压痛、可形成脓肿，伴有全身症状
脓肿	浅部脓肿局部红、肿、热、痛明显，有波动感；深部脓肿有局部疼痛、压痛及全身症状，穿刺抽到脓液有助于诊断

（三）辅助检查

1. 血常规检查 有全身症状者血白细胞计数和中性粒细胞比例增高。

2. 血液、脓液细菌培养 细菌培养和药物敏感试验可确诊病原菌，必要时做厌氧菌培养。

3. 生化检查 检查空腹血糖、血浆清蛋白等，了解病人有无糖尿病、低蛋白血症等慢性疾病。

4. 影像检查 B超、CT、MRI检查可早期发现深部脓肿。

（四）治疗原则

积极消除病因，及时处理原发病灶，脓肿形成时切开引流。必要时使用抗生素并给予支持疗法。常见的浅表软组织感染的治疗如表6-2所示。

表6-2 常见浅表软组织化脓性感染的治疗

感染名称	治疗要点
疖	早期局部涂碘酊、聚维酮碘、鱼石脂软膏等，或热敷、理疗；危险三角区的疖严禁挤压，脓肿形成者切开引流；感染严重者应用抗生素
痈	局部治疗同疖，全身应用抗生素。若局部皮肤坏死呈紫褐色或流脓时，应在静脉麻醉下，做"＋"或"＋＋"字切口，以充分引流（图6-4、图6-5）。皮肤缺损大时应植皮，唇痈禁止切开
急性蜂窝织炎	局部抬高、制动、理疗、50%硫酸镁湿敷。全身应用抗生素，首选青霉素，有厌氧菌感染加用甲硝唑。形成脓肿时切开引流，口底、颌下及颈部蜂窝织炎应及早切开，以免发生呼吸困难和窒息
丹毒	抬高患肢并制动，局部硫酸镁湿敷，全身使用抗生素。丹毒有接触传染性，应床旁隔离
急性淋巴管（结）炎	积极治疗原发病灶，抬高患肢并制动，局部热敷或硫酸镁湿敷。一旦形成脓肿应穿刺抽脓或切开引流，全身应用抗生素
脓肿	一旦确诊，立即切开引流；感染严重者，应用抗生素

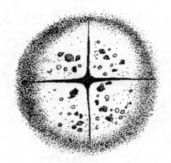

图6-4 痈

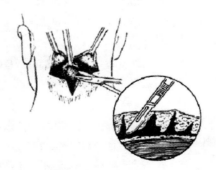

图6-5 痈翻开皮下，切除坏死组织

【护理诊断/问题】

1. **皮肤、组织完整性受损** 与细菌感染引起的病理性组织破坏有关。
2. **体温过高** 与感染、炎症反应有关。
3. **潜在并发症** 脓毒血症、感染性休克、窒息等。
4. **知识缺乏** 缺乏疾病相关的治疗护理知识。

【护理目标】
(1) 病人的皮肤、组织完整性受损情况得到改善。
(2) 病人的体温控制在正常范围内。
(3) 潜在并发症得到及时有效的控制。
(4) 病人能了解相关感染的治疗护理知识。

【护理措施】

(一) 一般护理

1. 体位与休息　指导和协助病人抬高患肢并制动,以减轻局部肿胀、疼痛,利于炎症消退。病情严重者卧床休息,保持病室通风、床单位整洁。

2. 饮食与营养　鼓励病人进食高热量、高蛋白、高维生素、易消化的饮食。高热及口唇、口底感染者,进食流质或半流质饮食。

(二) 病情观察

观察病人神志和精神状态,定时测量血压、呼吸、脉搏及体温;注意有无感染扩散和脓肿转移,有无全身感染中毒症状或感染性休克征象;对于有危险三角区的疖和上唇部位的痈的病人需注意观察有无头痛、眼部周围组织红肿、意识障碍等颅内感染征象;对口底、颈部蜂窝织炎病人应严密监察有无呼吸困难。发现异常及时告知医生。

(三) 治疗配合

对年老体弱的病人,遵医嘱营养支持,必要时输新鲜血液。有全身感染者,遵医嘱正确、合理地使用抗生素,注意观察药物的效果和不良反应。做好对症护理,体温升高者,给予物理降温或遵医嘱使用降温药物。脓肿形成后,应配合医生及时切开引流,及时换药保持引流通畅,注意观察引流液量的变化和全身反应。

【护理评价】
病人的皮肤、组织完整性受损情况是否得到改善;体温是否恢复正常;潜在并发症是否得到及时有效的控制;病人是否了解相关感染的治疗护理知识。

【健康教育】
指导病人经常参加体育锻炼,提高机体免疫力,注意个人和环境卫生,做好劳动保护,预防损伤。积极治疗营养不良及糖尿病、足癣等各种慢性疾病。

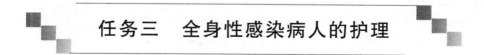

任务三　全身性感染病人的护理

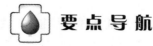

重点　全身性感染病人的临床表现。
难点　全身性感染病人的护理措施。

情景案例

病人:王某　性别:男　年龄:40岁　体重:60 kg　床号:1

病人因意外火灾造成全身95%的大面积烧伤,在住院的第8天出现了精神兴奋、多语、谵妄,体温骤升到39.5 ℃以上,呼吸大于35次/分,心率大于140次/分。烧伤创面潮湿,有紫黑色的出血坏死斑。辅助检查:白细胞计数大于$20×10^9$/L,有明显的核左移,血液细菌培养阳性。

护理应用

(1)根据临床表现及辅助检查,请判断该病人出现了什么问题?

(2)针对该问题,如何对病人进行治疗和护理?

【疾病概述】

全身性感染是指致病菌侵入人体的血液循环系统,并在体内生长繁殖或产生毒素而引起严重的全身感染症状。通常指脓毒症、菌血症。病原菌数量多、毒力强、机体抵抗力下降,是全身化脓性感染的主要病因。常发生于严重创伤后、各种化脓性感染和深静脉营养留置导管污染。按致病菌类型不同,将全身性感染分为四类,即革兰阴性杆菌脓毒症、革兰阳性球菌脓毒症、无芽孢厌氧菌脓毒症、真菌脓毒症。

【护理评估】

(一)健康史

评估病人营养状况,了解病人的发病时间,有无严重创伤、营养不良、贫血及慢性消耗性疾病史。是否长期应用激素、抗生素、免疫抑制剂、化疗药物等。

(二)身体状况

1. 共性表现

(1)全身症状:起病急,病情重,寒战、高热(体温可达40～41 ℃)或体温不升,头痛、头晕、面色苍白或潮红、出冷汗。

(2)消化道症状:可有食欲减退、恶心、呕吐、腹胀、腹泻。

(3)呼吸和循环系统症状:呼吸急促或困难,心率增快,脉搏细速。

(4)神经系统症状:神志淡漠或烦躁不安,严重者昏迷。

(5)其他:可出现水、电解质和酸碱平衡失调;肝、脾肿大,严重者可出现黄疸和皮下淤斑;可有肾损害,甚至休克及多器官功能不全或衰竭等。

2. 个性表现

(1)脓毒症:寒战、高热呈阵发性,间歇期体温可正常,故热型多为弛张热。病程多呈亚急性或慢性。寒战、高热时采血送细菌培养可为阳性,可发生转移性脓肿。

(2)菌血症:起病急骤,在突然的寒战后,体温高达40～41 ℃,呈稽留热。皮肤、黏膜常出现瘀点、淤斑、出血点;血液细菌培养常为阳性,一般不出现转移性脓肿。

(三) 辅助检查

1. 血常规检查 血液白细胞计数升高,可达$(20\sim30)\times10^9/L$,中性粒细胞比例升高;严重时可降低,核左移,幼稚型增多,出现中毒颗粒。

2. 尿常规检查 部分病人尿液中可出现尿蛋白、红细胞、管型和酮体。

3. 血培养 寒战、高热时血细菌培养阳性是确诊全身化脓性感染的主要依据。

4. 血生化检查 可有水、电解质平衡紊乱,酸碱平衡紊乱;肝、肾功能有不同程度的受损。

5. 其他 可行B超、X线、CT等检查,了解感染病灶部位和范围,有无转移性脓肿等。

(四) 治疗原则

(1) 积极处理原发病灶,彻底清除坏死组织和异物。

(2) 尽早联合使用有效抗生素,对真菌脓毒症者全身应用抗真菌药物。

(3) 加强支持疗法,兼顾对症治疗,必要时输血和使用白蛋白,控制高热,有重要器官功能不全者给予相应的处理。

【护理诊断/问题】

1. 体温过高 与致病菌毒素及坏死组织吸收入血有关。

2. 疼痛 与感染病灶有关。

3. 体液不足 与高热、进食不足及体液失衡有关。

4. 焦虑、恐惧 与病情急骤而担心预后有关。

5. 潜在并发症 感染性休克、多器官功能障碍综合征。

【护理目标】

病人体温恢复正常;疼痛减轻或消失;体液不足得到及时补给和纠正;焦虑、恐惧感得以缓解,情绪稳定。

【护理措施】

(一) 一般护理

1. 体位与休息 提供安静、舒适的休养环境,保证病人充足的睡眠与休息,定时翻身、拍背,保持呼吸道通畅。病室空气新鲜,通风良好,床单、被套等生活用品经常更换。

2. 饮食与营养 给予病人高热量、高蛋白、高维生素、易消化的饮食。不能进食者,静脉补液、鼻饲或全胃肠外营养支持。

3. 基础护理 做好口腔、皮肤等生活护理,保持皮肤清洁干燥,预防压疮。

(二) 病情观察

密切观察病人的神志、生命体征及各项实验室检查结果,发现异常及时报告医生并积极协助处理。如病人突然出现寒战、高热、一般情况迅速恶化,要警惕脓毒症的可能。如病人出现神志淡漠、嗜睡、血压下降,甚至出现消化道出血,提示感染性休克的存在。

(三) 配合治疗护理

1. 抗感染治疗、护理 遵医嘱及时、准确用大剂量抗生素控制感染,加强护理。

2. 氧疗的护理 保持呼吸道通畅,吸氧,以提高组织器官氧浓度。

3. 加强支持治疗、护理 维持水、电解质及酸碱平衡。感染严重者给予少量、多次补充新鲜血液或蛋白。有休克时首先纠正休克,严重病人可给予激素治疗。

4. 及时做血培养 在病人寒战、高热时,协助医生采血做细菌培养,以利于确定致病菌,为治疗提供重要依据。

> **知识链接**
>
> 　　抗生素的使用原则:轻症感染可不用抗生素;用窄谱抗生素有效的不用广谱抗生素;使用单一药物有效的不用联合用药;对严重感染或全身感染应早期、足量、联合静脉给药。
>
> 　　抗生素使用注意事项:轻症感染可口服或肌内注射给药;严重或全身感染必须静脉给药。联合用药时宜分次、分别静脉给药,注意配伍禁忌。用药过程中应注意病情变化,若效果不明显应报告医生及时更换药物。一般在体温恢复正常、感染被控制后即可停药。严重感染需在体温正常后继续用药1~2周。用药过程中还应注意抗生素的毒性反应、过敏反应、细菌的耐药性等问题。

【护理评价】

(1) 病人体温是否恢复正常。
(2) 疼痛感是否减轻或消失。
(3) 体液不足病人是否得到及时补给和纠正。
(4) 病人焦虑、恐惧感是否得以缓解,情绪是否稳定。

【健康教育】

(1) 指导病人坚持锻炼,加强营养,增强抗病能力,及时正确处理创伤,预防感染。
(2) 积极治疗各种慢性疾病,正确使用抗生素,防止二重感染。
(3) 保持皮肤清洁,加强饮食卫生,避免肠源性感染。注意劳动保护,避免损伤。

任务四　特异性感染病人的护理

要点导航

重点　破伤风、气性坏疽病人的临床表现。
难点　破伤风、气性坏疽病人的治疗和护理措施。

情景案例

　　病人:蔡某　性别:男　年龄:35岁　体重:60 kg　床号:5

　　蔡某,农民工,10天前,在工地上不慎右足被生锈的铁钉刺伤,未引起足够重视,未及时处理伤口。2天前开始出现张口困难,继而牙关紧闭、颈背部肌肉僵硬,1天前出现四肢阵发性抽搐,住院治疗。

护理应用

（1）该病人患的是什么疾病？为什么会出现这种情况？

（2）针对该病人的护理诊断有哪些？应采取哪些治疗护理措施？

一、破伤风

【疾病概述】

破伤风是由破伤风梭菌侵入人体伤口并生长繁殖，产生外毒素（痉挛毒素和溶血毒素）所引起的一种急性特异性感染。破伤风梭菌为革兰染色阳性厌氧菌，存在于泥土、粪便和尘埃中，菌体易被杀灭，但芽孢的抗病能力强，需煮沸 30 min 或高压蒸汽灭菌 10 min 才可将其杀灭。常继发于各种创伤后，亦可发生于不洁条件下分娩的产妇和新生儿。

破伤风的发病需具备三个条件：①病原菌侵入伤口；② 无氧环境；③病人抵抗力低下。如果伤口深而窄、局部缺血、坏死组织多、填塞过紧，引流不畅或同时有需氧菌感染，则易发本病。痉挛毒素是引起临床症状的主要毒素，可引起全身横纹肌持续性收缩与阵发性痉挛、血压升高、心率加快、体温升高、大汗淋漓。溶血毒素则引起局部组织坏死和心肌损害。

【护理评估】

（一）健康史

询问病人有无开放性损伤史；了解伤口污染的程度、深度及受伤后的处理经过；了解近期有无人工流产、产后感染或新生儿脐带残端是否严格消毒等。

（二）身体状况

1. 潜伏期 破伤风的潜伏期为 6～12 日，少数病人伤后 1～2 日发病，还有伤后数月或数年发病者。新生儿破伤风一般在断脐后 7 日左右发病，俗称"7 日风"。

2. 前驱期 症状不典型，可有全身乏力、头痛、头晕、打哈欠、咀嚼肌紧张和酸胀、烦躁不安等，一般持续 12～24 h。

3. 发作期 典型的表现是在肌肉强直性收缩基础上，出现阵发性痉挛。最早受累的肌群是咀嚼肌，依次顺序：咀嚼肌→面部表情肌→颈项肌→背腹肌→四肢肌→呼吸肌。相应的表现为咀嚼不便、张口困难、牙关紧闭、苦笑面容、颈项强直、角弓反张或侧弓反张（图 6-6），呼吸困难或窒息。

在肌肉持续紧张收缩的基础上，任何轻微的刺激，如声响、光线、震动、触摸或饮水等均可诱发阵发性痉挛。病人一般无高热，痉挛发作时口唇发绀、呼吸急促、大汗淋漓。病人神志清醒，表情痛苦，每次发作持续数秒或数分钟不等。病程一般为 3～4 周，缓解期平均为 1 周，第 2 周起肌肉紧张和反射亢进等症状逐渐减轻。

4. 并发症 强烈的肌肉痉挛可造成肌肉断裂、骨折、舌咬伤、坠床等。膀胱括约肌痉挛可引起尿潴留，还可引起窒息、肺部感染、体液代谢失衡、心力衰竭等并发症。病人主要的死因是窒息、心力衰竭或肺部感染等并发症。

（三）辅助检查

1. 血常规检查 合并肺部感染时，可有白细胞计数升高，中性粒细胞比例升高。

2. 生化检查 可发生水、电解质和酸碱平衡失调。

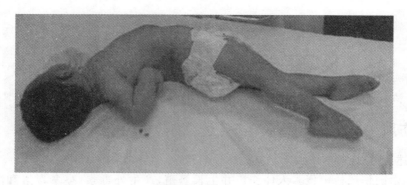

图 6-6　角弓反张

3. 渗出物检查　伤口渗出物涂片检查可发现破伤风梭菌。

（四）治疗原则

1. 破伤风的治疗原则　包括清除毒素来源，中和游离毒素，控制和解除痉挛，保持呼吸道通畅，防治并发症。破伤风死亡率高，早诊断、早治疗可有效提高破伤风的疗效。中和游离毒素使用破伤风抗毒素。控制和解除痉挛是治疗的中心环节，如能有效控制，多数病人可以治愈。

2. 破伤风预防的关键　关键在于创伤后早期彻底清创，改善局部微循环。预防破伤风的有效方法是主动免疫和被动免疫。主动免疫是按计划注射破伤风类毒素；被动免疫是伤后 12 h 内注射破伤风抗毒素（TAT）1500 U，成人和儿童同剂量。伤口污染严重或受伤超过 12 h 剂量加倍。深部创伤或潜在厌氧菌感染的病人 1 周后再注射 1 次。破伤风抗毒素具有致敏性，注射前务必做过敏试验，阳性者采用脱敏法注射。

【护理诊断/问题】

1. 焦虑、恐惧　与病情危重、反复发作、担心预后有关。

2. 有窒息的危险　与持续的呼吸肌痉挛、误吸、痰液堵塞气道有关。

3. 有受伤的危险　与肌肉强直痉挛有关。

4. 营养失调：低于机体需要量　与摄入不足，能量消耗增加有关。

5. 潜在并发症　窒息、肺部感染、心力衰竭。

【护理目标】

病人焦虑、恐惧感减轻；无窒息的危险；未发生意外损伤；营养需求得到维持；潜在并发症得到控制。

【护理措施】

（一）一般护理

1. 环境要求　病人住单人隔离病房，由专人护理，严格消毒，减少探视。保持室内安静、避光，减少外界刺激；治疗及护理要动作敏捷，尽量集中在使用镇静剂后 30 min 完成，以免刺激病人引起抽搐。接触病人时需要穿隔离衣、戴口罩、手套、帽子，身体有伤口者不能进入病室工作。病人卧床休息，床边加隔离护栏，以防坠床。

2. 饮食与营养　给予病人高热量、高蛋白、高维生素、易消化的饮食。不能进食者，在控制痉挛后给予鼻饲或肠外营养，避免误吸。遵医嘱给予补液，纠正体液失衡。

（二）病情观察

密切注意生命体征变化,详细记录抽搐发作持续时间、间隔时间及用药效果,防止输液针头脱出血管外。观察病人的体温、呼吸、血压、脉搏和神志的变化。

（三）治疗配合

1. 伤口护理　配合医生施行清创术,彻底清除坏死组织和异物,敞开伤口,用3%过氧化氢或1:5000高锰酸钾溶液冲洗和湿敷。

2. 用药护理

（1）中和游离毒素:遵医嘱用破伤风抗毒素中和游离毒素,应用越早,效果越好。首次使用破伤风抗毒素2万～5万U加入5%葡萄糖溶液500～1000 mL中,缓慢静脉滴注,以后每日1万～2万U,持续3～6日,或一次深部肌内注射破伤风免疫球蛋白3000～6000 U。

（2）控制和解除痉挛:是治疗的中心环节,病情较轻者使用一般镇静、解痉的药物,如地西泮、苯巴比妥钠、10%水合氯醛;病情严重者,可使用冬眠一号(氯丙嗪、哌替啶、异丙嗪),用药过程中严密观察呼吸、血压、脉搏的变化等。抽搐频繁而药物无法控制者,协助医生做气管切开,使用硫喷妥钠和肌肉松弛药,并做好气管切开的护理。

（3）抗感染:遵医嘱首选青霉素,既可抑制破伤风梭菌的繁殖体,又能控制其他需氧菌感染,注意观察和处理用药的副反应、过敏反应等。

3. 预防并发症　加强安全措施,防止意外伤害,使用牙垫和床栏。床旁常规准备气管切开包。严格无菌操作,加强口腔护理,遵医嘱使用抗生素,防止肺部感染。加强心电监护,防止心力衰竭的发生。

4. 心理护理　多与病人沟通,病人因开口困难难以表达内心活动时,应通过形体动作和眼神了解病人的心理反应,及时进行心理疏导。消除病人的悲伤、恐惧感,使病人情绪稳定,积极配合治疗。

知识链接

TAT易导致过敏反应,注射前必须做皮内敏感试验。若有过敏反应,应按脱敏注射:将1 mL抗生素分成0.1 mL、0.2 mL、0.3 mL和0.4 mL,用生理盐水分别稀释至1 mL,按自小到大的剂量顺序分次肌内注射,每次间隔半小时,直至完全注射完。每次注射后需观察有无面色苍白、皮疹、皮肤瘙痒、打喷嚏、关节疼痛和血压下降等症状;一旦发生,应立即停止注射TAT,同时皮下注射肾上腺素1 mg或肌内注射麻黄碱30 mg(成人剂量)。

【护理评价】

病人焦虑、恐惧感是否减轻或消失;呼吸是否通畅;是否发生意外损伤,营养需求是否满足机体代谢需要;潜在并发症是否出现。

【健康教育】

（1）做好破伤风的预防宣传教育工作,注意劳动保护,避免开放性损伤,正确处理伤口。

（2）普及科学生产,避免不洁接产。宣传指导社区居民、病人、家属接受破伤风主动免疫或被动免疫。

（3）告知家属保持病室安静和消毒隔离的必要性,使其配合治疗护理工作。

二、气性坏疽

【疾病概述】

气性坏疽是由梭状芽孢杆菌引起的一种以肌坏死或肌炎为特征的急性特异性感染。此型感染发展迅速,如不及时处理常丧失肢体,甚至危及病人的生命。

气性坏疽致病菌是革兰阳性梭状芽孢杆菌,主要致病菌有产气夹膜梭菌、腐败杆菌、溶组织杆菌等,常常是多种致病菌的混合感染。该致病菌只能在无氧环境下生存,广泛存在于泥土和粪便中。该病的发生须具备三个条件:①细菌侵入伤口,尤其是肌肉丰富的下肢和臀部;②厌氧环境;③机体抵抗力低下。

致病菌在伤口生长繁殖,产生多种酶和外毒素,引起组织细胞坏死、渗出、产生恶性水肿和恶臭的硫化氢气体等。组织坏死产物和毒素的被吸收,引起严重的毒血症,甚至感染中毒性休克及多器官功能衰竭。

【护理评估】

(一)健康史

评估病人的抵抗力;询问病人有无开放性损伤;有无伤口局部缺氧因素,如局部肌肉组织广泛挤压伤、重要血管损伤、止血带使用时间过长或石膏包扎过紧等;了解伤口污染深度、大小,是否及时、彻底清创,引流是否通畅等。

(二)身体状况

潜伏期一般为1~4天,常在受伤后3天发病。最短可在伤后6~8 h,最长可至伤后5~6天发病。

1. 局部症状　早期患肢沉重感,有包扎过紧或疼痛感。随后伤处出现胀裂样剧痛,止痛剂不能缓解疼痛。局部肿胀明显、压痛剧烈;伤口周围皮肤水肿、紧张、发亮、由苍白变为紫黑,出现大小不等的水疱,皮下有积气,可触及捻发音,常有气泡从伤口溢出,并有稀薄、恶臭的浆液或血性液体流出;伤口内肌肉坏死,暗红或土灰色,失去弹性,刀割时不收缩也不出血。

2. 全身表现　病人神志清楚,但全身软弱无力,表情淡漠或烦躁不安,伴有恐惧感。出现全身高热(40 ℃以上)、脉搏快、呼吸急促、出冷汗、贫血等中毒症状,若不及时控制,可发展为休克及多器官功能衰竭综合征。

(三)辅助检查

1. 血常规检查　白细胞计数及中性粒细胞比例升高,红细胞减少,血红蛋白减少,出现贫血。

2. 渗出物涂片检查　可见大量革兰阳性梭状芽孢杆菌。厌氧培养可见芽孢杆菌。

3. X线检查　可见伤口肌群间有气体。

4. 血生化检查　可有水、电解质和酸碱平衡失调。

(四)治疗原则

彻底清创是预防气性坏疽最好、最可靠的方法。治疗原则包括抗休克、紧急手术(广泛切开与清创,必要时截肢)、应用大剂量抗生素、高压氧治疗、全身支持疗法及对症治疗等。

【护理诊断/问题】

1. 急性疼痛　与局部创伤、感染及肿胀有关。

2. 组织完整性受损　与组织感染、坏死有关。

3. 自我形象紊乱　与截肢有关。

4. 营养失调：低于机体需要量 与摄入不足、过度消耗有关。

5. 恐惧 与病情严重、发展迅速、担心截肢有关。

【护理目标】

病人的疼痛缓解或减轻；病人能接受自身形象的改变和肢体功能的改变；营养状况得以纠正；恐惧感消除。

【护理措施】

（一）一般护理

病人住单人隔离病房，准备好各种抢救物品和药品。严格执行隔离制度，病人用过的敷料焚毁，器械特殊处理后高压灭菌，手术室空气熏蒸消毒，封闭48 h后开放。尽可能用一次性材料的物品和器具。协助病人变换体位避免压疮的产生。截肢病人出现幻肢痛时，耐心细致地解释情况，消除其幻觉。

（二）病情观察

设专人护理，密切观察生命体征、皮肤色泽、局部组织肿胀、伤口分泌物情况及全身的变化，发现异常及时报告医生并协助处理。

（三）治疗配合

1. 伤口护理 敞开伤口，用3％过氧化氢溶液或1：5000的高锰酸钾溶液冲洗和湿敷，及时更换敷料。

2. 疼痛护理 遵医嘱给予止痛剂；通过聊天、娱乐、听音乐等方式转移病人注意力，能缓解疼痛；清创或手术后，协助病人变换体位，以减轻因外部压力和肢体疲劳引起的疼痛。

3. 高压氧疗护理 高压氧疗可抑制厌氧菌的生长繁殖，控制感染扩散。第1日做3次，第2、3日各做2次，每次2 h，间隔6～8 h，需注意观察每次氧疗后伤口的变化。

4. 用药护理 治疗气性坏疽首选大剂量青霉素静脉滴注，注意药物的副反应和过敏反应。

5. 全身支持治疗护理 协助病人进食高热量、高蛋白、高维生素、易消化的食品。少量多次输入新鲜血液，纠正水、电解质及酸碱平衡失调。禁食者，给予鼻饲或全胃肠外营养支持，提高病人抵抗力。

（四）心理护理

与病人进行沟通，减轻恐惧心理，消除病人的幻肢痛；耐心解释各种治疗的必要性，帮助病人适应身体变化，接受并配合治疗；帮助截肢的病人树立生活的信心。

【护理评价】

病人的疼痛是否缓解或减轻；病人能否接受自身形象的改变和肢体功能的改变；营养状况是否得到纠正；恐惧感是否减轻或消失。

【健康教育】

加强劳动保护，避免创伤；受伤后应及时、正确地彻底清创，怀疑有气性坏疽者，应及时就诊；指导截肢病人正确安装、使用假肢，使其尽快适应新的生活。

直通护考

1. 危险三角区的疖挤压后可能发生的并发症是（　　）。

A. 败血症 B. 脓毒症 C. 急性化脓性海绵状静脉窦炎
D. 面部蜂窝织炎 E. 急性化脓性脑膜炎

患儿,男,5岁,玩耍时右足不慎被生锈的铁钉刺伤。

2. 患儿易患下列哪种疾病?(　　)

A. 疖　　　B. 痈　　　C. 丹毒　　　D. 破伤风　　　E. 败血症

3. 为了预防该病的发生,最可靠、最有效的预防方法是(　　)。

A. 应用大剂量青霉素 B. 注射丙种球蛋白 C. 注射干扰素
D. 注射破伤风类毒素 E. 注射破伤风抗毒素

4. 该患儿注射的预防剂量为(　　)。

A. 成人剂量的1/4 B. 成人剂量的1/3 C. 成人剂量的1/2
D. 与成人剂量相同 E. 根据患儿体重计算

项目七 损伤病人的护理

学习目标

知识目标

（1）掌握创伤病人的护理评估、急救护理措施。
（2）掌握烧伤病人的护理评估、护理诊断和护理措施。
（3）熟悉创伤的分类。
（4）熟悉咬伤病人的护理评估和急救措施。
（5）了解创伤病人的伤口愈合类型和过程。

能力目标

（1）运用护理程序对损伤病人进行整体护理。
（2）配合医生做好创伤病人的清创和换药工作。
（3）有针对性地对损伤病人做好健康教育及康复指导。

素质目标

对创伤病人实施清创、换药术时，具有良好的护患沟通能力和人文关怀，减轻病人痛苦，维护病人健康。

任务一 创伤病人的护理

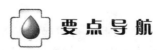

重点 创伤的分类、护理评估及急救处理。
难点 创伤病人的现场救护。

情景案例

病人:韩某 性别:女 年龄:55岁 体重:65 kg 床号:7

病人2天前因交通事故致双下肢挤压伤,送当地医院进行急诊抢救,输库存血约2000 mL,现30 h无尿。体格检查:体温36.5 ℃,脉搏65次/分,呼吸18次/分,血压13.3/10.6 kPa(100/80 mmHg)。神志模糊,皮肤青紫,四肢发凉。心音弱,心律不齐。双肺未闻及啰音,肝脾未触及,腹部触诊未见异常。双下肢可见外伤创面,右大腿部分皮肤大片撕脱,肌肉暴露,部分肌肉组织碾压坏死。辅助检查:血钾6.0 mmol/L,血钠140 mmol/L;尿常规镜下可见肾衰管型和大量红细胞;心电图T波高尖,Q-T间期延长,QRS波增宽,P-R间期延长。

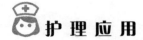

护理应用

(1)该病人目前存在哪些护理问题?

(2)针对该病人的护理问题,应该采取哪些护理措施?

【疾病概述】

一、创伤的分类

创伤是机械性因素作用于人体所造成的组织结构完整性的破坏或功能障碍,创伤的分类是为了对伤员作出正确的判断,便于对伤员进行及时有效的救治,进而提高救治的时效性和有效性。常用的分类方法有以下几种。

(一)根据创伤后皮肤完整性分类

1. 开放性创伤 受伤后皮肤完整性受损,伤处深部组织、器官亦可有损伤。由于伤口与外界相通,因此易诱发感染。常见的有以下几种。

(1)擦伤:致伤物与皮肤快速摩擦造成的表皮损伤,皮肤表面可有擦痕、水肿及少量渗血、渗液。

(2)撕裂伤:暴力的撕扯或牵拉(如高速旋转的轮机、机器传送带等)造成皮下组织与肌肉的分离,其损伤非常严重,脱离的组织常失去活性,且易感染。

(3)切割伤:由锐器切割运动造成的损伤。伤口边缘整齐,常呈直线形,可造成血管、神经及肌腱等深部组织的损伤。

(4)刺伤:由锐器刺入身体而造成的损伤,可引起深部组织和内脏的损伤。

(5)火器伤:以火药或炸药为动力发射的投射物穿入人体造成的损伤。可能是贯通伤(有入口和出口),也可为盲管伤(只有入口而无出口),火器伤可造成组织的严重损害,且范围大,易感染。

2. 闭合性创伤 受伤后皮肤完整,体表无伤口,但深部组织、器官可伴有损伤,应仔细检查,避免遗漏内脏损伤。

(1) 挫伤:钝器作用于人体造成皮下软组织的损伤,但无皮肤破裂。

(2) 挤压伤:四肢或肌肉肥厚部分被重物挤压或长时间(6～8 h及以上)挤压而造成的严重组织损害。受压部位可出现皮下组织、肌肉及血管的大范围损害,待受压解除后,可发生广泛的组织出血、坏死、血栓形成及严重的炎症反应。伤后组织液外渗可引起受压部位肿胀和有效循环血量减少;加之大量坏死组织的分解产物吸收,出现以肌红蛋白尿和高血钾为特征的急性肾衰竭,称为挤压综合征。

(3) 扭伤:牵拉、旋转或肌肉不协调地收缩等暴力因素使关节发生过度扭转,进而造成关节囊、关节周围肌肉、韧带、肌腱、筋膜等组织的损伤,常表现为关节肿胀、疼痛及关节活动功能障碍。

(4) 震荡伤:钝性暴力作用于人体而引起的损伤,可产生人体生理功能障碍及轻微的器质性损伤,如脑震荡、脊髓震荡等。

(5) 关节脱位和半脱位:外力作用于关节部位使形成关节的各骨面失去正常的对合关系。其中,完全失去对合关系的脱位称为全脱位;部分失去对合关系的脱位称为半脱位。

(6) 闭合性骨折:骨折后皮肤黏膜完整,细菌不易入侵骨折端。

(7) 闭合性内脏伤:强暴力传入身体后造成的内脏器官的损伤。

(二) 根据受伤部位分类

一般分为颅脑伤、颌面部伤、颈部伤、胸(背)部伤、腹(腰)部伤、骨盆伤、四肢伤、脊柱脊髓伤等。

二、创伤的修复

(一) 创伤修复过程

理想的修复是由组织原有细胞来进行修复,由于人体各组织细胞的再生能力不同,故而创伤后组织的修复就存在很大的差别。创伤由原有细胞进行修复以恢复原有的组织结构和功能,称之为完全修复。相反,创伤不是由原有细胞,而是由其他细胞(常为成纤维细胞)增生来替代修复的,我们称之为不完全修复。组织修复的过程大致分为三个阶段,三个阶段既相互区别又相互联系。

1. 局部炎症反应阶段 在创伤后立即发生,常维持3～5天。此阶段主要是血管和细胞反应、免疫应答、血液凝固和纤维蛋白的溶解,清除损伤或坏死的组织,为细胞再生和修复奠定基础。

2. 细胞增殖分化和肉芽组织生成阶段 创伤后24～48 h,在炎症反应的基础上就开始有细胞增生。上皮细胞、成纤维细胞、血管内皮细胞是主要的增生细胞。上皮细胞增生修补创面,成纤维细胞增生填补创口组织缺损,而血管内皮细胞增生形成不规则的毛细血管网。成纤维细胞和血管内皮细胞增生、分化分别形成的组织基质和新生毛细血管共同构成肉芽组织。大部分软组织损伤都是通过肉芽组织的形成来完成的。此过程一般需要1～2周。

3. 组织塑形阶段 在经过细胞增殖、基质沉积后,伤处组织达到了初步修复。但肉芽组织由于在胶原纤维排列、组织抗裂强度等方面不能完全达到组织结构和功能的要求,因此还需要进一步改变结构和重建。这一过程维持12～18个月。

(二) 创伤愈合类型

1. 一期愈合 多见于损伤程度轻、范围小、无感染的伤口或创面。组织修复以原有细胞为主,仅含有少量纤维组织,创缘整齐,组织结构和功能修复良好。

2. 二期愈合 多见于损伤程度重、范围大、坏死组织多,常伴有感染、早期外科处理不合理的伤口。组织修复以纤维组织为主,组织结构和功能有不同程度的影响。

(三) 影响创伤愈合的因素

创伤的愈合主要取决于损伤的严重程度和组织的再生能力,此外还受局部和全身两方面因素的影响。在创伤处理时,应考虑影响创伤愈合的因素,并采取相应的措施予以纠正。

1. 局部因素 ①伤口感染:是最常见的影响因素。细菌感染可致局部炎症持久不退,甚至形成化脓性病灶,不利于创伤愈合;②局部的血液循环情况:局部血液循环障碍可使组织缺氧缺血进而影响组织再生和创伤愈合;③采取的措施是否得当:如创伤局部包扎过紧、制动不足或缝合过紧等都可能造成组织的继发性损伤而不利于愈合。

2. 全身因素 主要有病人营养不良、大量使用细胞增生抑制剂、免疫力低下及严重的并发症等。

【护理评估】

(一) 健康史

了解病人受伤的原因,明确创伤的类型、程度、部位、时间及伤后应急处理方式等。询问病人是否有其他疾病,如糖尿病、血液病、肝硬化等,是否长期使用糖皮质激素、细胞毒性类药物等。

(二) 身体状况

1. 局部反应 局部可有疼痛、淤斑、肿胀和功能障碍,开放性创伤可见创面出血。

2. 全身反应 轻者可无全身反应,重者可出现全身炎症反应综合征的表现。

> **知识链接**
>
> **全身炎症反应综合征**
>
> 全身炎症反应综合征(systemic inflammatory response syndrome,SIRS)是由感染(致病菌及其毒素)或非感染因素(如严重创伤等)所产生的坏死组织及其产物激活体内的炎症细胞,进而促使大量的儿茶酚胺及炎症介质释放,引起全身炎症反应。具有以下临床表现中两项或两项以上即可诊断:①体温>38 ℃或<36 ℃;②心率>90次/分;③呼吸>20 次/分或 $PaCO_2$<32 mmHg;④白细胞计数>12×10^9/L 或<4×10^9/L。

3. 并发症

(1) 感染:开放性损伤一般都有污染,若污染严重,处理不当或不及时,很容易发生感染;闭合性损伤若累及消化道或呼吸道,也易发生感染。特别是软组织广泛性损伤,伤口较深、污染严重且伴有大量坏死组织存在时,应注意是否有厌氧菌的感染。感染初期多为局部感染,重者可扩散成全身感染。

(2) 休克:创伤早期多为失血性休克,晚期由于发生感染可致感染性休克。

(3) 器官功能障碍:创伤多有组织的严重损伤,存在大量的坏死组织,进而激发人体释放很多炎症介质引起严重而持久的炎症反应,加之免疫功能紊乱、应激及全身因素的作用,易发生急性肾衰竭、急性呼吸窘迫综合征等严重的内脏并发症。此外,受压部位缺氧缺血、炎症介质和细胞因子的作用可诱发心脏和肝脏的功能障碍。

（三）辅助检查

1. 实验室检查 血常规、血细胞比容检查可判断失血、感染情况；尿常规可了解泌尿系统是否有损伤；电解质检查和血气分析可了解水、电解质和酸碱平衡情况；血、尿淀粉酶测定可检查胰腺损伤；肾功能检查可了解肾脏是否有损伤。

2. 诊断性穿刺和导管检查 诊断性穿刺是一种简单安全的辅助方法。阳性可迅速确诊，阴性也不排除有组织或器官损伤的可能性。心包穿刺可明确心包是否有积血积液；胸腔穿刺可证实胸腔是否有血胸或血气胸；腹腔穿刺可证实是否有腹腔脏器出血或腹腔空腔脏器破裂；放置导尿管可辅助诊断尿道、膀胱损伤。

3. 影像学检查 X线检查可明确诊断骨折、气胸、腹腔积气等；CT检查可诊断颅脑损伤、腹部实质器官损伤、腹膜后损伤；超声检查可发现胸腔、腹腔是否有积血及肝、脾包膜是否破裂等；血管造影可有助于确定血管损伤，或某些隐蔽的器官损伤。

（四）治疗原则

1. 急救处理 创伤发生时，首先要判断病人的伤情，是否有危及病人生命的情况发生，如有要优先进行处理。

（1）伤情判断：伤情可简单分为以下三类。①致命性创伤：如大出血、窒息、开放性或张力性气胸，对这类病人而言，要及时进行紧急复苏并尽早进行手术治疗。②生命体征尚平稳的病人：如不会立即危及生命的胸、腹部伤等，对这类病人，要做好交叉配血实验及必要的检查，为手术做充足的准备。③潜在性创伤：伤情性质尚未明确，对于这类病人，要密切观察可能出现的并发症，并做进一步的检查。

（2）呼吸支持：维持呼吸道通畅，无自主呼吸时要尽快进行口对口人工呼吸，必要时行气管插管或气管切开。此外，还应保持有效的氧供。

（3）循环支持：对休克、循环不稳定病人要建立一条以上的静脉通道，必要时可做锁骨下静脉或颈内静脉穿刺；应尽快恢复有效血容量，维持循环的稳定；对心搏骤停者，应立即进行胸外心脏按压、电除颤。

（4）创面处理：对病人进行止血、包扎、固定处理，便于病人的搬运与转移。

2. 软组织闭合性损伤处理 若无合并内脏损伤，多无需特殊处理，可自行恢复。若合并内脏损伤应尽早进行手术。

3. 软组织开放性损伤处理 表浅的开放性损伤，如擦伤、小的切割伤、小刺伤等可采用非手术疗法。其他的开放性损伤需根据伤口的类型来决定治疗方法。

（1）伤口的类型。①清洁伤口：指无菌手术切口，原则上可直接进行缝合以达到一期愈合。②污染伤口：指伤口有细菌沾染，但未构成感染。污染伤口早期（伤后6h）经彻底清创、缝合，可达到一期愈合。③感染伤口：指致病微生物在伤口处繁殖、生长引起炎症反应的伤口。这种伤口须经清创术以逐渐达到二期愈合或延期愈合的效果。

（2）清创术。清创的目的在于将污染伤口变为清洁伤口，以降低伤口感染的机会，为组织愈合奠定良好基础。施行清创越早越好，尽量于伤后6h内进行，一般伤口都可达到一期愈合。清创步骤如下。①清洗：用无菌纱布覆盖伤口，将无菌刷蘸取肥皂液由内向外清洗伤口周围皮肤；②去除异物：取下伤口敷料，去除伤口异物、血块及脱落的组织碎片，然后用生理盐水反复冲洗；③切除失活组织：常规消毒后铺巾，沿原伤口切除创缘皮肤1~2 mm，必要时扩大切除范围,由浅入深地切除失去活力的组织,酌情修复损伤的肌腱和神经或用周围组织掩盖;④止血冲洗:对伤口进行彻底止血,并用生理盐水反复冲洗,污染严重时可用3%过氧化氢溶液冲洗后再用生理盐水冲洗;⑤缝合:根据伤情决定缝合方式,对于伤后时间尚短且污染轻的伤口可予以缝合;⑥固定:缝合后消毒皮肤,无菌纱布覆盖并固定包扎,必要时制动。

(3) 换药术。换药是处理伤口的基本措施,目的在于控制伤口感染,促进伤口愈合。①换药顺序:依伤口情况安排换药顺序。先换清洁伤口,再换污染伤口、感染伤口,最后换特异性感染伤口。②换药时间:依伤口而定。一期缝合的伤口于术后2~3天换药1次,若无感染至拆线时再行换药;若分泌物不多,肉芽组织生长良好,可每日或隔日换药一次;若感染严重、脓性分泌物多,可每天换药1次或数次。③换药方法:外层敷料用手沿伤口纵轴方向揭除,内层敷料用镊子取下,若敷料与伤口粘连,应用生理盐水棉球蘸湿敷料,待敷料湿润后再行揭除,双手持镊夹持酒精棉球消毒伤口周围皮肤2次,最后覆盖无菌敷料并用胶布固定。④浅表肉芽组织伤口的处理:若肉芽组织水肿,可用5%氯化钠溶液蘸湿的纱布予以湿敷;若创面脓液稀薄而量大,可用0.02%呋喃西林溶液或0.1%依沙吖啶溶液蘸湿的纱布予以湿敷;若创面脓液稠厚、坏死组织多,应选用硼酸溶液蘸湿的纱布予以湿敷。

知识链接

断肢再植

显微外科技术是在手术放大镜和手术显微镜下,应用精细的特殊器械和材料对细微组织进行微小修复和重建的一项外科技术。特点是组织创伤小,过去肉眼无法进行的手术能得以实施。经过半个世纪的发展,显微外科技术已广泛应用于各个专业,如手外科、神经外科、骨科、整形外科等。其中,断肢(指)再植是显微外科应用的重要内容之一。

我国陈中伟等于1963年首次报道断肢再植手术成功,1965年又成功开展了断指再植手术。直至今日,此技术已相当成熟,我国长期处于国际领先地位。离断肢(指)断面,须用清洁敷料予以包扎以减少污染。若受伤现场离医院较远,应将离断肢(指)用清洁或无菌敷料包裹,然后置于塑料袋中密封,再放于加盖容器内,外周放入冰块保护(图7-1)。断肢(指)再植越早越好,一般以外伤后6h之内进行。术后48h易发生动脉供血不足或静脉回流障碍,故而每1~2h观察1次,并对比健侧做好记录。

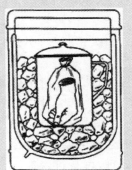

图7-1 断手保存法

【护理诊断/问题】

1. **疼痛** 与组织损伤有关。
2. **组织完整性受损** 与创伤引起组织结构破坏等有关。
3. **体液不足** 与创伤后组织出血、体液丢失有关。
4. **潜在并发症** 休克、挤压综合征、感染、多器官功能障碍综合征等。

【护理目标】

(1) 病人疼痛减轻。

(2) 病人伤口得以妥善处理,受损组织逐渐愈合。

(3) 病人体液不足得以纠正。

(4) 病人未出现休克、挤压综合征、感染等并发症,若出现并发症,能得到及时发现和有效处理。

【护理措施】

(一) 现场救护

急救的目的在于挽救病人的生命、稳定病人的伤情。在救护时,应优先抢救危及病人生命的紧急情况,如心搏骤停、窒息、活动性大出血、休克、张力性气胸等。在对伤情进行初步控制与处理后,尽可能地稳定伤情,为转运和后期治疗创造条件。

1. 通气 保持呼吸道通畅。对于呼吸道阻塞者,应果断地采取最迅速有效的方式以通气。常用的方法有用手指掏出异物、抬起下颌等,在上述两种方法不见效的情况下,可考虑行环甲膜穿刺或切开术,必要时行气管插管或气管切开术。

2. 止血 大出血可使伤员迅速发生休克,甚至死亡,应及时有效地止血。常用的止血方法有以下几种。

(1) 指压法:用手指压迫动脉以达到止血的目的。此法是应急措施,应根据病情适时改用其他方法。

(2) 加压包扎法:用无菌敷料或纱布填塞或置于伤口处,外加纱布垫压,再用绷带进行加压包扎。此法最为常用,一般小血管的损伤均可采用。包扎应注意力度要适宜,过松达不到加压止血的效果,而过紧又会影响伤处的血液循环不利于愈合。因此,包扎后要观察伤处的血液循环情况,及时了解止血效果。

(3) 填塞法:先用大纱布铺盖伤口,再用绷带条或纱布条填塞其中,最后加压包扎。此法用于肌肉、骨端等渗血。但此法可能会随填塞物取出而再次出血,止血不彻底,且有增加感染的可能。

(4) 止血带法:多用于四肢伤后大出血。使用止血带止血时应注意以下事项。①止血带应置于靠近伤口的最近端;②绷扎止血带要记录启用时间,一般每隔 1 h 应放松 1~2 min,避免时间过长而引起肢体缺血性坏死,使用时间一般不应超过 4 h;③止血带的松紧要适宜,以能止住血为宜,不必缚扎过紧。

3. 包扎 包扎最常用的材料是绷带、三角巾和多头带。①绷带包扎:有环形、螺旋形、螺旋反折形、"8"字形、帽式等方法;②三角巾:可用于身体不同部位的包扎,虽使用简单、方便,但不便加压,也不够牢固;③多头带:多用于胸、腹部等处的包扎。

包扎要注意以下事项:①病人取坐位或卧位,保持肢体功能位置;②根据伤口选择合适的包扎材料;③包扎四肢时应从远心端向近心端,指(趾)端尽量外露,松紧适宜,便于观察包扎远端肢体循环情况;④包扎范围应超出伤口边缘 5 cm;⑤肢体骨隆突处或凹陷处应垫衬垫再行包扎。

4. 固定 骨、关节损伤时须固定制动,以防止骨折端损伤神经和血管,减轻疼痛,便于病人的转运。固定时应注意以下事项:①软组织损伤,一般要进行局部固定制动;②伤口出血时,应先止血、包扎,再进行固定;③固定的夹板不可与皮肤直接接触,须垫衬垫;④固定期间,要观察远端肢体的血运情况,及时发现肢体缺血;⑤固定范围一般包括骨折处近端和远端的两个关节,既要牢固,又不可过紧。

5. 转运伤员 经初步处理后,须转运至医院进行进一步的检查和治疗。在转运时需要注意以下内容:①怀疑病人脊柱骨折时,应采用三人平托法或滚动法将病人平卧于硬板床上,切勿弯曲或扭动,以免损伤脊髓;②搬运昏迷病人时,应将头偏向一侧,以保持呼吸道通畅;③胸部损伤的病人,应保持伤侧在下的低斜坡卧位,利于健侧肺呼吸;④转运时,病人的头部应与运行方向相反,便于医护人员观察并及时发现病情,也避免脑缺血而突然死亡。

(二) 软组织闭合性损伤的护理

1. 病情观察 密切观察病人生命体征,若出现血压下降、脉搏细速等应考虑是否合并有内脏出血;若出现呼吸困难应考虑是否合并有心肺的损伤;对于挤压综合征的病人应注意尿色、尿量、尿比重的变化,及时发现是否发生急性肾衰竭。

2. 局部制动 为促进伤处静脉和淋巴循环,减轻肿胀和疼痛,伤后要抬高患肢 15°～30°。对于四肢骨折或关节脱位病人,必要时可进行小夹板、石膏或牵引制动。

3. 局部治疗 ①在伤后 24 h 内局部先用冷敷,以减轻渗液和肿胀,24 h 后可改用热敷和理疗,以促进炎症消退;②血肿较大时,应在无菌操作下进行穿刺抽吸并加压包扎;③病情稳定后,配合理疗、按摩、功能锻炼,促进伤肢功能尽快恢复。

(三) 软组织开放性损伤的护理

1. 病情观察 ①密切观察病人的生命体征、尿量,是否有活动性出血;②观察伤口敷料是否有渗血、渗液,是否化脓,若出现伤口的红、肿、热、痛,要及时通知医生,并配合医生及时进行处理;③观察伤肢末梢皮肤颜色、皮温及动脉搏动情况,若出现末梢循环不良的表现,应及时通知医生并配合处理。

2. 生活护理 ①保持病室内空气清新,光线明亮,温度适宜;②为病人实施清创、换药术时,协助病人采取舒适的体位,以免时间过长而使病人劳累;③协助病人制动、抬高患肢,利于局部血液循环,以促进伤口愈合。

3. 对症护理 ①防治感染:遵医嘱使用抗生素抗感染。对伤口有感染者,应结合细菌培养实验选用合适的抗生素。并尽早注射破伤风抗毒素以预防破伤风;②防治休克:对血容量不足者,遵医嘱给予静脉支持,如输血、输液,以维持体内液体平衡;③伤口护理:保持伤口敷料清洁、干燥,及时换药;④功能锻炼:根据病情,鼓励、指导、协助病人进行肢体功能锻炼,以预防并发症,促进肢体功能恢复。

【护理评价】

(1) 病人疼痛是否减轻。

(2) 病人伤口是否得以妥善处理,是否逐渐愈合。

(3) 病人体液不足是否得以纠正。

(4) 病人是否发生休克、感染、挤压综合征等并发症,若发生,是否得以及时有效的治疗。

【健康教育】

(1) 指导病人做好自我防护,避免损伤的发生。

(2) 指导病人进行功能锻炼,促进患处伤口尽快愈合,患处功能尽快恢复。

(3) 指导病人加强营养,为创面愈合、功能恢复提供营养支持。

任务二 烧伤病人的护理

 要点导航

重点 烧伤病人烧伤面积估算、深度判断和护理措施。
难点 烧伤病人补液量的计算。

 情景案例

病人:王某 性别:男 年龄:60岁 体重:65 kg 床号:5
病人因不慎被沸水烫伤,1 h后被家属送往医院。主诉创面疼痛、口渴。查体:病人胸部、腹部、左侧大腿、小腿广泛烫伤,各烫伤部位均有大小不一的水疱,创面潮红。入院时神志清醒,测体温37.4 ℃,脉搏115次/分,呼吸22次/分,血压97/60 mmHg。

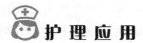 护理应用

(1) 该病人烫伤后应立即采取哪些急救措施?
(2) 该病人烧伤面积、深度以及严重程度如何?
(3) 该病人目前存在的护理问题有哪些?

【疾病概述】

烧伤是指由热力、光、电、化学物质及放射线等所引起的组织损伤。通常所说的烧伤是由热力引起的损伤,如火焰、热蒸汽、热液、热固体等所致的损伤。烧伤轻则皮肤浅层受损,重则伤及皮下组织、肌肉甚至骨骼,还会引起严重的全身反应和内脏损害。但烧伤是可控性社会公害,因此应当引起重视,积极预防。

皮肤作为人体最大的组织,当发生烧伤后,皮肤的屏障保护作用、体温调节、感觉、免疫等功能会部分或全部丧失,从而影响人体内环境稳定,进而引发一系列的病理、生理改变。临床上根据烧伤的病理、生理特点,一般将发展过程分为三期。

(一) 体液渗出期(休克期)

伤后迅速发生的变化是体液渗出。烧伤发生后,体内多种血管活性物质大量释放致使皮肤毛细血管的通透性增加,大量血浆样体液迅速渗出到组织间隙,致使有效循环血量骤减而发

生低血量性休克。因此,临床上又将这一时期称为休克期。体液渗出的速度以伤后6~12 h最快,可持续36~48 h,此后渗出于组织间隙的体液逐步回收,血容量逐渐恢复。因此,积极、有效地防治休克是此期的关键。

(二)感染期

继休克后,感染是烧伤病人面临的另一严重威胁。皮肤的损伤使细菌入侵造成局部感染,局部感染使得创面愈合延迟,并诱发全身感染;加之烧伤后48 h组织渗液回收使细菌、毒素吸收入血,进而发展为感染性休克,是严重烧伤病人的主要死因之一。因此,保护好创面、营养保障、积极防治休克是预防感染必不可少的措施。

(三)修复期

创面自我修复于伤后不久即开始,创面所需修复的时间与烧伤的深度、创面局部的微循环、全身情况等因素有关。无严重感染的浅Ⅱ度、部分深Ⅱ度烧伤可自愈;严重感染的深Ⅱ度和Ⅲ度烧伤创面较大时,不经植皮多难自愈,或愈合后形成瘢痕,易发生挛缩,影响肢体功能和外观。此外,严重感染的深Ⅱ度和Ⅲ度烧伤创面脱痂后裸露,细菌容易入侵,成为全身性感染的又一高峰。因此,此期应加强营养,扶持机体的抵抗力,加快创面的修复。

【护理评估】

(一)健康史

了解病人烧伤的原因、性质(热源)、时间、部位及伤后处理方式等,如是否由高温因素或物理因素(如放射线、电流等)、化学因素(如强酸、强碱等)引起,有无吸入性损伤,现场采取了哪些应急措施,效果如何等。

(二)身体状况

1. 烧伤面积估计

(1)中国新九分法:指皮肤烧伤区域占全身体表面积的百分数。为了便于记忆,此法将人体体表面积分为11个9%的等份,另加1%,共100%的总体表面积(表7-1、图7-2)。在估算烧伤面积时,女性和儿童又有所差别。成人女性的臀部和双足各占6%;而12岁以下儿童头颈部面积、双下肢面积可按以下方法计算(表7-1、图7-3)。

头颈部面积=[9+(12-年龄)]%　双下肢面积=[46-(12-年龄)]%

表7-1　中国新九分法

部位		占成人体表面积/(%)	占儿童体表面积/(%)
头颈	发部	3	
	面部	3	9×1=9　　9+(12-年龄)
	颈部	3	
双上肢	双手	5	
	双前臂	6	9×2=18　　9×2=18
	双上臂	7	
躯干	腹侧	13	
	背侧	13	9×3=27　　9×3=27
	会阴	1	

续表

部位		占成人体表面积/(%)	占儿童体表面积/(%)
双下肢	双臀	5	
	双足	7	
	双小腿	13	$9×5+1=46$	$46-(12-$年龄$)$
	双大腿	21		

注：①此表以成年男性为标准；②Ⅰ度烧伤仅伤及表皮，痊愈时间快，一般不计入烧伤面积之中。

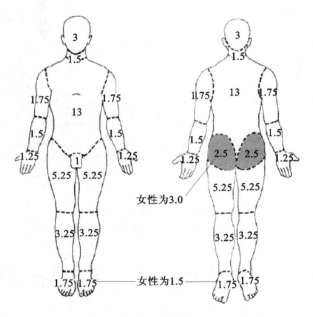

图 7-2 成人体表各部位所占百分比示意图

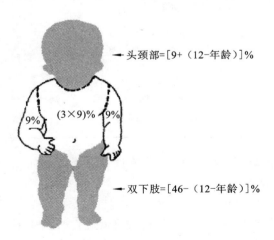

图 7-3 小儿体表面积估计法

（2）手掌法：不论性别、年龄，病人的 1 个手掌（五指并拢）约占其体表面积的 1%，此法可作为中国新九分法的辅助，常用于小面积烧伤的测定（图 7-4）。

2. 烧伤深度判断 目前采用三度四分法,即Ⅰ度、浅Ⅱ度、深Ⅱ度和Ⅲ度烧伤。其中,Ⅰ度、浅Ⅱ度为浅度烧伤;深Ⅱ度、Ⅲ度为深度烧伤(图7-5、表7-2)。各分度烧伤的临床特点如下。

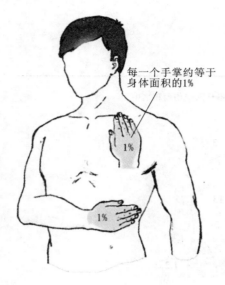

图7-4 手掌法

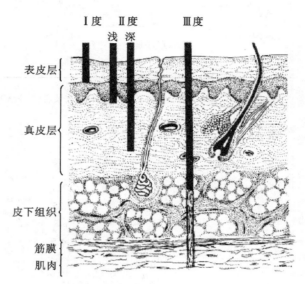

图7-5 烧伤深度分度示意图

表7-2 烧伤深度分度

烧伤深度	损伤深度	临床表现	愈合过程
Ⅰ度	伤及表皮浅层,生发层健在	有灼伤感,表面有红斑、干燥	3~7天脱屑痊愈,短期内可有色素沉着
浅Ⅱ度	伤及表皮生发层和真皮乳头层	局部红肿明显,疼痛剧烈,有大小不一的水疱形成,水疱皮若剥脱,可见创面基底红润、潮湿	创面于1~2周内愈合,一般不留瘢痕,但多数会有色素沉着
深Ⅱ度	伤及真皮乳头层及网状层	疼痛较迟钝,可有小水疱,去水疱皮后,可见创面基底红白相间、微湿	若无感染,需3~4周愈合,但常留有瘢痕
Ⅲ度	伤及皮肤全层,甚至深达肌肉、骨骼、内脏器官等	痛觉消失,创面蜡白或焦黄,甚至炭化、干燥、无渗液	3~4周后焦痂脱落,愈合后留有瘢痕,常需植皮

3. 烧伤严重程度 按烧伤面积大小、烧伤深度及有无并发症或合并伤,烧伤严重程度分为轻、中、重、特重四个等级。

(1) 轻度烧伤:Ⅱ度烧伤面积≤10%,没有Ⅲ度烧伤。

(2) 中度烧伤:Ⅱ度烧伤面积11%~30%,或Ⅲ度烧伤面积≤10%。

(3) 重度烧伤:烧伤总面积31%~50%,或Ⅲ度烧伤面积11%~20%,或Ⅱ度、Ⅲ度烧伤面积虽未达上述百分比,但已出现休克等并发症,或存在较重的复合伤等。

(4) 特重烧伤:烧伤总面积>50%,或Ⅲ度烧伤面积>20%。

4. 吸入性损伤 在相对密闭的火灾现场,伤员常因慌乱大声呼救而吸入大量的灼热空气、一氧化碳、含有害颗粒的烟尘等,引起呼吸道不同程度的损伤,故又称为呼吸道烧伤,常与头面部烧伤同时存在。因累及肺的通气、换气功能,伤员可出现呼吸道刺激症状,呼吸困难,甚至窒息而死亡。

(三) 治疗原则

小面积浅度烧伤行清创、保护创面,大多能自愈。大面积深度烧伤病人的全身反应重,治疗原则如下:①早期及时补液,纠正低血容量性休克;②使用抗生素,及时有效地控制感染;③切除深度烧伤组织,行自、异体植皮,促进创面修复;④积极治疗吸入性烧伤,有效防治器官功能障碍;⑤实施早期救治与功能恢复一体化理念,重视外观、心理和功能的恢复。

【护理诊断/问题】

1. 有窒息的危险　与头面部、呼吸道等部位烧伤有关。

2. 体液不足　与烧伤后创面渗液有关。

3. 皮肤完整性受损　与烧伤后皮肤组织破坏有关。

4. 有感染的危险　与皮肤屏障功能缺失、创面污染、机体免疫力降低有关。

5. 潜在并发症　低血容量性休克、感染等。

【护理目标】

(1) 病人呼吸平稳,无发绀、呼吸困难。

(2) 病人体液不足得以纠正。

(3) 病人烧伤创面逐渐愈合。

(4) 病人未发生感染。

(5) 病人未发生低血容量性休克、感染等并发症,若发生并发症,能得以及时发现和有效处理。

【护理措施】

(一) 现场救护

1. 迅速消除致伤因素　①指导伤员尽快离开封闭、通风不良的火灾现场;②若伤员衣服着火,应劝阻其停止奔跑呼叫,以免增加吸入性损伤的危险;③若被热液烫伤,要及时进行冷疗,适用于小面积烧伤,特别是四肢部位的烧伤;④若为生石灰烫伤,应先去除皮肤上的石灰粉,然后再用清水冲洗;⑤若为酸、碱等化学物质烧伤,应脱去沾有酸、碱的衣服,以大量的清水冲洗。

2. 保持呼吸道通畅　对头颈部烧伤或吸入性损伤病人,应保持口、鼻腔的通畅,备好气管切开包等抢救物品,必要时应给氧。

3. 积极预防休克　严重大面积烧伤早期的病人应避免长途转运,必须转运时应建立静脉通道,转运途中继续输液,保持呼吸道通畅。同时要观察是否合并有窒息、心搏骤停、大出血、开放性气胸等危急情况,并及时进行相应的急救处理。

4. 妥善保护创面　在烧伤现场,要做到创面不再污染、不再损伤。暴露的创面应用无菌敷料或布类进行包裹保护。

(二) 补液护理

1. 补液方案　国内通用的补液方案是:伤后第一个 24 h 补液量(mL)＝生理需要量＋额外失液量。其中,生理需要量成人以 2000 mL 来计算,儿童按 60～80 mL/kg、婴儿按 100 mL/kg 来计算;额外失液量是烧伤后渗出于血管外(创面或组织间隙)的体液。这部分体液与血浆成分基本相似,所以用晶体液和胶体液来补充。额外失液量＝Ⅱ、Ⅲ度烧伤面积×体重(kg)×1.5 mL(儿童1.8 mL、婴儿2.0 mL),其含义是每1%的Ⅱ、Ⅲ度烧伤面积每千克体重应补充晶体溶液和胶体溶液共1.5 mL。其中晶体溶液与胶体溶液比例一般为2∶1,特重度烧伤是1∶1。

伤后第二个24 h补液量＝生理需要量＋第一个24 h额外失液量的1/2,即第二个24 h补液量中生理需要量不变,额外失液量是第一个24 h电解质溶液和胶体溶液的一半。伤后第三个24 h补液量依病人的病情变化而定。

2. 液体种类与安排　生理需要量常用5%～10%的葡萄糖液,晶体溶液首选平衡盐溶液,也可用生理盐水、碳酸氢钠溶液等,而胶体溶液首选血浆,也可用血浆代用品,如中分子右旋糖酐。补液遵循先晶后胶、先盐后糖、先快后慢、液种交替的原则。先快速输入晶体溶液以迅速扩容,随后晶体溶液、胶体溶液和葡萄糖液交替使用。由于伤后8 h内是低血容量休克的高发时段,在首个8 h内输入第一个24 h补液量的1/2,其余分别在第二个、第三个8 h内输入。

3. 监测指标　因病人病情及个体差异,在烧伤后抗休克治疗过程中要严密观察病人的情况,并随时调整补液的成分、速度和量。以下几点可作为补液有效的指标:①尿量:一般成人尿量应大于30 mL/h,若有血红蛋白尿应维持在50 mL/h以上;②病人神志清醒,安静;③呼吸平稳;④脉搏在120次/分以下,脉搏有力;⑤收缩压维持在90 mmHg以上,脉压在20 mmHg以上。如果病人出现尿量少、烦躁不安、血压下降等现象,即为血容量不足,应加快补液速度。

(三) 创面护理

1. 早期清创护理　清创是烧伤后首次创面处理,清创越早越好,重度以上烧伤在补液处理后进行清创。①Ⅰ度烧伤一般不需要特殊处理,可酌情涂抹一些烫伤膏;②浅Ⅱ度烧伤的水疱皮应予以保留,水疱大者,用无菌注射器抽出水疱液;③深度烧伤的水疱皮应予以清除;④清创后注射TAT,必要时给予抗生素。

2. 包扎疗法及护理

(1) 四肢的轻度烧伤于清创等处理后予以包扎。创面内层用油质纱布,外层用吸水敷料,用绷带自肢体远端向近心端包扎,包扎范围应超过创面周围5 cm。

(2) 护理:①观察肢体末端的皮肤温度、颜色、动脉搏动等血液循环情况;②保持包扎敷料的干燥、清洁,一旦敷料潮湿,须及时进行更换;③保持四肢关节的功能位,每天进行局部肌肉锻炼2～3次;④注意观察创面是否感染,若发现创面有臭味、疼痛加剧伴有高热,应怀疑创面感染。一旦感染,应及时报告医生,并遵医嘱给病人应用抗生素,并观察药物的不良反应及副作用。

3. 暴露疗法及护理

(1) 特殊部位(头面部、颈部或会阴部)、Ⅲ度烧伤、大面积烧伤及特殊感染(铜绿假单胞菌、真菌)的创面,应予以暴露疗法,即创面完全暴露在清洁、干燥的空气中。

(2) 护理:①定期对病房进行空气消毒,保持病房温度在30～32 ℃,相对湿度在40%左右;②保持床单位清洁、干燥,接触病人前后要注意手卫生;③保持创面清洁、干燥,可用红外线灯或烤灯照射创面促进创面结痂,及时更换浸湿的敷料;④创面已结痂者,应防止痂皮裂开,若痂皮下感染,立即剪去痂皮或坏死组织,去痂引流,定时换药;⑤避免创面长时间受压,可使用翻身床或经常给病人翻身。

4. 植皮及护理 深度烧伤创面自然愈合慢,且愈合后形成的瘢痕可致畸形,甚至引起功能障碍。因此可采用切痂或削痂并植皮,做好植皮前后的护理。

> **知识链接**
>
> ### 植 皮 术
>
> 大面积Ⅲ度烧伤因自体供皮区严重不足,为此,一般采用自体微粒植皮和大张异体皮开洞嵌植自体皮等方法。异体皮分为同种异体皮和异种皮。同种异体皮来自志愿者提供皮肤的人体或新鲜的尸体;异种皮多取自小猪皮。异种皮虽最终将被排斥,但起到过渡性覆盖作用。同种异体皮临时覆盖的作用在3周左右,异种皮2周左右,在过渡期,自体皮片可赢得增生、扩散的时间。
>
> (1) 自体微粒植皮:将自体皮用剪刀或碎皮机剪成1 mm以下的微小皮粒,置等渗盐水中做成悬液,将皮浆均匀涂布于异体皮真皮面,再植于切痂创面,自体皮粒即在异体皮保护下生长并扩展融合成片。
>
> (2) 大张异体皮开洞嵌植自体皮:先将大张开洞的异体(种)皮移植于已切、削痂的创面,缝合包扎。2天后打开观察,若异体(种)皮存活,即于开洞处嵌植点状自体皮,待异体(种)皮溶解脱落后,自体皮多已扩展并覆盖创面。用此法植皮一般可扩大自体皮面积8~10倍。

(四)特殊部位损伤护理

1. 吸入性损伤 ①床旁备好急救物品,如气管切开包、气管镜、吸痰器等;②保持呼吸道通畅,密切观察窒息的发生并及时处理;③吸氧;④积极预防肺部感染。

2. 头颈部烧伤 ①安置病人于半卧位,观察有无吸入性损伤;②眼部烧伤时,及时用棉签清除眼部分泌物,白天滴眼药水,晚上用眼药膏,防止发生眼内感染;③外耳道烧伤时,可在外耳道入口放置无菌干棉球,并及时清理分泌物,避免耳廓受压;④鼻烧伤时,及时清理鼻腔的分泌物,鼻黏膜可涂烧伤软膏以预防出血,保持鼻腔湿润;⑤口唇烧伤时,早期可给予流质食物,并做好口腔护理。

3. 会阴部烧伤 ①将大腿外展,暴露创面,及时清理创面的分泌物;②避免大小便污染创面;③清创后留置导尿管,每天训练膀胱功能。

【护理评价】
(1) 病人是否出现呼吸困难、窒息等表现。
(2) 病人体液不足是否得以纠正。
(3) 病人烧伤创面是否愈合。
(4) 病人是否发生感染。
(5) 病人是否发生休克等并发症,若发生是否能得以及时发现和处理。

【健康教育】
(1) 告知病人创面皮肤的保护方法。
(2) 指导、协助病人进行功能锻炼,以主动运动为主,被动运动为辅,促进肢体功能恢复。

任务三 咬伤病人的护理

 要点导航

重点 蛇、犬咬伤病人的表现及护理。
难点 病人被蛇、犬咬伤后的应急处理措施。

情景案例

病人：张某　性别：女　年龄：40岁　床号：5

病人因在田间作业时被蛇咬伤，1 h后被家属送入院。主诉创面疼痛。查体：病人被咬伤部位皮肤出现一对大而深的齿痕，伤口出血不止，周围皮肤有瘀斑、血疱。

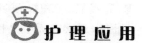 护理应用

在现场应对该病人首先采取哪些急救措施？

一、蛇咬伤

【疾病概述】

蛇咬伤是常发生在我国南方农村和山区的一种生物性损伤，一般以夏秋季多见。蛇分为毒蛇和无毒蛇两类，目前，我国有50余种毒蛇，剧毒蛇10余种。毒蛇咬伤时，会留下一对较深的齿痕，蛇毒进入体内，引起严重中毒反应。按蛇毒对人体的作用可分为三种：①神经毒：主要作用于神经系统，以金环蛇、银环蛇、海蛇为代表；②血液毒：可破坏血细胞、血管内皮及组织，以五步蛇、竹叶青、蝰蛇为代表；③混合毒：兼有神经毒和血液毒的作用，以眼镜蛇、蝮蛇为代表。

【护理评估】

（一）健康史

了解病人被咬伤的时间、部位、应急处理方式及蛇的形态等。

（二）身体状况

1. 神经毒类毒蛇咬伤　伤处局部发麻，出血及疼痛不明显。麻木范围逐渐蔓延向近心侧，继而引起头晕、视物模糊、言语不清、肢体软瘫、吞咽困难、胸闷、呼吸困难，最后呼吸、循环

系统衰竭。

2. 血液毒类毒蛇咬伤 伤口剧烈疼痛,有血性液体不断渗出。全身发热,广泛出血,最后因溶血、休克甚至心力衰竭而死亡。

(三)治疗原则

1. 急救措施

(1)镇静:病人切勿惊慌奔跑,以免加速蛇毒的扩散和吸收。

(2)环形绑扎:现场立即用布带或止血带在近心端10 cm处绑扎,松紧以能阻断静脉和淋巴回流为度,每30 min松解1~2 min,以免影响血液循环而致组织坏死。也可用手从上而下向伤口挤压以排出蛇毒。

2. 排毒措施

(1)负压排毒:用负压装置(如火罐、吸入器等)在伤口局部抽吸排毒。

(2)冲洗排毒:用0.05%高锰酸钾或3%过氧化氢溶液冲洗伤口后,用锐器在咬痕处挑开,深达真皮层,但血液毒类毒蛇咬伤者禁止切开以免出血不止。

3. 解毒措施

(1)胰蛋白酶:有直接解蛇毒的作用。取2000~6000 U的胰蛋白酶加入0.05%普鲁卡因或注射用水10~20 mL封闭伤口近侧或外周,必要时间隔12~24 h,可重复。

(2)蛇药:治疗毒蛇咬伤有效的中成药,可口服或外用敷贴于患处,如季德胜蛇药等。有的还有注射剂,此外还有一些新鲜草药对毒蛇咬伤有一定疗效,如七叶一枝花、八角莲、半边莲等。

(3)抗蛇毒血清:有单价和多价两种。对于已知毒蛇咬伤用单价抗蛇毒血清,否则用多价血清。用前必须做过敏试验,阳性者采用脱敏注射法。

4. 其他 常规使用破伤风抗毒素及抗菌药物以防治感染,对于出血倾向、休克、器官功能不全采取相应的治疗措施。

【护理诊断/问题】

1. 恐惧 与毒蛇咬伤、生命受到威胁及担心愈后有关。

2. 潜在并发症 休克、呼吸衰竭、肾衰竭等。

【护理目标】

(1)病人恐惧减轻或消除,情绪稳定。

(2)病人未发生休克、呼吸衰竭、肾衰竭等并发症,若发生并发症,得以及时发现和处理。

【护理措施】

(一)病情观察

密切监测病人的生命体征、尿量、意识、呼吸和循环功能,注意有无休克、内脏出血、器官衰竭等情况发生。注意环形绑扎远端肢体血运循环情况及肿胀、渗液情况。

(二)生活护理

嘱病人卧床休息,患肢下垂,局部降温。鼓励病人多饮水,不能进食者予以静脉输液,促使蛇毒从尿液排出。

(三)药物护理

遵医嘱给予病人相应的对症药物,并观察药物的疗效。

【护理评价】

(1)病人恐惧是否减轻或消除,情绪是否稳定。

(2)病人是否发生休克、肾衰竭等并发症,若发生是否得到有效治疗。

【健康教育】

(1)野外活动时避免树林、杂草茂盛的地段,露营选择空旷、干燥的地面,晚上在营帐外点燃火焰。

(2)一旦被蛇咬伤,患肢制动、低垂,于伤口近心端缚扎,迅速联系医院。

二、犬咬伤

【疾病概述】

被患病动物咬伤后,患病动物唾液中所携带的致病病毒可引发狂犬病,其中犬咬伤是常见的原因。犬咬伤的发生率随着家养宠物数量的增加而相应增加。目前,全世界每年约有3万人死于狂犬病,狂犬病毒对神经组织有很强的亲和力,被咬伤后,狂犬病毒会随着唾液从伤口处向神经系统扩散,引发狂犬病。

【护理评估】

(一)健康史

了解病人被犬咬伤的时间、部位、应急处理方式、是否接受过免疫接种及犬的状况等。

(二)身体状况

狂犬病自咬伤至发病有10天到数月的潜伏期,一般为30~60天。咬伤越深,伤口越靠近头面部,其潜伏期越短,发病率越高。狂犬病有狂躁型和麻痹型两类,以前者多见。狂躁型病程一般为3~6天,发病初期伤口周围麻木、疼痛,继而扩散到全身,有恐水、畏光、咽喉痉挛、吞咽困难等特异性表现,此外还会有交感神经功能亢进的表现,如烦躁、流涎、多汗、心率快、血压高等,最后病人多死于肌瘫痪、呼吸、循环衰竭。麻痹型较罕见,无典型恐水和兴奋表现,病程亦较长。

(三)治疗原则

1. 伤口处理 浅小的伤口可常规消毒处理;深大的伤口应立即清创,用生理盐水或碘伏清洗伤口,再用3%的过氧化氢冲洗,伤口不缝合,应开放引流。

2. 疫苗治疗 用狂犬病免疫球蛋白做伤口周围的浸润注射。狂犬病疫苗应于咬伤后第1、3、7、14、28天各注射一剂,共计5剂。若曾经接受过全程主动免疫,咬伤后可不必被动免疫治疗,仅在咬伤后当天与第3天强化主动免疫各一次。

3. 其他治疗 常规使用破伤风抗毒素及抗菌药物以防治感染。

【护理诊断/问题】

1. 疼痛 与犬咬伤致局部炎症反应有关。

2. 有窒息的危险 与咽喉痉挛有关。

3. 潜在并发症 狂犬病、伤口感染等。

【护理目标】

(1)病人疼痛减轻。

(2)病人呼吸平稳,无呼吸困难等表现。

(3)病人未发生狂犬病伤口感染等并发症,若发生并发症,能得到及时发现和处理。

【护理措施】

（一）病情观察

密切监测病人的生命体征、抽搐发作部位及次数、呼吸与循环功能,必要时床旁备气管切开包。

（二）生活护理

保持病室安静,避免光、声的刺激,嘱病人卧床休息,狂躁病人必要时给予约束带,专人护理,接触病人时穿隔离衣、戴手套、口罩。各项检查、护理操作尽量集中进行。

（三）药物护理

遵医嘱给予病人抗菌药物,并观察药物的疗效及副作用。

（四）饮食护理

饮食应富含热量、蛋白和维生素,以易吞咽的半流食或软食为好。病人发作期间不能饮水,必要时行鼻饲或静脉补液。

【护理评价】

（1）病人疼痛是否减轻。

（2）病人是否发生呼吸困难、窒息。

（3）病人是否发生狂犬病伤口感染等并发症,若发生是否得以及时发现和处理。

【健康教育】

（1）对家养宠物要定期进行疫苗注射。

（2）若被犬咬伤,应尽早处理伤口,注射狂犬病疫苗及破伤风疫苗。

直通护考

1. 病人,女,25岁,右小腿有10 cm×5 cm的肉芽组织水肿创面。换药时应选择的湿敷溶液是(　　)。

　　A. 等渗盐水　　　　　　　　B. 0.02%呋喃西林溶液　　　　C. 0.1%依沙吖啶溶液

　　D. 含氯石灰硼酸溶液　　　　E. 5%氯化钠溶液

2. 病人,男,19岁,车祸致伤,即来院急诊。神志不清、咯血、口鼻均有泥沙夹血外溢,呼吸困难、烦躁不安。左胸侧严重擦伤、肿胀,心率98次/分,血压120/90 mmHg,左下肢中下段中度肿胀,有淤斑和严重擦伤。此时最紧迫的抢救措施是(　　)。

　　A. 请胸外科医生会诊处理　　　　　　B. 清除上呼吸道异物,保持呼吸道通畅

　　C. 开放静脉通道,输血　　　　　　　D. 使用鼻导管低流量吸氧

　　E. 左下肢夹板固定

病人,女,16岁,因煤气泄漏爆炸致头面部、双上肢烧伤入院。查体:烧伤部位有大量水疱,痛觉迟钝。

3. 采用中国新九分法估计该病人的烧伤面积约为(　　)。

　　A. 18%　　　B. 21%　　　C. 24%　　　D. 27%　　　E. 54%

4. 病人的烧伤程度是(　　)。

　　A. 轻度　　　B. 中度　　　C. 中重度　　　D. 重度　　　E. 特重度

5. 根据病人烧伤部位的特点,护士应重点观察(　　)。

A. 呼吸功能　　　　　　B. 上肢血液循环　　　　　　C. 意识
D. 疼痛程度　　　　　　E. 血压

6. 以下不正确的补液方案是(　　)。
A. 尽早开始　　B. 见尿补钾　　C. 先晶后胶　　D. 先糖后盐　　E. 先快后慢

7. 患儿,男,8岁,在草丛中玩耍时不慎被蛇咬伤,下列急救措施中错误的是(　　)。
A. 立即呼救　　　　　　　　　　　B. 在伤口近端环形缚扎伤肢
C. 抬高伤肢　　　　　　　　　　　D. 伤口排毒
E. 嘱患儿切勿奔跑

(刘　洋)

项目八　肿瘤病人的护理

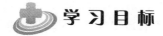

知识目标
(1) 掌握肿瘤病人的护理和三级预防措施。
(2) 熟悉肿瘤的症状、体征、辅助检查和治疗原则。
(3) 了解肿瘤的病因及发病机制、病理、生理、分类和分期。

能力目标
(1) 运用护理程序对肿瘤病人实施整体护理。
(2) 熟练掌握肿瘤病人的护理评估方法。

素质目标
护理肿瘤病人时表现出爱护和尊重,能做好健康教育及康复指导。

重点　肿瘤病人的护理和预防措施。
难点　肿瘤病人的三级预防措施。

　　病人,女,45岁,教师,洗澡时无意发现右乳房肿块1周。查体:右乳房较对侧为高,外上象限局部皮肤稍凹陷,扪及2.0 cm单个肿块,质硬、表面不光滑、活动受限。右腋下可扪及1 cm×1 cm×0.5 cm淋巴结。

(1) 本病例最可能会是什么疾病?采取什么方法确诊?
(2) 该病人护理措施有哪些?

【疾病概述】
肿瘤是机体细胞在不同始动与促进因素长期作用下,引起细胞遗传物质基因表达失常、细胞过度增殖或异常分化而形成的新生物。新生物一旦形成后，不因病因消除而停止增生。根据肿瘤生长特性和对身体危害程度，可分为良性肿瘤、恶性肿瘤以及介于良、恶性肿瘤之间的交界性肿瘤。

肿瘤的病因迄今尚未完全了解，据估计约80%以上的恶性肿瘤与环境因素有关，但环境因素的单一作用并不足于产生肿瘤，必须通过与基因的相互作用才能最终导致肿瘤。

1. 环境因素 ①化学因素：化学致癌物种类繁多，一般都有化学致癌物质的长期接触史，如亚硝胺类与食管癌、胃癌和肝癌有关；烷化剂（如有机农药、硫芥等）可致肺癌及造血器官肿瘤；多环芳香烃类化合物（如煤焦油、沥青等）与皮肤癌、肺癌有关。②物理因素：如电离辐射可致皮肤癌、白血病；紫外线可引起皮肤癌；石棉纤维与肺癌有关；滑石粉与胃癌有关。③生物因素：病毒，如EB病毒与鼻炎癌、伯基特淋巴瘤相关，乙型肝炎病毒与肝癌有关。

2. 机体因素 ①遗传因素：与癌症的关系虽无直接证据，但有遗传倾向性，如乳腺癌、胃癌、食管癌、肝癌、鼻咽癌等。②内分泌因素：较明确的是雌激素与乳腺癌、子宫内膜癌有关，生长激素具有促癌作用。③免疫因素：具有先天或后天免疫缺陷者易患恶性肿瘤，如艾滋病（AIDS，获得性免疫缺陷综合征）病人易患恶性肿瘤。

恶性肿瘤的发生发展：包括癌前期、原位癌和浸润癌三个阶段。从病理形态上看，癌前期上皮增生明显，伴有不典型增生；原位癌变仅限于上皮层，是未突破基底膜的早期癌；浸润癌则突破基底膜向周围组织浸润、发展，破坏和侵蚀周围组织的正常结构。

肿瘤细胞的分化：恶性肿瘤的分化程度不同，其恶性程度和预后也不一样。恶性肿瘤细胞分为高分化、中分化和低分化三类，或称Ⅰ、Ⅱ、Ⅲ级。高分化（Ⅰ级）细胞形态接近正常，恶性程度低；低分化（Ⅲ级）细胞核分裂较多，恶性程度高，预后差；中分化（Ⅱ级）的细胞恶性程度介于两者之间。分化程度与肿瘤的恶性程度及预后密切相关。

恶性肿瘤转移方式包括四种。①直接蔓延：肿瘤细胞由原发部位直接侵入毗邻组织，如直肠癌侵及骨盆壁。②淋巴道转移：多数情况为区域淋巴转移，也可出现"跳跃式"转移，此外，还可发生皮肤真皮淋巴管转移，有些可形成"卫星结节"。③血行转移：由血液循环将原发病灶的癌细胞带到肺、肝、骨骼及脑部的微血管床，造成转移，如腹内肿瘤可经门脉系统转移到肝脏。④种植性转移：肿瘤细胞脱落后在体腔或空腔内转移，如胃癌种植转移至盆腔。

根据肿瘤生长特性和对身体危害程度，可分为良性肿瘤、恶性肿瘤以及介于良、恶性肿瘤之间的交界性肿瘤。最常见的是良性肿瘤和恶性肿瘤两类。

（1）良性肿瘤：一般称为瘤，如纤维瘤、脂肪瘤。良性肿瘤细胞分化成熟，呈膨胀性生长，不发生转移，彻底切除后少有复发，对人体影响不大，但长在重要部位可威胁生命。

（2）恶性肿瘤：包括癌（来源于上皮组织者）、肉瘤（来源于间叶组织者）及胚胎性母细胞瘤等，恶性肿瘤细胞分化不成熟，生长较快，呈浸润性、破坏性生长，无规律地持续增长可破坏所在器官，并发生转移而危害生命。恶性肿瘤根据细胞分化程度，又分为高分化、中分化和低分化癌。

（3）交界性肿瘤：临床还有少数肿瘤在形态上属良性，但常呈浸润性生长，切除后易复发，甚至可出现转移，生物学行为介于良性与恶性之间的类型，称之为交界性肿瘤，如腮腺混合瘤。

恶性肿瘤的临床分期有助于制订合理的治疗方案、正确评价治疗效果、判断预后。目前临床较常用的为国际抗癌联盟提出的TNM分期法。T代表原发肿瘤，N代表淋巴结、M为远处转移，再根据肿块大小、浸润程度在字母后标以数字0~4，表示肿瘤的发展程度。1代表小，4代表大，0代表无；有远处转移为M1，无为M0。临床无法判断肿瘤体积时则以TX表示。根据TNM的不同组合,临床将之分为Ⅰ、Ⅱ、Ⅲ、Ⅳ期。各种肿瘤的TNM分期具体标准由各专业会议协定。

【护理评估】

(一)健康史

了解病人有无不健康的行为及生活方式,如长期大量吸烟、酗酒等;了解近期有无遭受重大生活事件,如丧偶、离婚等;了解有无慢性炎症、溃疡等疾病史,可因长期局部刺激而发生癌变,胃癌与萎缩性胃炎、慢性胃溃疡、胃息肉有关;观察病人所处的生活及工作环境,是否有致癌物暴露,有无化学物质的长期接触史等;了解病人饮食、营养情况及个人生活习惯、特殊嗜好,如是否有进食霉变食物、腌制食品史等。

(二)身体状况

1. 局部表现

(1)肿块:位于体表或浅部的肿瘤、肿块常是最早出现的症状,依性质不同,其硬度及活动度不同;位于深部或内脏的肿块不易触及,但可出现周围组织受压或空腔脏器梗阻症状。

(2)疼痛:良性肿瘤除直接压迫神经干外,一般无疼痛;恶性肿瘤晚期侵犯神经,疼痛比较明显,可出现局部刺痛、跳痛、隐痛、烧灼痛或放射痛,常难以忍受,尤以夜间为重。

(3)梗阻:肿瘤膨胀后造成空腔脏器阻塞;胃癌伴幽门梗阻可致呕吐;大肠癌可致肠梗阻。

(4)溃疡:体表或空腔脏器的肿瘤生长迅速,可因供血不足继发坏死或感染而溃烂;恶性肿瘤常呈菜花状或肿瘤表面溃疡,可有恶臭及血性分泌物。

(5)出血:恶性肿瘤生长过程中发生组织破溃或血管破裂可有出血。上消化道肿瘤可有呕血或黑便;下消化道肿瘤可有血便或黏液血便;泌尿道肿瘤可见血尿;肝癌破裂可致腹腔内出血。

2. 全身表现 良性及恶性肿瘤的早期多无明显的全身症状。恶性肿瘤中晚期病人常出现非特异性的全身症状,如贫血、低热、乏力、消瘦等,发展至全身衰竭时可表现为恶病质,某些部位的肿瘤可呈现相应的功能亢进或低下,继而引起全身性改变,如肾上腺嗜铬细胞瘤可引起高血压,甲状旁腺腺瘤可引起骨质改变。

(三)辅助检查

1. 实验室检查

(1)常规检查:包括血、尿及大便常规检查。如恶性肿瘤病人常可伴血沉加快;泌尿系统肿瘤病人可见血尿;胃癌病人可伴贫血及大便隐血;大肠肿瘤病人可有黏液血便或大便隐血阳性。

(2)免疫学检查:常用的肿瘤免疫学标志物如甲胎蛋白(AFP)对肝癌、前列腺特异性抗原(PSA)对前列腺癌、人绒毛膜促性腺激素(HCG)对滋养层肿瘤的诊断均有较高的特异性及敏感性,但也存在一定的假阳性。

2. 影像学检查 X线、B超、造影、电子计算机断层扫描(CT)、磁共振成像(MRI)和正电子发射断层扫描(PET)等检查方法可明确有无肿块,明确肿块部位、形态大小等性状,有助于肿瘤的诊断及性质的判断。

3. 内镜检查 应用金属或纤维的内镜可直接观察空腔脏器、胸腔、腹腔及纵隔等。同时可取活体组织做病理学检查,并能对小的病变进行治疗。常用的有食管镜、胃镜、腹腔镜、膀胱镜等。

4. 病理学检查 为目前确定肿瘤的最直接而可靠的依据,组织学检查则根据肿瘤所在部位、大小及性质等,通过钳取活检、经手术完整切除肿瘤,然后进行石蜡切片或术中冷冻切片检查。

5. 放射性核素检查 显示脏器内的占位性病变。

6. 手术探查 适用于高度怀疑又难确诊的恶性肿瘤,诊断和治疗同时进行。

(四) 心理社会状况

1. 认知程度 评估病人对疾病诱因、常见症状、拟采取的手术方式、手术过程、手术可能导致的并发症、化学药物治疗(化疗)、放射治疗(放疗)、介入治疗、疾病预后及康复知识的认知及配合程度。

2. 心理反应 评估病人的心理状况,包括疾病诊断的心理承受能力,对治疗效果、预后等的心理反应。

3. 经济和社会支持状况 评估家庭对病人手术、化疗、放疗的经济承受能力;家属对本病及其治疗方法、预后的认知程度及心理承受能力;家属与病人的关系和态度;病人的社会支持系统等。

(五) 处理原则

良性肿瘤应完整手术切除,恶性肿瘤常伴浸润与转移,可根据病情采用手术、放疗、化疗、生物治疗(免疫治疗、基因治疗)、内分泌治疗、中医药治疗及心理治疗等综合疗法。Ⅰ期以手术治疗为主;Ⅱ期以局部治疗为主;Ⅲ期采取综合治疗,手术前后以及术中放疗或化疗;Ⅳ期以全身治疗为主,辅以局部对症治疗。

1. 手术治疗 早期手术切除是恶性肿瘤最主要和最有效的治疗方法。根据目的不同,可将手术分为5种。①预防性手术:通过手术早期切除癌前病变以预防其发展成恶性肿瘤,如大肠肿瘤性息肉。②诊断性手术:包括切取活检术和剖腹探查术,能为准确诊断、分期,合理治疗提供可靠依据。③根治性手术:适用于早、中期病人。包括彻底切除全部肿瘤组织及可能累及的周围组织和区域淋巴结,以求达到彻底治愈的目的。④姑息手术:适用于晚期癌症有远处转移或肿块无法切除的病人,其目的是为了改善生存质量、减少并发症,如晚期大肠癌行肠造口术以减轻病人痛苦,延长生命。⑤复发或转移灶手术:复发肿瘤应根据具体情况及手术、化疗、放疗疗效而定,如乳腺癌术后局部复发可再行局部切除术。

2. 化学药物治疗 简称化疗,化疗配合手术及放疗,可防止肿瘤复发和转移。用于晚期肿瘤病人,可控制肿瘤发展,某些肿瘤可因此得以长期缓解;可使部分绒癌、白血病等病人获得临床治愈。

1) 药物分类

(1) 传统分类法:根据药物的化学结构、来源及作用机制分为7类。①细胞毒素类药物:烷化剂类,可破坏DNA、干扰细胞增殖,终致细胞死亡。②抗代谢类药:可封闭某些重要的酶系,阻断DNA和蛋白质合成。代表药物有氟尿嘧啶,广泛用于肝癌、胃癌、大肠癌等。③抗生素类:通过干扰细胞代谢,来抑制或破坏肿瘤细胞。丝裂霉素常用于治疗肺癌、淋巴肉瘤。④生物碱类:可抑制细胞的有丝分裂。常用长春新碱,主治肺癌、淋巴肉瘤。⑤激素和抗激素类:在于人为地扰乱原来适宜肿瘤细胞增殖的内环境,抑制肿瘤细胞的分裂,常用的有己烯雌酚、黄体酮、甲状腺素等。⑥分子靶向药物:单抗类常用药物有曲妥珠单抗、西妥昔单抗和贝伐单抗等。⑦其他:如铂类、羟基脲、丙卡巴肼等。

(2)细胞动力学分类:①细胞周期非特异性药物:对增殖或非增殖细胞均有作用,如氮芥类和抗生素类。②细胞周期特异性药物:作用于细胞增殖的全部或大部分周期时相,如氟尿嘧啶等抗代谢类药物。③细胞周期时相特异性药物:选择作用于某一时相,如阿糖胞苷,长春新碱对 M 期有抑制作用。

2)给药方式:给药方式分为 3 种。①全身性用药:可通过静脉、口服、肌内注射给药。②局部用药:可通过肿瘤内注射、腔内注射、动脉内注入或局部灌注等途径。③介入治疗:可通过动脉插管行局部动脉化疗灌注栓塞,提高肿瘤局部的药物浓度并阻断肿瘤的营养、血液供应,减少全身毒性反应。

3)化疗方法:根据病人全身情况及肿瘤的特性而定,可酌情选择大剂量冲击疗法(3~4 周给药 1 次,毒性较大)、中剂量尖端疗法(每周 1~2 次,4~5 周为一个疗程)、小剂量维持疗法(每日或间日给药 1 次)。化疗必须联合用药,多疗程用药(两个疗程之间,至少间隔 4~6 周)。

3. 放射治疗 简称放疗,是肿瘤治疗的主要手段之一。它是利用放射线,如 α、β、γ 射线和 X 射线、电子线、中子束、质子束及其他粒子束等抑制或杀灭肿瘤细胞。主要副作用是骨髓抑制、皮肤黏膜改变、胃肠道反应,另外还有疲劳、脱发等。

4. 生物治疗 应用生物学方法治疗肿瘤病人,改善宿主个体对肿瘤的应答反应及直接效应的治疗。免疫疗法是通过刺激宿主的免疫机制,促使肿瘤消散,如接种卡介苗、注射干扰素、接种自体或异体瘤苗等。

5. 预防与控制 恶性肿瘤是环境、营养、饮食遗传、病毒感染及生活方式等多种因素相互作用所致。国际抗癌联盟认为 1/3 恶性肿瘤是可以预防的,1/3 恶性肿瘤若能早期诊断是可以治愈的,1/3 恶性肿瘤通过治疗可以减轻痛苦、延长寿命,并据此提出了恶性肿瘤的预防。

(1)一级预防:为病因预防,目的是消除或减少可致癌的因素,降低癌症发病率。预防措施:保护环境,控制大气、水源、土壤污染;改变不良的饮食习惯、生活方式,倡导戒烟、酒,多食新鲜蔬果,忌食高盐、霉变食物;减少职业性接触致癌物质(如苯、甲醛)时间;接种疫苗等。

(2)二级预防:指早期发现、早期诊断和早期治疗,其目的是提高生存率、降低癌症死亡率。预防措施:在无症状的自然人群中进行以早期发现癌症为目的的普查工作。

(3)三级预防:指治疗后的康复,目的在于提高生存质量、减轻痛苦、延长生命。预防措施:对症治疗,如癌痛的管理。近年来开展的化学预防和免疫预防为癌症预防开拓了新领域。

【护理诊断/问题】

1. 焦虑 与担忧疾病预后和手术、化疗、放疗,以及家庭、社会地位和经济状况改变有关。

2. 营养失调:低于机体需要量 与肿瘤所致高代谢状态、摄入减少、吸收障碍及化疗、放疗所致味觉改变、食欲下降、进食困难、恶心、呕吐等有关。

3. 急性疼痛 与肿瘤生长侵及神经、肿瘤压迫周围组织及神经、手术创伤及化疗、放疗致组织损伤有关。

4. 知识缺乏 缺乏肿瘤预防、术后康复、放疗化疗反应等知识。

5. 潜在并发症 感染、出血、皮肤和黏膜受损、静脉炎、静脉栓塞及脏器功能障碍。

【护理目标】

(1)病人的恐惧与焦虑程度减轻。

(2)病人的营养状况得以维持或改善。

(3)病人的疼痛得到有效控制,病人自述舒适感增加。

(4)病人掌握肿瘤预防及自我照顾的有关知识和方法。

(5) 病人未发生并发症,或并发症被及时发现和处理。

【护理措施】

(一) 一般护理

1. 营养支持 充分的营养是保证病人细胞代谢、促进康复的重要条件。由于恶性肿瘤对营养的消耗、病人进食量减少或消化吸收障碍,病人常存在营养不良,影响机体组织的修复。因此,应积极采取措施改善营养状况,鼓励病人进食高蛋白、高碳水化合物、高维生素、清淡、易消化的饮食;化疗、放疗期间病人常有食欲减退、恶心、呕吐等消化道反应,可餐前适当应用药物控制症状。晚期癌症病人因营养障碍而出现恶病质,应为病人营造舒适的就餐环境。指导术后康复期病人少量多餐、循序渐进恢复饮食,做好饮食指导。

2. 疼痛护理 疼痛是晚期癌症病人常见的症状之一。护理人员除观察疼痛的位置、性质、特点、持续时间外,还应注意提供增进病人舒适感的方法,保持病室安静,鼓励病人适当参与娱乐活动以分散注意力,并指导病人使用不同的方法控制疼痛,如松弛疗法、音乐疗法等;晚期难以控制的疼痛对病人威胁很大,可按世界卫生组织(WHO)提出的三级阶梯止痛方案遵医嘱进行处理,有效改善晚期肿瘤病人的生存质量。一级止痛法:适用于疼痛较轻者,可用阿司匹林等非麻醉性解热镇痛药;二级止痛法:适用于中度持续性疼痛者,当上述药物效果不显著时,改用可待因等弱麻醉剂;三级止痛法:适用于疼痛进一步加剧、上述药物无效者,改用强麻醉剂,如吗啡、哌替啶等。用药原则:小剂量开始,先口服,若无效则直肠给药,最后注射给药;定期给药,亦可采用病人自控镇痛法(PCA)。

(二) 手术治疗的护理

在手术前就应给病人解释手术的必要性及重要性,手术后指导病人进行功能锻炼并介绍功能重建的可能及所需条件,训练病人的自理能力,提高自信心。因此,手术后常规监测生命体征、加强引流管和切口护理;密切观察病情;保持病室环境清洁;鼓励病人翻身,深呼吸,有效咳嗽、咳痰;加强皮肤和口腔护理;早期下床活动,注意保暖。

(三) 放射疗法的护理

1. 放疗病人感染的预防 ①病室通风和空气消毒:保持病室空气新鲜,每日通风2次,每日2次紫外线空气消毒;②监测体温及白细胞计数:若白细胞计数低于$3.0\times10^9/L$,应保护性隔离、限制人员探视,并用升白细胞药物治疗;③休息与活动:放疗期间应适当减少活动、多体息,再逐渐增加日常活动量。

2. 防止皮肤、黏膜损伤 ①保护照射野皮肤:保持清洁干燥;②穿着要求:穿棉质、柔软、宽松内衣并勤更换;③避免各种刺激:避免热刺激、理化刺激,外出时防止日光直射,局部皮肤红斑时禁用乙醇、碘酒等涂擦及使用粘贴胶布。

(四) 化学疗法的护理

1. 组织坏死的预防及护理 因强刺激性药物不慎漏入皮下可致组织坏死。外科护士应掌握正确的给药方法以保护血管,一旦发现药液漏出,应立即停止用药,尽量向外抽吸药液,局部皮下注入解毒剂(如硫代硫酸钠、碳酸氢钠等),冷敷24 h,同时报告医生并记录。

2. 栓塞性静脉炎的预防 化疗药物注射方法不当可致血管硬化、血流不畅,甚至闭塞。静脉给药时,应根据药性选用适当的溶媒稀释至规定浓度;合理选择静脉并安排给药顺序。

3. 胃肠道反应的护理 化疗病人常表现出恶心、呕吐、食欲减退等,应做好化疗重要性及药物副作用的解释工作。进食前用温盐水漱口,必要时在晚餐后或入睡前给予镇痛剂。

4. 骨髓抑制的护理 由于骨髓抑制作用,化疗病人常出现白细胞、血小板减少,应每周1～2次常规监测血象变化,注意有无皮肤淤斑、牙龈出血及感染等。血小板降低时需注意安全、避免受伤。白细胞降低时要加强病室空气消毒,减少探视,预防医源性感染。

5. 皮肤反应的护理 出现皮肤反应时,应防止皮肤破损。甲氨蝶呤、硫唑嘌呤常引起皮肤干燥、全身瘙痒,可用炉甘石洗剂止痒,严重的病人出现剥脱性皮炎,须保护性隔离。

6. 脱发的护理 多柔比星、环磷酰胺等常引起脱发,影响病人容貌。化疗时用冰帽局部降温、预防脱发。若脱发严重,可协助病人选购合适的发套。

7. 护士的自我防护 多抗癌药物对皮肤黏膜、眼睛及其他组织有直接刺激作用,直接接触细胞毒性药物可发生局部毒性反应或过敏反应,也可致癌或致畸。接触细胞毒性化疗药的护士,应注意自我防护。有条件的单位应使用特制防毒层流柜配药,防止含毒微粒的气溶液或气雾外流。操作过程中穿专用长袖防护衣,戴好帽子、口罩和化疗手套、防护镜。

(五)心理护理

肿瘤病人因各自的文化背景、心理特征、病情性质及对疾病的认知程度不同,会产生不同的心理反应。分析病人不同时期的心理改变,有助于有的放矢地进行心理疏导,增强病人战胜疾病的信心。肿瘤病人可经历一系列的心理变化如下。

1. 震惊否认期 明确诊断后,病人震惊,表现为不言不语、知觉淡漠、眼神呆滞甚至晕厥。继之极力否认,希望诊断有误,要求复查,甚至辗转多家医院就诊、咨询,企图否定诊断。震惊期最好的护理是以非语言的陪伴,协助满足其生理需要,给予病人安全感,以增进护士与病人之间的人际关系。不阻止其发泄情绪,但要小心预防意外事件发生。在否认期医护人员的态度要保持一致性,肯定回答病人的疑问,减少病人怀疑及逃避现实的机会。

2. 愤怒期 当病人不得不承认自己患癌后,随之表现出恐慌、哭泣、愤怒、悲哀、烦躁、不满的情绪。此虽属适应性心理反应,但若长期存在,将导致心理障碍。此期护士应在病人面前表现出严肃且关心的态度,切忌谈笑风生,做任何检查和治疗前,应详细解释;也可请其他病友介绍成功治疗的经验,教育和引导病人正视现实。

3. 磋商期 此时期的病人求生欲最强,会祈求奇迹出现。因此,护士应加强对病人及家属的健康教育,维护病人自尊,尊重病人的隐私,增强病人对治疗的信心,从而减少病人病急乱投医的不良后果。

4. 抑郁期 此阶段病人虽然对周围的人、事、物不再关心,但对自己的病情仍很在意,护士应利用恰当的非语言沟通技巧对病人表示关心,定时探望,加强交流,减轻病人心理压力。鼓励其家人陪伴,预防意外事故发生。

5. 接受期 有些病人经过激烈的内心挣扎,开始认识到生命终点的到来,心境变得平和。在此期间,护士应尊重其意愿,主动发现病人的需要并尽量满足其需要。为病人制订护理计划时,应考虑到病人的生理状况,最好能集中护理,以免增加病人痛苦。

【健康教育】

1. 保持心情舒畅 负面情绪对机体免疫系统有抑制作用,故肿瘤病人应保持乐观开朗的心境,避免不必要的情绪刺激,使其勇敢面对现实。

2. 注意营养 肿瘤病人应均衡饮食,多摄入高热量、高蛋白、富含膳食纤维的各类营养素,鼓励其多饮水,多进食水果、蔬菜。

3. 功能锻炼及提高自理能力 适当的运动有利于机体增强抗病能力,减少并发症的发生。合理安排日常生活,注意休息,避免过度疲劳,不吸烟,少饮酒,讲究卫生。指导病人进行皮肤、口腔、黏膜护理,保持皮肤、口腔清洁,教育病人减少与已感染人群的接触,外出时注意防寒保暖。

4. 继续治疗 肿瘤治疗以手术为主,并辅以放疗、化疗等综合手段。手术后病人应按时接受各项后续治疗,以利于缓解临床症状、减少并发症、降低复发率。

5. 定期复查 放疗、化疗病人应坚持血常规及重要脏器功能的检查,每周1～2次,以尽早发现异常,及时处理。

6. 加强随访 随访可早期发现有无复发或转移病灶,评价、比较各种治疗方法的疗效,且对病人有心理治疗和支持的作用。因此,肿瘤病人的随访应在恶性肿瘤治疗后最初3年内至少每3个月随访1次,以后每半年复查1次,5年后每年复查1次。

7. 动员社会支持系统的力量 社会支持可满足病人的爱和归宿感及自尊的需要。因此应鼓励病人家属给病人更多的关心和照顾,提高其生活质量。

【护理评价】

通过治疗和护理,病人是否存在以下情况:①焦虑程度减轻,学会了有效的应对方法,情绪平稳;②摄入了足够的营养素,体重得到维持;③舒适状态得以改善,疼痛减轻或消失;④掌握了肿瘤的预防知识和自我照顾的方法;⑤未发生感染、出血、皮肤和黏膜受损、静脉炎、静脉栓塞及脏器功能障碍等并发症,或发生时得以及时发现和处理。

直通护考

恶性肿瘤TNM分期法中M表示(　　)。
A. 原发肿瘤　　B. 恶性程度　　C. 远处转移　　D. 区域淋巴　　E. 预后情况

(左　欢)

项目九　颅脑疾病病人的护理

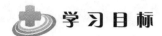

知识目标
（1）掌握颅内压增高、颅脑损伤病人的护理评估和护理措施。
（2）熟悉颅内压增高、颅脑损伤病人的处理原则、常用的检查方法及其意义。
（3）了解颅内肿瘤病人的护理要点。

能力目标
（1）学会观察颅脑疾病病人的病情并对病人进行护理评估。
（2）学习过程中应注意对颅内压增高"三主征"的掌握，区别不同颅脑损伤身体状况的共性与特点，发现护理规律，培养自己的判断思维能力，从而完成好护理任务。

素质目标
具有良好的人文精神和医护团队合作能力，关爱病人，维护其健康。

成人颅腔是由颅骨形成的半封闭的体腔，其容积固定不变。颅腔内容物包括脑组织、脑脊液和血液。颅内压是指颅内容物对颅腔内壁所产生的压力。正常人颅内的内容物的总体积与颅腔容积相适应并使颅内保持一定的压力，通常以人体侧卧位腰椎穿刺时测得的脑脊液压来表示。成人颅内压正常值为 70～200 mmH$_2$O（0.7～2.0 kPa），儿童为 50～100 mmH$_2$O（0.5～1.0 kPa）。

任务一　颅内压增高与脑疝病人的护理

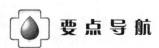

重点　颅内压增高与脑疝病人的护理评估和护理措施。
难点　颅内压增高与脑疝病人的身体状况评估。

情景案例

病人:王某　性别:男　年龄:22岁　体重:65 kg　床号:18

病人头痛9个月,用力时头痛加重,多见于清晨,CT检查诊断为颅内占位性病变,颅内压增高,准备行手术治疗。入院第二天,因用力排便,突发剧烈头痛、呕吐,右侧肢体瘫痪,意识丧失。查体:体温37 ℃,脉搏59次/分,呼吸15次/分,血压152/89 mmHg,左侧瞳孔散大,对光反应消失。

护理应用

（1）病人目前出现了何种问题？为什么？

（2）目前的急救护理措施都有哪些？

【疾病概述】

颅内压增高是神经外科常见的临床病理综合征,是颅脑损伤、脑肿瘤、脑出血、脑积水和颅内炎症等所共有的征象,由于上述疾病使颅腔内容物体积增加,导致成人颅内压持续高于200 mmH$_2$O(2.0 kPa),并出现头痛、呕吐、视乳头水肿等临床表现时,即称为颅内压增高。

颅内压增高到一定程度,尤其是颅内占位和损伤引起颅内各分腔压力不均衡时,常使脑组织受压移位,部分脑组织通过某些解剖上的裂隙移位到压力较低的部位,即形成脑疝。这是颅内压增高最致命的紧急情况。当发生脑疝时,移位的脑组织在小脑幕切迹或枕骨大孔处挤压脑干,脑干受压移位可致其实质内血管受到牵拉。由于同侧的大脑脚受到挤压而造成病变对侧偏瘫,同侧动眼神经受到挤压可产生动眼神经麻痹症状。移位的沟回、海马回可将大脑后动脉挤压于小脑幕切迹缘上致枕叶皮层缺血坏死。小脑幕切迹裂孔及枕骨大孔被移位的脑组织堵塞,从而使脑脊液循环通路受阻,则进一步加重了颅内压增高,形成恶性循环,使病情迅速恶化。

【护理评估】

（一）健康史

任何原因导致颅内容物体积增大或颅腔的容积减少,均可形成颅内压增高。

1. 颅内容物体积的增加　脑体积的增加,如脑创伤、炎症、缺血缺氧、中毒等原因引起的脑水肿；脑脊液生成过多或脑脊液吸收减少所致的脑积水；各种原因引起的二氧化碳蓄积和高碳酸血症导致的脑血流增加等。

2. 颅腔占位性病变　如颅内血肿、脑肿瘤、脑脓肿、肉芽肿、脑寄生虫病等。这些病变不仅占据颅内空间,而且引起脑水肿、脑脊液通路阻塞,使颅内压增高。

3. 颅腔容积的缩小　如狭颅症、颅底陷入症、向内生长的颅骨骨瘤、颅骨广泛凹陷性骨折等。

初步判断颅内压增高的原因,评估病人有无合并其他系统的疾病,有无呼吸道梗阻、咳嗽、便秘、癫痫等导致颅内压增高的诱因。还要询问症状出现的时间和病情进展情况,以及发病以来所做的检查和用药等情况。

（二）身体状况

1. 颅内压增高的"三主征" 头痛、呕吐、视乳头水肿，是颅内压增高的典型表现。

（1）头痛：是最常见的症状，以清晨和晚间多见，多为胀痛或撕裂痛。多位于前额及颞部，头痛程度随颅内压增高而加重，在咳嗽、打喷嚏、用力、低头时亦可加重。

（2）呕吐：典型表现为呈喷射性呕吐，常出现于剧烈头痛时，与饮食关系不大，而与头痛的严重程度有关。

（3）视乳头水肿：是颅内压增高的重要客观体征。眼底检查可见视盘充血水肿，边缘模糊不清，通常影响两侧。早期视力无明显下降，晚期可因视神经萎缩而失明。

2. 生命体征变化 代偿期可有典型的生命体征变化，即库欣（Cushing）反应：血压升高，尤其是收缩压增高，脉压增大；脉搏慢而有力；呼吸深而慢（两慢一高）。严重者出现血压下降、脉搏快弱、呼吸浅促，最终呼吸、循环衰竭而死亡。

3. 意识障碍 急性颅内压增高者，常有明显的进行性意识障碍甚至昏迷。慢性颅内压增高病人，往往神志淡漠、反应迟钝。

4. 脑疝

（1）小脑幕切迹疝：又称颞叶沟回疝，是因一侧幕上压力增高，使位于该侧小脑幕切迹缘的颞叶的海马回、沟回疝入小脑幕裂孔下方，压迫中脑的大脑脚，损害其中的动眼神经纤维和锥体束纤维所致。病人剧烈头痛，频繁呕吐；意识障碍，进行性加重；患侧瞳孔先短暂缩小然后逐渐散大，直接和间接对光反应消失；病变对侧肢体瘫痪、肌张力增加、腱反射亢进、病理征阳性。若脑疝不能及时解除，病情进一步发展，则病人出现深昏迷，双侧瞳孔散大固定，去大脑强直，血压下降，脉搏快弱，呼吸浅而不规则，最终呼吸、心跳相继停止而死亡。

（2）枕骨大孔疝：又称小脑扁桃体疝，是小脑扁桃体及延髓经枕骨大孔被挤向椎管中。病人常有进行性颅内压增高的临床表现，如剧烈头痛，以枕后部疼痛为甚，频繁呕吐，颈项强直或强迫头位；生命体征紊乱出现较早，意识障碍出现较晚。延髓受压时，病人早期即可突发呼吸骤停而死亡。

5. 其他症状和体征 颅内压增高还可引起外展神经麻痹或复视、头晕、猝倒等。婴幼儿颅内压增高时可见头皮静脉怒张、囟门饱满、张力增高、颅缝增宽等。

（三）辅助检查

1. CT、MRI 检查 是确定脑部占位性病变和病灶定位的最重要检查，对判断颅内压增高的原因有重要参考价值。

2. 腰椎穿刺术 可直接测量颅内压力，同时取脑脊液做化验。但对于颅内压增高明显的病人，腰椎穿刺术有促使脑疝发生的危险，应禁止或慎重进行此项操作。

（四）治疗原则

1. 去除病因 如清除血肿、切除肿瘤、控制感染等。

2. 脱水治疗 以 20% 甘露醇静脉点滴或速尿静脉推注。

3. 其他 采用激素疗法和冬眠疗法，必要时行脑室穿刺引流。

4. 脑疝处理 病人一旦出现典型的脑疝症状，应立即给予脱水治疗，以缓解病情，争取时间。确诊后，尽快手术，去除病因。若难以确诊或虽确诊但病变无法切除者，可通过脑脊液分流术、侧脑室外引流术或病变侧颞肌下、枕肌下减压术等降低颅内压。

【护理诊断/问题】

1. 舒适度的改变 头痛、呕吐与颅内压增高有关。

2. 组织灌注量改变 与颅内压增高有关。

3. 有受伤的危险 与视力障碍、肢体活动障碍、癫痫发作、意识障碍等有关。

4. 潜在并发症 脑疝。

【护理目标】

(1) 病人脑组织灌注正常,未因颅内压增高造成脑组织进一步损害。

(2) 病人头痛减轻或消除。

(3) 体液保持平衡,无脱水症状和体征。

(4) 未发生脑疝或出现脑疝征象时被及时发现和处理。

【护理措施】

颅内压增高病人的护理重点在于采用必要护理措施使颅内高压状态得以相应缓解,并防止颅内压骤然增高导致脑疝,同时严密观察病情发展,早期发现脑疝征兆并及时处理。

1. 一般护理

(1) 观察和记录病人意识、瞳孔、血压、脉搏、呼吸及体温的变化。

(2) 病人取床头抬高15°~30°的斜坡位,有利于颅内静脉回流,减轻脑水肿。昏迷病人取侧卧位,便于呼吸道分泌物排出。

(3) 持续或间断吸氧,降低 $PaCO_2$ 使脑血管收缩,减少脑血流量,达到降低颅内压的目的。

(4) 神志清醒者给予普通饮食,但要限制钠盐摄入量。不能进食者,成人每天静脉输液量在 1500~2000 mL,其中等渗生理盐水不超过 500 mL,输液速度不超过 15~20 滴/分,保持每日尿量不少于 600 mL。

2. 防止颅内压骤然升高的护理

(1) 卧床休息:保持病室安静,清醒病人不要用力坐起或提重物,避免弯腰、低头以及用力活动等使颅内压骤然升高。稳定病人情绪,避免情绪激烈致血压骤升而升高颅内压。

(2) 保持呼吸道通畅:呼吸道梗阻可致胸腔内压力增高,能直接逆传至颅内静脉,造成静脉淤血,加重颅内高压;同时血中 $PaCO_2$ 增高,致脑血管扩张,使颅内压进一步增高。应及时清除呼吸道分泌物和呕吐物,昏迷病人或排痰困难者,应配合医生及早行气管切开术。

(3) 避免剧烈咳嗽和用力排便:预防和及时治疗感冒,避免咳嗽。应鼓励能进食者多食富含纤维素的食物,促进肠蠕动,保持大便通畅。已发生便秘者切勿用力屏气排便,可用缓泻剂低压、小量灌肠通便,避免高压、大量灌肠。

(4) 控制癫痫发作:癫痫发作可加重脑缺氧和脑水肿。应根据医嘱定时定量给予病人抗癫痫药物,发作后应及时给予降低颅内压处理。

3. 脱水治疗的护理 脱水疗法是降低颅内压力的主要方法之一,应遵医嘱用高渗性脱水剂或利尿剂等。最常用的高渗性脱水剂为 20% 甘露醇 250 mL,在 15~30 min 内快速静脉滴注,每日 2~4 次,可重复使用。若同时使用利尿剂,降低颅内压效果更好。脱水治疗期间,应准确记录出入量,并注意观察病人电解质、血糖的情况。脱水剂应按医嘱定时、反复使用,停药前应逐渐减量或延长给药间隔,以防止颅内压反跳现象。

4. 肾上腺糖皮质激素 主要通过改善血-脑屏障的通透性,预防和治疗脑水肿,并能减少脑脊液生成,使颅内压下降。常用地塞米松、氢化可的松、泼尼松等。在治疗中应注意防止感染和应激性溃疡。

5. 冬眠低温疗法的护理　体温每下降1℃,脑血流量平均减少6.7%,脑脊液压力平均下降5.5%。冬眠低温疗法是应用药物和物理方法降低体温,以降低脑耗氧量和脑代谢率,减少脑血流量,增加脑对缺血缺氧的耐受力,减轻脑水肿。适用于各种原因引起的严重脑水肿、中枢性高热病人。但儿童和老年人慎用,休克、全身衰竭或有房室传导阻滞者禁用此法。

(1) 冬眠低温疗法前应观察病人生命体征、意识、瞳孔和神经系统病症并记录,以此作为治疗后观察对比的基础。

(2) 先按医嘱静脉滴注冬眠药物,通过调节滴速来控制冬眠深度,防止降温时病人出现寒战反应,使机体代谢率增高、耗氧量增加,反而增高颅内压。

(3) 待病人进入冬眠状态,方可开始物理降温。降温速度以每小时下降1℃为宜,体温降至肛温32～34℃较为理想,体温过低易诱发心律失常。在冬眠降温期间要预防肺炎、冻伤及压疮等并发症,并严密观察生命体征变化。若脉搏超过100次/分,收缩压低于100 mmHg,呼吸慢而不规则时,应及时通知医生停药。

(4) 冬眠低温疗法时间一般为3～5日,停止治疗时先停止物理降温,再逐渐停用冬眠药物,任其自然复温。

6. 脑疝的急救与护理　当病人头痛加剧、呕吐频繁、进行性意识障碍加深时,应警惕脑疝发生,一旦发现异常,立即通知医生并做好急救处理。

(1) 迅速建立静脉通道,及时使用20%甘露醇250 mL,15～20 min内滴完,并留置导尿管,记录每小时尿量。

(2) 床头抬高30°,保持呼吸道通畅,吸氧。

(3) 做好紧急术前特殊检查和术前准备,如剃头、核查血型、通知家属及手术室等。

(4) 备好脑室穿刺引流用物品。

7. 症状护理

(1) 高热者,采取降温措施。

(2) 加强生活护理,适当保护病人,避免意外损伤。昏迷躁动者不可强行约束,以免病人挣扎导致颅内压增高,应查找原因,必要时给予镇静剂。

(3) 头痛严重者,给予镇静止痛剂,但禁用吗啡、哌替啶(杜冷丁)等,以免抑制呼吸中枢。

(4) 意识不清者,定时翻身、拍背和口腔护理,防止肺部并发症。

【护理评价】

(1) 病人颅内压增高症状是否得到缓解,意识状态是否好转。

(2) 病人头痛是否减轻或消失。

(3) 病人生命体征是否平稳,有无脱水的发生。

(4) 病人是否发生脑疝,或出现脑疝征象时是否被及时发现和处理。

【健康教育】

(1) 出现原因不明的头痛症状进行性加重经一般治疗无效者,或头部外伤后有剧烈头痛并伴有呕吐者,应及时到医院做检查以明确诊断。

(2) 保持病室安静,减少探视,避免一切不良刺激。颅内压增高的病人要预防剧烈咳嗽、便秘、提重物等使颅内压骤然升高的因素,以免诱发脑疝。

(3) 指导病人学习康复的知识和技能,对有神经系统后遗症的病人,要针对不同的心理状态进行心理护理,调动他们的心理和躯体的潜在代偿能力,鼓励其积极参与各项治疗和功能训练,如肌力训练、步态平衡训练、排尿功能训练等,最大限度地恢复其生活能力。

任务二 颅脑损伤病人的护理

 要点导航

重点 颅脑损伤病人的护理评估和护理措施。
难点 不同颅脑损伤病人身体状况的鉴别。

情景案例

病人:夏某 性别:女 年龄:35岁 体重:55 kg 床号:8

病人被人用铁棍击中头部,立即昏迷。在送往医院的途中曾清醒,但呕吐、头痛多次,入院后再次发生昏迷。查体:左侧瞳孔直径0.5 cm,右侧瞳孔直径0.2 cm,右侧肢体无自主运动。

 护理应用

(1)病人发生了何种脑损伤?应立即采取何种抢救措施?
(2)首要的护理措施是什么?

颅脑损伤的发生率占全身各处损伤的10%～20%,仅次于四肢损伤,常与身体其他部位的损伤复合存在,其致残率及死亡率均居首位。颅脑损伤多见于交通、工矿作业等事故,其他为自然灾害、火器伤、爆炸、坠落、跌倒及各种锐器、钝器对头部的伤害。颅脑损伤可分为头皮损伤、颅骨骨折及脑损伤,三者可单独或合并存在,其中心问题是脑损伤。

一、头皮损伤

头皮损伤是因外力作用使头皮完整性或皮内结构发生改变,是最常见的颅脑损伤。头皮由浅入深分为五层,即皮肤、皮下组织、帽状腱膜层、帽状腱膜下层、骨膜层(图9-1)。其中前三层连接紧密,不易分离;其血液供应丰富,故损伤时出血较多且抗感染及愈合能力较强。头皮损伤均由直接外力所致,一般包括头皮血肿、头皮裂伤和头皮撕脱伤3种。

【护理评估】

(一) 健康史

应了解病人受伤的方式和致伤物的种类,因可能合并有其他脑损伤,要询问病人受伤后的意识情况和有无其他不适。

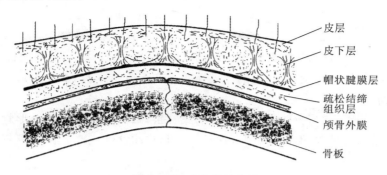

图 9-1 头皮各层示意图

(二) 身体状况

1. 头皮血肿 多因钝器伤所致,按血肿的部位分为皮下血肿、帽状腱膜下血肿和骨膜下血肿。

(1) 皮下血肿:血肿位于皮下,因皮下组织与皮肤层和帽状腱膜层之间连接紧密,血肿不易扩散。血肿体积小,张力大,压痛明显。

(2) 帽状腱膜下血肿:血肿位于帽状腱膜与骨膜之间的疏松结缔组织内。血肿易于扩散,较大,触诊有波动感。

(3) 骨膜下血肿:多由局部颅骨变形或骨折引起。骨膜在颅缝处贴附紧密,其余部位贴附疏松,故骨膜下血肿范围局限于某一颅骨,不超过颅缝,血肿张力较高。

2. 头皮裂伤 为钝器或锐器打击所致的头皮组织断裂,伤口规则或不规则,出血较多,可致失血性休克。

3. 头皮撕脱伤 多因发辫受机械牵拉,使大块头皮自帽状腱膜下层或连同骨膜一起撕脱,损伤重,出血多,可因失血和疼痛导致休克。

(三) 治疗原则

较小的头皮血肿早期可予加压冷敷,一般在 1~2 周可自行吸收;较大血肿可在无菌操作下穿刺抽吸后加压包扎。头皮裂伤应加压包扎止血,伤口争取 24 h 内清创缝合。头皮撕脱伤急救时加压包扎止血,防止休克,同时将撕脱的头皮用无菌纱布包好,干燥、低温保存,争取在 12 h 内清创植皮。

【护理诊断/问题】

1. 疼痛 与头皮损伤有关。

2. 组织完整性受损 与头皮损伤有关。

3. 潜在并发症 感染、休克。

【护理措施】

1. 病情观察 要密切观察病人血压、脉搏、呼吸、意识、瞳孔的变化;观察有无颅骨骨折、脑损伤和颅内压增高的征象。

2. 防治休克 对出血较多者,要迅速建立静脉通道,快速输液,补充血容量,并给予吸氧、止痛,防治休克。

3. 预防感染 按医嘱给予抗生素和破伤风抗毒素;观察有无全身和局部感染表现。

4. 手术护理 手术前:应及时做好备皮、配血、药物敏感试验等术前准备,撕脱的头皮置于4℃冰箱存放。手术后：注意创面有无渗血、疼痛，保持敷料干燥清洁，保持引流管通畅。

二、颅骨骨折

颅骨骨折指颅骨受暴力作用所致颅骨结构的改变。外力作用于头部使颅骨变形超过其弹性限度即可发生颅骨骨折。颅骨骨折的严重性并不在于骨折本身，而在于可能同时存在颅内血肿和脑损伤而危及生命。

颅骨骨折按骨折部位可分为颅盖骨折与颅底骨折；按骨折形态分为线形骨折和凹陷性骨折；按骨折部位是否与外界相通分为闭合性骨折和开放性骨折。

【护理评估】

（一）健康史

询问病人受伤的过程，如暴力的方式、部位、大小、方向，当时有无意识障碍及口鼻流血、流液等情况，初步判断有无脑损伤和其他损伤。

（二）身体状况

1. 颅盖骨折 线形骨折常合并有头皮损伤，局部肿胀、疼痛，头颅X线摄片可确诊；凹陷性骨折陷入较深或骨片陷入颅内，常引起颅内压升高或使局部脑组织受压、损伤，出现相应的临床表现，凹陷性骨折需经X线摄片确诊。

2. 颅底骨折 颅底骨折多为强烈间接暴力引起，多为线形骨折。因颅底部的硬脑膜与颅骨贴附紧密，骨折时常伴有硬脑膜破裂而引起脑脊液外漏或颅内积气，一般视为开放性骨折。颅底骨折常累及额骨、筛骨、颞骨、枕骨等，其临床表现主要有以下方面。

（1）出血：血液经鼻孔或经鼓膜裂孔自外耳道流出，或流进眶周皮下及球结合膜下，咽黏膜下、乳突部皮下、枕下区形成瘀血斑。

（2）硬脑膜破裂时，脑脊液经鼻孔、外耳道流出，称为脑脊液漏。

（3）常合并嗅神经、视神经、面神经、听神经等脑神经损伤，引起嗅觉障碍、视觉障碍、面瘫、听觉障碍等。

颅底骨折按骨折部位可分为颅前窝骨折、颅中窝骨折、颅后窝骨折，其临床表现各有特征（表9-1）。

表 9-1 三种颅底骨折的临床特征

骨折部位	软组织出血	脑脊液漏	颅神经损伤
颅前窝	熊猫眼征	脑脊液鼻漏	嗅神经、视神经损伤
颅中窝	乳突部或咽黏膜下淤血	脑脊液鼻漏或耳漏	面神经、听神经损伤
颅后窝	乳突后、枕下部	无	少见

（三）辅助检查

颅盖骨折依靠头颅X线摄片确诊；颅底骨折主要靠临床表现诊断，X线摄片检查诊断价值不大，但CT检查有诊断意义。

（四）治疗原则

颅盖骨线形骨折或凹陷性骨折下陷较轻，一般无需特殊处理。凹陷性骨折有脑受压症状或颅内压增高，或凹陷范围超过3 cm、深度超过1 cm者，需手术整复或摘除陷入的骨片。颅底骨折本身无需特殊处理,重点是预防颅内感染。脑脊液漏一般在 2 周内愈合,脑脊液漏 4 周不自行愈合者,可考虑做硬脑膜修补术。

【护理诊断/问题】

1. 疼痛 与损伤有关。

2. 有感染的危险 与脑脊液外漏有关。

3. 知识缺乏 缺乏有关颅骨骨折护理和康复的知识。

4. 潜在并发症 颅内出血、颅内感染等。

【护理措施】

(一)病情观察

当骨折线经过脑膜中动脉沟或静脉窦时,可并发硬脑膜外血肿,应观察病人有无意识障碍、头痛、呕吐、生命体征改变等颅内压增高症状。若脑脊液外漏过多,可使颅内压过低而导致颅内血管扩张,出现颅内低压综合征,表现为剧烈头痛、眩晕、反应迟钝、脉搏细弱、血压偏低、呕吐、厌食等。应注意观察脑脊液的外漏量,并注意有无颅内感染征象。

(二)脑脊液漏的护理

1. 减少脑脊液流失 床头抬高 15°~30°,脑脊液鼻漏者可取半坐位,脑脊液耳漏或昏迷者,可取患侧卧位。维持上述特定体位至脑脊液漏停止后 3~5 天,目的是使脑组织借助重力作用移向颅底,将脑膜破口堵塞并逐渐形成粘连而封闭。

2. 预防逆行性颅内感染 具体措施如下。

(1)每天 2 次清洁、消毒鼻前庭或外耳道,注意棉球过湿会导致液体逆流入颅内;在外耳道口或鼻前庭疏松处放置干棉球,棉球渗湿及时更换,并记录 24 h 浸湿的棉球数,以此估计漏出液量。

(2)禁止鼻腔及耳道的堵塞、冲洗和滴药;脑脊液鼻漏者,严禁经鼻腔置胃管、吸痰管及鼻导管给氧;避免用力咳嗽、打喷嚏、擤鼻涕、挖耳、抠鼻及用力排便;禁止做腰椎穿刺。

(3)按医嘱应用抗生素和破伤风抗毒素预防感染。

(三)心理护理

向病人介绍应注意的事项、治疗护理方法并取得配合,稳定病人情绪,消除紧张、恐惧心理。

【健康教育】

指导颅底骨折病人保持耳、鼻等部位清洁,避免引起颅内压骤然升高的各种因素;病人若出现意识模糊、剧烈头痛、频繁呕吐、发热等,应及时到医院就诊。

三、脑损伤

脑损伤是指脑膜、脑组织、脑血管以及脑神经的损伤。暴力直接或间接作用于头部都可导致脑损伤。直接损伤包括:①加速损伤:损伤主要发生在着力部位;②减速性损伤:损伤除位于着力部位外,还常常发生于着力点的对侧(对冲伤);③挤压伤。间接损伤包括:①传递性损伤;②挥鞭样损伤;③创伤性窒息;④旋转损伤。根据脑损伤病理改变的先后分为原发性脑损伤和继发性脑损伤,前者指暴力作用于头部后立即发生的脑病理性损害,如脑震荡、脑挫裂伤;后者指受伤一定时间后逐渐发生的脑病理改变,如脑水肿、颅内血肿。按伤后脑组织与外界是否相通,分为闭合性和开放性脑损伤两类。

【护理评估】

（一）健康史

详细了解病人受伤经过，如暴力的性质、大小、方向及速度；了解其身体状况，有无意识障碍、程度和持续时间，有无头痛、恶心、呕吐、抽搐、大小便失禁和肢体瘫痪等；了解现场急救情况及既往健康状况。

（二）身体状况

1. 脑震荡　脑震荡是指头部受到暴力作用后，立即发生的一过性脑神经功能障碍，是最常见的轻度原发性脑损伤。因脑部无肉眼可见的病理改变，神经系统检查常无明显异常，诊断主要依据临床表现。

（1）意识障碍：病人在伤后立即出现短暂的意识障碍，一般不超过 30 min。同时伴有面色苍白、出汗、血压下降、心动徐缓、呼吸浅慢、生理反射迟钝或消失等症状。

（2）逆行性健忘：清醒后不能回忆受伤时及受伤前一段时间的情况，称为逆行性健忘。

（3）清醒后常有头痛、头晕、恶心、呕吐、失眠、情绪不稳定、记忆力减退等症状，一般可持续数日或数周。

（4）神经系统检查、脑脊液检查及头部 CT 均无阳性发现。

2. 脑挫裂伤　脑挫伤指暴力作用于头部后，脑组织遭受破坏较轻，脑皮质和软脑膜尚完整；脑裂伤指软脑膜、脑实质及血管破损、断裂。两者常同时存在，故合称为脑挫裂伤。脑挫裂伤的早期继发性改变主要为脑水肿、出血或血肿形成。

（1）意识障碍：是脑挫裂伤最突出的症状。一般伤后立即出现昏迷，程度重，持续时间长，多超过 30 min，严重者长期持续昏迷。

（2）局灶症状与体征：脑皮质功能区受损后，立即出现相应的神经功能障碍的症状和体征，如语言中枢损伤出现失语；一侧运动区受损则对侧出现锥体束征或偏瘫等。

（3）生命体征改变：早期因为受伤后脑功能抑制，一般有血压下降、脉搏细弱及呼吸浅快，常于伤后不久逐渐恢复。如果恢复后血压继续升高、脉压差加大、脉搏慢而有力、呼吸深慢，则应警惕颅内血肿、脑水肿。

（4）头痛、呕吐：与颅内压增高、自主神经功能紊乱或外伤性蛛网膜下腔出血有关。合并蛛网膜下腔出血时可伴有脑膜刺激征阳性，脑脊液检查有红细胞。

（5）颅内压增高与脑疝：因继发脑水肿或颅内血肿，表现为意识障碍或偏瘫程度加重，伴头痛、呕吐和生命体征改变。

3. 颅内血肿　颅内血肿是最常见、最危险的继发性脑损伤，可引起脑组织受压和颅内压增高，甚至发生脑疝而危及病人的生命。颅内血肿按症状出现的时间分为急性血肿（3 日内出现症状）、亚急性血肿（伤后 3 日～3 周出现症状）、慢性血肿（伤后 3 周以上才出现症状）；按血肿所在部位分为硬脑膜外血肿、硬脑膜下血肿和脑内血肿。

（1）硬脑膜外血肿：硬脑膜外血肿典型意识障碍表现为"中间清醒期"，即伤后立即出现原发性昏迷，之后意识逐渐清醒或好转，一段时间后，由于颅内血肿形成、颅内压增高，病人再度昏迷。少数原发性脑损伤较重者常无中间清醒期或只表现为意识短暂好转，继而迅速恶化；原发性脑损伤较轻者可无原发性昏迷。病人昏迷前常有头痛、呕吐、生命体征紊乱等颅内压增高及脑疝表现。

（2）硬脑膜下血肿：多为急性和亚急性，常表现为伤后持续昏迷或昏迷进行性加重，少有中间清醒期,较早出现颅内压增高和脑疝症状。

(3) 脑内血肿:多与硬脑膜下血肿同时存在,临床表现与脑挫裂伤相似。

(三) 辅助检查

X片可了解有无颅骨骨折;CT、MRI能清楚显示脑挫裂伤和颅内血肿的部位、范围和程度。

(四) 治疗原则

脑震荡无需特殊治疗,应卧床休息1~2周,加强心理护理,必要时给予镇静、镇痛药。脑挫裂伤一般以保持呼吸道通畅、脱水、激素、冬眠疗法和全身支持治疗等非手术治疗为主,当颅内压持续增高出现脑疝迹象时,应行脑室减压术或局部病灶清除术。急性颅内血肿病人确诊后应立即进行手术治疗。

【护理诊断/问题】

1. **意识障碍** 与脑损伤、颅内压增高有关。
2. **清理呼吸道无效** 与意识障碍、不能有效排痰有关。
3. **体温过高** 与体温调节中枢功能紊乱、感染有关。
4. **有受伤的危险** 与病人躁动、癫痫发作有关。
5. **营养失调:低于机体需要量** 与进食障碍和高代谢状态有关。
6. **潜在并发症** 颅内压增高、脑疝等。

【护理措施】

1. **急救处理** 首先处理心搏骤停、呼吸骤停、窒息、大出血等威胁生命的伤情,还需注意以下几点。

(1) 保持呼吸道通畅:意识障碍者容易发生误咽、误吸,舌根后坠可引起窒息。病人取侧卧位,尽快清除咽部的血块、呕吐物及分泌物;舌根后坠者放置口咽通气管,保持有效吸氧,必要时行气管插管或气管切开,采用机械辅助呼吸。

(2) 妥善处理伤口:开放性颅脑损伤者,皮肤消毒后用无菌敷料包扎,伤口不能冲洗或用药;脑组织膨出者,伤口周围垫消毒纱布卷后用无菌敷料架空包扎,以免压迫脑组织。尽早应用抗生素和破伤风抗毒素。

(3) 防治休克:有休克征象者要查明有无其他部位的损伤和出血,及时补充血容量。还要注意保暖,但禁用吗啡止痛。

(4) 防治脑疝:有脑疝征兆时,应立即静脉快速输入甘露醇、地塞米松、呋塞米等,以暂时降低颅内压。

2. **一般护理**

(1) 体位:意识清醒者如无休克,应取头高足低位,将床头抬高15°~30°,有利于颅内静脉回流。昏迷病人或吞咽功能障碍者宜取侧卧位或侧俯卧位,以免误吸呕吐物、分泌物。

(2) 维持营养及体液平衡:急性期应控制盐和水的摄入量,每天静脉输液量不超过2000 mL,其中含钠电解质500 mL,输液速度要慢而均匀。昏迷病人须禁食,早期可采用胃肠外营养。伤后3天仍不能进食者,可经鼻胃管补充营养。

(3) 症状护理:高热使机体代谢增高,会加重脑组织缺氧,应及时处理,可给予物理降温,必要时行人工冬眠疗法;躁动者应查明原因及时排除,切勿轻率给予镇静药,以免影响观察病情;对躁动病人不可强加约束,避免因过分挣扎使颅内压进一步增高。

(4) 心理护理：多与病人沟通，了解病人的心理活动和需求，尊重病人，采用关心、说服、劝慰等方式，改善病人焦虑、抑郁的心理状态；开展积极主动的健康教育，指导病人配合各项治疗和护理措施；取得家属的配合和支持，给病人充分的照顾和鼓励，使病人树立战胜疾病的信心，促使其早日康复。

3. 严密观察病情 是护理工作的重要内容，目的是观察治疗效果和及早发现脑疝，赢得抢救时机。

(1) 意识状态：反映大脑皮质和脑干功能状态。观察时采用相同程度的语言和疼痛刺激，对病人的反应进行动态的观察分析，判断意识状态的变化。目前通用格拉斯哥昏迷评分法(GCS)判断意识状态，对病人的睁眼、言语、运动三方面的反应分别评分，根据总分的高低来判断意识障碍的程度。最高为15分，总分低于8分即表示昏迷，分数越低表明意识障碍越严重（表9-2）。病人由清醒转为昏迷或意识障碍持续加重，是颅内压增高或形成脑疝的表现。

表 9-2 格拉斯哥昏迷评分(GCS)

睁眼反应	评分	言语反应	评分	运动反应	评分
自动睁眼	4	回答正确	5	遵嘱活动	6
呼唤睁眼	3	回答错误	4	刺痛定位	5
刺痛睁眼	2	语无伦次	3	刺痛躲避	4
不能睁眼	1	只能发声	2	刺痛肢屈	3
		不能发声	1	刺痛肢伸	2
				不能活动	1

(2) 生命体征：为了观察生命体征时避免病人躁动影响准确性，应先测呼吸，再测脉搏，最后测血压。伤后生命体征出现库欣反应（参见"颅内压升高病人的护理"）是颅内压增高的代偿性生命体征改变；下丘脑或脑干损伤常出现中枢性高热；伤后数日出现高热常提示有继发感染。

(3) 瞳孔：注意对比两侧瞳孔的形状、大小和对光反射。伤后立即出现一侧瞳孔散大，是原发性动眼神经损伤所致；伤后瞳孔正常，以后一侧瞳孔先缩小继之进行性散大，并且对光反射减弱或消失，是小脑幕切迹疝的眼征；如双侧瞳孔时大时小，或两侧交替变化，对光反射消失，伴眼球运动障碍（如眼球分离、同向凝视），常是脑干损伤的表现；双侧瞳孔散大，光反应消失、眼球固定伴深昏迷或去大脑强直，多为临终前的表现。另外，要注意伤后使用某些药物会影响瞳孔的观察，如使用阿托品、麻黄碱会使瞳孔散大，吗啡、氯丙嗪会使瞳孔缩小。

(4) 神经系统体征：注意观察有无肢体活动障碍、抽搐、语言障碍等情况。若偏瘫等局灶症状在受伤当时已出现，且不再继续加重，多为原发性脑损伤引起；伤后一段时间出现或持续加重的肢体偏瘫，同时伴有意识障碍和瞳孔变化，多是小脑幕切迹疝的表现。

(5) 其他：剧烈头痛、频繁呕吐是颅内压增高的主要表现，尤其是躁动时无脉搏增快，应警惕脑疝的形成。

4. 减轻脑水肿，降低颅内压 按时应用高渗脱水药、利尿剂、肾上腺糖皮质激素等药物是减轻脑水肿、降低颅内压的重要环节。观察用药后的病情变化，是医生调整、应用脱水药间隔时间的依据。

5. 预防并发症 加强皮肤护理、五官护理、呼吸道和泌尿系统护理并进行康复锻炼，防止并发症，如压疮、关节僵硬、肌肉挛缩、呼吸道和泌尿系统感染等。

6. 手术前后的护理 做好紧急手术前常规准备,手术前 2 h 内剃净头发,洗净头皮,涂擦 75％乙醇并用无菌巾包扎。手术后搬动病人前、后应观察其呼吸、脉搏和血压的变化。注意是否发生手术后颅内出血、感染、癫痫以及应激性溃疡等并发症。手术中放置的引流管护理时注意严格无菌操作,保持引流通畅。脑室引流时引流袋悬挂于床头,高于侧脑室平面 10～15 cm,每日引流量不超过 500 mL,以维持脑脊液适当的压力;创腔引流袋放在与头部创腔一致的位置,48 h 后略放低;硬脑膜下引流时引流袋低于创腔。

【健康教育】
（1）指导病人合理饮食,防止营养不良、胃出血等并发症。

（2）病情稳定后指导病人进行康复锻炼,根据身体状况调整运动量。对肢体功能障碍或生活不能自理的病人需有人陪伴,防止跌伤,并加强被动活动,减轻功能障碍,防止肌肉萎缩。

（3）有外伤性癫痫的病人,应按时服药控制发作,在医生指导下逐渐减量直至停药。对于重度残疾者,应鼓励病人树立正确的人生观,指导其部分生活自理,树立起重新生活的信心。

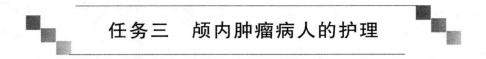

任务三 颅内肿瘤病人的护理

要点导航

重点 颅内肿瘤病人的护理要点。

难点 颅内肿瘤病人的分类。

颅内肿瘤包括原发性和继发性两大类。原发性颅内肿瘤起源于颅内各种组织,继发性颅内肿瘤是身体其他部位恶性肿瘤的转移性病变。颅内肿瘤可发生于任何年龄,以 20～50 岁为多,其发生率以男性稍多于女性。发病部位以大脑半球最多,其次为鞍区、小脑脑桥角、小脑、脑室及脑干。常见的颅内肿瘤有以下类型。

1. 神经胶质瘤 来源于神经上皮,多为恶性,占颅内肿瘤的 40％～50％。其中,多形性胶质细胞瘤恶性程度最高,病情进展快,对放疗、化疗均不敏感；髓母细胞瘤也为高度恶性瘤,好发于 2～10 岁儿童,多位于后颅窝中线部位,常占据第四脑室、阻塞导水管而引发脑积水,对放射治疗敏感；少突胶质细胞瘤占胶质瘤的 7％,生长较慢,分界较清,可手术切除,但术后往往复发,需放疗及化疗；室管膜瘤约占 12％,术后需放疗和化疗；星形细胞瘤是胶质瘤中最常见的,占 40％,恶性程度较低,生长缓慢,呈实质性者与周围组织分界不清,常不能彻底切除,术后易复发,囊性者常分界清楚,若切除彻底可望根治。

2. 脑膜瘤 约占颅内肿瘤的 20％,良性居多,生长缓慢,多位于大脑半球矢状窦旁,邻近的颅骨有增生或被侵蚀的迹象,彻底切除可预防复发。

3. 垂体腺瘤 来源于腺垂体,良性。根据细胞分泌功能的不同,可分为催乳素腺瘤（PRL 瘤）、生长激素腺瘤（GH 瘤）、促肾上腺皮质激素腺瘤（ACTH 瘤）及混合性腺瘤。

4. 听神经瘤 发生于第Ⅷ脑神经前庭支,位于小脑脑桥角内,约占颅内肿瘤的 10％,良性。可出现患侧神经性耳聋、耳鸣、前庭功能障碍、三叉神经及面神经受累和小脑症状。

5. 颅咽管瘤 属先天性颅内良性肿瘤,大多为囊性,多位于鞍上区,约占颅内肿瘤的5%,多见于儿童及青少年,男性多于女性。主要表现为视力障碍、视野缺损、尿崩、肥胖和发育迟缓等。治疗以手术切除为主。

6. 转移性肿瘤 多来自肺、乳腺、甲状腺、消化道等部位的恶性肿瘤,大多位于幕上脑组织内,多发,男性多于女性,有时脑部症状出现在先,原发灶反而难以发现。

【护理评估】

（一）健康史

询问病人有无长期接触电磁辐射、神经系统致癌物和病毒感染的病史。

（二）身体状况

1. 颅内压增高 约90%以上的病人表现为颅内压增高症状和体征,通常呈慢性、进行性加重的过程,若未得到及时正确的治疗,轻者可引起视神经萎缩,约80%的病人可发生视力减退,重者可引起脑疝。

2. 局灶症状与体征 因不同部位的肿瘤对脑组织造成的刺激、压迫和破坏不同而各异,如意识障碍、癫痫发作、进行性运动障碍或感觉障碍、各种脑神经的功能障碍、小脑症状等。

（三）辅助检查

CT、MRI检查及血清内分泌激素的检测是目前最常用的辅助检查手段。

（四）处理原则

1. 降低颅内压 常用脱水剂、激素、亚低温冬眠疗法和脑脊液外引流等缓解症状。

2. 手术治疗 颅内肿瘤的根本治疗是切除肿瘤,但有些肿瘤无法全部手术切除而需行放疗、化疗。

3. 放疗 可采取内照射法、外照射法、伽马刀放射治疗等。

4. 化疗 化学治疗在颅内肿瘤的综合治疗中已成为重要的治疗方法之一。

5. 其他治疗 如免疫治疗、中医药治疗等。

【护理诊断/问题】

1. 自理缺陷 与肿瘤压迫导致肢体瘫痪以及开颅手术有关。

2. 潜在并发症 颅内压增高、脑疝、脑脊液漏、尿崩症等。

【护理措施】

颅内肿瘤病人的护理与颅内压增高、颅脑损伤的护理措施基本相同,包括生活护理、心理护理、预防颅内压增高护理、伤口及脑室引流的护理等。

直通护考

1. 病人,男,70岁。因颅内压增高,头痛逐渐加重,行腰椎穿刺脑脊液检查。术后突然停止呼吸,血压下降。该病人最可能发生了(　　)。
　　A. 小脑幕切迹疝　　　　B. 脑干缺血　　　　C. 大脑镰下疝
　　D. 枕骨大孔疝　　　　　E. 脑血管意外

2. 脑出血病人,医嘱给予20%甘露醇静脉滴注,其主要作用是(　　)。
　　A. 降低血压　　　　　　B. 降低颅内压　　　C. 营养脑细胞

D. 保护血管 E. 帮助止血

3. 病人,女,33岁。工作中不慎将头发卷入机器,诊断为头皮撕脱伤,关于对该病人急救的叙述,不正确的是( )。

A. 严密观察休克征象 B. 撕脱部位加压包扎止血
C. 保护创面,避免污染 D. 将撕脱的头皮浸泡在75%乙醇中消毒
E. 迅速送往医院进行救治

4. 外伤后急性硬脑膜外血肿病人典型的意识障碍形式是( )。

A. 清醒与朦胧状态交替出现 B. 昏迷,随后清醒,再次昏迷
C. 早期清醒,随后逐渐昏迷 D. 持续性昏迷加重
E. 清醒,随后昏迷,再次清醒

5. 病人,男,37岁。车祸后送来医院。查体:出现刺痛后睁眼,问题回答正确,能遵命令完成动作。其格拉斯哥昏迷评分是( )分。

A. 9　　　B. 10　　　C. 11　　　D. 13　　　E. 12

6. 病人,男,69岁。诊断为颅内肿瘤入院。病人有颅内压增高症状,护士将此病人床头抬高15°~30°,其主要目的是( )。

A. 有利于改善心脏功能 B. 有利于改善呼吸功能
C. 有利于颅内静脉回流 D. 有利于鼻饲
E. 防止呕吐物误入呼吸道

(杨　阳)

项目十 颈部疾病病人的护理

学习目标

知识目标
(1) 掌握颈部疾病病人的护理评估和护理措施。
(2) 熟悉颈部疾病病人的护理诊断。
(3) 熟悉颈部疾病病人的健康教育内容。
(4) 了解颈部疾病病人的病因和发病机制。

能力目标
(1) 运用护理程序对颈部疾病病人进行整体护理。
(2) 配合医生做好颈部疾病病人的围手术期护理工作。

素质目标
(1) 护理颈部疾病病人时表现出爱护和尊重。
(2) 能做好健康教育及康复指导。

【疾病概述】

一、解剖

甲状腺位于甲状软骨下方气管两旁,分左右两叶,中间以峡部连接(图10-1),内有动脉、静脉及甲状旁腺。甲状腺两叶的背面,附有4个甲状旁腺。

甲状腺的血液供应非常丰富,主要来自两侧的甲状腺上动脉和甲状腺下动脉。甲状腺表面丰富的静脉网汇成上、中、下静脉干(图10-2)。

喉返神经和喉上神经均来自迷走神经。喉返神经支配声带运动。喉上神经分内、外两支,内支为感觉支,分布在喉的黏膜上;外支为运动支,分布在环甲肌上,使声带紧张。因此,手术中应避免损伤喉上神经及喉返神经(图10-3)。

二、生理

甲状腺有合成、储存和分泌甲状腺素的功能。甲状腺素主要包括四碘甲状腺原氨酸($T4$)和三碘甲状腺素原氨酸(T_3)。T_3的量虽远较T_4为少,但T_3与蛋白结合较松,易于分离,且其活性较强而迅速。因此,其生理作用较T_4高4~5倍。

项目十 颈部疾病病人的护理

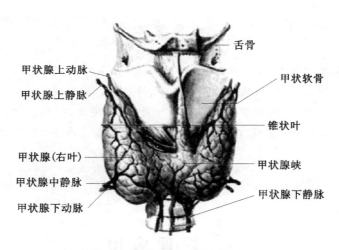

图 10-1 甲状腺解剖位置(前面观)

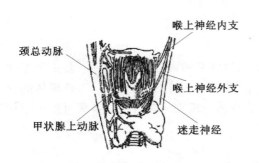

图 10-2 甲状腺上动脉与喉上神经的解剖关系(前面观)

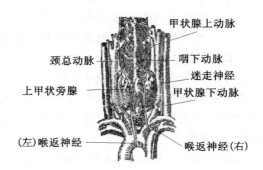

图 10-3 甲状腺和气管、食管、血管及神经的解剖关系(背面观)

任务一 甲状腺功能亢进病人的外科护理

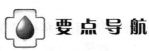

重点 甲状腺功能亢进病人的护理评估和护理措施。

难点 甲状腺功能亢进病人外科治疗的术前准备及甲状腺手术后并发症的观察及护理。

情景案例

病人:张某　性别:女　年龄:31岁　体重:44 kg　床号:15

病人因心慌、气短、怕热、多汗、易疲劳、情绪难以控制就诊。门诊拟"甲状腺功能亢进"收入院。查体:双侧甲状腺弥漫性肿大,眼球突出,体形消瘦,脉搏112次/分,血压144/80 mmHg,呼吸22次/分。医嘱:完善术前准备,给予复方碘化钾溶液口服。

护理应用

(1) 本案例中病人甲状腺功能亢进程度如何?

(2) 如何正确指导术前药物准备?

(3) 术后如何进行护理及观察并发症的发生?

【疾病概述】

甲状腺功能亢进症(hyperthyroidism)简称甲亢,是很常见的内分泌系统疾病,是由于甲状腺内或甲状腺外的多种原因引起血中甲状腺激素过量,作用于全身的组织器官,造成机体的神经、循环、消化等系统兴奋性增高和代谢亢进为主要表现的一组临床综合征。本病可发生于任何年龄,多见于青年及中年女性。

按引起甲亢的原因,本病可分为3类。

1. 原发性甲亢　最常见,又称毒性弥漫性甲状腺肿(graves disease,简称GD)。好发于年龄在20~40岁的女性。甲状腺呈弥漫性、对称性肿大,同时出现功能亢进症状。常伴有眼球突出,故又称突眼性甲状腺肿,可伴有胫前黏液性水肿。原发性甲亢发病与自身免疫关系密切。

2. 继发性甲亢　较少见,发病年龄多在40岁以上。甲状腺呈结节性、不对称性肿大多年,逐渐出现功能亢进症状,无眼球突出,容易发生心肌损害。

3. 高功能腺瘤　少见,腺体内有单个或多个的自主性高功能结节,结节周围的甲状腺组织呈萎缩性改变,无突眼。

【护理评估】

(一) 健康史

了解病人是否有甲亢家族病史;询问病人有无精神刺激、创伤及感染等情况;继发性甲亢或高功能腺瘤病人,应了解有无结节性甲状腺肿等病史;有无相关用药史和手术史。

(二) 身体状况

1. T_3、T_4 过多综合征

(1) 高代谢综合征:T_3、T_4 过多分泌促进营养物质代谢,病人产热和散热增多,导致怕热多汗,皮肤温暖、潮湿等。

(2) 神经、精神方面:交感神经兴奋导致性情急躁、失眠、注意力分散、记忆力下降、神经过敏、容易激动、双手颤动等。

(3) 循环系统方面：心悸、胸闷、脉快有力且大于 100 次/分（静息或睡眠时脉率仍增快是甲亢的特征性表现之一）；收缩压增高，舒张压降低至脉压大于 40 mmHg。严重者出现心脏增大、心律失常，以心房纤颤最常见。其中脉率增快和脉压增大常作为判断病情程度和治疗效果的重要指标。

(4) 消化系统方面：食欲亢进、易饥饿、消瘦，肠蠕动亢进导致大便次数增多。

(5) 生殖系统方面：女性月经稀少、闭经等；男性阳痿等；生育力均下降。

2. 甲状腺肿大 甲状腺肿大是甲亢常见的体征，可表现为弥漫性、对称性肿大，表面光滑、质软、无压痛，可随吞咽动作上下移动，严重者可触及震颤和听到血管杂音。多无局部压迫症状，极少数病人甲状腺不肿大，容易忽略甲亢的存在。

3. 眼征 50% 的病人眼球突出、眼裂增宽，与交感神经兴奋性增高有关。严重者上下眼睑难以闭合，瞬目减少；眼向下看时上眼睑不随眼球下闭，上视时无额纹出现，两眼内聚能力差，甚至伴眼睑肿胀、结膜充血水肿等。

(三) 辅助检查

1. 测基础代谢率 BMR

(1) 基础代谢率测定器测定：排空大小便、卧床 1 h 后进行。此法较可靠。

(2) 临床上根据脉率和脉压计算，计算公式：基础代谢率＝(脉率＋脉压)－111。正常值为－10%～＋10%，轻度甲亢为 20%～30%，中度甲亢为 30%～60%，重度甲亢为 60% 以上。此方法简便易行。

(3) 测定条件：停服影响甲状腺功能的药物；测前一晚充分睡眠（禁服安眠药）；在清晨、安静、空腹、静卧时进行测定。

2. 血清 T_3、T_4 含量测定 甲亢时 T_3 上升较快，约为正常值的 4 倍；T_4 上升较缓慢，约为正常值的 2.5 倍。因此，T_3 的测定对甲亢的诊断具有较高的敏感性。

3. 甲状腺摄入 ^{131}I 量测定 正常人 24 h 内摄入 ^{131}I 量为总入量的 30%～40%，若摄入 ^{131}I 量增多，在 2 h 内大于 25% 或 24 h 内大于 50%，提示甲亢，但不反映甲亢的严重程度。

(四) 治疗原则

目前针对甲亢的治疗主要采用以下三种方法。

(1) 抗甲状腺药物治疗。

(2) 放射性碘治疗。

(3) 甲状腺次全切除术（手术治疗的治愈率为 90%～95%，复发率为 4%～5%）。

手术适应证如下。

(1) 长期药物治疗无效或停药后复发。

(2) 中度以上的原发性甲亢。

(3) 继发性甲亢或高功能腺瘤。

(4) 腺体较大，有压迫症状或胸骨后甲状腺肿。

(5) 妊娠早、中期的甲亢病人凡具有上述指征者，应考虑进行手术，并可以不终止妊娠。

手术禁忌证如下。

(1) 青少年病人。

(2) 轻度原发性甲亢。

（3）老年病人或严重疾病而难以耐受手术者，手术行双侧甲状腺次全切除术，通常需切除腺体的80%～90%（图10-4）。保留两侧腺体背面部分有助于保护喉返神经、甲状旁腺及维持甲状腺功能。

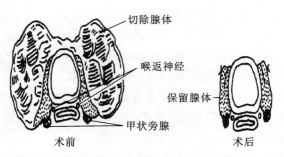

图10-4　甲状腺大部切除术的范围

【护理诊断/问题】

1. 营养失调:低于机体需要量　与机体高代谢需求过多有关。

2. 清理呼吸道无效　与咽喉部分泌物增多及切口疼痛有关。

3. 自我形象紊乱　与甲状腺肿大和突眼有关。

4. 焦虑　与疾病的预后有关。

5. 潜在并发症　呼吸困难和窒息、甲状腺危象、喉返神经损伤、喉上神经损伤、手足抽搐等。

【护理目标】

（1）病人营养状况稳定，体重得以维持。

（2）病人能有效清理呼吸道分泌物。

（3）病人术后未发生并发症或术后并发症得到及时发现和处理。

（4）病人心理稳定，无自卑感。

【护理措施】

（一）术前护理

完善常规的术前准备，保证手术顺利进行，预防术后并发症。

1. 一般护理　术前保持充足的休息和睡眠，精神过度紧张者可适当应用镇静剂，消除恐惧、紧张心理。指导病人术前三天练习颈仰卧位，使机体适应手术中的体位。指导病人掌握深呼吸、有效咳嗽的方法，有助于手术后排痰，以保持呼吸道通畅。

2. 饮食护理　鼓励病人进食高热量、高蛋白、高维生素及富含钾、钙等的食物。加强营养支持，纠正负氮平衡。补充足够的液体，每日2000～3000 mL，有心脏疾病的病人应避免大量摄入水；忌食海带、紫菜、海产品等含碘丰富的食物；禁饮浓茶、咖啡及辛辣、烟酒等刺激性饮料，以免引起中枢神经的过度兴奋；限制含纤维素高的食物摄入。

3. 完善术前检查　除常规的检查外，还应包括：①颈部摄片，了解有无气管受压或移位；②心脏检查，了解心脏有无杂音、扩大；③喉镜检查，了解声带功能；④测定基础代谢率及血清T_3、T_4含量测定等。

4. 突眼护理　注意保护眼睛，常滴滴眼液。外出戴墨镜，以免风沙、阳光刺激；睡眠时抬高头部；睡前滴滴眼液、戴眼罩，以免角膜过度暴露后干燥受损，发生溃疡。

5. 药物准备　药物准备是术前准备的重要环节。

(1) 药物的作用:手术前口服复方碘化钾溶液可以抑制蛋白水解酶,减少甲状腺球蛋白的分解,逐渐抑制甲状腺素的释放;同时还可以减少甲状腺血流量,使腺体缩小、变硬,降低手术风险。但是碘剂不能抑制甲状腺素的合成,一旦停服,储存于甲状腺滤泡内的甲状腺球蛋白大量分解,将会使甲亢症状加重。因此,凡是不准备施行手术治疗的病人不宜服用碘剂。

(2) 服用方法:每日3次,第一天每次3滴,第二天每次4滴,以后逐日每次增加1滴,至16滴维持,共服用2~3周。碘剂具有刺激性,宜在饭后用凉开水稀释后服用,或滴在饼干、面包上口服,以减少对口腔和胃黏膜的刺激。

(3) 药物控制甲亢的有效指标:情绪稳定、睡眠良好、体重增加;脉率小于90次/分;BMR低于20%;腺体缩小变硬,即可进行手术。

(4) 特殊情况:少数单独服用碘剂的病人2周后症状不能控制,可加服硫脲类药物,待甲亢症状基本控制后继续单独服用碘剂1~2周后手术。如对上述两种药物均无效者,可用普萘洛尔(心得安)口服,每6 h服用一次,每次20~60 mg,连续服用4~7天,待脉率降至正常水平后,施行手术。此外,术前不用阿托品,以免引起心动过速。

(二) 术后护理

1. 体位与活动 病情平稳后给予高半坐卧位,可减少切口部位张力,并有利于呼吸和切口的引流。指导病人在变换体位时保护颈部;术后第二天指导病人从床上坐起,并在移动颈部时,将手放于颈后支撑头部重量。

2. 饮食 术后当天可给予病人温凉流食,以免引起颈部血管扩张加重伤口渗血。术后2~3天可给予半流食,逐渐过渡到普食。进食过程中应注意观察病人有无出现呛咳和误咽。

3. 伤口引流护理 术后伤口内常放置胶片引流或胶管引流。若伤口内置硅胶引流管,应接负压吸引装置,并保持引流通畅,注意观察引流液性质及量。引流物一般在术后24~48 h拔除。

4. 严密观察病情,及时发现并发症先兆 定时测量生命体征,直至平稳。注意观察切口渗血及引流管情况。如发现呼吸困难,应立即判断原因,及时采取有效措施,保持呼吸道通畅;鼓励病人做有效咳嗽和深呼吸,床旁放气管切开包、吸痰器以备急需。

5. 药物 继续服用复方碘化钾溶液,每天3次,每次10滴,共一周左右。术前服用心得安者,术后继续服用4~7天。

6. 术后并发症的观察及急救护理

(1) 呼吸困难和窒息:呼吸困难和窒息是术后最严重而危急的并发症,多发生在术后48 h内,若不及时发现、处理,则可危及病人生命。主要原因有如下方面。①切口内出血形成血肿,压迫气管,多因手术时止血(特别是腺体断面止血)不完善。②手术创伤或气管插管引起喉头水肿。③痰液阻塞气道。④气管塌陷:是气管壁长期受肿大甲状腺压迫,发生软化,切除甲状腺体的大部分后软化的气管壁失去支撑的结果。⑤双侧喉返神经损伤、严重的甲状旁腺损伤。主要表现为进行性呼吸困难、烦躁、发绀,甚至窒息。如血肿压迫可有颈部增粗肿胀、切口渗鲜血等表现。应立即进行床旁急救,及时剪开缝线,敞开切口,迅速除去血肿。如此时病人呼吸困难仍无改善,则应立即施行气管插管;情况好转后,再送手术室做进一步的检查、止血和其他处理。如有呼吸困难发生,应立即辨明原因,对因或对症处理。急救措施参见表10-1。

表 10-1　不同原因导致呼吸困难和窒息的急救措施

原　　因	急　救　处　理
血肿压迫	床边拆除缝线、清除积血、止血,送手术室
黏痰堵塞	翻身、拍背、咳痰、吸痰
喉头水肿	吸氧、激素喷喉或气管切开
气管塌陷	气管切开
双侧喉返神经损伤	气管切开
严重的甲状旁腺损伤	气管切开

（2）喉返神经损伤：发生率为 0.5%。由于手术时处理甲状腺下极时损伤,喉返神经被切断、缝扎、钳夹或牵拉过度所致。一侧喉返神经损伤可出现声音嘶哑；双侧喉返神经损伤可出现失音或严重的呼吸困难。发生后可应用促神经恢复药物、针灸、理疗等,一侧损伤可由对侧代偿,一般 6 个月内发音可好转,但不能恢复其原有的音色；双侧损伤则需要立即做气管切开,以后进行手术修补。

（3）喉上神经损伤：多在处理甲状腺上极时损伤。喉上神经外支损伤时,可使环甲肌瘫痪,引起声带松弛、声调降低；内支损伤时,使喉部黏膜感觉丧失,可出现饮水呛咳。发生后,要协助病人坐位或半坐位进食,试给半固体食物,吞咽时勿匆忙。一般经理疗后即可自行恢复。

（4）甲状旁腺损伤：手术时甲状旁腺被误切或挫伤时,出现低钙血症,使神经肌肉的应激性显著增高。多在术后 1～3 天出现症状。轻症病人仅有面部、唇、手足部针刺感,或手足抽搐（图 10-5）、麻木、强直感,还可表现为畏光、复视、焦虑、烦躁不安。经 2～3 周后,未受损伤的甲状旁腺增生、代偿,症状可消失。重症病人可出现面部肌肉和手足持续性痉挛,每天发作多次,每次持续 10～20 min,甚至发生喉与膈肌痉挛,可引起窒息死亡。

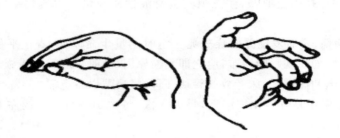

图 10-5　手足抽搐

预防的关键在于切除甲状腺时注意保留背面的甲状旁腺。发生低钙血症后,应避免进食含磷过高的食物,如瘦肉、蛋黄、乳品,以减少钙的排出；多吃绿叶蔬菜、豆制品和海味等高钙、低磷食物。症状轻者,口服钙片或维生素 D_2；症状较重者,服用二氢速固醇,以迅速提高血钙。应每周测血钙或尿钙 1 次,以便随时调整用药剂量,防止高钙血症及并发泌尿系结石。在抽搐发作时,立即缓慢静脉注射 10% 葡萄糖酸钙或氯化钙 10～20 mL,以解除痉挛、防止窒息。

（5）甲状腺危象：是甲亢术后的严重并发症,发生的原因有术前准备不充分（主要原因）致甲状腺素过度释放；甲亢症状未能得到很好的控制；手术应激反应。甲状腺危象多发生在术后 12～36 h 内,表现为高热（>39 ℃）、寒战、脉搏快而弱（>120 次/分）,同时合并神经、循环及消化系统严重的功能紊乱,如大汗淋漓、烦躁不安、谵妄甚至昏迷,常伴呕吐和腹泻,如抢救不及时可导致死亡,死亡率 20%～30%。

一旦出现以上症状，应及时给予积极处理。包括镇静、吸氧、物理降温、建立静脉通道、补充能量及维持水、电解质、酸碱平衡。为降低循环血液中甲状腺激素水平，抑制甲状腺激素的释放，常给予碘剂，可口服复方碘化钾溶液 3～5 mL，或 10% 碘化钠 5～10 mL 加入 10% 葡萄糖溶液 500 mL 中静脉滴注；可静脉滴注肾上腺糖皮质激素以降低应激反应，使用氢化可的松，每日 200～400 mg，分次静脉滴注，以拮抗过多的甲状腺素反应；可大量补液，遵医嘱给予镇静剂、β 受体阻滞剂及冬眠疗法；发生心力衰竭者遵医嘱可用强心药。为预防甲状腺危象，需减少各种应激因素，并认真做好术前准备。

【护理评价】

（1）病人营养是否得到改善，体重是否趋于正常。

（2）病人焦虑情绪是否得到改善。

（3）病人术后无并发症。

（4）病人术后并发症是否得到及时发现和处理。

【健康教育】

（1）心情愉快，充分休息，术后 3 个月可恢复工作。

（2）加强颈部活动，防止瘢痕挛缩。

（3）注意甲状腺功能的亢进或低下。

（4）定期复查，告知病人在术后 3 个月、6 个月、1 年进行复查，以后每年复查 1 次，共 3 年。以了解甲状腺的功能，出现心悸、手足震颤、抽搐等情况时应及时就诊。

任务二　甲状腺肿瘤病人的护理

　要点导航

重点　甲状腺肿瘤病人的护理。
难点　甲状腺癌的病理分期。

　情景案例

病人：叶某　性别：女　年龄：49 岁　体重：60 kg　床号：16

病人因"体检发现双侧甲状腺结节 5 个月"入院。体格检查：体温 36.5 ℃，脉搏 104 次/分，呼吸 18 次/分，血压 103/76 mmHg。神志清，精神好，无突眼征。入院后在 B 超定位下行"甲状腺结节细针穿刺活检术（FNAC）"，其后在全麻下行"甲状腺右叶＋峡部切除＋右侧中央区淋巴结清扫术"，手术顺利，术后给予止血、护胃、化痰等对症治疗。术后病理：（右叶＋峡部）甲状腺微小乳头状癌（直径 0.3 cm）。

护理应用

（1）术后4h，病人出现呼吸困难、口唇发绀、颈部肿胀时，请评估案例中病人发生了什么问题？紧急处理第一步应该做什么？

（2）手术后第一天，护士发现病人声音嘶哑，请评估案例中病人发生了什么问题？

（3）护士如何对病人实施围手术期护理？

【疾病概述】

一、甲状腺腺瘤

甲状腺腺瘤是最常见的甲状腺良性肿瘤。按形态学可分为滤泡状和乳头状囊性腺瘤两种，滤泡状瘤多见。甲状腺腺瘤多见于40岁以下的妇女。

（一）临床表现

颈部出现圆形或椭圆形结节，多为单发，稍硬，表面光滑，无压痛，随吞咽上下移动。大部分病人无任何症状。腺瘤生长缓慢。当乳头状囊性腺瘤因囊壁血管破裂发生囊内出血时，肿瘤可在短期内迅速增大，局部出现胀痛。

甲状腺腺瘤与结节性甲状腺肿的单发结节在临床上较难区别。病理组织学上区别比较明显：腺瘤有完美包膜，周围组织正常，分界明显；结节性甲状腺肿的单发结节包膜常不完整。

（二）辅助检查

1. B超检查 发现甲状腺肿块，如有囊内出血，提示囊性病变。

2. 放射性^{131}I扫描 一般呈温结节，如有囊内出血可呈冷结节，边缘一般较清晰。

（三）治疗

因甲状腺腺瘤有引起甲亢（发生率约为20%）和恶变（发生率约为10%）的可能，故应早期行包括腺瘤的患侧甲状腺腺叶或者部分（腺瘤小）切除。切除标本必须立即行冷冻切片检查，以判定有无恶变。

二、甲状腺癌

甲状腺癌是最常见的甲状腺恶性肿瘤，约占全身恶性肿瘤的1%，占头颈部肿瘤的首位。近年来呈上升趋势。除髓样癌外，大多数甲状腺癌起源于滤泡上皮细胞。

（一）病理及分类

1. 乳头状癌 约占成人甲状腺癌总数的60%和儿童甲状腺癌的全部。多见于30~45岁女性。此型分化好，恶性程度低。虽常有中心病灶，约1/3累及双侧甲状腺，且较早便出现颈淋巴结转移，但预后良好。

2. 滤泡状癌 约占甲状腺癌的20%，多见于50岁左右的中年人，肿瘤生长较快，属中度恶性程度，且有侵犯血管倾向，可经血运转移到肺、肝、骨及中枢神经系统。颈淋巴结转移仅占10%，因此病人预后不如乳头状癌。乳头状癌和滤泡状癌统称为分化型甲状腺癌。

3. 未分化癌 约占甲状腺癌的15%，多见于70岁左右老年人。发展迅速，高度恶性程度，且约50%有颈部淋巴结转移，或侵犯喉返神经、气管或食管，常经血运向远处转移。预后很差，平均存活3~6个月，一年存活率仅5%~15%。

4. 髓样癌 仅占7%。发生于甲状腺滤泡旁细胞(C细胞)。细胞排列呈巢状或囊状,无乳头或滤泡结构,呈未分化状,间质内有淀粉样物沉淀,中等恶性程度,可有颈淋巴结转移和血运转移,预后不如乳头状癌,但较未分化癌好。

总之,不同病理类型的甲状腺癌,其生物学的特性、临床表现、诊断、治疗以及预后均有不同。

(二)临床表现

甲状腺发现肿块是最常见的表现。随病情的进展,肿块增大常可压迫气管,使气管移位,并有不同程度的呼吸障碍症状。当肿瘤侵犯到气管时,可产生呼吸困难或者咯血;当肿瘤浸润或压迫食管,可以引起吞咽障碍;当肿瘤侵犯到喉返神经可出现声音嘶哑;颈交感神经节受压,可产生Horner综合征及耳、枕、肩等处的疼痛。未分化癌常以浸润表现为主。

局部淋巴结转移可出现颈淋巴结肿大,有的病人以颈淋巴结肿大为首要表现。

晚期常转移到肺、骨等器官,出现相应的临床表现。有少部分人甲状腺肿块不明显,而因转移灶就医时,应想到甲状腺癌的可能。

髓样癌除有颈部肿块外,因其能产生前列腺素、肠血管活性肽、5-羟色胺、降钙素等,病人可出现腹泻、心悸、脸面潮红、多汗和血钙降低等类癌综合征或其他内分泌失调的表现。

(三)辅助检查

1. 影像学检查 B超可区分结节的实体性或囊肿性;X线可了解颈部有无气管移位、狭窄等;胸部及骨骼摄片可了解有无肺脏及骨骼的转移。

2. 细针穿刺细胞学检查 将细针自2～3个不同方向穿刺结节并抽吸、涂片,诊断的阳性率可达80%以上。

3. 甲状腺功能和血清降钙素测定 主要用于诊断髓样癌。

4. 放射性核素扫描 多呈冷结节,边缘一般较模糊。

(四)治疗

除未分化癌以外,手术是各型甲状腺癌的基本治疗方法,并辅助应用放射性核素、内分泌及放射外照射等治疗。

(1) 手术治疗:手术治疗是治疗甲状腺癌的重要手段之一。根据肿瘤病理类型和侵犯范围的不同,其方法也不同。甲状腺癌的手术治疗包括甲状腺本身的切除,以及颈淋巴结清扫。

(2) 放射性核素治疗:甲状腺组织和分化型甲状腺癌具有摄^{131}I的功能,利用^{131}I发射出的β射线的电离辐射生物效应的作用可破坏残余甲状腺组织和癌细胞,从而达到治疗目的。

(3) 内分泌治疗:甲状腺癌做次全切除或全切除术后病人应终身服用甲状腺素片,以预防甲状腺功能减退及抑制促甲状腺激素(TSH)。乳头状癌和滤泡状癌均有TSH受体,TSH通过其受体能够影响甲状腺癌的生长。一般剂量掌握在保持TSH低水平,但不引起甲亢的基础上。并定期测定血T4和TSH,以此调整药物剂量。

(4) 放射外照射治疗:主要用于未分化型甲状腺癌。

【护理诊断/问题】

1. 焦虑 与颈部肿块性质不明、担心手术预后及化疗、放疗有关。

2. 清理呼吸道无效 与咽喉部分泌物增多及切口疼痛有关。

3. 潜在并发症 呼吸困难和窒息、喉返神经损伤、喉上神经损伤、手足抽搐等。

【护理目标】

(1) 病人心理稳定,无焦虑情绪。

(2) 病人能有效清理呼吸道分泌物。

(3) 病人术后未发生并发症或术后并发症得到及时发现和处理。

【护理措施】

(一) 术前护理

充分完善的术前准备和护理是保证手术顺利进行、预防甲状腺手术后并发症的关键。

1. 一般护理 指导病人术前3天练习颈仰卧位,使机体适应手术中的体位。指导病人掌握深呼吸、有效咳嗽的方法,有助于术后排痰以保持呼吸道通畅。鼓励病人进食高热量、高蛋白、高维生素饮食。

2. 心理护理 入院后尽快了解病人病情及心理状态,针对不同年龄、性格、文化程度及心理特征进行疾病知识健康教育,告知病人有关甲状腺肿瘤及手术方面的知识,多与病人交谈,关心和体贴病人,消除其恐惧、紧张心理。嘱病人术前保持充足的休息和睡眠。对精神过度紧张者,遵医嘱适当给予镇静剂。

3. 甲状腺癌病人手术前备皮 要剃除病人耳后毛发,以便行颈淋巴结清扫术。

(二) 术后护理

1. 体位与引流 回病室后取平卧位,待血压平稳后给予半坐卧位,可减少切口部位张力,并有利于呼吸和切口的引流。保持引流管通畅,密切观察切口内出血情况。减少颈部活动,咳嗽时用手掌呈"V"字形手势保护颈部以防止渗血。

2. 饮食 术后6h,病人若无恶心、呕吐等不适,可先饮少量温凉水,逐渐给予温凉流质,过渡到半流质及软食。进食过程中观察有无呛咳及误咽。

3. 严密观察病情 及时发现并发症先兆,定时测量生命体征,直至平稳;注意观察切口渗血及引流管情况;如发现呼吸困难,应立即判断原因,及时采取有效措施。

4. 保持呼吸道通畅 鼓励病人做有效咳嗽和深呼吸,床旁放气管切开包、吸痰器以备急需。

5. 用药护理 对于甲状腺全部切除的甲状腺癌病人,应早期给予足量的甲状腺素制剂,并观察药物不良反应。

6. 功能锻炼 由于颈淋巴结扫除,病人斜方肌有不同程度的受损。所以手术后还要注意病人的康复锻炼。切口愈合后开始肩关节和颈部的功能锻炼,随时注意保持患肢高于健侧,以防肩下垂。

【护理评价】

(1) 病人术后能否有效清除呼吸道分泌物。

(2) 病人焦虑情绪是否得到改善。

(3) 手术后并发症是否得到及时发现和处理。

【健康教育】

(1) 指导病人应忌烟酒及刺激性食物,避免过度劳累,保持充足睡眠,适当锻炼增强抵抗力,防止因感冒引起的咽部充血、不适。保持愉快心情,充分休息,术后3个月可恢复工作。

(2) 指导颈淋巴结清扫术后病人在切口愈合后开始肩关节和颈部的功能锻炼,防止瘢痕挛缩。一般术后2~3个月应避免颈部做剧烈活动。

（3）全甲状腺切除的甲状腺癌病人,应遵医嘱服用甲状腺素制剂作替代疗法,预防肿瘤复发。服药期间若出现心慌、怕热等不适时,应及时到医院检查。

（4）定期复查,告知病人在术后 3 个月、6 个月、1 年进行复查,以后每年随诊 1 次,共 5 年,此后可每 2～3 年随诊 1 次。

（5）心理调适,不同类型的甲状腺癌预后有明显差异,指导病人调整心态。

直通护考

1. 病人,女,35 岁,甲状腺次全切除术后出现呼吸困难、口唇发绀、颈部肿胀时,紧急处理的第一步应为（　　）。

A. 行气管切开 B. 吸氧
C. 注射呼吸兴奋剂 D. 立即拆开颈部缝合线,去除血块
E. 请麻醉医生插管

2. 病人,女,45 岁,因甲亢住院治疗,护士对病人进行饮食指导,下列哪项不妥？（　　）

A. 摄入高蛋白、高热量食物 B. 忌饮浓茶、咖啡
C. 多摄取维生素 D. 禁饮酒和禁食辛辣食物
E. 多饮水及多吃海带、紫菜等含碘丰富的食物

3. 病人,因甲亢准备行手术治疗,术前给予碘剂口服,在进行手术前健康教育时,对服用碘剂的正确解释是（　　）。

A. 减少甲状腺血流 B. 抑制甲状腺素的分泌
C. 抑制甲状腺素的合成 D. 增加甲状腺球蛋白的分解
E. 防止缺碘

4. 下列关于甲状腺癌临床特点的描述,错误的是（　　）。

A. 颈部无痛性肿块 B. 肿块表面不光滑
C. 肿块活动度良好 D. 早期有远处转移
E. 晚期可有声音嘶哑、呼吸困难等表现

5. 下列关于甲状腺髓样癌的描述,错误的是（　　）。

A. 手术原则同乳头状腺癌 B. 髓样癌占甲状腺癌的 7%
C. 甲状腺髓样癌的肿瘤标志物是降钙素 D. 甲状腺髓样癌起源于甲状腺滤泡上皮
E. 可兼有颈淋巴结侵犯和血行转移

（吕瑞芳）

项目十一 乳房疾病病人的护理

 学习目标

知识目标
(1) 掌握乳腺炎、乳腺癌的护理评估和护理措施。
(2) 熟悉乳腺炎、乳腺癌的护理诊断。
(3) 熟悉三种乳房良性肿瘤的疾病特点。

能力目标
具有良好的观察病情的能力。

素质目标
(1) 能够尊重和关心病人,对待病人有耐心。
(2) 能够保护病人的隐私。

任务一 急性乳腺炎病人的护理

 要点导航

重点 急性乳腺炎的病因、预防保健及护理要点。
难点 急性乳腺炎的病因。

 情景案例

病人:李某 性别:女 年龄:28岁 床号:16
病人产后三周,左乳剧烈胀痛4天。体检见右侧乳房外下象限肿胀明显,触之疼痛,有波动感。血常规示白细胞计数12×10^9/L。乳腺B超示乳房后壁有一3 cm×4 cm暗区。经穿刺,可抽取少量黄白色脓性液体,诊断为急性乳腺炎,拟行脓肿切开引流术。

护理应用

(1) 该案例中病人脓肿切开术后应如何护理?
(2) 如何对该病人进行健康指导?

【疾病概述】

急性乳腺炎是指乳腺的急性化脓性感染。病人多是产后哺乳期的妇女,其中初产妇最为多见,好发于产后3~4周。其主要的致病菌为金黄色葡萄球菌。

急性乳腺炎的病因主要与以下两方面因素有关。

1. 乳汁淤积 乳汁是理想的培养基,乳汁淤积将有利于入侵的细菌生长、繁殖。乳汁淤积的主要原因有如下方面。

(1) 乳汁分泌过多或婴儿吸乳过少:不能完全排空乳汁。

(2) 乳管不通畅:影响排乳。

(3) 乳头发育不良(过小或凹陷):妨碍正常哺乳。

2. 细菌侵入 乳头破损或皲裂使细菌沿着淋巴管入侵是感染的主要途径,细菌也可直接侵入乳管,上行至腺小叶而导致感染,如乳头不洁、婴儿含乳头而睡、婴儿长牙后哺乳等。

【护理评估】

(一) 健康史

了解病人有无乳头发育不良、哺乳姿势是否正确、乳汁能否完全排空、有无乳头皲裂的情况发生。

(二) 身体状况

1. 全身表现 患侧乳房疼痛,随着炎症的发展,出现寒战、高热和脉搏加快。感染严重者甚至可出现脓毒血症。

2. 局部表现 患侧乳房局部皮肤出现红、肿、热、痛,并出现有压痛的肿块,常有患侧淋巴结肿大、压痛。数天后可形成脓肿,脓肿可以是单房或多房,位置表浅者可有波动感,深部脓肿则波动感不明显,局部有深压痛。脓肿形成后可向外破溃,深部脓肿除向外破溃外,还可向深部穿至乳房与胸肌间的疏松组织中,形成乳房后脓肿(图11-1)。

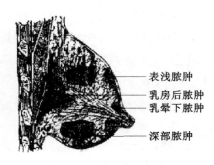

图 11-1 乳房脓肿部位

(三) 辅助检查

1. 实验室检查 血常规检查显示白细胞计数升高、中性粒细胞比例升高。

2. B超检查 B超检查可见脓腔的大小和部位。

3. 诊断性穿刺 在乳房肿块波动最明显处或压痛最明显的区域进行穿刺,可抽出脓液表示脓肿已形成。

(四) 治疗原则

治疗原则是控制感染、排空乳汁。

1. 非手术治疗 ①患侧乳房暂停哺乳,排空乳汁;②局部热敷、药物外敷,促进炎症消散吸收;③应用抗生素,首选青霉素,因抗生素可分泌至乳汁,注意避免使用四环素、氨基糖苷类等对婴儿有不良影响的抗生素。水肿明显者,可用50%的硫酸镁湿热敷。

2. 手术治疗 脓肿形成后应及时行脓肿切开引流。为了避免损伤乳管而形成乳瘘,切口应呈放射状;乳晕下部脓肿应沿着乳晕边缘做弧形切口;乳房深部脓肿或乳房后脓肿可沿乳房下缘作弧形切口(图11-2);如果脓腔较大,可在最低部位另加切口做对口引流,分离多房脓肿的房间隔膜以利于引流。

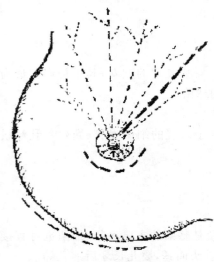

图 11-2 乳房脓肿的切口

【护理诊断/问题】
1. **疼痛** 与乳房炎症、乳汁淤积有关。
2. **体温过高** 与乳房炎症有关。
3. **知识缺乏** 与缺乏哺乳期乳房保健知识有关。

【护理目标】
(1) 病人的疼痛减轻。
(2) 病人体温恢复正常。
(3) 病人基本掌握哺乳期乳房保健的知识。

【护理措施】

(一) 一般护理

嘱病人进食高蛋白、高热量和高维生素的食物,多饮水,注意休息,加强乳房的清洁,每次哺乳前后应清洁乳头。

(二) 缓解病人疼痛

(1) 防止乳汁淤积,患侧停止哺乳,可按摩乳房,使用吸乳器将乳汁吸尽。
(2) 局部热敷、药物外敷或理疗,促进炎症的吸收和消散。
(3) 使用宽松乳托将两侧乳房托起,以减轻疼痛,必要时给予止痛药。

(三) 控制感染

原则为早期、足量应用抗生素。

1. **使用抗生素** 青霉素、头孢类等抗生素使用之前需做皮试;中药治疗可使用野菊花、蒲公英等清热解毒的药物。
2. **切口护理** 脓肿切开后,注意观察、记录引流液的颜色、量、性状及气味的变化,保持引流通畅,及时更换敷料;注意观察有无乳瘘的发生。

(四) 心理护理

病人往往因无法有效哺乳而感到焦虑,护士应与病人耐心地沟通,解释乳腺炎的发生原因以及如何进行哺乳期的乳房保健,缓解病人的焦虑情绪。

(五) 健康指导

1. **避免乳汁的淤积**

(1) 养成良好哺乳习惯:按需哺乳,每次哺乳让婴儿吸净一侧后再吸另一侧,也可使用吸乳器将多余乳汁吸尽。

（2）纠正乳头内陷：在妊娠期就开始提拉、挤捏乳头。

2. 防止细菌侵入

（1）注意保持乳头清洁：每次哺乳前后均须清洗乳头，保持局部卫生。

（2）及时处理乳头皲裂、破损：乳头破损或皲裂严重者应暂停哺乳，用吸乳器吸出乳汁，用温水清洗乳头后可涂抹抗生素软膏，愈合后再哺乳。

（3）养成婴儿不含乳头睡觉的良好习惯，及时治疗婴儿口腔炎。

【护理评价】

（1）病人疼痛缓解。

（2）病人体温恢复正常。

（3）病人能初步掌握哺乳期的乳房保健知识。

任务二　乳腺癌病人的护理

要点导航

重点　乳腺癌的转移征象观察和护理措施。

难点　乳腺癌术后并发症的观察、护理和功能锻炼。

情景案例

病人：周某　性别：女　年龄：49岁　床号：17

病人于三个月前洗澡时发现左侧外上方有一肿块，自觉无其他症状，来院就诊。

体检：左侧乳房外上象限可扪及直径约5 cm的肿块，质硬，表面不光滑，边界不清；同侧腋窝淋巴结肿大，质硬，无痛，可被推动。医生初步诊断为乳腺癌，拟行乳腺癌根治术。

护理应用

术后如何指导该病人进行功能锻炼？

【疾病概述】

乳腺癌是女性常见的恶性肿瘤，好发于40～60岁的女性。其发病与性激素的变化有很大关系。

乳腺癌病理类型有：①非浸润性癌，属于早期，预后较好；②早期浸润性癌，也属于早期，预后良好;③浸润性特殊性癌,分化程度较高,预后较好;④浸润性非特殊癌,是乳腺癌中最常见的类型,分化程度低,预后差。

乳腺癌的转移途径有如下3种。

1. 直接蔓延 直接侵入皮肤、胸筋膜、胸肌等周围组织。

2. 淋巴转移 是主要的转移方式。其中最多见的为癌细胞经胸大肌外侧缘淋巴管侵入同侧腋窝淋巴结,进一步侵入锁骨下淋巴结以至锁骨上淋巴结。

3. 血行转移 多发生在晚期,最常见的远处转移依次为肺、骨和肝。

【护理评估】

（一）健康史

了解病人的年龄、月经、哺乳、生育情况,有无内分泌失调,有无服用避孕药、激素等药物,有无乳腺疾病和乳腺癌家族史。

（二）身体状况

1. 局部表现

（1）乳房肿块:好发部位为乳房的外上象限。早期表现为患侧乳房出现无痛、单发的小肿块。肿块质硬,表面不光滑,边界不清,不易被推动。病人常常无意中（穿衣、洗澡时）或自我检查时发现。

（2）乳房外形改变:随着肿块增大,侵及周围组织可引起乳房的外形改变,局部隆起。当癌肿侵及Cooper韧带时可使其缩短而导致表面皮肤凹陷,即酒窝征。邻近乳头或乳头深部的癌肿可侵入乳管使其缩短,致乳头被牵拉或内陷。癌细胞堵塞皮内和皮下淋巴管会引起局部淋巴管水肿,出现很多点状凹陷,皮肤呈现橘皮样改变。晚期时,癌肿可侵入胸筋膜、胸肌,使得肿块固定于胸壁而不易推动。癌细胞浸润大片皮肤,皮肤表面可出现多个小结节或条索。有时可使皮肤发生破溃而形成溃疡,常有恶臭,容易出血。

（3）患侧腋窝淋巴结肿大、上肢水肿:淋巴转移最初多见于同侧腋窝,如腋窝淋巴管被大量癌细胞堵塞,则可引起上肢水肿。少数病人对侧腋窝也有淋巴结转移。

（4）疼痛和乳头溢血:部分病人可伴有不同程度的疼痛;少数病人乳头溢出血性液体。

2. 全身表现 早期症状不明显,晚期可有消瘦、乏力、贫血、恶病质及远处转移表现。癌细胞转移至肺、骨、肝及软组织,可出现相应症状。如转移至肺部,可出现胸痛、气促等症状;骨转移可出现局部的疼痛;肝转移可引起肝肿大,甚至黄疸。

3. 特殊类型乳腺癌

（1）炎性乳腺癌:少见,多见于年轻女性,尤其在妊娠期或哺乳期。病人乳房明显增大,局部皮肤充血、发红,表面温度升高,呈炎症样表现;恶性程度高,病情发展迅速,预后极差,常常在发病后数月死亡。

（2）乳头湿疹样乳腺癌:很少见,恶性程度低,病情发展缓慢。早期症状是乳头瘙痒、灼痛,以后出现乳头和乳晕发红、糜烂,进而形成溃疡,有时覆盖黄褐色的鳞屑样痂皮,揭开痂皮又出现糜烂面;病变皮肤发硬,边界清楚;随着病情发展,可使乳头内陷、破损;淋巴转移出现时间晚。

（三）心理-社会状况

病人由于担心疾病预后和手术后自我形象紊乱而表现出焦虑和恐惧,应加强沟通,多给予关心,疏导其不良情绪。

（四）辅助检查

1. 影像学检查

（1）X线检查：钼靶X线检查是目前早期发现乳腺癌最有效的方法。

（2）超声检查：可鉴别肿块为囊性还是实质性。

（3）CT、MRI检查：敏感性高于X线检查。

（4）近红外线扫描：可以显示乳房肿块及周围的血管情况。

2. 病理学检查

（1）细胞学检查：用细针穿刺肿块，将抽吸出的细胞做细胞学检查。

（2）活组织检查：是确诊的最可靠方法。

（五）治疗原则

1. 手术治疗　手术治疗是乳腺癌最根本的治疗方法。目前主张尽量缩小手术范围，加强术后的综合治疗。临床上根据肿瘤的病理分型和分期，主要有五种手术方式：乳腺癌根治术、乳腺癌扩大根治术、乳腺癌改良根治术、全乳房切除术和保乳手术。

2. 放射治疗　放射疗法是一种重要的治疗方法，通常在手术后使用，其目的是防止复发。

3. 其他治疗　激素治疗和化学药物治疗。

【护理诊断/问题】

1. 体象紊乱　与手术以后身体外形改变、乳房再造及化疗后脱发等有关。

2. 躯体活动障碍　与手术后肩关节制动、胸肌缺损、疼痛等有关。

3. 焦虑　与担心疾病的预后、手术后身体外观改变有关。

4. 知识缺乏　缺乏手术后功能锻炼、乳腺癌预防的相关知识。

5. 潜在并发症　皮瓣下积液、皮瓣坏死和患侧上肢肿胀等。

【护理措施】

（一）术前护理

（1）进行必要的术前准备：做好术前检查、血化验、备皮等，尤其做好腋窝部位皮肤准备。

（2）指导病人进行有效的呼吸和咳嗽训练，术前练习腹式呼吸。

（3）妊娠或哺乳期病人，术前要及时终止妊娠或停止哺乳，以抑制乳腺癌的发展。

（4）心理指导：多了解和关心病人，消除其紧张情绪，为病人讲解手术注意事项。

（二）术后护理

1. 体位　术后麻醉清醒、血压平稳后取半卧位，以利于呼吸和引流。术后若无恶心、呕吐等麻醉反应可先少量进流质，逐渐过渡到半流质、软食、普食。

2. 吸氧　遵医嘱给予吸氧。

3. 病情观察

（1）术后严密观察生命体征的变化：病人若胸闷、呼吸困难，应及时报告医生并协助处理。

（2）观察患侧上肢远端血液循环情况：观察手术患侧上肢有无皮肤发绀、肿胀、皮温降低、手指发麻及动脉搏动不能触及等情况发生，有则提示腋窝部血管受压，应报告医生，及时调整绷带的松紧度。

（3）观察并记录切口渗血、渗液的情况及皮瓣颜色、有无皮瓣下积液、皮瓣坏死等。

4. 加强伤口护理

（1）保持皮瓣血供良好：①手术部位给予弹性绷带加压包扎，使皮瓣紧贴胸壁，防止积液、积气。包扎松紧以能够容纳一指、维持正常血运、不影响病人呼吸为宜。②观察皮瓣颜色、创面情况，正常皮瓣的温度比健侧略低，颜色红润。如果发现皮瓣颜色暗红，则提示循环欠佳，有可能为皮瓣坏死，需及时报告医生并给予处理。③绷带加压包扎 7～10 天，期间病人不能自行解开绷带，勿伸进里面搔抓。

（2）维持有效引流：乳腺癌根治术后常规放置负压引流管，应维持有效的负压吸引。①妥善固定引流管：长度要适宜，卧床时固定于床旁，起床时固定于衣服上。②保持引流的通畅：防止引流管扭曲、折叠、受压。③观察引流液的颜色、量、性状：一般术后 1～2 日，每日引流出血性液体 50～200 mL，以后颜色及量逐渐变浅、减少。④协助医生拔管：术后 4～5 日，引流液转为淡黄色，量少于 15 mL，创面与皮肤紧贴，即可考虑拔管。

5. 预防患侧上肢肿胀 可以进行握拳、屈伸肘运动或者按摩患侧上肢促进淋巴回流。指导病人平卧时，患肢可抬高 10°～15°，肘关节轻度屈曲；半卧位时，屈肘 90°放于胸腹部；下床时可用吊带托或用健侧手将患肢抬高于胸前。注意需他人扶持时只能扶健侧，以防腋窝皮瓣滑动而影响愈合；避免患肢下垂过久。不能在患侧上肢进行测血压、抽血、静脉滴注等操作。

6. 指导病人做患侧肢体功能锻炼 手术后早期开始患侧上肢的功能锻炼有利于恢复肩关节的活动范围。

（1）术后 24 h 内，主要进行手指及腕部活动，可做伸指、握拳、屈腕等动作。不要以患侧上肢支撑身体，术后 3 天内病人肩部制动，10 天内不可外展术侧上肢。

（2）术后 1～3 天，进行上肢肌肉的等长收缩，开始练习肘关节屈伸活动。

（3）术后 4～7 天，可坐起，病人应开始做肩关节小范围活动，开始练习患侧手摸对侧肩部及同侧耳的动作。鼓励病人用患侧手洗脸、刷牙、进食等。

（4）术后 1～2 周，术后 1 周皮瓣基本愈合后开始做肩关节活动，以肩部为中心前后摆臂，循序渐进地进行抬高患侧上肢、手指爬墙、梳头等锻炼。

（5）术后 14 天，练习患侧手掌越过头顶触摸到对侧耳部，还可进行手指爬墙运动。

（三）心理护理

关心病人，增加与病人的沟通，向其说明手术的必要性、注意事项和术后恢复情况，减轻病人的焦虑；指导病人正确对待手术后引起的自我形象改变，以良好的心态面对疾病和治疗；向病人提供改善自我形象的措施、方法，注意保护病人隐私。

（四）健康指导

1. 活动 不宜用患肢提重物，应坚持功能锻炼。

2. 保护患侧肢体 患肢不能进行输液、测血压等操作，若有水肿抬高上肢。

3. 使用义乳或乳房重建术 出院后暂先佩戴无重量的义乳，有重量的义乳在治愈后佩戴。义乳与健侧乳房相似大小，每日清洁，勿受压，妥善固定在内衣上。根治术后 3 个月可行乳房重建术，但如果有肿瘤转移或乳腺炎，严禁假体植入。

4. 复查和自我检查 术后遵医嘱进行放疗、化疗、内分泌治疗，定期复查，每月做一次乳房自我检查，如有复发以便早期发现。

5. 术后 5 年内应避免妊娠 以免促使乳腺癌复发。

任务三　乳房良性肿瘤病人的护理

一、乳房纤维腺瘤

乳房纤维腺瘤是女性常见的一种乳房良性肿瘤,其病因一般认为与小叶内纤维细胞对雌激素的敏感性异常增高有关,好发年龄多在20~25岁。

(一)身体状况

病人常无自觉症状,主要表现为乳房肿块。乳房纤维腺瘤好发于乳房外上象限,大多数为单发的无痛性肿块。肿块生长缓慢,表面光滑,质地坚硬,似硬的橡皮球,边界清楚,极易推动,大小与月经周期无关。

(二)治疗原则

手术切除为最有效的治疗方法。乳房纤维腺瘤虽然为良性肿瘤,但有恶变可能,一旦发现,应采取手术。由于妊娠可使纤维腺瘤增大,故如在妊娠前后发现,一般应手术切除。手术后常规进行病理检查,排除恶变可能。

(三)护理要点

(1)向病人解释病因及治疗方法。
(2)密切观察肿块变化,明显增大者应及时就诊,尽早手术切除。
(3)手术切除后,告知病人应保持切口敷料的干燥和清洁。

二、乳管内乳头状瘤

乳管内乳头状瘤多见于经产妇,以40~50岁妇女居多。大部分发生在大乳管近乳头的膨大部位。瘤体一般很小,极易出血。

(一)身体状况

主要表现为乳头溢出血性液体,病人通常因乳头溢液污染内衣而引起注意,溢液多为鲜红色,因瘤体小,肿块通常不能触及。偶可在乳晕区扪及圆形、质软、可被推动的小结节,轻压常可见乳头溢出血性液体。

(二)治疗原则

诊断明确应争取早期手术切除,因有恶变可能,切除后做常规病理学检查。

(三)护理要点

(1)向病人解释乳头溢液的原因、手术必要性,消除其顾虑。
(2)术后保持敷料的清洁和干燥。
(3)定期回医院复查。

三、乳腺囊性增生病

乳腺囊性增生病,常见于中年妇女。可发生于腺管周围并伴有大小不等的囊肿形成,也可发生在腺管内,主要为乳管及腺泡上皮增生。其发生与卵巢功能失调引起的激素分泌紊乱有关。

(一)身体状况

突出表现为乳房周期性胀痛和乳房肿块。乳房胀痛程度不一,胀痛的特点是具有周期性,常发生或加重于月经期,月经后有所减轻。乳房肿块常为多发,可见于一侧,也可见于两侧。肿块呈结节状,大小不一,质韧,不硬,与周围组织分界不清。

(二)治疗原则

目前尚无有效的治疗方法,主要是观察、随访和对症治疗,多数病人常能自愈。可用中医中药调理。

直通护考

根据乳腺癌淋巴结转移的主要途径,护理评估应重点关注的部位是(　　)。
A. 腹股沟　　　B. 颌下　　　C. 颈后　　　D. 颈前　　　E. 腋窝

(李汶殷)

项目十二　胸部疾病病人的护理

学习目标

知识目标

(1) 掌握肋骨骨折、气胸、肺癌、食管癌病人的护理评估和护理措施。
(2) 掌握胸腔闭式引流的护理措施。
(3) 掌握肋骨骨折、气胸的急救措施。
(4) 熟悉胸部疾病病人常见的护理诊断或问题。
(5) 了解胸部疾病的病因、发病机制、病理及辅助检查。

能力目标

(1) 运用护理程序对胸部疾病病人进行整体护理;有针对性地对胸部疾病病人做好健康教育及康复指导。
(2) 配合医生做好胸腔闭式引流。
(3) 熟练掌握现场施救的各个操作环节和程序,有条不紊地对胸部损伤病人进行现场施救。

素质目标

具有良好的护患沟通能力,减轻病人痛苦,维护病人健康。

任务一　胸部损伤病人的护理

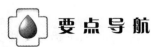

重点　肋骨骨折、气胸、脓胸的临床表现、护理诊断和护理措施。
难点　胸腔闭式引流的护理。

情景案例

病人:徐某 性别:男 年龄:24岁 体重:60 kg 床号:40

病人因半小时前高空作业从4 m高处坠落,左胸背着地被送至医院。主诉:左胸痛、气短无力。体格检查:脉搏125次/分,血压12.0/8.0 kPa(90/60 mmHg)。病人神志清楚,面容痛苦,面色苍白,呼吸急促,口唇发绀。左侧胸廓饱满,呼吸运动减弱,左腋后线第7、8肋压痛明显,可扪及骨擦音,无反常呼吸。左肺上部叩诊呈鼓音,下部呈实音,心脏浊音界右移,左肺呼吸音消失,心率120次/分,律齐,其他检查正常。辅助检查:胸部X线显示心脏纵隔右移,左肺萎缩,第5前肋水平可见气液平面,左第7、8肋骨单处骨折,左胸廓可见局部积气征。

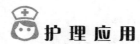 护理应用

(1) 该病人目前存在的护理问题有哪些?
(2) 我们为该病人制订哪些护理措施?

胸部的骨性胸廓支撑保护胸内脏器,并参与呼吸运动。胸部损伤很常见,根据损伤时胸膜腔是否与外界相通,分为闭合性和开放性胸部损伤两类。闭合性损伤多由挤压性、冲击性或撞击性暴力所致,多有肋骨骨折或胸骨骨折,常合并其他部位的损伤;开放性损伤多由锐器或火器暴力所致,可导致开放性气胸或血胸,严重者可危及生命。

一、肋骨骨折

【疾病概述】

(一) 肋骨特点

肋骨共12对。前方通过肋软骨与胸骨相连,后方与胸椎横突、肋横突关节相接。当暴力作用于肋骨时,肋骨可向内弯曲而骨折,前后暴力挤压使肋骨腋中线附近向外弯曲而骨折。各肋骨的解剖结构特点决定了骨折部位及严重性的差别。其中第1~3肋短粗,前有锁骨、后有肩胛骨保护,故而不易骨折;第4~7肋长而薄且前后固定,最易发生骨折;第8~10肋前端肋软骨融合成肋弓,因软骨的弹性而较少发生骨折;第11~12肋前端游离形成浮肋,弹性较大,故而挤压伤很少骨折,但一旦发生骨折应警惕肝、脾等腹腔脏器的损伤和膈肌损伤。

(二) 分类

1. 单根或多根单处肋骨骨折 若骨折上、下仍有骨性支撑,一般对呼吸的影响不大。若骨折端向内刺破胸膜和肺,可引起气胸、血胸及皮下气肿等;若刺破肋间血管,特别是动脉,会引起大出血。

2. 多根多处肋骨骨折 骨折处胸廓因失去骨性支撑而出现软化,受胸膜腔内负压的影响,吸气时伤处胸壁凹陷;而呼气时受胸膜腔内正压推挤,伤处胸壁向外凸起,因与正常呼吸时胸廓运动截然相反,称之为反常呼吸运动(图12-1),这类胸廓称为连枷胸。一般来说,4根以

上的多处肋骨骨折形成的连枷胸可严重影响呼吸、循环功能。反常呼吸使吸气时潮气量减少，呼气时肺泡内残气不能排出，进而造成机体严重的低氧血症和高碳酸血症。因双侧胸膜腔内的相对压力随呼吸运动周期而变化，使纵隔随呼吸而左右摆动，进一步影响回心血流，导致呼吸和循环衰竭迅速发生。

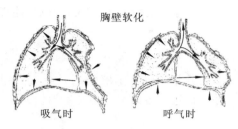

图 12-1　反常呼吸运动

【护理评估】

（一）健康史

了解病人胸部受伤史。直接暴力引起作用点处肋骨向内弯曲而折断；间接暴力多见于挤压伤（如地震压伤），引起腋中线附近的肋骨向外弯曲而骨折。儿童、青少年肋骨虽富有弹性不易骨折，但一旦骨折多合并有严重的内脏损伤。

（二）身体状况

1. 胸痛　骨折断端刺激肋间神经可引起局部疼痛，在咳嗽、深呼吸或转动体位时加剧。

2. 肺不张和肺部感染　疼痛使病人呼吸变浅、咳嗽无力，进而呼吸道分泌物增加、潴留，易导致肺不张和肺部感染。

3. 连枷胸　反常呼吸运动使患侧肺受塌陷胸壁的压迫，加之呼吸时两侧胸腔压力不均衡引起纵隔扑动，影响肺通气，出现缺氧和二氧化碳潴留，严重时可出现呼吸和循环衰竭。

4. 并发症　骨折向内刺破胸膜、肋间血管和肺，可引起气胸、血胸、皮下气肿或咯血。

（三）辅助检查

胸部 X 线、CT 检查可发现骨折的部位及伤情，若并发内脏损伤出现气胸、血胸可显示相应的肺萎缩及胸腔积液、积气情况。

（四）治疗原则

1. 闭合性单处肋骨骨折　重点在于缓解疼痛、固定胸廓和防治肺部并发症。可采用口服或肌内注射镇痛药来缓解。用弹性胸带或多头胸带外固定胸廓，此法简单易行，不仅能减少肋骨断端的活动，而且能减轻疼痛，有利于病人咳痰，防止出现肺不张、肺感染等并发症。

2. 闭合性多根多处肋骨骨折　重点在于有效镇痛和控制反常呼吸运动。可采用持续硬膜外镇痛泵镇痛，理想的镇痛能改善肺部功能，降低肺部并发症发生的可能。控制反常呼吸可采用厚敷料加海绵块固定、加压包扎胸壁软化区。此外还有牵引、手术内固定等方法。

3. 开放性肋骨骨折　及早清创，行内固定，术后常规注射破伤风抗毒素，并给予抗生素防治感染。

【护理诊断/问题】

1. 气体交换受损　与骨折导致的疼痛、胸廓运动障碍、反常呼吸运动有关。

2. 疼痛　与胸部损伤有关。

3. 潜在并发症 肺部感染、休克、呼吸衰竭。

【护理目标】

（1）病人恢复正常呼吸功能。

（2）病人疼痛减轻。

（3）病人未发生肺部感染、休克等并发症。若出现并发症,能得到及时发现和处理。

【护理措施】

（一）病情观察

密切观察病人的生命体征,尤其是呼吸。了解病人是否有发绀、气促及呼吸困难等症状,若发现异常,应立即报告医生并协助进行处理。

（二）对症护理

1. 减轻疼痛 ①遵医嘱给予止痛药物,并观察其效果及副作用;②妥善固定胸廓,并指导病人咳嗽时用双手按压患侧胸壁,以减轻因咳嗽震动伤口引起的疼痛。

2. 预防感染 对于开放性肋骨骨折,遵医嘱给予抗生素和破伤风抗毒素。

【护理评价】

（1）病人呼吸功能是否恢复。

（2）病人疼痛是否减轻或消失。

（3）病人是否发生肺部感染、休克、呼吸衰竭等并发症,若发生是否得以及时有效的发现和处理。

【健康教育】

（1）指导并告知病人及家属有效咳嗽排痰的方法及意义。

（2）鼓励病人病情稳定后逐渐练习站立、步行等活动,并循序渐进地加大活动量。

（3）定期复查。

二、气胸

胸膜腔内积气称为气胸。在胸部损伤中,气胸的发病率仅次于肋骨骨折。气胸的产生多因胸壁破损使胸膜腔与外界相通,外界空气进入胸膜腔,或由于肺、气管、支气管破裂,空气逸入胸膜腔所致。根据发生的原因,气胸可分为自发性气胸、创伤性气胸和医源性气胸三大类。据病理、生理特点,将创伤性气胸又分为闭合性、开放性和张力性气胸三类。

【疾病概述】

（一）闭合性气胸

闭合性气胸多为肋骨骨折的并发症,肋骨骨折断端刺破肺表面,肺内空气漏入胸膜腔所致。此时患侧胸膜腔内压力仍小于大气压,患侧肺萎陷,因此,胸膜腔的积气量决定了患侧肺的萎陷程度。随着胸膜腔积气与肺萎陷程度的增加,肺表面的裂口缩小,直至吸气时也不开放,这时气胸趋于稳定。

（二）开放性气胸

刀刺伤或枪弹等导致胸壁开放性伤口,使胸膜腔与外界空气相通,空气随呼吸自由进出胸膜腔而形成开放性气胸。此时患侧胸膜腔内压力等于大气压,由于患侧胸膜腔内负压的消失,肺因自身的弹性而完全萎陷,两侧胸膜腔压力不等致使纵隔向健侧移位。当吸气时,健侧胸膜腔内负压升高,与患侧胸膜腔内压的压力差增大,纵隔继续向健侧移位;当呼气时,两侧胸膜腔压力差减小,纵隔又移向患侧,称为纵隔扑动(图12-2)。纵隔扑动使腔静脉扭曲受压,影响静脉回心血量,引起循环功能严重障碍。此外,吸气时健侧肺扩张,吸进的气体不仅有来自外界的空气,还有患侧肺排出的含氧量低的气体;而呼气时健侧肺呼出的气体不仅排出体外,也有一部分进入患侧肺,可见,含氧量低的气体在两肺之间重复交换,加重了缺氧。

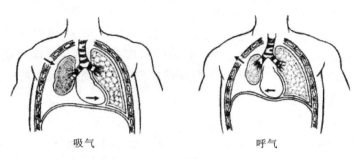

图 12-2　纵隔扑动

(三) 张力性气胸

张力性气胸又称为高压性气胸。常继发于肺裂伤或支气管破裂后,且在裂口处形成活瓣,当吸气时气体可经裂口进入胸膜腔,而呼气时活瓣关闭,从而导致胸膜腔内积气越来越多,压力也不断升高,最后高于大气压。由于患侧胸膜腔内压力不断增高,压迫患侧肺使之严重萎陷,纵隔向健侧明显移位,健侧肺受挤压,腔静脉回流障碍,进而出现呼吸、循环功能的严重障碍(图12-3、图12-4)。胸膜腔内高压将气体经气管、支气管周围疏松结缔组织或胸膜裂口处挤入纵隔或胸壁软组织,形成纵隔气肿或面、颈、胸部的皮下气肿。

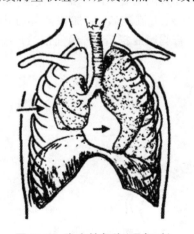
图 12-3　张力性气胸(吸气时)

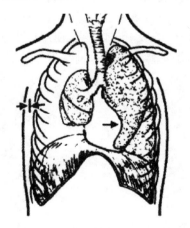
图 12-4　张力性气胸(呼气时)

【护理评估】

(一) 健康史

了解病人受伤的经过、部位,有无呼吸困难、发绀、皮下气肿,以及已采取的急救措施等;评估病人既往胸部手术史等。

(二) 身体状况

1. 闭合性气胸　表现取决于进入胸膜腔的气体量。胸膜腔积气较少,肺萎陷在30%以下时,病人多无明显症状;大量气胸者,可出现胸闷、胸痛、气促等症状,体检可发现患侧肋间隙饱满,气管向健侧移位,患侧胸部叩诊呈鼓音,听诊呼吸音减弱甚至消失。胸部 X 线显示不同程度的胸腔积气、肺萎陷,有时尚伴有少量胸腔积液。

2. 开放性气胸 病人出现明显的呼吸困难、口唇发绀、鼻翼煽动、颈静脉怒张。患侧胸壁可闻及随呼吸进出胸膜腔的吹风声。体检除与大量闭合性气胸类似外,胸部 X 线显示患侧肺完全萎陷,胸膜腔内大量积气,纵隔向健侧移位。

3. 张力性气胸 病人表现为严重或极度的呼吸困难、发绀、端坐呼吸,继而出现烦躁、谵妄甚至昏迷。体检见广泛的皮下气肿,患侧胸部胀满,叩诊呈鼓音,听诊呼吸音消失。胸部 X 线显示皮下气肿、肺完全萎陷、气管和心影明显偏向健侧。胸腔穿刺可见有高压气体外推针筒芯。

（三）治疗原则

1. 闭合性气胸 胸腔少量积气时,一般无需特殊处理,积气通常在 7～14 天内自行吸收。大量气胸须行胸膜腔穿刺抽气,或胸腔闭式引流术,以排出积气,促进肺及早复张,此外用抗生素预防感染。

2. 开放性气胸 现场急救,用无菌敷料(如凡士林)纱布外加厚棉垫或清洁干净的物品,在伤者呼气末封盖伤口并加压包扎,使开放性气胸转变为闭合性气胸,然后刺穿胸膜腔,抽气减压,以暂时缓解呼吸困难。待送至医院,应立即给氧和补充血容量,以纠正休克;清创、缝合伤口并做胸腔闭式引流术;给予抗生素抗感染治疗。

3. 张力性气胸 是胸外伤中可迅速致死的急危重症。急救应立即胸膜腔穿刺排气,以降低胸膜腔内压力,挽救病人的生命。危急状况下可用粗针头于患侧锁骨中线第 2 肋间刺入胸膜腔,达到排气减压的效果。在转运途中,可在粗针头的针柄处缚扎一指端有剪口的橡胶手套,以形成单向活瓣装置(图 12-5)。进一步安装胸腔闭式引流装置,以加快气体排出,促进肺复张。同时给予吸氧、抗休克、使用抗生素抗感染等。若胸膜腔插管后,漏气依然严重,应行剖胸探查术,手术修复损伤。

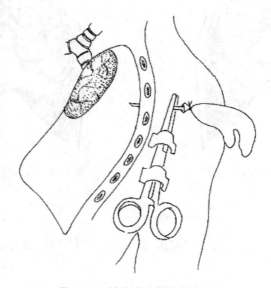

图 12-5　针头胶皮指套排气法

> **知识链接**
>
> **自发性气胸**
>
> 自发性气胸是区别于医源性和外伤性气胸的一种临床常见气胸。好发于20岁左右体形高瘦的男性。多与肺尖、肺下叶背段、肺叶游离缘的胸膜下肺大泡破裂有关。临床主要表现为突发的胸痛、胸闷、气促、呼吸困难等,一般几小时后症状可改善。查体:患侧胸廓膨隆,气管向健侧移位,叩诊呈鼓音,听诊呼吸音减弱或消失。胸部X线检查是主要的诊断方法。若肺萎陷较轻,可考虑观察或胸膜腔穿刺排气,若肺萎陷较重,应行电视胸腔镜下肺楔形切除术,切除胸膜下肺大泡,为避免复发可做胸膜固定术。

【护理诊断/问题】

1. **气体交换受损** 与胸膜腔内压升高、肺萎陷、胸廓运动受限等有关。
2. **心搏出量减少** 与纵隔移位影响静脉回心血量有关。
3. **低效型呼吸型态** 与肺萎陷、气道阻塞有关。
4. **疼痛** 与组织损伤、胸膜腔内压升高致使胸膜受牵拉等有关。
5. **有感染的危险** 与胸壁受损有关。
6. **潜在并发症** 复发性气胸、慢性气胸。

【护理目标】

(1) 病人呼吸功能改善。
(2) 病人静脉回心血量逐渐恢复正常。
(3) 病人恢复正常呼吸型态。
(4) 病人疼痛减轻。
(5) 病人未发生感染。
(6) 病人未发生并发症,若出现并发症能得到及时发现和处理。

【护理措施】

(一) 病情观察

密切观察病人的呼吸频率、节律及幅度的变化情况;观察病人是否出现发绀、呼吸困难、皮下气肿等征象,若发现异常,应立即报告医生并协助进行处理。

(二) 对症护理

1. **保持呼吸道通畅** ①给予鼻导管吸氧;②鼓励、协助病人进行有效咳嗽和排痰,并及时清理呼吸道分泌物;③不能有效排痰或呼吸衰竭者,应行气管插管或气管切开以辅助呼吸。
2. **减轻疼痛** ①疼痛致使病人不敢咳嗽、咳痰,应指导病人用双手按压患侧胸壁,以减轻因咳嗽震动伤口而引起的疼痛;②遵医嘱给予止痛剂。
3. **预防感染** ①密切观察体温的变化,若有体温升高,应报告医生并协助处理;②遵医嘱给予抗生素和破伤风抗毒素;③对于有开放性损伤者应予以清创处理;④操作中严格执行无菌操作。

(三) 胸腔闭式引流的护理

1. **原理及目的** 胸腔闭式引流是依据胸膜腔生理性负压机制来设计的,即利用水封瓶中

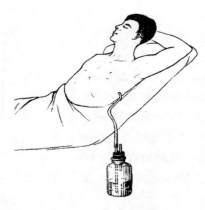

图12-6 胸腔闭式引流

的液体来隔离胸膜腔与外界(图12-6)。主要用于治疗气胸、血胸、脓胸以及胸腔手术后引流。其目的在于：①排出胸膜腔内积气、积液、积血；②重建胸膜腔内负压，促进肺复张；③平衡胸膜腔内压力，以保证纵隔的正常位置。

2. 置管的位置和种类 引流物的性质决定了置管位置：①引流气体时，一般置于患侧锁骨中线第2肋间隙，多选择质地较软的塑料管，不仅可用于引流，而且也减少了局部刺激和疼痛；②引流液体时，一般置于患侧腋中线与腋后线之间第6～8肋间，多选择质地较硬、管径为1.5～2 cm的橡皮管，既不易折叠、扭曲和堵塞，又利于引流通畅；③引流脓液时应置于脓腔最低位。

3. 引流装置 引流瓶中盛约500 mL的无菌生理盐水。传统的胸腔闭式引流装置有以下几种。

(1) 单瓶水封闭式引流：橡皮塞上短管下口远离液面，使瓶内空气与外界相通。其长管下口插入液面下3～4 cm，另一端与病人的胸腔引流管相连，可见长玻璃管内水柱高于液平面8 cm，并随呼吸上下波动(图12-7)。

(2) 双瓶水封闭式引流：在单瓶的基础上再接一个水封瓶。多用于引流液体，便于观察引流液的量和性质(图12-8)。

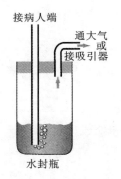

图12-7 单瓶水封闭式引流

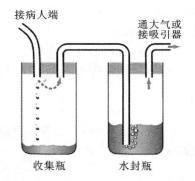

图12-8 双瓶水封闭式引流

(3) 三瓶水封闭式引流：在双瓶的基础上增加一个负压调节瓶。调节瓶橡皮塞上安装3根玻璃管，其中长管与大气相通，其下端插入液面下10～20 cm，通过调节插入液面下的深度来调节抽吸的负压(图12-9)。

4. 护理要点

(1) 妥善固定：①引流瓶应低于胸腔引流口100 cm，并妥善安置，以防引流瓶翻倒；②更换引流瓶或搬动病人时，用两把止血钳双向夹闭引流管；③若引流管滑脱，应立即用手捏闭伤口，消毒后用凡士林纱布予以封闭伤口；④定时更换引流瓶，引流瓶不可倒置或倾斜。

(2) 维持引流通畅：判断引流是否通畅的方法是观察引流瓶内长管中的水柱。若水柱随呼吸上下波动，说明引流通畅。为保证引流通畅，护理中要注意以下几点：①协助病人采取半卧位，并经常改变体位；②定时检查、挤捏引流管，防止引流管扭曲、受压和堵塞；③鼓励病人咳嗽、咳痰和做深呼吸运动，利于胸膜腔气体、液体的引流。

(3) 观察并记录：①观察引流口处敷料的情况，保持敷料清洁、干燥，一旦渗湿应予以及时

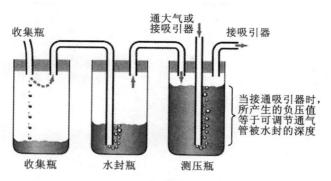

图 12-9　三瓶水封闭式引流

更换;②观察水柱波动情况,若水柱随呼吸不波动,提示引流管不通或肺已完全复张;③观察引流液的颜色、性质和量。正常情况下,开胸手术后 24 h 内引流出的血性液体不超过 500 mL,且引流液颜色会逐渐变淡,引流量也逐渐减少。若血性液体持续逸出或有大量气泡,应及时报告医生并予以处理;若引流量过少,应考虑引流是否通畅。

(4) 拔管:①拔管指征。置管 48~72 h,若引流液颜色变淡、引流瓶内无气体逸出,24 h 引流液少于 50 mL 或脓液少于 10 mL,病人无呼吸困难,X 线检查显示肺膨胀良好,即可考虑拔除引流管。②拔管方法。嘱病人深呼吸,于深吸气末屏气拔管,并立即用凡士林纱布覆盖,外加用敷料并包扎固定。③拔管观察。注意病人有无胸闷、呼吸困难等表现,引流口处有无漏气、渗液,及引流口周围是否有皮下气肿等,若有异常应及时通知医生并处理。

【护理评价】

(1) 病人呼吸功能是否改善。
(2) 病人静脉回心血量是否逐渐恢复正常。
(3) 病人是否恢复正常呼吸型态。
(4) 病人疼痛是否减轻。
(5) 病人是否发生感染。
(6) 病人是否发生并发症,若发生是否得以及时有效的治疗。

【健康教育】

(1) 指导病人及家属有效咳嗽、排痰的方法及意义。
(2) 向病人讲解胸腔闭式引流的意义及注意事项,以取得病人的配合。
(3) 鼓励病人早期活动,加强功能锻炼,但在气胸痊愈前 1 个月内要避免剧烈运动。
(4) 定期复查。

三、血胸

【疾病概述】

胸膜腔内积血称为血胸。当与气胸同时存在时,称为血气胸。胸膜腔积血大多来源于心脏或胸内大血管、胸壁血管、肺组织、心脏损伤等。血胸的发生不仅因血容量丢失引起失血性休克,影响循环功能,还可压迫肺,减少呼吸面积而导致呼吸困难。当胸膜腔短时间内迅速积聚大量血液,超过肺、心包和膈肌运动所起到的去纤维蛋白作用时,积血会发生凝固,形成凝固性血胸。凝血块机化形成纤维组织,会限制肺与胸廓的活动,损害呼吸功能。此外,血液是最好的培养基,经伤口侵入的细菌会大量繁殖,进而引起感染性血胸。持续大量出血所致的胸膜腔积血,称为进行性血胸。

【护理评估】

(一) 健康史

了解病人胸部受伤的经过、时间、部位和已采取的急救措施等,有无呼吸困难、面色苍白、昏迷等。

(二) 身体状况

血胸的表现取决于出血速度和出血量。

1. 小量血胸 成人出血量<500 mL,病人无明显表现。

2. 中量血胸 成人出血量为 500~1000 mL,病人可表现为明显的内出血体征,如面色苍白、呼吸困难、四肢湿冷等。

3. 大量血胸 成人出血量>1000 mL,病人表现为休克和严重的呼吸困难。查体可见肋间隙饱满,气管向健侧移位,叩诊患侧胸部呈浊音,听诊呼吸音减弱或消失。

此外,具备以下征象则提示存在活动性出血:①脉搏持续加快,血压持续下降,或经输血、补液后血压仍不回升或升高后又迅速下降;②血红蛋白、红细胞计数和血细胞比容等持续性降低;③胸腔闭式引流的血量>200 mL/h,并持续 3 h 以上;④因血液凝固胸膜腔穿刺抽不出,或抽出的血液很快凝固,胸部 X 线示胸部阴影继续增大。

(三) 辅助检查

1. X 线检查 小量血胸可见肋膈角消失,中量以上血胸可见胸膜腔内有大片积液阴影,纵隔偏向健侧;若合并气胸可见气液平面。

2. 胸膜腔穿刺 胸膜腔穿刺抽液可明确诊断,穿刺部位多选在腋后线第 8、9 肋间。

(四) 治疗原则

治疗重点在于防治休克、止血、清除胸膜腔内积血及处理并发症。非进行性小量血胸一般无需特殊处理,可自行吸收;中、大量血胸应尽早行胸腔穿刺抽出积血,必要时行胸腔闭式引流术;进行性血胸应尽早输血、输液以防治休克,并及时做剖胸探查术;凝固性血胸待病人情况稳定后,尽早做手术清除血块,并剥除纤维组织。此外应注意防治感染。

【护理诊断/问题】

1. 低效型呼吸型态 与肺萎陷、气道阻塞有关。

2. 心搏出量减少 与出血量多、胸膜腔积血致有效循环血量减少有关。

3. 气体交换受损 与胸膜腔内压升高、肺萎陷、胸廓运动受限等有关。

4. 潜在并发症 休克、感染等。

【护理目标】

(1) 病人恢复正常呼吸型态。

(2) 病人静脉回心血流量逐渐恢复正常。

(3) 病人呼吸功能改善。

(4) 病人未发生休克、感染等并发症。若出现并发症,能得到及时发现和处理。

【护理措施】

(一) 病情观察

严密观察病人的生命体征、胸腔引流液的颜色及量并做好记录。若有伤口,应观察有无渗血、气体进出伤口情况。

(二)对症护理

(1)保持呼吸、循环功能:①保持呼吸道通畅,吸氧,必要时吸痰;②建立静脉通道,给予输血输液以维持充足的血容量。

(2)预防感染:遵医嘱给予抗生素,以预防感染的发生。

(3)引流护理:①协助医生行胸腔闭式引流术;②观察出血量并记录,及时发现进行性出血,若发生进行性出血,应及时行剖胸止血术,及时补充血容量。

【护理评价】

(1)病人呼吸型态是否恢复正常。

(2)病人静脉回心血流量是否正常。

(3)病人呼吸功能是否恢复。

(4)病人是否发生休克、感染等并发症,若发生是否得以及时有效的治疗。

【健康教育】

(1)向病人讲解胸腔闭式引流的意义及注意事项,以取得病人的配合。

(2)心肺损伤者,定期复查。

(3)向病人解释深呼吸、有效咳嗽、排痰的意义,指导、鼓励病人练习腹式呼吸。

四、脓胸

【疾病概述】

脓胸是指脓性渗出液积聚于胸膜腔内的化脓性感染。脓胸的致病菌多来自于肺内感染灶,常见的致病菌是金黄色葡萄球菌、肺炎球菌等。致病菌侵入胸膜腔的途径有:①直接由化脓病灶侵入胸膜腔;②经淋巴途径:如膈下脓肿、纵隔脓肿、肝脓肿等,可经淋巴管侵犯胸膜腔;③血源性播散:全身败血症或脓毒血症时,致病菌经血液进入胸膜腔;④因外伤、手术污染胸膜腔。

【护理评估】

(一)健康史

了解病人胸部受伤史、感染史、手术史。

(二)身体状况

脓胸按病程分为急性和慢性两种。

1. 急性脓胸 常有高热、脉搏快、呼吸急促、胸痛、食欲减退、全身乏力等。胸膜腔积脓多时可有胸闷、咳嗽、咳痰症状,严重者可有发绀和休克;体格检查可有患侧语音震颤减弱,叩诊呈浊音,听诊呼吸音减弱或消失。

2. 慢性脓胸 常有长期低热、食欲减退、消瘦、贫血、低蛋白血症等慢性全身中毒表现,有时有气促、咳嗽、咳脓痰等。体格检查可有患侧胸廓内陷畸形,肋间隙明显变窄,叩诊呈浊音,呼吸音减弱或消失。

(三)辅助检查

血常规检查可有白细胞计数及中性粒细胞比例升高;胸部 X 线检查示病人患侧有积液所致的致密阴影;胸膜腔穿刺抽出脓液可明确诊断。

(四) 治疗原则

急性脓胸应去除病因、控制感染、行胸膜腔穿刺或胸腔闭式引流以排出脓液,加以全身治疗。慢性脓胸应改善全身情况、消除中毒症状,积极治疗病因,必要时行手术消除脓腔。

> **知识链接**
>
> **胸膜腔穿刺术**
>
> 胸膜腔穿刺术,简称胸穿,是为了诊断和治疗的需求通过胸腔穿刺来抽取积液或积气的一种技术。术前病人应进行胸部 X 线片和超声检查,以明确胸腔内是否有积液或积气,并标记穿刺部位。
>
> (1)穿刺体位:病人多取坐位,面向椅背,两手交叉抱臂置于椅背上,将头枕于臂上,以使肋间隙增宽;不能坐起者,可采取半卧位,举起患侧手臂。
>
> (2)穿刺部位:胸腔积液较多时多选择肩胛线或腋后线第 7~8 肋间,腋中线第 6~7 肋间或腋前线第 5 肋间。
>
> (3)穿刺步骤:①术者戴口罩、无菌手套,助手协助医生打开穿刺包,铺无菌洞巾;②用 0.5%~1% 的普鲁卡因或利多卡因做局部浸润麻醉;③将胸穿针与抽液用注射器连接,并关闭两者间的开关,以保证紧密闭合而不漏气;④术者用一手食指与中指固定穿刺部位皮肤,另一手持穿刺针缓缓刺入,当有落空感时打开开关使其与胸腔相通,进行抽液。助手将止血钳固定穿刺针,以免刺入过深;⑤抽吸结束后,拔出穿刺针,局部消毒,覆盖纱布,固定并记录。

【护理诊断/问题】

1. 气体交换障碍 与脓液压迫肺、胸廓活动受限有关。

2. 体温过高 与感染有关。

3. 营养失调 营养低于机体需要量,与摄入不足、消耗增加等有关。

【护理目标】

(1)病人逐渐恢复正常呼吸功能。

(2)病人体温恢复正常。

(3)病人营养状况得以改善。

【护理措施】

(一) 病情观察

严密观察病人的生命体征,尤其是体温的变化。行胸腔闭式引流时应观察引流液的性质。

(二) 饮食护理

鼓励病人进食高蛋白、高热量、富含维生素的饮食,以保证病人的营养。必要时给肠内、肠外营养支持。

(三) 生活护理

协助病人取半卧位,利于呼吸和引流。支气管胸膜瘘时应取患侧卧位,以免脓液流向健侧或引起窒息。

(四) 对症护理

1. 降温 高热者应给予冷敷、擦浴等物理降温,并鼓励病人多饮水,必要时遵医嘱使用药物降温。

2. 控制感染 遵医嘱给予抗生素,并观察药物的疗效及副作用。

【护理评价】

(1)病人呼吸功能是否逐渐恢复正常。

(2)病人体温是否恢复正常。

(3)病人营养状况是否得以改善。

【健康教育】

(1)告知病人注意保暖,预防肺部感染。

(2)指导胸廓成形术病人进行功能锻炼。

(3)指导病人遵医嘱服药,定期复查。

任务二 肺癌病人的护理

要点导航

重点 肺癌的临床表现和护理措施。
难点 肺癌术后护理措施。

情景案例

病人:李某 性别:男 年龄:69岁 体重:70 kg 床号:25

病人刺激性干咳2个月,伴咳痰及痰中带血2周余而入院就诊。症状:自觉发病以来乏力、消瘦,体重减轻约5 kg,无发热、盗汗、脓性痰、呼吸困难,时有右胸痛。体格检查:体温37.0 ℃,呼吸20次/分,脉搏88次/分,血压17.0/11.0 kPa(127/82 mmHg)。呼吸平稳,气管居中,无颈静脉怒张及颈动脉搏动异常,腋下及锁骨下淋巴结未触及肿大。胸廓对称无畸形,双肺触觉语音震颤右侧明显弱于左侧相应部位,右肺上部叩诊呈浊音,听诊呼吸音弱,无啰音。心、肝、脾均无异常。双下肢无水肿,双手可见杵状指。辅助检查:胸部X线示右肺上叶扇形缩小,密度增高,水平裂外侧向上移位,气管偏右。

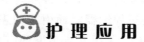护理应用

(1)该病人目前存在哪些护理问题?

(2) 若对病人施行手术,术后护理要点有哪些?

肺癌大多起源于支气管上皮,故又称之为支气管肺癌。在发达国家和我国大城市,肺癌已成为男性群体中肿瘤发病的首位。肺癌好发于40岁以上的男性,近年来,女性肺癌的发病率也明显增加。

【疾病概述】

(一) 病因

肺癌的病因至今尚不明确。但可能与以下因素有关:①吸烟:长期大量吸烟是引起肺癌的最重要因素。肺癌的发病率与开始吸烟的年龄、每天吸烟量、吸烟年限及吸烟的方式有关。越早开始吸烟、吸烟量越多、时间越长及单纯吸香烟(比吸雪茄、通过烟嘴吸烟患病率高),肺癌的发病率越高,此外被动吸烟同样是致病因素。②空气污染:是肺癌的另一常见致病因素。城市因汽车尾气、工业废气等原因空气质量比农村要差,肺癌发病率也高于农村。③工业污染:对于某些因职业需要而接触一些工业物质,肺癌发病率也较高,如石棉、砷、铬、镍、锡、电离辐射等。④遗传因素:遗传致病已经得到了证实。近年来,肺癌分子生物学研究表明P53、nm23-H1、转化生长因子等基因的表达变化及突变与肺癌有密切的关系。此外,还与饮食因素、烹饪油烟等有关。

(二) 病理

肺癌起源于支气管黏膜上皮或肺泡上皮。癌肿可向支气管腔内和(或)周围结构浸润生长,右肺多于左肺,上叶多于下叶。传统上,将起源于肺段支气管开口以近、位置靠近肺门的肺癌称为中心型肺癌;将起源于肺段支气管开口以远、位于肺周围部分的肺癌称为周围型肺癌。

1. 病理组织学分类 目前采用的是2004年世界卫生组织(WHO)修订的分型标准,肺癌按细胞类型分为9种,其中常见的有4种。①鳞状细胞癌:老年男性居多,常为中心型肺癌,生长速度较缓慢,病程较长,常先经淋巴转移,血行转移发生较晚;②小细胞癌:老年男性居多,中心型多见,生长速度快,恶性程度高,很早出现淋巴和血行转移;③腺癌:女性多见,多为周围型,生长速度较慢,有时早期即发生血行转移,淋巴转移较晚;④大细胞癌:相对少见,老年男性居多,常为周围型肺癌,恶性程度低,预后较差,肿瘤转移发生较早。

2. 转移途径 有直接扩散、淋巴转移和血行转移。其中,淋巴转移是常见的转移途径。

【护理评估】

(一) 健康史

了解病人的吸烟史,包括吸烟年限、数量等;询问病人的职业,是否长期生活在空气严重污染的环境中;了解病人有无肺部慢性感染疾病,家族中是否有肺癌或其他肿瘤病人。

(二) 身体状况

1. 早期肺癌 周围型肺癌常无任何症状,多于行胸部X线或CT检查时发现。随着肿瘤的进展,可出现不同的症状,如咳嗽、血痰、胸痛、发热、气促。其中,当癌肿生长在较大的支气管内时,可出现刺激性咳嗽;当癌肿继续长大阻塞支气管,继发肺部感染,痰量增多,并伴有脓性痰液。血痰多见于中心型肺癌,通常为痰中带血或断续少量咯血,很少出现大量咯血。

2. 晚期肺癌 主要是压迫或侵犯周围器官而引起的表现:①压迫或侵犯膈神经,可出现同侧膈肌麻痹;②压迫或侵犯喉返神经,可引起声带麻痹、声音嘶哑;③压迫上腔静脉,可出现上腔静脉分布区域的梗阻表现,如面、颈、上肢和上胸部静脉怒张,皮下水肿等;④侵犯纵隔,压迫食管,可引起吞咽困难;⑤压迫颈交感神经,可引起同侧上眼睑下垂、瞳孔缩小、眼球内陷、面部无汗等交感神经综合征(Horner 综合征)的表现。

3. 远处转移表现 肺癌可转移至脑、骨和肝脏,进而出现相应的表现。如头痛、恶心、骨痛、右上腹痛、肝大等。

（三）辅助检查

1. 影像学检查 胸部 X 线检查是常用的筛查方法,根据癌肿阻塞部位不同,可出现肺炎、肺不张、"反 S 征"影像等;CT 检查可有分叶征、毛刺征、空泡征等。

2. 痰细胞学检查 肺癌脱落的癌细胞随痰液咳出,痰细胞学检查就能找到癌细胞,进而明确诊断。临床上对可疑肺癌病人,要连续送检 3 次或 3 次以上痰液做细胞学检查。

3. 支气管镜检查 可直观气管和支气管中的病变情况,并能准确定位,取得病理证据。

（四）治疗原则

肺癌的治疗方法有外科手术治疗、放射治疗、化学药物治疗、中医中药和免疫治疗等。

1. 手术治疗 是最重要的治疗手段,首选解剖型肺叶切除和淋巴结清扫。

2. 放射治疗 是肺癌局部治疗的手段之一,对已有远处转移的肺癌,用放射治疗作为姑息治疗。在各种病理类型的肺癌中,小细胞癌对放射疗法敏感性最高,鳞癌次之。

3. 化学药物治疗 用于手术前、后的辅助治疗,以提高治愈率。

4. 其他方法 如中医中药和免疫治疗,旨在缓解病人的症状,延长生存期。

> **知识链接**
>
> **电视辅助胸腔镜(VATS)肺切除术的发展历史**
>
> 　　早在 1910 年瑞典外科医生 Jacobaeus 首次尝试将带有光源的内镜置入肺结核病人胸腔,成功松解胸腔粘连,开创了胸腔镜治疗胸部疾病的先河。1992 年 Lewis 等首次报道了利用电视辅助胸腔镜手术(video-assisted thoracoscopic surgery,VATS)行肺叶切除来治疗肺癌,自此,以 VATS 为代表的微创胸外科手术受到了人们的普遍关注。1992 年 11 月 18 日,在 Michael Mack 教授的指导下,王俊教授在北京医科大学第一医院成功为 1 例右上肺炎性假瘤的病人行 VATS 楔形切除术,标志着我国胸腔镜外科及胸部微创外科的诞生。1995 年王俊等报道了国内第一组胸腔镜辅助下肺叶切除术,在 20 世纪尤其近五年来,随着胸腔镜外科技术的沉淀、积累和内镜下手术器械的不断改进,逐步出现了全胸腔镜肺叶切除术。

【护理诊断/问题】

1. 气体交换受损 与肺组织病变、手术等有关。

2. 焦虑/恐惧 与担心手术、疾病预后等有关。

3. 潜在并发症 胸腔内出血、肺不张、支气管胸膜瘘、肺部感染等。

【护理目标】

(1) 病人呼吸功能恢复。

(2) 病人焦虑缓解。

(3) 病人未发生并发症,若发生能得以及时发现和防治处理。

【护理措施】

(一) 术前护理

1. 改善肺功能,预防术后感染 ①防治呼吸道感染:术前劝诫病人戒烟,至少戒烟2周;②保持呼吸道通畅:指导病人练习腹式呼吸、有效咳嗽咳痰的方法,若分泌物较多,应先行体位引流。若病人痰液黏稠不易咳出,行超声雾化吸入,遵医嘱应用祛痰、化痰的药物。对呼吸功能失常的病人,可根据需要行机械通气。

2. 术前适应性训练 指导病人练习手臂及肩膀运动、床上腿部运动、使用深呼吸训练器等,以利于术后康复。

(二) 术后护理

1. 病情观察 术后密切观察病人的生命体征,麻醉未清醒时,每15 min测量1次;麻醉清醒且脉搏、血压平稳后改为0.5~1 h测量1次。注意观察病人的神志、面色和末梢循环血运情况。

2. 生活护理 ①麻醉未清醒前,协助病人取平卧位,头偏向一侧,以免发生误吸,待麻醉清醒后改为半卧位,以利于病人呼吸及胸膜腔引流;②一侧肺叶切除者,可采取平卧或左右侧卧位;③肺段切除术或楔形切除术者,应避免患侧卧位,最好采取健侧卧位,以促进患侧肺组织扩张;④一侧全肺切除术者,应避免过度侧卧,可采用1/4侧卧位,以预防纵隔移位和压迫健侧肺而导致呼吸循环功能障碍;⑤避免采用垂头仰卧位,以免横膈上升而妨碍通气。

3. 饮食护理 ①待肠蠕动恢复后,病人即可进流质、半流质饮食,并逐渐过渡为普食;②饮食应以高蛋白、高热量、富含维生素的清淡易消化食物为好,以提高机体抵抗力,促进伤口尽早愈合。

4. 对症护理

(1) 维持呼吸道通畅:①常规给病人鼻导管吸氧;②观察病人的呼吸频率、幅度及节律,双肺呼吸音的变化,是否出现气促、发绀等征象;③术后24~48 h内,每隔1~2 h鼓励、协助病人做深呼吸、有效咳嗽排痰。指导病人固定胸壁伤口来减少因咳嗽震动而引起的疼痛,必要时行翻身、拍背排痰;④对痰液黏稠不易咳出的病人,可采用雾化吸入。对咳痰无力的病人,可给予吸痰,必要时协助医生进行支气管镜下吸痰或气管切开术。

(2) 维持体液平衡:术后遵医嘱给予病人静脉输液,应严格掌握输液的速度和总量。全肺切除术者尤其要控制24 h补液量在2000 mL以内,输液速度控制在20~30滴/分为宜,以防止因输液过多而发生肺水肿。

(3) 维持胸腔引流通畅:①按胸腔闭式引流进行常规护理;②密切观察引流液的颜色、性状和量,当引流出多量血液(100~200 mL/h),应考虑有活动性出血;③对于全肺切除术病人,放置的胸腔引流管一般呈持续钳闭、间断开放状态,放液量每次不宜超过100 mL,且速度宜慢,以保证患侧胸腔内有一定的渗液来维持相应的压力,减轻或纠正纵隔移位。

(4) 减轻疼痛,增进舒适度:①遵医嘱给予止痛剂,并观察药物的疗效及副作用;②结合病人的病情,协助病人翻身,增加病人的舒适度。

(5) 活动与休息:①鼓励病人早期下床活动,并根据病情逐渐增加活动量;②加强手与关节的活动,主动与被动活动相结合,以主动活动为主,防止废用性萎缩。

5. 术后并发症护理 ①肺部感染与肺不张:术后因呼吸运动减弱,不能有效排痰,分泌物可堵塞支气管引发肺部感染、肺不张。病人表现为烦躁不安、脉快、发热、呼吸困难、哮鸣音等。

重在预防,若发生以上情况,应给氧,遵医嘱使用抗生素,并鼓励病人咳嗽排痰,必要时行吸痰。②支气管胸膜瘘:多发生于术后1周,是肺切除术后严重的并发症之一。病人表现为发热、呼吸急促、刺激性咳嗽,并伴有血痰等,患侧可出现液气胸体征。此时应行胸腔闭式引流,遵医嘱使用抗生素,必要时行手术修补瘘口。

【护理评价】

(1)病人呼吸功能是否恢复正常。

(2)病人焦虑是否缓解或消失。

(3)病人是否发生胸膜腔内出血、肺不张、支气管胸膜瘘等并发症,若发生是否得以及时处理。

【健康教育】

(1)讲解吸烟的危害,劝诫病人戒烟。

(2)向病人讲解术后活动与功能锻炼的重要性,鼓励病人出院后继续坚持。

(3)术后一段时间内避免出入人多的公共场所,避免与化学刺激性物品、烟雾等接触。

(4)化疗药物有抑制骨髓的作用,可引起胃肠道反应,化疗前应征得病人的同意,化疗期间应注意血象的变化,定期复查肝功能和血细胞。

任务三 食管癌病人的护理

要点导航

重点 食管癌的临床表现及护理措施。

难点 食管癌的术后护理。

情景案例

病人:陈某 性别:男 年龄:69岁 体重:60 kg 床号:11

病人半年前进食有哽噎感,伴胸骨后针刺样疼痛,近一个月出现喝水难以下咽,明显消瘦,未经任何治疗来院就诊。体格检查:体温37.0 ℃,呼吸22次/分,脉搏88次/分,血压13.3/10.0 kPa(100/75 mmHg),神志恍惚,烦躁不安,形容消瘦,口唇及皮肤干燥,眼窝凹陷。双侧锁骨上淋巴结肿大,最大约1.5 cm×1.5 cm。心、肺听诊未发现异常。辅助检查:血钠152 mmol/L,血钾3.8 mmol/L。食管X线钡餐可见食管下段充盈缺损,管腔狭窄。

护理应用

(1) 该病人目前存在哪些主要的护理问题？
(2) 若对病人施行手术，术后护理的重点是什么？

食管癌是一种常见的消化道恶性肿瘤，为全球第九大恶性疾病。我国的河南、河北、山西三省交界太行山段的华北太行山高发区(包括河南林县、河北磁县和山西阳城等十几个县市)是我国乃至全世界食管癌发病率和病死率最高的地区。以三省交界的林州地区为中心，随着半径距离逐渐增大食管癌的发病率呈逐渐下降的趋势。除太行山高发区外，国内还存在许多食管癌发生比较集中的其他地区，如陕、豫、鄂地区，川北地区，闽、粤地区等，但与太行山地区相比食管癌发病率及死亡率明显降低。食管癌好发于40岁以上，以60～64岁年龄段发病率最高，男性高于女性。

【疾病概述】

(一) 病因

食管癌的病因至今尚不清楚，但某些高危因素已被临床及实验证实。目前认为与以下因素有关。①亚硝胺类化合物：亚硝胺类化合物是公认的致癌物，动物实验已证实亚硝胺可诱发食管癌。在食管癌高发地区，粮食和饮用水中亚硝胺的检出率要明显高于低发区。②真菌毒素：霉变的玉米、花生、小米易为真菌污染而促成亚硝胺的合成，进而诱发致癌。③食管慢性疾病：长期的慢性食管炎、反流性食管炎、腐蚀性食管瘢痕狭窄等疾病可进展为食管癌，可能与食管黏膜长期受刺激有关。④不良饮食习惯：食物过热、过硬，进食过快，嗜好烈酒、烟草等习惯可使食管黏膜产生炎症，进而进展为食管癌。此外，还有遗传因素、微量元素缺乏等。

(二) 病理

从部位上来讲，食管癌以胸中段较多见，下段次之，上段较少(图12-10)；从病理组织学来

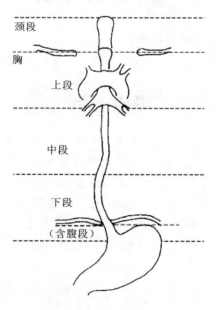

图 12-10 食管的分段

讲,高发区(如中国)以鳞癌为主;按病理形态来分,食管癌有髓质型、蕈伞型、溃疡型和缩窄型四种,其中髓质型最多见。食管癌的主要转移途径是淋巴转移,血行转移发生较晚。

知识链接

你了解血型与食管癌的关系吗?

自1902年Karl Landsteiner发现人类红细胞ABO血型后的100多年中,已经至少检测出29种血型系统、240种以上的血型抗原。ABO血型是重要的人类遗传标志物之一,具有非常稳定的遗传性质。ABO血型作为遗传标记,近年来受到越来越多的重视。有研究表明:河南、河北、山西三省交界处太行山脉,B型血的人患食管癌的风险高于其他地区,A型血则较其他低。三省交界处肿瘤家族史阳性AB型血的人患食管癌的风险较家族史阴性者高,而A型和O型家族史阳性者患病风险较家族史阴性者低。(阳性食管癌家族史指连续三代内发生大于或等于2例食管癌或其他肿瘤的家庭;阴性食管癌家族史指连续三代内发生小于或等于1例食管癌同时也无其他恶性肿瘤者。)

【护理评估】

(一)健康史

了解病人的年龄、生活地、饮食习惯、有无慢性食管炎、反流性食管炎等食管慢性疾病史;询问病人是否有食管癌家族史。

(二)身体状况

1. 早期食管癌 症状不明显,吞咽时偶有食物哽噎感或异物感,胸骨后针刺样疼痛或烧灼感。吞咽水后哽噎感常可缓慢消失。随着病情的发展,症状也逐渐加重。

2. 中、晚期食管癌 典型症状为进行性吞咽困难,先是难咽干硬的食物,继而是半流食、流食,最后甚至连水和唾液也难以咽下。病人因不能进食而逐渐消瘦、脱水。此外,癌肿侵犯食管外组织,出现相应的表现:①侵犯喉返神经,可引起声带麻痹、声音嘶哑;②压迫颈交感神经,可引起Horner综合征的表现;③侵入主动脉,可引起大呕血;④侵入气管时,可引起食管-气管瘘,进而出现进食时呛咳及呼吸系统感染。

3. 远处转移表现 食管癌可转移至肝、脑等脏器,出现黄疸、腹水、昏迷等表现。

(三)辅助检查

1. 细胞学检查 我国首创的食管拉网脱落细胞检查,早期阳性率可达90%,是一种简单易行的诊断方法。

2. 食管钡餐造影 对中期食管癌确诊率可达95%以上。典型的食管钡餐造影表现为局限性黏膜皱襞断裂和增粗,充盈缺损或龛影。

3. 纤维食管镜检查 可直观食管黏膜的病变情况,明确病变部位、大小、食管壁的僵硬程度、狭窄、扩张及蠕动情况。通过活体组织切片能确诊,对中晚期食管癌的确诊率可达100%。

4. 胸、腹部CT检查 近年来采用CT检查可了解食管癌向腔外扩展转移情况。

(四)治疗原则

食管癌的治疗方法以手术治疗为主,辅以化学治疗、放射治疗等疗法。

1. 手术治疗 是首选的治疗手段。根据病变的部位、大小、侵犯程度、病理类型及病人的全身情况来选择手术方式。手术原则为肿瘤完全切除加淋巴结清扫。

2. 放射治疗 术前放疗可增加手术切除率，提高远期生存率；术后放疗可杀死因切除不完全残留的癌组织。

3. 化学治疗 与手术治疗、放射治疗相结合，以提高疗效或延长存活期。

知识链接

食管癌微创

食管癌手术切除是目前首选的治疗方法。食管癌手术切除方式有经典的食管癌剥脱术、开胸食管癌切除术及近年来比较流行的胸腔镜联合腹腔镜食管癌切除术。经典的食管癌剥脱术在国外应用较多，适合早期食管癌病人。我国应用较多的是经胸食管癌切除术、食管胃左颈部吻合术，但这种手术方式创伤大，病人术后生活质量差。自食管癌微创手术出现以来，近十几年来食管癌微创手术的安全性亦已得到证实，尽管此术式的疗效仍备受争议，但有研究通过与开放手术比较表明微创手术可明显降低肺部感染的发生率，术后喉返神经损伤的可能性也减少，同时能缩短住院时间。因此，微创手术总体近期效果优于开放手术。

【护理诊断/问题】

1. 营养失调：低于机体需要量 与吞咽困难等有关。

2. 焦虑 与担心手术、疾病预后等有关。

3. 潜在并发症 吻合口瘘、乳糜胸等。

【护理目标】

（1）病人营养状况有所改善。

（2）病人焦虑缓解。

（3）病人未发生吻合口瘘、乳糜胸等并发症，若发生并发症能得以及时发现和防治处理。

【护理措施】

（一）术前护理

1. 呼吸道准备 ①术前劝诫病人戒烟，至少戒烟2周；②指导病人进行深呼吸、有效咳嗽咳痰的方法。

2. 消化道准备 ①食管准备：术前3天给予流质饮食，并于餐后饮水漱口，以冲洗食管；对食管有梗阻者，术前3天每晚置胃管用抗生素生理盐水冲洗食管，以减轻食管黏膜水肿、降低术后感染的发生率。②肠道准备：行结肠代食管手术者，于术前3~5天口服肠道不吸收的抗生素，如甲硝唑、新霉素等，以抑制肠道细菌；术前2天进食无渣流食；术前晚行清洁灌肠或全肠道灌洗后禁食禁饮。③置管：术日晨置胃管及十二指肠营养管，注意插管过程中如遇梗阻，切不可强行插入，以免穿破食管。

（二）术后护理

1. 病情观察 术后密切观察病人的生命体征，麻醉未清醒时，每15 min测量1次，麻醉清醒且脉搏、血压平稳后改为0.5~1 h测量1次。

2. 饮食护理 ①术后 3~5 天内严格禁食、禁饮,禁食期间应持续胃肠减压,经静脉补充营养。②留置十二指肠营养管的病人,应先滴入少量温盐水,次日开始滴入 38~40 ℃ 的营养液,每次 200~300 mL,观察病人若无不适可逐渐增加至 2000~2500 mL/天。待术后第 10 天拔除十二指肠营养管后,可开始经口进流食,一般术后 2 周改为半流质饮食。③未留置十二指肠营养管的病人,经禁食 5~6 天可给全清流质饮食,每 2 h 给 100 mL,每天 6 次。流食 1 周后改为半流食,半流食 1 周后则可进普食。

3. 对症护理

(1) 胸腔闭式引流护理:①保持胸腔闭式引流通畅,观察并记录引流液的颜色、性状、量;②当引流液呈鲜红色并有较多血凝块时,引流量超过 200 mL/h 或 4 mL/(kg·h),连续 3 h,病人有烦躁不安、血压下降、尿少、脉搏增快等表现时,应考虑有活动性出血,应及时通知医生并协助处理;③若引流液量多,由清亮转为浑浊,应考虑乳糜胸的可能。

(2) 胃肠减压护理:①保持胃管引流通畅。若不畅,可用少量生理盐水进行低压冲洗。②保证胃管固定。若胃管脱出,不可盲目插入,以免戳穿吻合口。③观察胃管引流液的性状。行结肠代食管术后,若管内吸入大量血性液体,或呕出大量咖啡色液体并伴有全身中毒症状,应怀疑代食管的结肠坏死,立即通知医生并协助处理。

4. 术后并发症护理 ①吻合口瘘:是食管癌术后最严重的并发症,多发生于术后 5~10 天。因消化道内容物漏出而引起胸膜腔感染,表现为持续高热、呼吸困难、胸痛、患侧胸膜腔积液积气,全身中毒症状明显。应立即给予禁食禁饮、胃肠减压、抗感染、胸腔闭式引流等处理。②乳糜胸:多因伤及胸导管所致,多发生于术后 2~10 天。漏出的乳糜液大量积聚于胸腔内,可压迫肺向健侧移位,表现为胸闷、气急、心悸、血压下降,甚至在短时间内造成全身消耗、衰竭而亡。应置胸腔闭式引流管,以排出胸腔内乳糜液,促进肺复张。③肺不张、肺部感染:术后病人可因疼痛而限制咳嗽排痰,加之胃上拉可压迫肺,病人可出现肺部感染和肺不张。应加强呼吸道管理,协助病人有效咳嗽排痰。

5. 胃造瘘护理 食管癌晚期不能手术的病人可采用胃造瘘作为姑息手术。在给病人灌食时应注意以下几点:①一般一天需要 2000~2500 mL 流质饮食,每 3~4 h 灌食一次,每次 300~500 mL。②灌食速度不可过快,每次灌食量不宜过多。灌完后用 20~30 mL 温水冲洗导管,以免管内残留食物,滋生细菌。③胃造瘘管每周更换一次。④保持造瘘口周围皮肤清洁,每次灌洗结束应用温水擦拭皮肤,并涂氧化锌软膏保护。

【护理评价】

(1) 病人营养状况是否得以改善。

(2) 病人焦虑是否缓解或消失。

(3) 病人是否发生吻合口瘘、乳糜胸等并发症,若发生是否得以及时发现和处理。

【健康教育】

(1) 讲解食管癌的致病因素,指导并鼓励病人改变其饮食习惯。

(2) 指导病人术后进行肩关节的功能锻炼,循序渐进,直至恢复正常活动。

(3) 食管胃吻合术后病人可有胸闷、进食后呼吸困难等表现,告知病人 1~2 个月可缓解;结肠代食管术后,病人可嗅到口腔内有粪臭味,经半年后可逐渐减轻。

(4) 定期复查,坚持放疗、化疗,若有不适及时复诊。

直通护考

1. 病人,女,31岁,车祸造成损伤性血胸,来院后立即为其行胸腔闭式引流术,现有引流口一处。在术后观察中,引流量(血量)为(　　)时护士应立即报告医生提示有进行性血胸发生的可能。
   A. 30 mL/h　　B. 50 mL/h　　C. 100 mL/h　　D. 150 mL/h　　E. 200 mL/h

2. 肋骨骨折多见于(　　)。
   A. 第1~3肋骨　　　　B. 第4~7肋骨　　　　C. 第7~9肋骨
   D. 第8~10肋骨　　　 E. 第11~12肋骨

3. 表示肺癌已有全身转移的表现是(　　)。
   A. 痰中带血　　　　　B. 持续性胸痛　　　　C. 股骨局部破坏
   D. 间歇性高热　　　　E. 持续性胸水

4. 病人,男,48岁,支气管肺癌,病理组织报告为鳞状细胞癌。按照解剖部位分类,该癌肿最常见的类型是(　　)。
   A. 周围型　　B. 混合型　　C. 边缘型　　D. 中央型　　E. 巨块型

5. 病人进行肺癌切除术后,需要进行化疗。输注化疗药物前与病人沟通,最重要的注意事项是(　　)。
   A. 健康教育　　　　　B. 评估血管　　　　　C. 保护血管
   D. 血液检验指标正常　　E. 告知病人,并要求签署化疗同意书

6. 病人治疗过程中,白细胞计数低于(　　)时应停止化疗或减量。
   A. $6.5×10^9$/L　B. $5.5×10^9$/L　C. $4.5×10^9$/L　D. $3.5×10^9$/L　E. $2.5×10^9$/L

7. 病人,男性,50岁,患食管癌后行食管癌根治术。术后第8天进少量流质饮食后出现呼吸困难、高热。应考虑(　　)。
   A. 肺不张　　B. 乳糜胸　　C. 吻合口瘘　　D. 肺部感染　　E. 吻合口狭窄

8. 病人,男性,50岁,进行性吞咽困难半年,入院经X线钡餐透视诊断为食管癌。该病的早期症状为(　　)。
   A. 进食时有哽噎感　　　　B. 声音嘶哑　　　　C. 胸骨后针刺样疼痛
   D. 进行性吞咽困难　　　　E. 体重减轻、营养不良

(刘　洋)

项目十三　腹部疾病病人的护理

学习目标

知识目标
(1) 掌握腹外疝、急性腹膜炎和腹部损伤病人的护理评估和护理措施。
(2) 熟悉腹外疝、急性腹膜炎和腹部损伤病人的病因及常见护理诊断或问题。
(3) 了解急性腹膜炎病人的病理、生理。

能力目标
(1) 学会观察腹部疾病病人的病情并对病人进行护理评估。
(2) 学会胃肠减压术操作,熟练掌握胃肠减压术病人的护理要点。

素质目标
具有良好的人文精神和护患交流能力,关爱病人,减轻病人痛苦,维护其健康。

任务一　腹外疝病人的护理

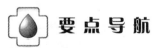

重点　腹外疝病人的护理评估和护理措施。
难点　斜疝和直疝的鉴别。

 情景案例

病人:李某　性别:男　年龄:58岁　体重75 kg　床号:16

病人高血压数年,近1个月来睡眠不佳,排尿困难,体重下降,而且有腹部不适感,左侧腹股沟区出现肿块并逐渐增大,可进入阴囊,平卧时肿块消失。诊断为腹股沟斜疝,拟行手术治疗。

护理应用

(1) 病人发生腹股沟斜疝的主要原因是什么？
(2) 如何做好术后护理？

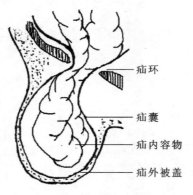

图 13-1 腹外疝结构示意图

【疾病概述】

腹腔内脏器或组织连同腹膜壁层通过腹壁或盆壁的缺损或薄弱处，向体表突出而形成包块，称为腹外疝。腹外疝包括腹股沟疝、股疝、脐疝、白线疝、切口疝等，是腹部外科最常见的疾病之一，其中以腹股沟疝发生率最高，包括腹股沟斜疝和腹股沟直疝。

典型腹外疝由以下 4 个部分组成（图 13-1）。

1. 疝环 是腹壁的薄弱或缺损处，腹外疝常以疝环所在的部位命名。

2. 疝囊 是壁层腹膜经疝环向外突出所形成的囊袋状结构，分疝囊颈、疝囊体和疝囊底三部分。

3. 疝内容物 是突入疝囊内的腹腔内脏器或组织，最常见的是小肠，其次为大网膜。

4. 疝外被盖 指覆盖在疝囊外的腹壁各层组织。

【护理评估】

(一) 健康史

应询问是否有与腹外疝病因有关的病史，包括以下 2 个方面。

1. 腹壁强度降低 是腹外疝发病的基础，有先天性因素和后天性因素。前者主要是腹内组织穿过腹壁的部位，如腹股沟管、股管、脐环等，还有腹白线发育不全；后者包括年老、久病或肥胖所致的肌肉萎缩、手术切口愈合不良、外伤、感染、腹壁神经损伤等。

2. 腹内压力增高 是促使疝形成和产生临床症状的重要诱因，如慢性便秘、慢性咳嗽、排尿困难、腹水、妊娠、重体力劳动、婴儿经常啼哭等。

(二) 身体状况

1. 临床类型

(1) 易复性疝：凡疝内容物很容易还纳入腹腔的，称为易复性疝。早期病人多无自觉症状，仅在站立、奔跑、咳嗽等腹内压骤然增高时出现局部包块，平卧或用手推送即可还纳腹腔。随着疾病的发展，包块可逐渐增大。如疝内容物是肠管，听诊可闻及肠鸣音，还纳疝块后，局部可触及腹壁缺损处，嘱病人咳嗽，指尖有冲击感。

(2) 难复性疝：疝内容物不能还纳或不能完全还纳入腹腔，且不引起严重症状者称难复性疝。主要因疝内容物（多数为大网膜）反复突出，与疝囊颈摩擦损伤，产生粘连所致，有些病程长、腹壁缺损大的巨大疝也常难以还纳。此外，滑动性疝也属难复性疝的一种，是腹膜后位脏器随后腹膜牵拉下降，滑出疝环，构成疝囊的一部分而不能还纳。难复性疝病人可有坠胀、隐痛不适，疝块不能或不能完全还纳。局部可触及咳嗽冲击感，但不能触及腹壁缺损。

(3) 嵌顿性疝：疝环较小而腹内压突然增高时，疝内容物可强行通过疝囊颈进入疝囊，随后疝环收缩，将内容物卡住而不能还纳腹腔，称为嵌顿性疝。病人常在腹内压骤升时疝块突然出现或增大,伴剧烈疼痛;包块紧张发硬,有明显触痛,不能还纳,咳嗽时疝块无冲击感。如嵌顿的是肠管,可有机械性肠梗阻的症状。

(4)绞窄性疝:嵌顿若未能及时解除,疝内容物发生血液循环障碍甚至坏死,即为绞窄性疝。病人病情较重,可有疝块局部软组织感染表现和急性腹膜炎表现,严重者并发感染性休克。但当肠袢坏死穿孔时,疝内压力骤降,疼痛可有所缓解,因此,疼痛突然减轻而疝块仍存在者,不可当做病情好转。

2. 临床常见的腹外疝

(1)腹股沟斜疝:是最常见的腹外疝,腹内脏器从腹壁下动脉外侧的深环突出,经腹股沟管,再由腹股沟外环穿出,可进入阴囊,多见于儿童和青少年,右侧多于左侧,嵌顿机会较多。病人起初症状不明显,仅在站立、行走或剧烈咳嗽等腹内压力增高时出现腹股沟区肿胀和轻微疼痛,以后在腹股沟区或阴囊内出现包块,平卧或用手推后肿块消失。回纳后按住内环口,嘱病人咳嗽以增加腹压,包块不再出现。

(2)腹股沟直疝:腹股沟三角是由腹壁下动脉、腹直肌外侧缘和腹股沟韧带内侧半围成的三角形区域,该处腹壁缺乏完整的腹肌覆盖,是腹股沟部的最薄弱区。腹股沟直疝是腹内脏器从腹壁下动脉内侧的直疝三角直接由后向前突出,不经过内环,不进入阴囊,多见于老年人,极少嵌顿。主要表现为病人站立时在腹股沟内侧端、耻骨结节外上方出现一半球形肿块。

(3)股疝:是最容易嵌顿的腹外疝,腹内脏器经股环、股管向股部卵圆窝突出,常见于已婚妇女。疝块一般不大,症状轻微,站立或腹压增加时,在卵圆窝处有半球状肿块,极易发生嵌顿和绞窄,若内容物为肠管,嵌顿后易引起肠梗阻、肠坏死,应及早手术治疗(表13-1)。

表13-1 腹股沟斜疝、直疝和股疝的临床特点

鉴别要点	腹股沟斜疝	腹股沟直疝	股疝
发病年龄	多见于儿童和青壮年	多见于老年	多见于中年女性
突出途径	腹股沟管,可进入阴囊	直疝三角,不进入阴囊	经股管于卵圆窝突出
疝块外形	椭圆或梨形	半球形,基底宽大	半球形,基底较小
压迫深环	疝块不再出现	疝块仍可突出	疝块仍可突出
嵌顿机会	较多	极少	极多

(4)脐疝:疝囊经脐环向体表突出,多与婴儿脐带处理不良、啼哭和便秘有关。

(5)切口疝:常发生于手术切口部位,与切口感染、切口裂开有关,切口一期愈合者发生率较少。

(三)辅助检查

1. 透光试验 腹股沟斜疝透光试验(−),鞘膜积液为(+)。

2. 实验室检查 继发感染时白细胞计数和中性粒细胞比例升高。

3. X线检查 嵌顿性疝和绞窄性疝可见肠梗阻征象。

(四)治疗原则

1. 非手术治疗

(1)1岁以内婴幼儿的腹股沟疝可暂不手术,用棉线束带或绷带压迫腹股沟管深环,防止疝块突出,部分患儿随生长发育腹肌逐渐强壮,疝有自愈的可能。

(2)年老体弱或伴有严重器质性疾病不能耐受手术者,可在回纳疝块后,用疝带压迫深

环,阻止疝块突出。

(3) 小儿脐疝可采用胶布固定法治疗。

2. 手术治疗 腹外疝原则上均应手术治疗,手术方式包括单纯疝囊高位结扎术和疝修补术。

1) 单纯疝囊高位结扎术 仅适用于婴幼儿及绞窄性斜疝致肠坏死、局部严重感染、暂不宜行疝修补术者。

2) 疝修补术

(1) 传统方法:①加强腹股沟前壁的方法有 Ferguson 法;②修补或加强腹股沟后壁的方法有 Bassini 法、Halsted 法、McVay 法和 Shouldice 法 4 种。股疝常用 McVay 法。

(2) 无张力疝修补术:利用人工合成网片材料,在无张力的情况下进行疝修补术。其优点是创伤小、术后下床早、恢复快;缺点是有排异和感染的危险。

(3) 经腹腔镜疝修补术:利用腹腔镜从腹腔内部用合成纤维网片加强腹壁缺损处或用钉(缝线)使内环缩小。该法虽然有创伤小、痛苦少、恢复快、美观等优点,但对设备和技术要求较高,目前临床上开展较少。

3. 嵌顿性和绞窄性疝的处理 嵌顿性疝原则上需紧急手术治疗,以防疝内容物坏死,并解除肠梗阻。下列 2 种情况可先试行手法复位:①嵌顿时间在 3~4 h,局部压痛不明显,也无腹膜刺激征者;②年老体弱或伴有其他较严重疾病而估计肠襻尚未绞窄坏死者。手法复位后,必须严密观察腹部体征,一旦出现腹膜炎或肠梗阻等表现,应尽早手术探查,绞窄性疝的内容物已坏死,更须紧急手术。

【护理诊断/问题】

1. 疼痛 与腹外疝嵌顿、绞窄及手术创伤有关。

2. 体液不足 与嵌顿性疝、绞窄性疝引起的机械性肠梗阻有关。

3. 知识缺乏 缺乏预防腹内压升高及术后康复的有关知识。

4. 焦虑、恐惧 与疼痛、担心手术与预后有关。

5. 潜在并发症 肠绞窄坏死、急性腹膜炎、阴囊血肿、切口感染。

【护理目标】

(1) 病人焦虑减轻,舒适感增加,能配合治疗及护理。

(2) 病人疼痛减轻或消失。

(3) 病人能说出腹外疝成因、预防腹内压升高及促进术后康复的相关知识。

(4) 病人未发生并发症或并发症得到有效预防和治疗。

【护理措施】

(一) 术前护理

1. 病情观察 密切观察病人局部包块和腹部情况,若发现疝嵌顿、绞窄、肠梗阻、腹膜炎的表现,应及时通知医生;嵌顿性疝手法复位后应注意观察有无腹膜炎、肠梗阻表现。

2. 消除腹内压增高的因素 吸烟者应戒烟;积极治疗咳嗽、便秘、排尿困难等引起腹压升高的因素;疝块较大者减少活动,多卧床休息;离床活动时使用疝带压住疝环口,避免腹腔内容物脱出而造成疝嵌顿。

3. 术前准备 除手术前常规准备外,应注意以下几点。

(1) 术前严格备皮,尤其对会阴部、阴囊皮肤更应仔细,不可剃破皮肤,防止切口感染。术前嘱病人沐浴更衣。

(2)术前1日给予流质饮食,术前晚灌肠,清除肠内积粪,防止术后腹胀及排便困难。

(3)送病人进手术室前,嘱其排空膀胱或留置尿管,以防术中误伤膀胱。

4. 嵌顿性或绞窄性疝的护理 除一般护理外,应予禁食、胃肠减压、静脉输液、抗感染,纠正水电解质及酸碱平衡失调,并验血、配血,做好紧急手术的准备。

5. 心理护理 向病人讲解腹外疝的原因、治疗方法及手术治疗的必要性,减轻病人紧张、恐惧心理。对使用棉线束带或疝带的病人,应说明佩戴的意义,教会病人和家属正确佩戴的方法。

(二)术后护理

1. 病情观察 密切监测病人生命体征的变化。观察伤口渗血情况,及时更换浸湿的敷料,估计并记录出血量。

2. 生活护理

(1)卧位:术后取平卧位,膝下垫一软枕,髋、膝关节微屈以降低切口的张力,减轻疼痛,利于切口愈合。

(2)饮食:一般术后6~12 h若无恶心、呕吐可进水及流食,次日可进半流食、软食或普食。行肠切除吻合术者术后应禁食,待肠道功能恢复后方可进食。饮食上注意少吃易引起便秘及腹内胀气的食物,如红薯、花生、豆类、碳酸饮料等,宜多吃谷物、水果、蔬菜等富含纤维素的食物,多饮水以防便秘。保持有规律的饮食习惯,讲究饮食卫生。

(3)活动:传统疝修补术后应卧床4~7天,术后次日可适当进行床上活动,1周后下床活动。采用无张力疝修补术的病人术后24~48 h即可离床活动。年老体弱、复发性疝、巨大疝、绞窄性疝病人应延长卧床时间。

3. 防治腹内压增高 注意保暖,以防受凉、咳嗽,如有咳嗽应及时治疗;病人在咳嗽时用手掌按压伤口,减少对伤口愈合的影响;注意保持大小便通畅,避免用力排便。

4. 防治并发症

(1)预防阴囊血肿:可用丁字带将阴囊托起,并用0.5 kg沙袋压迫切口部位24 h,以减少渗血、渗液积聚,防止阴囊血肿。密切观察切口渗血、渗液及阴囊是否肿大,出现异常及时通知医生。

(2)预防切口感染:切口感染是疝复发的主要原因之一。术后合理应用抗菌药物,注意保持敷料清洁、干燥,避免大小便污染;敷料污染或脱落应及时更换。留置胃肠减压管或其他引流管者,应注意保持引流通畅。注意观察病人体温和脉搏的变化及切口有无红肿、疼痛,一旦发现切口感染,应尽早处理。

(3)尿潴留的处理:手术后因麻醉或手术刺激引起尿潴留者,可肌内注射氨甲酰胆碱或行针灸,以促进膀胱平滑肌的收缩,必要时留置导尿。

【护理评价】

(1)病人焦虑是否减轻,情绪是否稳定。

(2)病人疼痛是否减轻或消失。

(3)病人是否能说出腹外疝成因、预防腹内压升高及促进术后康复的相关知识。

(4)病人的并发症是否得到有效的预防或治疗。

【健康教育】

(1)适当休息:应逐渐增加活动量,3个月内应避免重体力劳动或剧烈运动。

(2)避免腹内压升高:积极治疗引起腹内压增高的疾病;注意保暖,防止受凉、咳嗽;调节饮食,保持大便通畅,避免用力排便。

(3) 定期复查:若疝复发,应及早诊治。

任务二　急性腹膜炎病人的护理

 要点导航

重点　急性腹膜炎病人的护理评估和护理措施。
难点　急性腹膜炎病人的病理、生理。

 情景案例

病人:左某　性别:男　年龄:38岁　体重72 kg　床号:20

病人上腹剧痛并迅速波及全腹 2 h,伴恶心、呕吐。既往有胃溃疡病史 5 年。查体:体温 39 ℃,脉搏 112 次/分,血压 105/88 mmHg,呼吸深快,30 次/分。腹平坦,全腹压痛、反跳痛、肌紧张;叩诊肝浊音界消失,肠鸣音减弱。诊断性腹腔穿刺抽得食物残渣的混浊液体约 2 mL。白细胞计数和中性粒细胞比例升高。

护理应用

(1) 本病例最可能的诊断是什么?请提出该病人的主要护理诊断。

(2) 如需手术治疗,请列出手术前后护理措施。

【疾病概述】

急性腹膜炎是由细菌感染、化学刺激和物理损伤等引起的腹腔壁腹膜和脏腹膜的急性渗出性炎症。按发病机制可分为原发性与继发性两类;按病因可分为细菌性(化脓性)和非细菌性两类;按累及范围可分为弥漫性与局限性两类。临床上以继发性、化脓性、弥漫性腹膜炎最多见,其病情急、变化快,是一种常见的外科急腹症,临床所称急性腹膜炎多指此类。

腹膜是覆盖于腹腔壁、盆腔壁的内面和脏器外表的浆膜,具有修复和再生能力,还有渗出、吸收和防御的功能。腹膜受细菌、胃肠内容物、血液和尿液刺激后,立即发生充血、水肿等炎症反应,产生大量浆液性渗出液以稀释毒素及消化液,并引起缺水及电解质、酸碱平衡紊乱;同时渗出大量吞噬细胞和中性粒细胞,加以坏死组织、细菌和凝固的纤维蛋白使渗出液逐渐浑浊而成为脓液。病变较重者,腹膜严重充血水肿并渗出大量液体引起缺水及电解质紊乱;腹腔内器官浸泡在大量脓液中,肠管失去蠕动功能造成麻痹性肠梗阻,肠管扩张使膈肌抬高而影响心肺功能；肠腔内大量积液，加之高热、呕吐，常引起血容量明显减少；细菌入侵和毒素吸收易致感染性休克，严重者可导致死亡。病变较轻者，渗出物被腹膜吸收，炎症消散而痊愈；病灶被邻近肠管、大网膜包裹，形成局限性腹膜炎，如脓液积聚于膈下、盆腔、肠襻间可形成腹腔脓肿。

腹膜炎痊愈后，腹腔内常遗留不同程度的纤维性粘连，若部分肠管扭曲或受压，则形成粘连性肠梗阻。

【护理评估】

(一) 健康史

1. 继发性腹膜炎 常由腹内脏器穿孔或破裂、腹内脏器缺血或炎症扩散、腹部手术污染等引起，其中胃、十二指肠溃疡急性穿孔，腹部损伤引起内脏破裂是最常见的原因。致病菌以大肠埃希菌最多见，其次为厌氧杆菌和粪链球菌等，大多为混合感染，毒性较强。

2. 原发性腹膜炎 腹腔内无原发性病灶，细菌经血液循环、淋巴、泌尿道及女性生殖道等途径侵入腹腔并引起炎症，称为原发性腹膜炎。临床上较少见，致病菌多为溶血性链球菌、肺炎双球菌或大肠埃希菌。多见于儿童，特别是10岁以下女孩，多在上呼吸道感染后发病，成人多因肝硬化腹水感染引起。

(二) 身体状况

由于引起腹膜炎的原因不同，腹膜炎可以突然发生，如胃、十二指肠溃疡急性穿孔或空腔脏器破裂引起的腹膜炎；也可以先有原发病症状，再逐渐出现腹膜炎征象，如急性阑尾炎引起的腹膜炎。

1. 腹痛 腹痛是最主要症状，特点为持续性剧烈疼痛，难以忍受。深呼吸、咳嗽、改变体位可使疼痛加剧，因此，病人不愿变动体位。疼痛一般始于原发病灶部位，随炎症扩散可蔓延至全腹，但始终以原发病变部位最显著。

2. 恶心、呕吐 早期腹膜受刺激可引起反射性呕吐，呕吐物多为胃内容物；晚期发生麻痹性肠梗阻时为溢出性呕吐，可吐出黄绿色含胆汁液甚至棕褐色粪样肠内容物。呕吐频繁，可引起严重脱水和电解质紊乱。

3. 全身症状 病人多出现高热、脉搏增快、呼吸浅快、大汗、口干，常伴缺水、电解质紊乱及代谢性酸中毒。严重者出现体温骤升或下降、表情淡漠、眼窝凹陷、皮肤冰冷干燥、呼吸急促、脉搏细速、血压下降，最终因呼吸、循环衰竭，肝、肾功能衰竭而死亡。老年衰弱的病人，体温不一定随病情加重而升高。如果脉搏增快而体温反而下降，多为病情恶化的征象，须及时采取有效措施处理。

4. 腹部体征 病人多呈急性病容，蜷曲卧位，腹部拒按。

(1) 视诊：有明显腹胀，腹式呼吸减弱或消失。腹胀加重是病情恶化的标志之一。

(2) 触诊：腹部压痛、反跳痛和腹肌紧张同时存在，称为腹膜刺激征，是腹膜炎的标志性体征，通常遍及全腹，以原发病灶部位最为显著。腹肌紧张程度与病因及病人自身情况有关。胃肠或胆囊穿孔等原因引起的化学性腹膜炎，腹肌可呈木板样强直；脾破裂、宫外孕等原因引起的血性腹膜炎及幼儿、年老体弱者、孕妇、肥胖病人腹肌紧张多不明显。

(3) 叩诊：腹部叩诊可因胃肠胀气而呈鼓音；胃肠穿孔时，肝浊音界缩小或消失；腹腔内渗液超过1000 mL时可叩出移动性浊音。

(4) 听诊：常有肠鸣音减弱或消失。

5. 并发症 腹腔脓肿继发于急性腹膜炎或腹腔内手术后，常表现为腹膜炎病情好转后或手术后再次出现感染中毒症状并出现相应的局部表现,B超可帮助确诊。

临床上分为3类。

(1)膈下脓肿:脓液聚积于膈肌以下、横结肠及其系膜以上的间隙内,称为膈下脓肿。病人全身中毒症状重,患侧上腹部持续性钝痛、叩击痛,下胸部呼吸音降低,严重时出现皮肤局部凹陷性水肿,皮温升高。脓液刺激膈肌可引起呃逆。X线检查可见患侧膈肌抬高,活动受限,肋膈角变钝。

(2)盆腔脓肿:最常见。全身中毒症状轻,表现为典型的直肠或膀胱刺激症状,如里急后重、排便次数增多、排黏液便、尿频、排尿困难等。直肠指诊可触及直肠前壁饱满、触痛,有时有波动感。后穹窿穿刺和B超有助于诊断。

(3)肠间脓肿:脓液聚积于肠管、肠系膜和网膜之间。多有不同程度的腹胀、腹痛与肠梗阻症状,腹部可有压痛或扪及包块。

(三)辅助检查

1. 实验室检查 血常规检查可见白细胞计数及中性粒细胞比例升高;血生化检查常有水、电解质及酸碱平衡紊乱的表现。

2. 影像学检查 腹部X线检查可见肠胀气、多个阶梯状液气平面等肠麻痹征象;胃肠穿孔时立位X线检查见膈下有游离气体。B超、CT检查可显示腹内渗液量,并能明确腹腔脓肿位置及大小。

3. 直肠指诊 若触及直肠前壁饱满隆起、有触痛,提示有盆腔感染或形成盆腔脓肿。

4. 诊断性腹腔穿刺 是准确率较高的辅助性诊断措施,可以重复进行。其操作方法是:让病人向穿刺侧侧卧5 min,在脐与髂前上棘连线的中外1/3交界处或经脐水平线与腋前线交界处穿刺。可根据抽出液的性状来判断原发病变,明确病因。例如:原发性腹膜炎时抽出液为脓性,白色、黄色或草绿色,无臭味;胃、十二指肠溃疡穿孔时,抽出液呈黄色浑浊状,无臭味,有时可有食物残渣;急性化脓性阑尾炎时,腹穿液为稀脓性、浑浊、略臭;绞窄性肠梗阻可抽出血性液,臭味重;出血性坏死性胰腺炎时抽出液为血性渗出液,无臭味且淀粉酶含量高;腹腔内出血时可抽出不凝固血液;若抽出液为血液且迅速凝固,可能为误刺入脏器或血管。

5. 腹腔灌洗 腹内液体少于100 mL时腹腔穿刺往往抽不到液体,可往腹腔内注入500~1000 mL生理盐水后再进行抽液检查。符合以下任何一项者为阳性:①灌洗液含有肉眼可见的血液、胆汁、胃肠内容物或尿液;②显微镜下红细胞计数超过$100×10^9$/L或白细胞计数超过$0.5×10^9$/L;③淀粉酶超过100索氏单位;④灌洗液涂片发现细菌。

(四)治疗原则

治疗原则是积极消除原发病病因,改善全身情况,清除腹腔脓液和渗出液,促使炎症尽快吸收、消散。

1. 非手术治疗 适用于原发性腹膜炎、继发性腹膜炎但病变比较局限或有局限化趋势且全身情况良好者,也可作为手术前的准备。具体措施包括半卧位、禁食、胃肠减压、补液、输血、合理应用抗生素、营养支持、对症处理等。若非手术治疗6~8 h(一般不超过12 h)无效或反而加重者,应行手术治疗。

2. 手术治疗 适用于腹腔原发病较严重者,弥漫性腹膜炎较重而无局限趋势者,病人一般情况差尤其是有休克、非手术治疗无效者。手术原则为尽可能去除原发病灶,清理腹腔,吸尽渗液,必要时安置腹腔引流。

【护理诊断/问题】

1. **体液不足** 与禁食、呕吐、腹腔及肠道液体积聚有关。
2. **体温过高** 与腹腔感染、毒素吸收有关。
3. **疼痛** 与腹膜受炎症刺激或手术创伤有关。
4. **焦虑** 与疼痛、担心疾病预后等有关。
5. **潜在并发症** 感染性休克,腹腔脓肿。

【护理目标】

(1) 病人腹痛、腹胀等不适程度减轻或缓解。
(2) 病人体温得以控制,逐渐降至正常范围。
(3) 病人水、电解质平衡得以维持,未发生酸碱失衡。
(4) 病人并发症得到预防或及时处理。

【护理措施】

(一) 非手术治疗及术前护理

1. 一般护理

(1) 体位:无休克情况下,病人取半卧位。半卧位有利于减轻腹胀对呼吸和循环功能的影响;使脓性渗液局限于盆腔,减少毒素吸收,减轻中毒症状并有利于引流。休克者取平卧位或中凹卧位。

(2) 禁食禁饮、胃肠减压:病人入院后暂禁饮食。对胃肠道穿孔或肠梗阻者,及时行胃肠减压,吸出胃肠道内容物和气体,可减轻腹胀和腹痛,改善胃肠壁血供,减少腹腔污染,有利于炎症局限。

(3) 输液或输血:建立通畅的静脉输液通道,遵医嘱静脉输液,补充足够的水、电解质和营养,必要时输全血或血浆,以维持有效循环血量。

(4) 抗感染:根据医嘱使用抗生素,注意给药途径及配伍禁忌等。

知识链接

胃肠减压术是通过置入胃内或肠腔内的引流管,利用负压吸引原理将胃肠道内积聚的内容物吸出,以降低胃肠道内压力的方法。胃肠减压是治疗外科急腹症的重要手段之一,常用于肠梗阻、胃肠穿孔、急性胰腺炎、急性腹膜炎、急性胃扩张等疾病。胃肠减压可减少胃肠道穿孔或破裂病人的胃肠道内容物漏入腹腔,减缓病程进展;减轻腹胀、降低肠腔压力,减少肠腔内的细菌和毒素,改善肠壁血运;减少胰泌素和胆囊收缩素-促胰酶素的分泌,减少胰腺外分泌,并减轻胃潴留和腹胀。此外,对禁饮禁食的病人,还可通过胃肠减压管向胃肠道灌注药物。术前准备主要用于消化道及腹部手术病人,减轻胃肠胀气,有利于手术操作及防止麻醉后呕吐误吸。术后应用可改善肠壁的血液供应,促进胃肠蠕动恢复,减轻吻合口张力,有利于吻合口愈合;通过对胃肠减压吸出物的观察,可了解并发症发生和病情变化。胃肠减压装置:(1)吸引导管。①胃管:长 125 cm,头端有 5~6 个侧孔。使用时,将其头端通过病人鼻腔插入胃腔内,吸出胃内液体和气体。②米-阿氏管:为管长 300 cm 的双腔胶管,可置入小肠直接吸出肠内积气积液,主要用于肠梗阻。(2)负压装置。是目前临床上常用的一次性负压吸引器及电动负压吸引器,体积较小,使用方便,兼有液体收集作用。

2. 病情观察 ①定时监测生命体征;②记录 24 h 液体出入量;③定时观察症状和腹部体征变化;④动态观察血常规及生化等有关检查结果。当病情突然加重或出现手术指征时,应立即报告医生并做好急诊手术前准备。

3. 症状护理 对已确诊、治疗方案已定和手术后病人,可给予止痛剂减轻疼痛;诊断不明或病情观察期间,禁用吗啡、哌替啶等镇痛药,以免掩盖病情。做好高热护理、口腔护理、生活护理等。

4. 心理护理 关心、体贴病人,向病人及家属讲解腹膜炎的相关知识,说明病情变化及治疗、护理措施的意义,稳定病人情绪,消除或减轻焦虑;帮助病人树立战胜疾病的信心,积极配合医疗和护理工作。

(二)术后护理

术后护理措施原则上与非手术治疗的护理相同,但应注意以下几点。

1. 生活护理

(1)体位:术后病人血压平稳后取半卧位。

(2)饮食:术后继续禁饮食、胃肠减压,待肠蠕动恢复后拔除胃管,给予水和流质饮食,少量多餐,逐渐改为半流质饮食或普食。留置胃管期间做好口腔护理,防止口腔感染。

(3)补液和营养:合理补充水、电解质和维生素,必要时给予肠内或肠外营养,提高机体防御能力和组织修复能力。继续应用有效抗生素,控制腹腔内感染。

(4)活动:病情允许时,鼓励病人多翻身,及早下床活动,以促进肠蠕动恢复,预防肠粘连及下肢静脉血栓形成。

2. 腹腔引流管的护理 妥善固定引流管,保持引流通畅,防止引流管受压或扭曲。观察并记录引流液的数量、颜色和性状的变化。如每小时引流出新鲜血液超过 100 mL,应通知医生处理。当病人体温及白细胞计数恢复正常,腹部症状体征缓解,引流液量明显减少,色清,即可考虑拔管。

3. 伤口护理 切口敷料要妥善固定,有渗血或渗液应及时更换;观察切口愈合情况,及早发现切口感染征象。对腹胀明显的病人可加用腹带包扎,防止伤口裂开。

4. 胃肠减压的护理

(1)向病人解释胃肠减压的目的及配合方法,取得合作。

(2)正确安装胃肠减压装置,检查各部位是否通畅、有无漏气。

(3)胃肠减压期间,病人禁食、禁饮,停用口服药物。如需从胃管内注药时,应注药后夹管并暂停减压 1 h。

(4)妥善固定胃肠减压管,避免移位或脱出,一旦胃管脱出,应及时报告医生,切勿再盲目插入,以免戳破吻合口。

(5)保持胃肠减压通畅和持续有效的负压吸引,经常挤压胃管,防止阻塞。每日用生理盐水 30~40 mL 冲洗胃管一次,引流瓶(袋)及引流接管应每日更换。

(6)观察并记录引流液的量和性状,如有出血等异常情况,应停止胃肠减压,及时报告医生。

(7)加强口腔护理,预防口腔感染和呼吸道感染,必要时给予蒸汽雾化吸入以保持呼吸道湿润,保护黏膜。

(8)拔管:术后 48~72 h,肠蠕动恢复、肛门排气后即可停止胃肠减压。拔管时先将胃管与吸引装置分离,捏紧胃管,嘱病人吸气后屏气,先缓慢往外拉出,当胃管头端接近咽喉部时,迅速拔出胃管，以防止病人误吸。清洁病人鼻孔及周围，整理用物，妥善处理胃肠减压装置。

【护理评价】

（1）病人的舒适程度、腹痛和腹胀是否减轻或缓解。

（2）病人体温是否降至正常，腹腔内感染是否得到控制。

（3）病人术后生命体征是否平稳，水电解质、酸碱失衡或休克是否得以纠正。

（4）病人有无发生腹腔脓肿，若发生，是否得到及时发现和积极处理。

【健康教育】

（1）向病人说明禁食、胃肠减压、半卧位及术后早期活动的重要性，取得病人配合。

（2）讲解术后饮食知识，少食多餐，进食易消化食物，避免进食过凉、过硬及辛辣食物，以防止诱发肠梗阻。

（3）出院后定期复查，如有发热、腹痛、腹胀、恶心、呕吐、停止排气排便等不适时，应及时去医院复诊。

任务三　腹部损伤病人的护理

要点导航

重点　腹部损伤病人的护理评估和护理措施。
难点　腹部损伤病人的身体状况评估和现场急救措施。

情景案例

病人：张某　性别：男　年龄：40岁　体重：73 kg　床号：8

病人4 h前在交通事故中被撞伤，右上腹痛。查体：面色苍白，脉搏120次/分，血压80/62 mmHg，右季肋部见皮肤擦伤，右上腹压痛明显，全腹轻度肌紧张，移动性浊音阳性，肠鸣音减弱，尿色正常。

护理应用

（1）该病人腹内为何种脏器损伤？首选何种检查方法？

（2）如何对该病人进行护理？

【疾病概述】

腹部损伤是指各种致伤因素作用于腹部，导致腹壁、腹腔内脏器和组织的损伤，是常见的外科急腹症。单纯腹壁损伤多较轻,对伤员生命威胁不大;而腹腔内脏器损伤病情多危重,可因大出血或严重的腹腔感染而危及生命。因此,腹部损伤的关键问题在于有无内脏器官的损伤。

腹腔内脏器可分为空腔脏器(胃、肠、胆道、膀胱等)和实质性脏器(脾、肝、肾、胰等)两大类。空腔脏器充盈状态比排空者更容易破裂,破裂后内容物溢出会导致急性腹膜炎,胃肠道破裂处常有气体逸出,引起气腹征;实质性脏器血管丰富、结构脆弱、位置固定,易损伤破裂,破裂后造成腹腔内出血,早期出现休克,如不及时手术止血往往危及生命。腹部损伤根据腹壁有无开放性伤口可分为闭合性腹部损伤和开放性腹部损伤两类,闭合性腹部损伤容易伤及的脏器依次是脾、肾、小肠、肝、肠系膜;开放性腹部损伤容易伤及的脏器依次是肝、小肠、胃、结肠、血管。

【护理评估】

(一)健康史

交通事故、工伤意外、打架斗殴等均可导致腹部损伤。开放性损伤多由锐器、火器引起;闭合性损伤常因摔伤、冲击、挤压、碰撞等钝性暴力所致。需了解病人受伤的时间、原因、致伤物的性质、暴力的大小和方向、受力部位、姿势等情况,这有助于对病人腹部损伤的范围和程度、是否涉及内脏、涉及什么内脏等情况作出判断。同时要了解病人受伤前是否进食和排尿、受伤后病情变化、现场急救处理措施等。

(二)身体状况评估

对腹部损伤病人必须判断有无腹腔内脏器损伤;是实质性脏器损伤,还是空腔脏器损伤;是哪个脏器损伤以及是否合并其他部位损伤。

1. 单纯腹壁损伤 表现为腹部局限性疼痛、压痛,局部有肿胀和淤斑,全身症状轻,一般情况良好;症状及体征随着时间的推移逐渐减轻和缩小。实验室检查、影像学检查、腹腔穿刺等辅助检查无异常发现。

2. 腹腔内脏器损伤 腹腔内脏器损伤时,若仅为挫伤,可无明显临床表现;若为破裂或穿孔,临床表现往往非常明显。出现下列情况之一,即应考虑腹腔内脏器损伤:①早期出现休克;②持续性腹痛进行性加重;③有腹膜刺激征;④明显腹胀,肠蠕动减弱或消失;⑤有气腹征或移动性浊音;⑥有呕血、便血或血尿;⑦直肠指检、腹腔穿刺、腹腔灌洗等有阳性发现。

(1)实质性脏器损伤:主要表现为腹腔内出血,病人面色苍白,脉搏加快,血压不稳或下降,严重者可发生休克;出血量多时可有腹胀和移动性浊音。腹痛呈持续性,一般不剧烈,腹膜刺激征也不明显,但肝、胰破裂时,胆汁及胰液漏入腹腔,可出现明显的腹痛和腹膜刺激征。肝、脾被膜下破裂时,常无明显内出血表现,可有腹部包块,但数日或数周后,因血肿增大或继发感染使被膜破裂而突发急性大出血。

(2)空腔脏器损伤:主要表现为急性腹膜炎,早期为化学性腹膜炎,晚期由于细菌繁殖引起感染后转变为化脓性腹膜炎。病人出现持续性剧烈腹痛,伴恶心、呕吐,腹膜刺激征明显,肠鸣音减弱或消失。晚期由于细菌感染出现体温升高、脉快、呼吸急促、腹胀等全身中毒表现,严重者发生感染性休克。胃肠破裂穿孔可有肝浊音界缩小或消失;上消化道破裂时,漏出的消化液常立即引起剧烈腹痛、腹膜刺激征等典型的腹膜炎表现;下消化道破裂时腹膜炎出现较晚,程度较轻,但细菌污染严重。

如果实质性脏器和空腔脏器同时破裂,则腹腔出血和腹膜炎两种表现可同时出现。此外,腹部损伤往往是全身多发性损伤的一部分,应系统全面地观察病人有无合并颅脑、胸部或四肢等部位损伤。

（三）辅助检查

1. 实验室检查　实质性脏器破裂时,血常规检查红细胞计数、血红蛋白、血细胞比容进行性下降;空腔脏器破裂时,白细胞及中性粒细胞计数明显增高;胰腺、胃或十二指肠损伤时,血、尿淀粉酶值增高;尿常规检查发现血尿,提示有泌尿系统损伤。

2. 影像学检查　X线立位腹平片如见膈下新月形游离气体,提示胃肠道破裂;B超检查对实质性脏器损伤诊断准确率较高,可发现脏器破裂、血肿,估计腹水量,而且经济方便、无创,可重复动态观察,在腹部损伤中应用较广泛。CT检查主要用于实质性脏器损伤的诊断,一般B超不能确诊时才进行CT检查。

3. 诊断性腹腔穿刺和腹腔灌洗　腹腔穿刺是安全、简便、诊断准确率较高的辅助诊断措施,阳性率可达90%左右。通过观察穿刺抽出液的性状、细胞计数、细菌涂片及培养、淀粉酶测定来分析有无脏器损伤和脏器损伤类型。腹腔穿刺阴性者,不能排除内脏损伤的可能性,应继续严密观察,必要时可重复腹腔穿刺或改行腹腔灌洗术。

4. 腹腔镜检查　疑有内脏损伤,经以上检查不能确定,在病人病情允许的情况下可行腹腔镜检查,以提高诊断准确率,避免不必要的剖腹探查。

（四）治疗原则

单纯腹壁损伤的处理原则与一般软组织损伤相同,但应密切观察病情变化。开放性腹部损伤合并内脏损伤者,急诊行剖腹探查术。对闭合性腹部损伤、已确定有实质性脏器破裂大出血者,应抗休克治疗,同时紧急手术止血;空腔脏器破裂者,如有休克,一般先纠正休克再行手术治疗;对高度怀疑腹腔内脏器损伤者,应做好紧急手术前准备,若病情许可应尽早剖腹探查,查明伤情并做针对性处理。剖腹探查时,原则上先探查肝、脾等实质性器官和膈肌,再从胃开始,逐段探查胃肠及其系膜,然后探查盆腔器官;处理时先处理出血性损伤,后处理穿破性损伤;对穿破性损伤,先处理污染重的,后处理污染轻的。

【护理诊断/问题】

1. 体液不足　与腹腔内出血、渗出及呕吐有关。

2. 疼痛　与腹部损伤及腹膜受消化液、血液刺激有关。

3. 恐惧、焦虑　与损伤刺激、出血及内脏脱出带来的视觉刺激、担心手术及预后有关。

4. 潜在并发症　失血性休克、急性腹膜炎、腹腔脓肿等。

【护理目标】

（1）病人体液平衡得到维持,生命体征平稳。

（2）病人自诉腹痛缓解或得到控制,舒适感增加。

（3）病人恐惧程度缓解或减轻,情绪稳定。

（4）病人未发生并发症或并发症能被及时发现和处理。

【护理措施】

（一）急救护理

腹部损伤常合并多发性损伤,在急救护理时应分清主次和轻重缓急。首先处理危及生命的情况,如心搏骤停、呼吸骤停、窒息、大出血、开放性或张力性气胸等。对已发生休克者应迅速建立通畅的静脉通道,及时补液,必要时输血;对开放性腹部损伤者应及时止血、包扎伤口,如有肠管脱出,原则上不回纳至腹腔,以免加重腹腔污染,可用清洁敷料包裹脱出肠管,并用碗、盆等加以保护后包扎。如有大量肠管脱出,应先还纳至腹腔,暂行包扎,以免引起休克或肠管坏死。

(二)病情观察及术前护理

1. 一般护理

(1)绝对卧床休息,在病情许可的情况下取半卧位,不随意搬动病人。如需做特殊检查,应有专人护送,轻抬轻放。

(2)禁饮食,腹胀或怀疑胃肠破裂者应进行胃肠减压,观察引流液的性质、数量。

(3)建立通畅的静脉通道,补液、输血,纠正水、电解质及酸碱平衡紊乱。记录24 h液体出入量,必要时留置导尿管。

2. 病情观察 对疑有内脏损伤的病人,应严密观察病情变化,以免延误诊断和治疗。

(1)每15~30 min测呼吸、脉搏和血压各1次,并观察意识变化。

(2)动态检测红细胞计数、血细胞比容和血红蛋白值。

(3)每30 min观察腹部症状、体征的变化以判断病情进展情况。注意有无失血性休克、急性腹膜炎等并发症的发生。

(4)观察期间禁止使用吗啡、哌替啶等止痛药,禁止灌肠、禁服泻药。

如经观察不能排除腹腔内脏器破裂,或全身情况有恶化趋势,应终止观察,进行手术。注意及时做好术前准备。

3. 治疗配合 遵医嘱给予输液和使用足量抗生素;一旦决定手术,应及时完成各项术前准备,紧急配血,留置胃管、导尿管等。

4. 其他护理 与急性腹膜炎非手术治疗护理措施相同。

(三)术后护理

腹部损伤病人术后护理措施与急性腹膜炎术后护理相同。术后可能发生腹腔脓肿、吻合口瘘、肠粘连等并发症,应注意观察,及时发现并处理。

【护理评价】

(1)病人体液是否得以维持平衡,生命体征是否稳定,有无脱水征象。

(2)病人腹痛是否缓解或减轻,舒适感是否增加;病人能否运用某些非药物性的止痛措施。

(3)病人的恐惧程度是否得到缓解或减轻,情绪是否稳定,能否主动配合各项治疗和护理。

(4)病人有无发生损伤部位的再出血和腹腔脓肿,若发生是否得到及时发现与处理。

【健康教育】

(1)加强安全教育,避免意外损伤。

(2)普及各种急救知识;发生腹部外伤后,一定要及时去医院进行全面检查,不能因为腹部无伤口、无出血而掉以轻心,延误治疗。

(3)出院后要适当休息,加强锻炼,增加营养,促进康复。若有腹痛、腹胀等不适,应及时到医院复诊。

任务四　胃、十二指肠溃疡病人的护理

重点　胃、十二指肠溃疡病人的身体状况和护理措施。
难点　胃、十二指肠溃疡术后并发症的护理。

【情景案例】

病人,男,42岁,患胃溃疡8年余,近几个月来自觉症状加重。6 h前病人进食后突感上腹部刀割样剧痛,很快延及全腹,伴恶心、呕吐。查体:体温37.1 ℃,脉搏106次/分,呼吸24次/分,血压110/80 mmHg。腹式呼吸消失,板状腹,全腹压痛和反跳痛,肠鸣音明显减弱,肝浊音界消失,移动性浊音阳性。

(1) 病人最可能并发了什么问题?
(2) 病人目前的主要护理诊断及护理措施是什么?

【疾病概述】

胃、十二指肠溃疡是消化系统常见的疾病,是指胃和十二指肠壁的局限性圆形或椭圆形缺损(图13-2)。病因和发病机制迄今尚未完全清楚,目前有两点达到共识:①胃酸分泌过多,激活了胃蛋白酶,破坏了胃黏膜屏障作用,导致胃、十二指肠黏膜发生"自家消化";②与幽门螺旋杆菌(HP)的致病作用有关。

【护理评估】

(一) 健康史

了解病人胃、十二指肠溃疡病史,胃酸的存在是溃疡发生的必要条件,大多数病人发病前常有自觉症状加重等溃疡活动期表现的病史。询问病人有无暴饮暴食、进刺激性食物或过度疲劳等。了解病人有无吸烟史、饮酒史,有无服用对胃肠黏膜有刺激作用的药物,如非甾体类抗炎药、肾上腺糖皮质激素等;有无长期精神过度紧张、忧虑、情绪激动等。

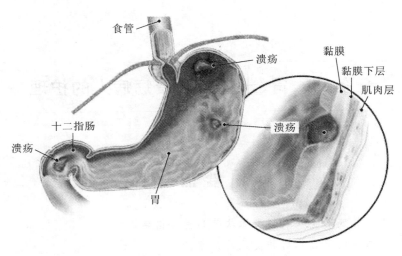

图 13-2 胃、十二指肠溃疡

（二）身体状况

1. 症状

（1）节律性上腹痛：节律性上腹痛是本病最主要的表现。胃溃疡疼痛多于进食后 0.5～1 h 出现，持续 1～2 h 后缓解，有"进食-疼痛-缓解"的特点。十二指肠溃疡多于进食后 3～4 h 出现，持续到下一次进餐后才缓解，有"疼痛-进食-缓解"的特点。

（2）消化系统症状：有反酸嗳气、恶心呕吐、食欲减退、腹胀等消化系统症状。合并上消化道出血时，表现为呕血和黑便。

（3）全身症状：可有贫血、消瘦和体重减轻等营养不良表现，也可有面色苍白、血压下降等休克表现。

2. 常见并发症

（1）急性穿孔：是胃、十二指肠溃疡常见的并发症，起病急、变化快、病情严重。主要表现为突发性剧烈的上腹部刀割样疼痛，并很快波及全腹。主要因胃、十二指肠内容物流入腹膜腔引起急性腹膜炎所致。体检时病人蜷曲姿势，表情痛苦、面色苍白、出冷汗，可发生休克。全腹有压痛、反跳痛，以上腹部明显，腹肌紧张呈板状强直。肝浊音界缩小或消失，肠鸣音减弱消失。

（2）急性大出血：胃、十二指肠溃疡出血是上消化道大出血中最常见的原因。主要表现为急性呕血及柏油样便。呕血前有恶心，便血前突感便意，出血后软弱无力、头晕眼黑，甚至晕厥或休克。根据临床表现可评估失血的程度。短期内失血量超过 400 mL 时，病人出现面色苍白、口渴、脉搏快速有力、血压正常但脉压小的循环代偿现象；而当失血量超过 800 mL 时，可出现明显的休克现象，病人焦虑不安、四肢湿冷、脉搏细速、呼吸浅促、血压降低等。如血细胞比容在 30% 以下，说明出血量已超过 1000 mL，病人腹部稍胀，肠鸣音亢进。

（3）瘢痕性幽门梗阻：病人有长期的溃疡病史，突出症状是呕吐，常发生在晚间或下午，呕吐量大，多为不含胆汁、带有酸臭味的宿食。体检时见病人有营养不良、消瘦、上腹膨隆，可见胃型及蠕动波，有振水音。血生化检查呈低氯、低钾性代谢性碱中毒。

（三）辅助检查

1. 内镜检查 胃镜检查是确诊胃、十二指肠溃疡的首选方法，可以明确病变的部位和性质,并可在直视下取活组织行幽门螺旋杆菌检测及病理学检查。若有溃疡出血可在胃镜下止血治疗。

2. X线检查 胃、十二指肠溃疡穿孔病人,腹部立位X线检查可见膈下新月形游离气体。上消化道大出血时不宜行X线钡餐检查。

3. 实验室检查 急性穿孔病人血白细胞计数及中性粒细胞比例升高。大量出血病人红细胞计数、血红蛋白值、血细胞比容均呈进行性下降。

4. 胃酸测定 溃疡病人做迷走神经切断术前后测定胃酸,对评估迷走神经切断是否完整有帮助,成功的迷走神经切断术后最大胃酸排出量应下降70%,胃酸测定前必须停用抗酸药物。

（四）治疗原则

1. 手术方式 多数胃、十二指肠溃疡病人经过内科规范化治疗而痊愈,少数病人经内科治疗无效,症状较重,或出现严重并发症（如急性穿孔、大出血、幽门梗阻、恶变等）需考虑外科手术治疗,以达到治愈溃疡、消灭症状及防止复发的目的。

胃大部切除术与迷走神经切除术是治疗胃、十二指肠溃疡常用的两种术式。

（1）胃大部切除术:是治疗胃、十二指肠溃疡的首选术式,适用于胃、十二指肠溃疡的治疗。传统的切除范围是胃远侧2/3~3/4,包括胃体大部、整个胃窦部、幽门和部分十二指肠球部。胃大部切除术的术式包括以下几种。

①毕罗氏Ⅰ式胃大部切除术:即在胃大部切除后,将残胃与十二指肠吻合（图13-3）,多适用于胃溃疡。

②毕罗氏Ⅱ式胃大部切除术:即胃大部切除术后,将残胃与近端的空肠吻合,十二指肠残端关闭（图13-4）,适用于各种胃、十二指肠溃疡,尤其是十二指肠溃疡。

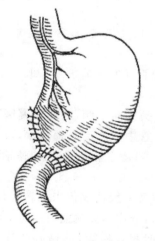

图13-3 毕罗氏Ⅰ式胃大部切除术

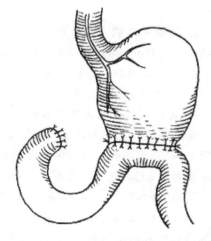

图13-4 毕罗氏Ⅱ式胃大部切除术

（2）胃、迷走神经切断术:主要用于治疗十二指肠溃疡。

2. 常见并发症治疗要点

（1）急性穿孔:病人症状轻、一般情况好的较小穿孔,可施行半坐卧位、禁食、胃肠减压、输液、抗生素治疗。一般认为穿孔时间超出8h,腹腔内感染及炎症水肿严重,有大量脓性渗出物,无出血、梗阻并发症者,可施行单纯穿孔缝合术。如果病人一般情况良好,腹腔污染不严重或顽固性溃疡穿孔,或伴幽门梗阻、大出血、恶变等并发症者,可施行胃大部切除术。

(2) 急性大出血:绝大多数病人可用非手术疗法止血,包括镇静、卧床休息、补液、输血、静脉点滴西咪替丁、经胃管行冷生理盐水灌洗;在胃镜直视下,局部注射去甲肾上腺素、电凝或喷雾黏合剂等。但对年龄在60岁以上伴有动脉硬化、反复出血或输血后血压仍不稳定者,应及早施行包含出血溃疡病灶在内的胃大部切除术。

(3) 瘢痕性幽门梗阻:经充分术前准备后行胃大部切除术,彻底解除梗阻。

【护理诊断/问题】

1. 急性疼痛 与胃、十二指肠黏膜损伤或手术创伤有关。

2. 潜在并发症 十二指肠残端破裂、吻合口出血、吻合口梗阻、输入段梗阻、输出段梗阻、倾倒综合征等。

3. 营养失调:低于机体需要量 与食欲减退、摄入不足、消化吸收障碍有关。

4. 焦虑 与溃疡迁延及对手术担忧有关。

【护理目标】

(1) 病人的疼痛缓解或减轻。

(2) 病人未发生并发症或并发症及时被发现并得到治疗。

(3) 病人的营养状况得到改善或维持。

(4) 病人的焦虑、恐惧程度减轻,能配合治疗和护理。

【护理措施】

(一) 术前准备

1. 心理准备 医护人员态度和蔼,耐心解释病人的提问,对病人表示同情和理解,告知病人注意休息、避免劳累,消除精神紧张,使病人对手术有充分的心理准备,树立治愈疾病的信心。

2. 择期手术病人的准备 饮食宜少食多餐,给予高蛋白、高热量、富含维生素、易消化及无刺激性的食物,其他同腹部外科术前护理。

3. 急性穿孔病人术前准备 基本原则和方法同急性腹膜炎的术前护理。取半坐卧位、禁食、持续胃肠减压、输液、应用抗生素、严密观察病情变化等。

4. 急性大出血病人术前准备 病人取平卧位,呕血时头偏向一侧,必要时遵医嘱给镇静剂。密切观察病人生命体征和神志变化,一般暂禁食,从胃管中注入冷生理盐水,可加适量去甲肾上腺素;遵医嘱肌内注射止血药物、静脉点滴西咪替丁等;建立静脉通道,快速输液、输血,补充血容量;记录呕血量及便血量,动态监测血细胞比容。

若短时间内(6~8 h)输血(600~900 mL)而血压、脉搏及一般情况仍未好转者,或虽一度好转但停止输血或减慢输血速度后症状又迅速恶化者,在24 h内需要输血量超过1000 mL才能维持血压和血细胞比容者,均说明出血仍在继续,应及时报告医生,并做好急诊手术术前准备。

5. 瘢痕性幽门梗阻病人术前准备 根据病情给予流质饮食或暂禁食,术前2~3天行胃肠减压,并每晚用300~500 mL温生理盐水洗胃,以减轻长期梗阻所致的胃黏膜水肿;纠正贫血与低蛋白血症,改善营养状况;纠正电解质紊乱和酸碱失衡。

(二) 术后护理

1. 一般护理 术后取平卧位,血压平稳后取半卧位。胃肠减压期间禁食,做好口腔护理,术后肛门排气后方可拔除胃管。拔管后当日可给予少量饮水,每次4~5汤匙,每隔1~2 h一次;第2日给少量流质,每次50~100 mL;第4日,可改半流质;术后1个月内,应少食多餐,避免生、冷、硬、辣等刺激性食物及不易消化的食物。

2. 病情观察 密切观察病人生命体征、神志、腹部症状与体征、伤口敷料及引流管引流情况,发现异常及时报告医生。

3. 治疗配合

(1) 补液与营养:遵医嘱静脉输液,维持水、电解质及营养代谢的平衡,必要时可输入血浆、蛋白及少量鲜血。

(2) 加强各引流管护理:妥善固定并保持引流管的通畅,观察并记录每日引流液的性状及量,保持引流管周围皮肤清洁干燥。

(3) 其他:手术早期及体弱者,遵医嘱给予抗生素预防感染;术后疼痛排除并发症者,遵医嘱给予止痛剂。

4. 术后并发症护理

(1) 吻合口出血:胃大部切除术后24 h内,可从胃管内流出少量暗红色或咖啡色胃液,一般不超过300 mL,量逐渐减少而颜色变淡,属术后正常现象。若短期内从胃管内引流出大量鲜血,甚至呕血或黑便,遵医嘱应用止血药物,并密切观察病情,注意生命体征的监测,发现有休克倾向立即报告医生并协助处理。

(2) 十二指肠残端瘘:多发生在毕罗氏Ⅱ式术后3~6天,表现为右上腹突然发生剧烈疼痛和腹膜刺激征,需立即进行手术。术后积极纠正水、电解质紊乱,并维持营养。遵医嘱应用抗生素抗感染,用氧化锌糊剂保护造口周围皮肤等。

(3) 吻合口梗阻:表现为进食后呕吐,呕吐物不含胆汁。一般经禁食、胃肠减压、补液后缓解。

(4) 输入段肠袢梗阻:急性完全性梗阻,突发上腹部剧烈腹痛,频繁呕吐,呕吐物量少、不含胆汁,呕吐后症状不缓解,上腹有压痛性包块,若出现烦躁、脉速和血压下降,应紧急手术治疗。慢性不完全性输入段梗阻,进食数分钟至30 min后发生腹胀和绞痛,伴呕吐,呕吐物主要为胆汁,多数可用非手术疗法使症状改善和消失。

(5) 输出段肠袢梗阻:表现为上腹饱胀、呕吐食物和胆汁,非手术疗法如不能缓解,应立即手术。

(6) 倾倒综合征:由于胃大部切除术后失去对胃排空的控制,导致胃排空过速所产生的一系列综合征。早期倾倒综合征多发生于进食高渗性食物后10~20 min,以循环系统和胃肠道症状为主要表现,即上腹胀痛不适、心悸、乏力、出汗、头晕、恶心、呕吐甚至虚脱,并有肠鸣、腹泻等,平卧几分钟后缓解。晚期倾倒综合征,又称低血糖综合征,多发生在餐后2~4 h,病人可出现头昏、心慌、出冷汗、脉搏细弱等表现。术后早期指导病人少食多餐,使胃肠逐渐适应,饭后平卧20~30 min,饮食避免过甜、过热,告诉病人1年内多能治愈。如经长期治疗护理未能改善者,应手术治疗。

【护理评价】

(1) 病人的疼痛是否缓解或减轻。

(2) 病人是否发生并发症或并发症是否及时被发现并得到治疗。

(3) 病人的营养状况是否得到改善或维持。

(4) 病人的焦虑、恐惧程度是否减轻,是否能配合治疗和护理。

【健康教育】

(1) 向病人和家属讲解有关胃、十二指肠溃疡的知识,使之能更好地配合术后长期治疗和自我护理。

(2) 指导病人调节情绪,保持乐观,学会自我调节,避免精神过度紧张。

(3) 保持规律生活,适当运动,按时休息,劳逸结合。保持良好的生活方式,劝告病人戒烟酒。合理安排饮食,进食高蛋白、高热量、富含维生素、易消化的食物,避免粗糙、过冷过烫和辛辣等对胃有刺激的食物,少食多餐。

(4) 指导病人服药时间、方式、剂量,说明药物不良反应。避免服用对胃黏膜有损害的药物,如阿司匹林、吲哚美辛等。

(5) 定期门诊随访,若出现切口部位红肿或有疼痛、腹胀、停止排气、排便等症状或其他不适时,应及时就医。

(张　婧)

任务五　胃癌病人的护理

 要点导航

重点　胃癌病人的身体状况和护理措施。
难点　胃癌病人的治疗要点。

 情景案例

病人,男,45岁,胃溃疡病史8年。近1个月来上腹不适、疼痛、反酸、嗳气等症状明显加重,体重下降3 kg。经胃镜检查确诊为胃癌,拟行胃大部切除术。

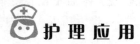 护理应用

请为该病人提出术前及术后护理措施。

【疾病概述】

胃癌在我国各种恶性肿瘤中居首位,是最常见的消化道恶性肿瘤。好发年龄在50岁以上,男女发病率为2∶1。

1. 病因　胃癌的病因尚未完全清楚,目前认为与下列因素有关。

(1) 遗传因素:胃癌发病率有明显的家族聚集倾向。

(2) 地域环境及饮食生活因素:胃癌的发病有明显的地域差异,在我国西北和东部沿海地区发病率较南方高。长期进食腌制、油炸、熏烤食品者胃癌发病率高,经常进食发霉食品、烫食,进食快、吸烟、饮酒等不良习惯都与胃癌的发病有关。

(3) 幽门螺旋杆菌(HP)感染:是引发胃癌的主要因素之一。HP能促使硝酸盐转化成亚硝酸盐和亚硝胺,加速胃黏膜上皮细胞增殖导致畸变,另外其毒性产物可能具有促癌作用。

(4) 癌前病变:如胃溃疡、慢性萎缩性胃炎、胃息肉等病人是胃癌发生的危险人群。

2. 病理　胃癌好发于胃窦部,其次为胃小弯。

胃癌大体分型为早期胃癌和进展期胃癌。仅限于黏膜或黏膜下层的胃癌,不论病灶大小和有无淋巴结转移,为早期胃癌,主要由胃镜检查发现;癌组织已浸润胃壁肌层为中期胃癌;达浆膜层或超出浆膜向外浸润至邻近组织或有转移为晚期胃癌。主要的转移途径有直接浸润、淋巴转移、血行转移及腹腔种植转移。淋巴转移是胃癌的主要转移途径,最早转移到胃周围的淋巴结,恶性程度较高或晚期胃癌可转移到左锁骨上淋巴结。也可经血行转移到肝、肺。

【护理评估】

(一) 健康史

了解病人的年龄、性别、饮食生活习惯、有无烟酒嗜好,有无慢性胃病史等;家族中有无胃癌或其他肿瘤病人。

(二) 身体状况

(1) 早期胃癌无明显症状,部分病人可有上腹隐痛不适、嗳气、反酸及食欲缺乏等非特异性消化道症状,容易被忽视。

(2) 病情进展,病人逐渐出现上腹疼痛、贫血、消瘦,体重进行性减轻。胃窦部癌可致幽门部分或完全性梗阻,出现餐后饱胀、恶心、呕吐;贲门部和高位小弯部癌,可出现进食梗阻感;癌肿侵蚀血管,可引发上消化道出血;溃疡型胃癌可致急性胃穿孔。

(3) 晚期胃癌病人可出现上腹部肿块和其他转移表现。如肝转移可出现肝大或黄疸;腹部转移可有腹水;远处淋巴转移有左锁骨上窝淋巴结肿大;种植转移时,直肠指检可触及肿块。

(三) 辅助检查

1. 内镜检查　胃镜检查是诊断早期胃癌的有效办法,可直接观察病变的部位和范围,并可取病变组织做病理学检查以确定诊断。

2. 影像学检查

(1) X线钡餐检查:肿块性胃癌可见不规则的充盈缺损,溃疡型胃癌可见形状不完整的龛影。

(2) 腹部超声:可观察胃的邻近器官受浸润及淋巴结转移的情况。

(3) CT检查:有助于胃癌的诊断和术前临床分期。

3. 实验室检查　粪便隐血试验常呈持续阳性。

(四) 治疗原则

早期发现、早期诊断和早期治疗是提高胃癌疗效的关键。

1. 手术治疗　手术治疗是首选的治疗方法,辅以化疗、放疗及免疫治疗等综合治疗以提高疗效。手术根据情况可采用根治性手术、微创手术、姑息性切除术、短路手术。

2. 化疗　化疗是最主要的辅助治疗方法,目的在于杀灭残留的微小癌灶或术中脱落的癌细胞,提高综合治疗效果。

3. 其他治疗 其他治疗包括放疗、免疫治疗、中医中药治疗等。

【护理诊断/问题】

1. 焦虑 与病人对癌症的恐惧、担心治疗效果和预后有关。

2. 营养失调:低于机体需要量 与食欲减退、消化吸收不良及肿瘤消耗增加有关。

3. 疼痛 与肿瘤侵犯神经、手术创伤反应有关。

4. 潜在并发症 出血、感染、消化道梗阻、吻合口瘘等。

【护理目标】

(1) 病人的焦虑减轻或消失,能积极配合治疗和护理。

(2) 病人的营养状况得到改善。

(3) 病人的疼痛得到缓解或减轻。

(4) 病人的并发症能被有效预防或已发生的并发症得到及时发现和护理。

【护理措施】

(一) 心理护理

积极关注病人的态度和情绪变化,同情和关心病人,加强沟通,耐心向病人解释胃癌手术治疗的必要性和可治性,鼓励病人表达自身感受和学会自我放松方法;鼓励家属和朋友给予病人关心和支持,减轻病人的心理负担,使其能积极配合治疗和护理。

(二) 病情观察

严密观察病人生命体征的变化,包括体温、脉搏、呼吸、血压、神志等。观察胃管、引流管是否通畅,密切观察伤口敷料情况等。

(三) 治疗配合

1. 改善病人的营养状况

(1) 术前指导:病人加强营养,给予高蛋白、高热量、高维生素、低脂肪、易消化和少渣的食物;对不能进食者,遵医嘱给予静脉输液,必要时输全血或血浆,以纠正水、电解质和酸碱平衡紊乱,改善病人的营养状况,提高手术耐受性。

(2) 术后指导:遵医嘱及时补充病人所需要的水、电解质,必要时输血清蛋白或全血,以改善病人的营养状况,促进切口的愈合。观察有无恶心、呕吐、腹痛、腹泻和电解质紊乱等并发症的发生。肠蠕动恢复后可拔出胃管,注意少食多餐,少食产气食物,忌生、冷、硬和刺激性食物。

2. 采取有效措施,缓解疼痛,促进舒适感 待病人全麻清醒、血压平稳后取低半卧位,有利于呼吸和循环系统,减少切口缝合处张力,减轻疼痛;胃肠减压;对切口疼痛所致的不适,可遵医嘱给予镇痛药物;创造良好的环境,保证病人的休息和睡眠。

3. 并发症的观察、预防和护理

(1) 吻合口出血:主要表现为胃管不断引流出新鲜血液。处理措施:密切监测生命体征;观察胃管和引流管液体的量、颜色和性质;配合止血和输液等。

(2) 吻合口瘘或破裂:出现右上腹突发性剧痛和腹膜刺激征。处理措施:维持有效胃肠压力;加强腹腔引流管的观察。

(3) 消化道梗阻:出现腹胀、呕吐甚至肛门停止排气、排便等。处理措施:一般经禁食、胃肠减压、补液等可缓解。如经非手术处理梗阻不缓解,做好手术准备。

【护理评价】

(1) 病人的焦虑是否减轻或消失,能否积极配合治疗和护理。

(2) 病人的营养状况是否得到改善。

(3) 病人的疼痛是否得到缓解或减轻。

(4) 病人的并发症能否被有效预防,或已发生的并发症能否得到及时发现和护理。

【健康教育】

(1) 讲解疾病的防治知识,坚持按医嘱用药。告知病人要养成良好的饮食习惯,加强营养,避免长期大量进食腌制、熏烤的食品。术后1~2个月应少食多餐,戒烟酒,忌食生、冷、硬、油炸、酸辣、浓茶及易胀气食物。

(2) 及时治疗和复查。术后化疗、放疗期间定期门诊随访。术后一年内每3个月复查一次,以后每半年复查一次,至少复查5年,如有不适,及时到医院复诊。

(张　婧)

任务六　急性阑尾炎病人的护理

重点　急性阑尾炎病人的身体状况和护理措施。

难点　急性阑尾炎的病理、术后并发症的护理。

　情景案例

病人,男,31岁,上腹部、脐周疼痛6 h入院,急性病容。查体:体温38.9℃,脉搏108次/分,血压112/88 mmHg。右下腹压痛、肌紧张、反跳痛。实验室检查:白细胞计数 $12×10^9$/L,中性粒细胞比例0.82%。B超检查示阑尾肿大。临床诊断为急性阑尾炎。

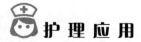

(1) 如何对病人进行护理评估?

(2) 应采取哪些护理措施?

【疾病概述】
急性阑尾炎是阑尾的急性化脓性感染,是最常见的外科急腹症之一,可发生在任何年龄,以青壮年多见。阑尾如图13-5所示。

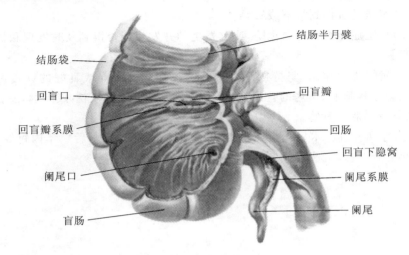

图13-5　阑尾

(一)病因

1. 阑尾腔阻塞　是急性阑尾炎最常见的病因。阑尾腔阻塞的原因有:①阑尾管壁淋巴滤泡的明显增生,约占60%。②粪石阻塞:阑尾是与盲肠相通的弯曲盲管,管腔细窄、开口狭小,蠕动慢,容易被粪石、食物残渣及寄生虫等阻塞。③当胃肠功能紊乱时,阑尾管壁痉挛造成排空和管壁血运障碍。

2. 细菌入侵　阑尾腔阻塞后,腔内细菌繁殖并分泌内毒素和外毒素,损伤黏膜上皮形成溃疡。阑尾壁间质压力增高,动脉血流受阻,导致阑尾黏膜缺血坏死。

(二)病理

1. 病理类型　急性阑尾炎根据其病理改变和临床过程,可分为四种类型。

(1)急性单纯性阑尾炎:早期阑尾炎,阑尾轻度肿胀、充血;管腔内有炎性渗出,黏膜可有小溃疡和出血点。临床症状和体征较轻,一般无局部明显的压痛。

(2)急性化脓性阑尾炎:由单纯性阑尾炎发展而来。阑尾显著肿胀,浆膜高度充血,表面覆盖有脓苔,黏膜溃疡增大并深达肌层,腔内积脓,壁内有小脓肿形成。临床症状和体征较重,常有局限性腹膜炎表现。

(3)急性坏疽性或穿孔性阑尾炎:阑尾壁层组织坏死,浆膜呈暗红色或黑紫色,黏膜大部分已溃烂,腔内脓液呈血性。阑尾腔内积脓,压力增高,极易并发穿孔。坏死灶穿孔后如未被包裹,脓液继续扩散,常致急性弥漫性腹膜炎。

(4)阑尾周围脓肿:急性化脓性或坏疽性阑尾炎,如果进展较慢,大网膜可移至右下腹,将阑尾包裹并导致粘连,形成炎性包块以限制其感染扩散,即成为阑尾周围脓肿。

2. 转归　急性阑尾炎的转归有以下几种情况。①炎症消退:病变较轻的急性阑尾炎经非手术治疗可使炎症消退,少数可完全治愈,但大多数转成慢性阑尾炎。②炎症局限化:化脓性或坏疽性阑尾炎被大网膜、小肠粘连包裹,使炎症局限于阑尾周围,形成阑尾周围脓肿。③炎症扩散:急性阑尾炎在尚未被网膜包裹前发生穿孔时,炎症扩散,形成弥漫性腹膜炎;细菌扩散到肝门静脉系统,引起门静脉炎;病情恶化可致感染性休克。

【护理评估】

(一) 健康史

了解疾病发生的诱因,有无急性肠炎、慢性肠炎、蛔虫病等,以便做好预防指导;了解既往有无类似发病史;成年女性病人应了解有无停经、月经过期、妊娠等。

(二) 身体状况

1. 腹痛 急性阑尾炎典型的症状为转移性右下腹痛。腹痛常始于上腹,逐渐转移向脐部,数小时(6~8 h)后转移并局限于右下腹。腹痛的性质和程度依阑尾炎的不同类型而有差异:单纯性阑尾炎表现为轻度隐痛;化脓性阑尾炎呈阵发性腹痛和剧痛;坏疽性阑尾炎表现为持续剧烈腹痛;穿孔性阑尾炎因阑尾腔内压力骤减,腹痛可暂时减轻,但出现腹膜炎后,腹痛又会持续加剧。

2. 胃肠道症状 早期可有恶心、呕吐。部分病人因肠功能紊乱可有便秘或腹泻。盆腔性阑尾炎时,可有排便次数增多、里急后重等症状;弥漫性腹膜炎可致麻痹性肠梗阻而出现腹胀等表现。

3. 全身表现 早期有乏力,炎症加重时可出现中毒症状,表现为心率加快,发热可达 38 ℃左右,阑尾穿孔时体温可高达 39 ℃。若发生门静脉炎可出现寒战、高热和轻度黄疸。

4. 腹部体征

(1) 右下腹固定压痛:是急性阑尾炎最常见的重要体征,在腹痛转移至右下腹之前就已存在。压痛点始终固定在一个位置,通常位于脐与右髂前上棘连线中外 1/3 交界处,即麦氏点(图 13-6),亦可随阑尾解剖位置变异而改变。

(2) 腹膜刺激征:包括腹肌紧张、压痛、反跳痛。这是壁腹膜受炎症刺激出现的一种防御性反应,常提示阑尾炎症加重,有化脓、坏疽或穿孔等病理改变。

(3) 右下腹包块:多为阑尾周围脓肿的表现。

(4) 特殊体征

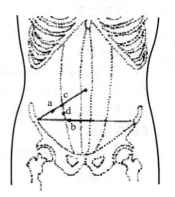

图 13-6 麦氏点

①结肠充气试验:病人仰卧位,检查者用一手压迫左下腹降结肠区,另一手按压近侧结肠,结肠内气体可传至盲肠和阑尾,引起右下腹疼痛者为阳性。

②腰大肌试验:病人左侧卧位,检查者将病人右下肢向后过伸,引起右下腹疼痛者为阳性。常提示阑尾位于盲肠后。

③闭孔内肌试验:病人仰卧位,使右髋和右膝各屈曲 90°,然后被动向内旋转,引起右下腹疼痛者为阳性。提示阑尾位置靠近闭孔内肌。

④直肠指检:盆腔位阑尾炎常在直肠右前方有触痛。阑尾穿孔伴盆腔脓肿时,直肠内温度较高,直肠前壁膨隆并有触痛。

5. 几种特殊类型阑尾炎

(1) 小儿急性阑尾炎:小儿阑尾壁薄、管腔小,梗阻后易发生血运障碍,引起坏疽和穿孔;腹肌薄弱,使右下腹体征不明显、不典型;大网膜发育不全,炎症易扩散,并发症和病死率较高。应早期手术治疗。

(2) 老年人急性阑尾炎:老年人痛觉迟钝,防御功能减退,致腹痛不明显、体征不典型,体温和白细胞升高均不明显,临床表现轻,而病理改变重,容易延误诊断和治疗。应早期手术治疗。

(3) 妊娠期急性阑尾炎:随着子宫逐渐增大,盲肠被推向外上方,阑尾位置和压痛点上移;大网膜常被增大的子宫推向一侧,使炎症不易局限;炎症刺激易诱发流产或早产,甚至威胁孕妇生命安全。应由外科和妇产科医生联合决定处理方案。

(三) 辅助检查

1. 实验室检查 血常规检查可见白细胞计数和中性粒细胞比例升高,白细胞计数可高达$(10\sim20)\times10^9/L$;尿常规检查一般无阳性发现。

2. 影像学检查 腹部平片可见盲肠扩张和液气平面;B超检查可发现肿大的阑尾或阑尾周围脓肿。

(四) 治疗原则

绝大多数急性阑尾炎确诊后,应及早施行阑尾切除术。非手术治疗仅用于早期单纯性阑尾炎或有手术禁忌证者;阑尾周围脓肿应先使用抗生素控制症状,一般3个月后行手术切除阑尾。

【护理诊断/问题】

1. 急性疼痛 与阑尾炎症刺激及手术创伤有关。

2. 体温过高 与阑尾炎症有关。

3. 潜在并发症 急性腹膜炎、术后内出血、切口感染、粘连性肠梗阻、粪瘘等。

【护理目标】

(1) 病人的疼痛缓解或减轻。

(2) 病人的体温恢复正常。

(3) 病人未发生并发症或并发症及时被发现并得到治疗。

【护理措施】

(一) 非手术治疗的护理

1. 一般护理

(1) 卧位:病人宜取半卧位。

(2) 饮食和输液:酌情禁食或进流质饮食,并做好静脉输液护理。

2. 病情观察 观察病人的神志、生命体征、腹部症状和体征及血白细胞计数的变化。若体温明显增高,脉搏、呼吸加快,或血白细胞计数持续上升,或腹痛加剧且范围扩大,或出现腹膜刺激征,说明病情加重,应及时通知医生。

3. 治疗配合

(1) 抗感染:遵医嘱应用有效抗生素。

(2) 对症护理:有明显发热者,可给予物理降温;便秘者可用开塞露;观察期间慎用或禁用止痛剂。

(二) 手术前后护理

术前护理按急诊腹部手术前常规护理。术后护理要点如下。

1. 一般护理

(1) 卧位:病人回病房后,先按不同的麻醉方式安置体位,血压平稳后改为半卧位。

(2) 饮食:手术后暂禁食,待胃肠蠕动恢复、肛门排气后可进流质饮食,次日给半流质饮食,如进食后无不适,第 4~6 天可进易消化的普食。1 周内忌进食牛奶、豆制品,禁止灌肠及使用泻剂。

(3) 早期活动:鼓励病人术后床上翻身、活动肢体,术后 24 h 可起床活动,以促进肠蠕动恢复,防止肠粘连,同时可增进血液循环,促进伤口愈合。

2. 治疗配合　遵医嘱使用抗生素,并做好静脉输液护理。

3. 术后并发症的护理

(1) 腹腔内出血:常发生在术后 24 h 内,故应严密观察血压、脉搏。如出现面色苍白、脉速和血压下降等内出血表现,或腹腔引流管有血液流出,应立即将病人平卧,静脉输液,报告医生并做好术前准备。

(2) 切口感染:是术后最常见的并发症。表现为术后 3~5 天体温升高,切口局部有红肿、压痛及波动感。应给予抗生素、理疗等治疗,如已化脓应拆线引流。

(3) 腹腔脓肿:术后 5~7 天体温升高,或下降后又上升,并有腹痛、腹胀、腹部包块或排便、排尿改变等,应及时和医生取得联系进行处理。

(4) 粪瘘:因炎症已局限,一般不引起腹膜炎。多可自行闭合,如经久不愈时考虑手术。

(三) 心理护理

稳定病人情绪,向病人讲解手术目的、方法、注意事项,使病人能积极配合治疗。

【护理评价】

(1) 病人的腹痛是否得到缓解或控制。

(2) 病人的体温是否恢复正常。

(3) 病人是否发生并发症或并发症得到及时发现和治疗。

【健康教育】

(1) 注意饮食卫生,避免暴饮暴食、生活不规律、过度疲劳和腹部受凉等因素。发生急性肠胃炎等疾病应及时治疗,避免慢性阑尾炎急性发作。

(2) 术后鼓励病人早期下床活动,以防止粘连性肠梗阻。

(3) 阑尾周围脓肿者,告知病人 3 个月后再次住院行阑尾切除术。

(4) 自我监测,发生腹痛或不适时及时就诊。

(张　婧)

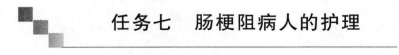

任务七　肠梗阻病人的护理

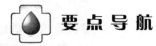

重点　肠梗阻病人的身体状况和护理措施。

难点 肠梗阻病人的发病机制。

情景案例

病人,男,45岁,暴饮暴食后出现上腹阵发性疼痛,并伴有腹胀、恶心呕吐、呕吐物为宿食、肛门停止排气,病人半年前曾做阑尾切除术。体检:腹胀,见肠型;腹软,轻度压痛,肠鸣音亢进。

护理应用

(1) 如何对病人进行护理评估?
(2) 应采取哪些护理措施?

【疾病概述】

肠内容物不能正常运行及顺利通过肠道,称为肠梗阻。肠梗阻是外科常见的急腹症之一。

(一) 分类

1. 按肠梗阻发生的原因分类

(1) 机械性肠梗阻:最常见,是各种机械性因素导致肠腔变窄或阻塞,使肠内容物通过出现障碍(图13-7)。原因包括:①寄生虫、结石、异物等引起肠腔堵塞;②粘连带、嵌顿性疝等压迫造成肠管受压;③炎症性狭窄、肿瘤等肠壁病变。

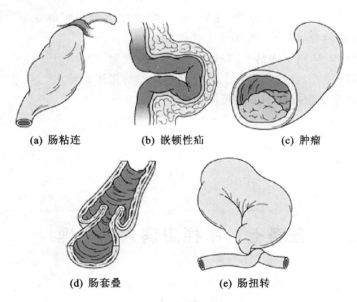

图13-7 肠梗阻图示

(2) 动力性肠梗阻:由于肠壁神经反射异常或毒素刺激造成的肠运动紊乱,无器质性肠腔狭窄。可分为:①麻痹性肠梗阻:见于急性弥漫性腹膜炎、腹部手术、低钾血症等;②痉挛性肠梗阻:见于慢性铅中毒和肠道功能紊乱。

(3) 血运性肠梗阻:由于肠管血运障碍,使肠失去蠕动能力,如肠系膜血栓形成、栓塞或血管受压等。

2. 按肠壁有无血运障碍分类

(1) 单纯性肠梗阻:肠壁血运正常,仅肠内容物通过受阻。

(2) 绞窄性肠梗阻:伴有肠壁血运障碍的肠梗阻。

此外,肠梗阻还可按梗阻部位分为高位肠梗阻(如空肠上段)和低位肠梗阻(如回肠末段和结肠);按梗阻程度分为完全性肠梗阻和不完全性肠梗阻;按病程分为急性肠梗阻和慢性肠梗阻。

(二) 病理、生理

1. 局部变化 单纯性机械性肠梗阻发生时,为克服肠内容物通过障碍,梗阻以上肠蠕动增强。肠腔内因气体和液体的积聚而扩张、膨胀。肠管膨胀,肠壁变薄,肠腔内压力升高到一定程度时,出现肠壁血运障碍。继续发展,肠管最终可缺血坏死而破溃、穿孔。

2. 全身变化 由于病人不能进食、频繁呕吐、肠腔有积液,加上肠管高度膨胀,血管通透性增强使血浆外渗,导致水分和电解质大量丢失,造成严重的缺水、电解质紊乱及代谢性酸中毒。梗阻以上的肠腔内细菌繁殖并产生大量毒素,肠壁血运障碍致通透性增加,引起全身性感染、中毒和休克。肠管膨胀使腹压增大、膈肌上抬,影响肺的通气及换气功能,同时阻碍下腔静脉回流,而致呼吸、循环功能障碍。

【护理评估】

(一) 健康史

了解病人有无腹部手术或外伤史,有无腹外疝、腹腔炎症及肿瘤病史,有无习惯性便秘,既往有无腹痛史及本次发病的诱因等。

(二) 身体状况

1. 症状

(1) 腹痛:机械性肠梗阻由于梗阻以上部位肠管剧烈蠕动,表现为阵发性腹部绞痛;绞窄性肠梗阻表现为持续剧烈腹痛伴阵发性加重;麻痹性肠梗阻表现为全腹持续性胀痛。

(2) 呕吐:与梗阻的部位、类型有关。高位肠梗阻病人呕吐早且频繁,呕吐物为胃、十二指肠内容物;低位肠梗阻病人呕吐出现晚,呕吐物可为粪样;麻痹性肠梗阻病人呕吐呈溢出性;绞窄性肠梗阻病人呕吐物为血性棕褐色液体。

(3) 腹胀:与肠梗阻部位有关,一般出现较晚。高位肠梗阻腹胀不明显;低位肠梗阻腹胀明显;麻痹性肠梗阻为均匀性全腹胀;绞窄性肠梗阻腹胀不对称。

(4) 肛门停止排气排便:完全性肠梗阻发生后肛门排气排便停止,但梗阻部位以下肠腔内残存的粪便和气体仍可自行或灌肠后排出,不能因此而否认肠梗阻的存在;此外,绞窄性肠梗阻可排出血性黏液样粪便。

2. 体征

(1) 腹部体征:①机械性肠梗阻:可见肠型和异常蠕动波,肠扭转时可见不对称性腹胀,触诊可有轻度压痛但无腹膜刺激征,听诊肠鸣音亢进,有气过水声或金属音。②绞窄性肠梗阻:腹部有固定压痛和腹膜刺激征,腹腔有渗液时,可有移动性浊音。③麻痹性肠梗阻:腹胀均匀,听诊肠鸣音减弱或消失。

(2)全身体征:早期无明显变化,晚期因严重缺水出现口唇干燥、眼窝内陷、皮肤弹性差、尿少或无尿等脱水体征。

3. 几种常见机械性肠梗阻的表现特点

(1)肠扭转:一段肠袢沿其系膜长轴旋转,称为肠扭转。常发生于小肠,再是乙状结肠。①小肠扭转:多见于青壮年,常在饱食后剧烈活动时发病。表现为突然发作剧烈腹部绞痛,频繁呕吐,腹胀不对称,病人早期易发生休克。腹部可触及有压痛的肠袢。腹部X线检查符合绞窄性肠梗阻的表现。②乙状结肠扭转:多见于男性老年人,常有习惯性便秘史。表现为腹部绞痛及明显胀痛,而呕吐一般不明显,左下腹触及包块。钡剂灌肠X线检查可见扭转部位钡剂受阻,尖端呈鸟嘴状。

(2)粘连性肠梗阻:肠粘连或肠管被粘连带压迫所致的肠梗阻,称为粘连性肠梗阻。病人多有腹部手术、腹腔炎症、创伤等病史。临床上有经典的机械性肠梗阻表现。

(3)肠套叠:一段肠管套入其邻近肠管腔内,称为肠套叠。以回肠结肠型最多见,好发于2岁以下的幼童,以4～10个月的婴儿发病率最高。肠套叠的三大典型症状是腹痛、血便和腹部肿块。腹痛常突然发作,呈阵发性;伴有呕吐和果酱样血便;腹部检查可触及腊肠样肿块,并有压痛。X线空气或钡剂灌肠检查,显示空气或钡剂在结肠内受阻呈杯口状阴影。急性肠套叠是危及生命的急症,紧急治疗的措施多首选空气灌肠法复位,对灌肠不能复位、肠套叠超过48～72 h疑有肠坏死或穿孔者,需手术治疗。

(三)辅助检查

1. 实验室检查 因缺水,血液浓缩可引起血红蛋白、血细胞比容、尿比重均升高。绞窄性肠梗阻早期即有血白细胞计数和中性粒细胞比例显著升高,晚期可出现血气分析及血清电解质的变化。

2. X线检查 肠梗阻发生4～6 h后,腹部X线平片可见多个阶梯状气液平面及胀气肠袢。

(四)治疗原则

肠梗阻的治疗原则是纠正全身生理紊乱和解除梗阻。具体治疗方法根据肠梗阻类型、程度及病人的全身情况而定。①非手术治疗:禁食禁饮、胃肠减压、解痉止痛、补液、纠正酸中毒、防治感染和休克。②手术治疗:粘连松解术、肠套叠或肠扭转复位术、肠切开取出异物、肠造口术等。

【护理诊断/问题】

1. 体液不足 与频繁呕吐、肠腔积液、胃肠减压有关。

2. 疼痛 与肠内容物不能正常运行、手术创伤有关。

3. 腹胀 与肠梗阻致肠腔积液、积气有关。

4. 潜在并发症 腹腔感染、肠粘连、感染性休克等。

【护理目标】

(1)病人的体液维持平衡。

(2)病人的腹痛得到缓解。

(3)病人的腹胀得到缓解或减轻。

(4)病人的并发症能被有效预防,已发生的并发症能及时发现并得到处理。

【护理措施】

(一)非手术治疗的护理

1. 休息与体位　病人生命体征稳定时,可采取半卧位,使膈肌下降,有利于呼吸、循环系统功能改善。

2. 禁食、胃肠减压　病人应常规禁食,梗阻解除后12 h可进少量流质饮食,但忌甜食和牛奶,以免引起肠胀气,48 h后试进半流质饮食。胃肠减压是治疗肠梗阻的重要措施之一。通过胃肠减压清除肠腔内的积气、积液,有效缓解腹胀、腹痛。胃肠减压期间应密切观察并记录引流液的颜色、性状和量,如发现血性液体应高度怀疑是绞窄性肠梗阻。

3. 维持体液平衡　密切观察病人病情并记录呕吐量、胃肠减压量及尿量。结合病人缺水程度、血清电解质和血气分析结果合理输液,以维持水、电解质及酸碱平衡。

4. 防治感染　遵医嘱合理使用抗生素,用药期间注意观察用药效果及不良反应。

5. 解痉止痛　明确诊断后遵医嘱给予阿托品等抗胆碱类药物解痉止痛,但禁用吗啡类镇静剂,以免掩盖病情。

6. 病情观察　密切观察病人生命体征、腹部症状和体征、辅助检查的变化,高度警惕绞窄性肠梗阻的发生。出现下列情况者应高度怀疑发生绞窄性肠梗阻:①起病急骤,腹痛持续而固定,呕吐早而频繁。②病情发展快,感染中毒症状重,休克出现早或难纠正。③出现明显腹膜刺激征,体温升高、脉搏增快、血白细胞升高。④腹胀不对称,腹部可触及压痛包块。⑤出现移动性浊音或气腹征(+)。⑥呕吐物、胃肠减压物、肛门排泄物或腹腔穿刺物为血性。⑦X线显示孤立、胀大肠袢,不因时间推移而发生位置的改变,或出现假肿瘤样阴影。

(二)手术治疗的护理

1. 术前护理　除术前常规准备外,其他护理措施同非手术治疗的护理。

2. 术后护理　原则上同急性腹膜炎的术后护理,但还应注意以下几点。

(1)胃肠减压:在肠蠕动恢复前,保持有效胃肠减压,注意观察并记录引流液的颜色、性状和量。

(2)饮食调整:术后禁饮食。待肛门排气后,方可拔除胃管,开始进少量流质饮食,若无不适,逐步过渡至普食。原则是少量多餐,禁食油腻,循序渐进。

(3)早期活动:术后应鼓励病人早期下床活动,促进肠蠕动恢复,防止肠粘连。若病人再次出现腹痛、腹胀、呕吐等症状时应及时报告医生并协助处理。

(三)心理护理

耐心向病人解释肠梗阻治疗的方法及意义;介绍手术前后相关知识;消除病人焦虑和恐惧心理,鼓励病人及家属配合治疗。

【健康教育】

(1)注意饮食卫生,避免暴饮暴食及生冷饮食。少食辛辣刺激性强的食物,进食营养丰富、高维生素、易消化的食物,保持排便通畅。便秘者及时给予缓泻剂,协助排便。

(2)避免腹部受凉和饭后剧烈活动,防止发生肠扭转。

(3)加强自我监测,出院后若出现腹痛、腹胀、呕吐等不适,应及时就诊。

(张　婧)

任务八　直肠肛管良性疾病病人的护理

重点　直肠肛管良性疾病病人的护理评估和护理措施。
难点　直肠肛管良性疾病的病理、术后并发症的护理。

 情景案例

病人,男,49岁,6年前出现排便时出血,多为便纸上带血,时有鲜血附于粪便表面。无局部疼痛,无肿块脱出,往往于进食辛辣食物、大便硬结时发作和症状加重。体检:截石位,在齿状线上1 cm约7点处触及柔软团状肿块,无触痛,指套退出无染血。

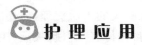

(1) 如何对病人进行护理评估?
(2) 应采取哪些护理措施?

【疾病概述】

直肠肛管良性疾病主要有痔、肛裂、直肠肛管周围脓肿、肛瘘和直肠息肉等,属于外科范畴的常见疾病。

【护理评估】

(一) 痔

痔是直肠下端黏膜下和(或)肛管皮肤下的静脉丛淤血、扩张和迂曲所形成的静脉团。病因尚未完全明确,通常与以下因素有关:①直肠上静脉丛属门静脉系统,且无静脉瓣膜,又位于门静脉系统的最低处,静脉回流困难;②直肠上、下静脉丛壁薄、位置表浅,且缺乏周围组织支持,易于形成静脉扩张。可发生于任何年龄段。

根据痔发生的部位不同分为内痔、外痔和混合痔。痔的位置和分类如图13-8所示。

(1) 内痔:最多见,位于齿状线上方,由直肠上静脉丛扩张、迂曲而成,表面覆盖直肠黏膜。好发于截石位3、7、11点处(图13-9)。

(2) 外痔:位于齿状线下方,由直肠下静脉丛扩张、迂曲而成,表面覆盖肛管皮肤。最常见的是血栓性外痔,常于用力排便时发生皮下静脉丛破裂。

(3) 混合痔:位于齿状线附近,由齿状线上、下静脉丛相互吻合并扩张形成。兼有内痔和外痔的共同特点。

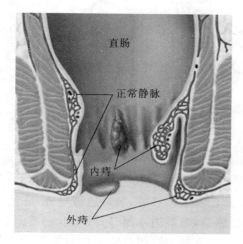

图 13-8　痔的位置和分类

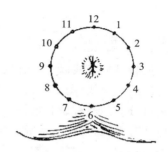

图 13-9　内痔好发位置

1. 健康史　评估病人有无肛门瘙痒、疼痛,有无分泌物增多等肛窦、肛腺慢性感染的病史。评估病人有无长期饮酒、好食辛辣刺激性食物史。了解病人有无长期坐、立等引发痔形成的因素。

2. 身体状况

(1) 内痔:主要表现为便血和痔核脱出。便血的特点是无痛性、间歇性便后出血。若发生血栓、感染及嵌顿,可伴有肛门剧痛。便血较轻时为粪便表面附血或便纸带血,重者则可出现喷射状出血,长期出血可导致贫血。临床上按病情轻重程度内痔可分为四期(表13-2)。

表 13-2　内痔的临床分期

分期	身体状况
Ⅰ期	便时出血,便后自行停止,痔核不脱出肛门外
Ⅱ期	便时出血,血量大甚至喷射而出;便时痔核脱出,便后自行还纳
Ⅲ期	偶有便血,腹内压升高,如排便、久站时痔核脱出,不能自行还纳,需要手辅助;发生感染、嵌顿时伴有疼痛
Ⅳ期	偶有便血,痔核长期脱出肛门外,不能还纳或还纳后又立即脱出

(2) 外痔:主要表现为肛管皮下的局限性隆起,多有肛门不适、潮湿,有时伴局部瘙痒。若形成血栓性外痔,则有剧痛,排便、咳嗽时加剧,在肛门表面可见红色或暗紫色硬结。

(3) 混合痔:兼有内痔和外痔的表现。

3. 辅助检查　可通过肛门视诊、直肠指检或肛门镜协助诊断。内痔直肠指检多无明显发现,肛门镜可见痔核。外痔于体检时可见肛缘皮垂,血栓性外痔局部有暗紫色肿块,触痛明显。

4. 治疗原则　痔初期,无需治疗,只需调节饮食,保持大便通畅,便后热水坐浴,加强体育锻炼。首选非手术治疗,无效时才考虑手术治疗。血栓性外痔经局部热敷、外敷消炎止痛药物后,若疼痛缓解可不进行手术;对疼痛剧烈的血栓性外痔,可行血栓剥离术。Ⅰ、Ⅱ期内痔可选用注射疗法、胶圈套扎法(图13-10);Ⅲ、Ⅳ期内痔及混合痔行痔核切除术。

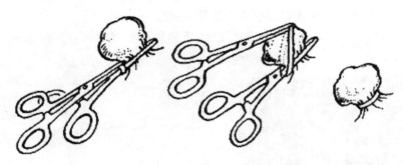

图 13-10　胶圈套扎法

(二) 肛裂

肛裂是齿状线以下肛管皮肤全层裂开后形成的小溃疡,是一种常见的肛管疾病。好发于肛管的后正中线(图 13-11)。长期便秘、粪便干结、排便时机械性创伤是肛裂形成的直接原因。肛裂可分为急性肛裂和慢性肛裂两种。急性肛裂指新近发生的肛裂,裂口边缘整齐,底浅、呈红色并有弹性,无瘢痕形成。慢性肛裂因反复损伤与感染,裂口边缘增厚纤维化,底部肉芽组织苍白。裂口上端的肛瓣和肛乳头水肿,形成肥大乳头;下端皮肤因炎症水肿及静脉、淋巴回流受阻,形成袋状皮垂突出于肛门外,称前哨痔。前哨痔、肛裂与肛乳头肥大常同时存在,合称肛裂三联征(图 13-12)。

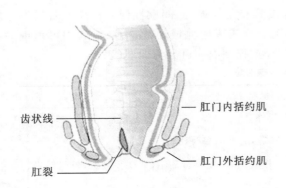

图 13-11　肛裂

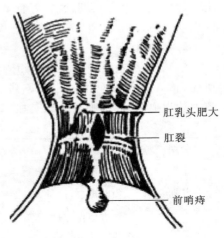

图 13-12　肛裂三联征

1. 健康史　了解病人有无长期便秘史,有无良好的生活与饮食习惯。

2. 身体状况　典型临床表现为疼痛、便秘、出血。

(1) 疼痛:为主要症状。表现为规律性的便时痛和便后痛。排便时因肛管裂伤或溃疡面被撑开,粪块刺激神经末梢,肛管产生烧灼样或刀割样的剧痛,便后略缓解。随后由于肛门括约肌的痉挛性收缩,再次发生剧痛。便后痛在 30 min 到数小时后缓解,直至下次排便再次出现。

(2) 便秘:肛裂病人往往由于恐惧疼痛而不愿排便,故加重便秘,而便秘又使肛裂加重,形成恶性循环。

(3) 出血:排便时溃疡裂隙出血,表现为粪便表面带血或便纸染血。

3. 辅助检查　肛裂病人严禁做直肠指检。肛门镜在肛管后正中线可发现溃疡裂隙,有时呈现典型的肛裂三联征。

4. 治疗原则

(1) 非手术治疗:治疗原则是软化大便,保持大便通畅,解除括约肌痉挛,止痛,促进局部愈合。具体措施为:①保持大便通畅,口服缓泻剂或液状石蜡润肠通便。②肛门坐浴治疗,常用1∶5000高锰酸钾温水坐浴。③采用扩肛疗法,润滑双手食指,局麻下轻轻插入肛门向两侧扩张,保持5 min,可解除括约肌痉挛,促进溃疡愈合。

(2) 手术治疗:适用于非手术治疗无效、经久不愈的陈旧性肛裂。常见手术方式有肛裂切除术、肛管内括约肌切断术等。

(三) 直肠肛管周围脓肿

直肠肛管周围脓肿是直肠肛管周围软组织间隙发生的急性化脓性感染并形成脓肿(图13-13)。绝大部分直肠肛管周围脓肿由肛腺感染引起,也可继发于外伤、肛裂或痔疮药物注射治疗等。肛腺开口于肛窦,形成脓肿后可蔓延至直肠肛管周围间隙,从而形成不同部位的脓肿。

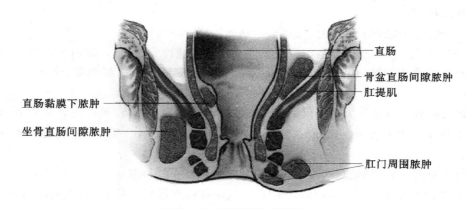

图13-13 直肠肛管周围脓肿

1. 健康史 了解病人有无肛周软组织感染、损伤,有无内痔、肛裂、痔疮药物注射治疗等病史。

2. 身体状况 根据直肠肛管周围脓肿所在的部位不同,身体状况也有所不同。

(1) 肛门周围脓肿:最常见,主要表现为肛周持续性跳痛,局部红肿,压痛明显,脓肿形成后可有波动感。

(2) 坐骨直肠间隙脓肿:较常见,形成的脓肿大而深,全身感染症状明显。病人在发病初期就出现寒战、发热等全身表现。肛门局部从持续性胀痛逐渐加重为显著性跳痛。有的病人可出现排尿困难和里急后重。触诊患侧有深压痛及波动感。

(3) 骨盆直肠间隙脓肿:较少见,病人全身感染症状重而无明显局部表现。早期即出现持续高热、寒战等全身中毒症状。局部仅有直肠坠胀感、便意不尽等,常伴有排尿困难。直肠指诊有深压痛及波动感。

3. 辅助检查

(1) 直肠指检:对直肠肛管周围脓肿有重要意义。病变部位浅时,可触及压痛性肿块,甚至波动感;病变部位深时,可有患侧深压痛,扪及局部隆起。

(2) 实验室检查:出现全身感染症状的病人血常规可见白细胞计数和中性粒细胞比例

升高。

(3) B超检查：有助于深部脓肿的判断。

(4) 诊断性穿刺：局部穿刺抽到脓液可确诊。

4. 治疗原则 直肠肛管周围脓肿早期应予抗感染、理疗、软化大便等治疗，保持大便通畅，减轻排便时疼痛。脓肿形成后及时切开引流。

（四）肛瘘

肛瘘是肛门周围的肉芽肿性管道，是由肛管或直肠下部与肛周皮肤形成的慢性感染性管道，常为直肠肛管周围脓肿的并发症（图13-14）。肛瘘由内口、瘘管、外口三部分组成。①按瘘管位置高低分类：瘘管位于肛门外括约肌深部以下为低位肛瘘，在肛门外括约肌深部以上并跨越为高位肛瘘。②按瘘管与瘘口的数目分类：只存在单一瘘管为单纯性肛瘘，有多个瘘口和瘘管为复杂性肛瘘。

1. 健康史 了解病人有无肛门及周边组织损伤的情况。多与直肠肛管周围脓肿的发病和治疗过程有关，要仔细询问其相关的病史。

2. 身体状况

(1) 疼痛：多为隐痛不适。急性感染时，疼痛剧烈。

(2) 瘘口排脓：反复自外口溢出少量脓性、血性、黏液性分泌物，污染内裤。当外口阻塞或假性愈合时，瘘管中积脓，伴有明显疼痛。分泌物刺激肛周皮肤引起潮湿、瘙痒，久之可形成湿疹。

3. 辅助检查 直肠肛门检查可见肛周皮肤有单个或多个外口，呈红色乳头状或肉眼组织突起，压之有少量脓液或脓血性分泌物排出，直肠指检内口处轻压痛，可触及硬结样内口及条索状瘘管。

4. 治疗原则 肛瘘不能自愈，必须手术治疗。低位单纯性肛瘘行瘘管切开术或瘘管切除术；高位单纯性肛瘘多采用挂线疗法（图13-15），即将橡皮筋穿入瘘管内，然后收紧、结扎橡皮筋，使被结扎组织受压坏死，起到慢性切割作用，瘘管在慢性"切开"的过程中，底部肉芽组织逐渐生长修复，可有效避免术后肛门失禁。

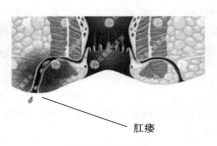

图13-14 肛瘘

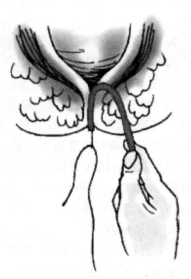

图13-15 肛瘘挂线疗法

(五）直肠息肉

直肠息肉是直肠黏膜向肠腔内突出的隆起性病变。直肠息肉种类较多，病理上分为肿瘤性息肉和非肿瘤性息肉两种：肿瘤性息肉可分为管状腺瘤、绒毛状腺瘤和混合型腺瘤，可有恶变倾向；非肿瘤性息肉分为增生性（化生性）息肉、炎性息肉和幼年性息肉等。

1. 健康史 了解病人有无家族史。幼年性息肉发生于5～10岁小儿，其他多见于10岁以上人群。

2. 身体状况

（1）便血：表现为排便终末时粪便表面带血，呈间歇性，量少。便血是较大息肉的常见症状。

（2）肛门脱出物：直肠下端的有蒂息肉可随排便脱出于肛门外，排便后自行回纳，较少嵌顿，息肉色鲜红，如樱桃或杨梅状；若继发感染，病人可出现黏液脓血便、直肠刺激症状和不同程度的全身表现。

3. 辅助检查

（1）直肠检查：可触及质软、有蒂的肿物或无蒂基底较宽、活动、表面光滑的球形肿物。

（2）肠镜检查：可以对不同的肠段进行直视及活检。

（3）X线钡剂灌肠造影：适用于直肠以上部分的检查，一般在无纤维结肠镜时选用。

4. 治疗原则 炎性息肉以治疗原发病为主。低位带蒂的息肉采用手法摘除或在肛门镜下结扎摘除，高位或基底较宽的息肉可行手术切除。常用的手术切除方式有电烧灼切除、经肛门结扎切除、肛门镜下显微手术切除等。

【护理诊断/问题】

1. 急性疼痛 与肛管病变、手术创伤有关。

2. 便秘 与饮水或纤维素摄入量不足、惧怕排便时的疼痛和身体活动少有关。

3. 潜在并发症 术后创口出血、尿潴留、感染、大小便失禁等。

【护理目标】

（1）病人的疼痛缓解或减轻。

（2）病人的排便习惯改善，排便保持通畅。

（3）病人未发生并发症或并发症及时被发现并得到治疗。

【护理措施】

（一）非手术治疗护理

1. 预防便秘 指导病人多饮水，多吃富含纤维素的蔬菜、水果；养成每天定时排便的习惯，粪便干结及排便困难者及时灌肠通便。

2. 肛门坐浴 坐浴能增进血液循环促进炎症吸收，缓解括约肌痉挛以减轻疼痛，可通过清洁肛门起到良好的清洁、消炎作用。坐浴时取水3000 mL左右，水温在43～46 ℃，每天2～3次，每次20～30 min。若肛门或周围有暴露的伤口、Ⅲ期内痔继发感染或有肛窦炎者，可用0.02%高锰酸钾溶液或0.1%苯扎溴铵溶液坐浴。

3. 舒缩肛门 指导病人做肛门保健操：取任意姿势，收缩肛门，并使大腿及腹部肌肉放松；缩紧肛门3 s以上，然后放松。每天3～4次，每次10～15 min。

4. 缓解疼痛 对有剧烈疼痛的病人，可于肛管内注入消炎止痛药膏或栓剂，也可试用肛门周围冷敷。

5. 预防并发症 痔长期出血会导致贫血。遵医嘱用止血药;严重贫血时需输血,注意加强营养。

（二）术前护理

1. 饮食 手术前3天进少渣饮食,手术前1天进流质饮食,手术当日早晨禁食。

2. 肠道准备 手术前应排空肠道;必要时手术前1天口服缓泻剂及肠道杀菌剂,手术当日早晨清洁灌肠;病人行灌肠时应轻轻插入肛管,以防插伤黏膜,引起痔出血。

3. 皮肤准备 做好手术野皮肤准备,保持肛门皮肤清洁。

4. 直肠肛管检查配合和护理 常用的直肠肛管检查方法有直肠检查和内镜检查。检查前先向病人说明检查的目的和方法,再根据病人的年龄、体质和检查要求,选择并协助其摆好体位,注意保护病人隐私。

直肠肛管检查的体位有以下几种。①左侧卧位:病人向左侧卧,左下肢髋、膝微屈,右下肢髋、膝各屈曲约90°,适用于年老体弱者。②膝胸位:病人屈膝伏卧跪于检查床,两肘屈曲着床,头部伏于枕头,适用于较短时间的检查。③截石位:病人仰卧,两腿放在腿架上,将臀部移到手术台边缘,使肛门暴露良好,常用于手术治疗。④蹲位:病人下蹲,用力增加腹压,适用于检查内痔脱出或直肠脱垂（图13-16）。

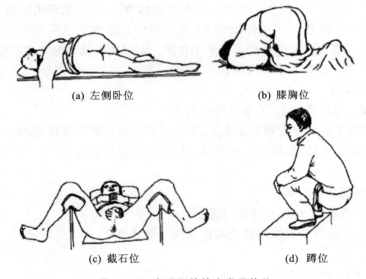

(a) 左侧卧位　　　　(b) 膝胸位

(c) 截石位　　　　(d) 蹲位

图13-16 直肠肛管检查常用体位

直肠肛管检查的记录:在发现直肠肛管内的病变时,先写明部位,再用时钟定位法记录病变的位置。如检查时取膝胸位则以肛门后正中点处为12点,前方为6点;取截石位时定位点与此相反。

（三）术后护理

1. 饮食 术后一般不严格限制饮食,术后第1天进流质饮食,2～3天内可进少渣饮食。

2. 卧位 取平卧位或侧卧位,臀部垫气圈,以防伤口受压引起疼痛。

3. 病情观察 密切观察病人生命体征,警惕内出血,还要注意敷料染血情况。

4. 保持排便通畅 术后保持排便通畅。术后3天内通过饮食管理等尽量减少排便,以保证手术切口愈合良好。痔手术后2～3天口服阿片酊可适当减少肠蠕动,控制排便;直肠肛管手术后,一般 7～10 天内禁止灌肠。

5. 换药与坐浴　直肠肛管手术后应保持局部清洁,肛门伤口要每天换药。术后每次排便后应先坐浴,再换药。

6. 并发症的护理

(1) 尿潴留:常发生于术后 24 h 内,病人因手术和麻醉刺激,切口疼痛或不习惯床上排尿而引起尿潴留。若发生急性尿潴留,常可采用诱导排尿法或针刺等方法。在排除出血的情况下可进行局部热敷,起床排尿或拔除肛内填塞的敷料,都可缓解括约肌痉挛而有利于排尿。在多种方法无效时考虑导尿。

(2) 局部皮肤糜烂:肛瘘手术如切断肛直肠环可造成肛门失禁,粪便外流可造成局部皮肤糜烂,应采用坐浴以保持肛周皮肤清洁、干燥。为减少刺激可在局部皮肤涂氧化锌软膏。

(3) 肛门狭窄:术后 5～10 天后伤口愈合,可用食指扩肛,每天一次,以防止肛门狭窄。

(四) 心理护理

直肠肛管疾病的病程迁延时间长,反复发作的疼痛、便血或身体上散发的异味给病人的生活和工作带来痛苦和不便,病人易产生焦虑、悲观情绪,甚至精神萎靡。应给病人讲解疾病治疗和预防的方法,注意饮食、生活习惯的改变。

【护理评价】

(1) 病人的腹痛是否得到缓解或控制。

(2) 病人的排便习惯是否改善,排便是否通畅。

(3) 病人有无并发症发生或并发症能否及时被发现并得到治疗。

【健康教育】

1. 保持大便通畅　鼓励病人多饮水,多吃蔬菜、水果等粗纤维食物,避免食用辛辣、刺激性食物,不饮烈性酒。养成良好的排便习惯,不要在排便时看书报、玩手机等。

2. 保持肛门局部清洁　便后清洗肛门;局部有慢性炎症者应坚持肛门坐浴。

3. 适当活动　鼓励年老体弱者进行适当的活动,因工作需要久坐或久站的人要指导其坚持做肛门保健操,以增强肛门括约肌的舒缩功能。

4. 坚持治疗　直肠肛管疾病多为慢性,应坚持治疗和随诊,预防复发。

(张　婧)

任务九　大肠癌病人的护理

重点　大肠癌病人的身体状况和护理措施。

难点 大肠癌病人的治疗要点、结肠造口的护理。

情景案例

病人,女,56岁,黏液血便3个月,每天排便3~5次,伴肛门坠胀感,偶感下腹部胀痛,排气或排便后可缓解,体重减轻约5 kg。体检:消瘦、贫血,腹稍胀,无明显压痛,未扪及包块;肛门指检示肛门口较松弛,距肛缘3 cm处可触及高低不平硬块,肠腔狭窄,指套染血迹。

护理应用

(1) 如何对病人进行护理评估?
(2) 如何对病人做心理护理和健康指导?

【疾病概述】

大肠癌是发生在结肠和直肠的恶性肿瘤,是肠道常见的恶性肿瘤之一,发病年龄多在40~46岁。我国以直肠癌发病率最高,其次为乙状结肠癌。近年来,结肠癌的发病率呈明显上升趋势。直肠癌中,低位直肠癌多见,约占直肠癌的3/4,大多数癌肿可在直肠指诊时触及。

1. 病因和发病机制 病因尚不清楚,可能与下列因素有关。

(1) 饮食因素:长期摄入过多含动物脂肪和动物蛋白的食物,缺少新鲜蔬菜和纤维素饮食。

(2) 遗传因素:癌前疾病,如家族性肠息肉及结、直肠慢性炎症(如溃疡性结肠炎)等,与大肠癌的发病有较密切关系。

2. 病理和分期

(1) 结、直肠癌的大体分类:①肿块型:肿瘤向肠腔生长,生长缓慢,预后较好。②溃疡型:肿瘤向肠壁深层生长并向四周浸润,分化程度低,转移出现早,恶性程度高,是结、直肠癌最常见的类型。③浸润型:肿瘤沿肠壁呈环状浸润,易引起肠腔狭窄和肠梗阻,分化程度低,转移早,预后差。

(2) 结、直肠癌的组织学分类:①腺癌:占大多数,预后较好。②黏液癌:预后较腺癌差。③未分化癌:易侵入小血管和淋巴管,预后最差。

知识链接

临床病理分期普遍采用Dukes分期法。

A期:癌肿浸润深度限于肠壁内,未超出浆肌层,无淋巴结转移。

B期:癌肿超出浆肌层,亦可侵入浆膜外或周围组织,但尚能整块切除,无淋巴结转移。

C期:癌肿侵犯肠壁全层,伴有淋巴结转移。

D期:癌肿已侵犯邻近脏器且有远处转移。

3. 转移途径 淋巴结转移是主要的转移途径。血行转移多见于肝,其次为肺、骨等。也可直接浸润邻近器官和腹腔种植转移。

【护理评估】

(一) 健康史

了解病人的饮食和生活习惯,既往有无便血、排便习惯改变,以及结、直肠慢性炎症病史,询问家族有无类似病史。

(二) 身体状况

结、直肠癌是一种生长较慢的恶性肿瘤,早期常无自觉症状,病情发展到一定程度才有明显的临床表现。排便习惯改变和大便带血是最早出现的症状。依肿瘤生长部位的不同,结、直肠癌的临床表现有差异。

1. 结肠癌

(1) 排便习惯与粪便性状的改变:是最早出现的症状,多表现为排便次数增多、腹泻与便秘交替出现,粪便带脓血或黏液等。

(2) 腹痛:早期症状之一,常为定位不清、持续性的隐痛,发生肠梗阻时则腹痛加剧,甚至出现阵发性绞痛。

(3) 肠梗阻:一般属晚期症状,多呈现慢性低位性不完全性肠梗阻表现。

(4) 腹部肿块:晚期癌肿较大时,可在腹部触及质硬的肿块,肿块固定并有压痛。

(5) 全身症状:贫血、消瘦、乏力、低热等,晚期可出现恶病质。

左、右半结肠癌因位置不同,临床表现也不同。

(1) 右半结肠癌:肠腔较大,肿瘤多为肿块型或溃疡型。常以贫血、消瘦、腹部肿块为主要表现。

(2) 左半结肠癌:肠腔较小,肿瘤多为浸润型,以肠梗阻、便秘、腹泻、便血等症状为主要表现。

2. 直肠癌

(1) 直肠刺激症状:癌肿溃烂或感染时可出现直肠刺激症状,表现为便意频繁、排便习惯改变、肛门坠胀、里急后重和排便不尽感。

(2) 癌肿破溃感染症状:粪便表面带血及黏液,甚至脓血便。血便是直肠癌病人最常见的早期症状。

(3) 肠腔狭窄症状:肿瘤增大致肠腔变窄时,表现为粪便变形、变细。肠管部分梗阻时,可表现为腹痛、腹胀、肠鸣音亢进、排便困难等。

(4) 晚期症状:癌肿侵犯膀胱,可发生尿道刺激征、血尿、排尿困难等;侵犯骶前神经,可发生骶尾部、会阴部持续性疼痛;发生肝转移时有腹水、肝大、黄疸、贫血、水肿、恶病质等表现。

(三) 辅助检查

1. 直肠指诊 直肠指诊是诊断直肠癌最简便有效的方法。可检查癌肿的部位,距肛缘的距离,癌肿大小、范围、固定程度及与周围组织的关系等。

2. 大便隐血试验 可作为普查或高危人群的初筛手段,持续阳性者应行进一步检查。

3. 内镜检查 通过直肠镜、乙状结肠镜或纤维结肠镜检查。可在直视下取活组织做病理学检查以确定诊断,是确诊结、直肠癌最有效、可靠的方法。

4．影像学检查

（1）X线钡剂灌肠：可显示结肠壁充盈缺损、黏膜破坏或不规则、肠腔狭窄等征象（图13-17）。

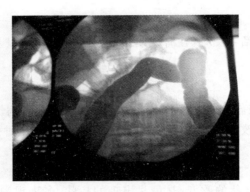

图13-17　结肠癌X线钡剂灌肠

（2）B超和CT检查：有助于了解直肠癌的浸润深度及淋巴转移情况，还可提示有无腹腔和肝、肺转移等。

5．血清癌胚抗原（CEA）测定　对评估病人预后和复发有一定的帮助。

（四）治疗原则

1．手术治疗　手术治疗是结、直肠癌的主要治疗方法。

（1）结、直肠癌的内镜治疗：适用于肿瘤早期，常用手术方式（术式）有电切、套圈切除、黏膜切除、经肛内镜显微外科手术。

（2）结肠癌根治术：根据癌肿部位，可选择右半结肠切除术、横结肠切除术、左半结肠切除术及乙状结肠切除术（图13-18）。

（3）直肠癌根治术：①经腹直肠癌切除术（Dixon手术）：适用于腹膜返折以上（距肛缘5 cm以上）的直肠癌，可保留肛门（图13-19）。②腹会阴联合直肠癌根治术（Miles手术）：适用于腹膜返折以下的直肠癌，不保留肛门（图13-20），在病人左下腹做永久性结肠造口（人工肛门）。

（4）结肠造口术：适用于急性肠梗阻的结肠癌或晚期直肠癌。

2．辅助治疗　化疗可作为结、直肠癌手术的辅助治疗，有提高疗效的作用。放疗主要是针对直肠癌，术前放疗可提高直肠癌的手术切除率。

【护理诊断/问题】

1．焦虑　与担忧预后和手术后生活方式改变有关。

2．营养失调：低于机体的需要量　与食欲缺乏、肿瘤慢性消耗有关。

3．自我形象紊乱　与结肠造口致排便方式改变有关。

4．知识缺乏　缺乏有关肠道准备及造口护理知识。

5．潜在并发症　出血、感染、造口坏死或狭窄等。

【护理目标】

（1）病人的焦虑缓解或减轻。

（2）病人的营养状况得以维持。

（3）病人能适应自我形象的变化，接受结肠造口的存在。

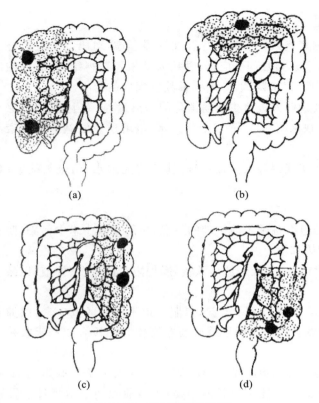

图 13-18 结肠癌切除范围

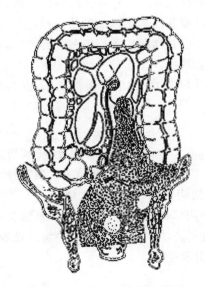

图 13-19 Dixon 手术切除范围

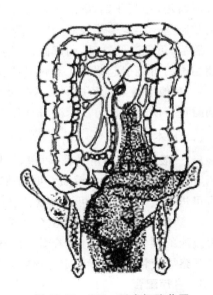

图 13-20 Miles 手术切除范围

（4）病人了解疾病、手术及康复的相关知识。

（5）病人手术后并发症得到预防或及时发现和处理。

【护理措施】

（一）术前护理

1. 心理护理 癌症病人往往对治疗存在许多顾虑，对康复缺乏信心，护士应尊重和主动关心病人，加强沟通，了解其心理反应，鼓励病人及家属正视结、直肠癌的病情及治疗方式，向病人介绍类似康复病例，以消除顾虑，增强其战胜疾病的信心。

2. 加强营养 鼓励病人进食少渣易消化的高热量、高维生素饮食；必要时输血，纠正贫血和低蛋白血症。对于缺水明显的病人，应纠正水、电解质及酸碱平衡的紊乱，以提高病人对手术的耐受力。

3. 病情观察 密切观察病人生命体征，注意有无缺水、出血等征象；观察有无腹痛、腹胀及排便情况。

4. 治疗配合

1）肠道准备　肠道准备是术前护理的重点，目的是减少术中污染，防止切口感染，有利于吻合口愈合。具体措施如下。

（1）控制饮食：术前2～3天进流质饮食，肠梗阻者应禁食、补液，以减少粪便的产生，以利于清洁肠道。

（2）抑制肠道细菌：术前2～3天起，口服肠道不吸收的抗生素，以抑制肠道细菌，如新霉素、甲硝唑等；因控制饮食及服用肠道杀菌剂导致维生素K合成和吸收减少，需同时补充维生素K。

（3）清洁肠道：①传统肠道准备：常在术前2～3天给予口服缓泻剂，如液状石蜡20～30 mL或硫酸镁15～20 g，以加速排出肠内容物；手术前晚和手术当日早晨做清洁灌肠，禁用高压灌肠，避免癌细胞扩散。②全肠道灌洗法：于术前12～14 h开始口服温度为37 ℃左右等渗电解质溶液（用氯化钠、碳酸氢钠、氯化钾配制）6000 mL，灌洗全程3～4 h，引起容量性腹泻，以清洁肠道。年老体弱及心、肾功能障碍者不宜选用。③口服甘露醇肠道准备法：高渗性甘露醇口服后，可促进肠蠕动，引起腹泻，达到清洁肠道的作用。但甘露醇经肠道细菌酵解产气，术中使用电刀可能引起爆炸。对年老体弱及心、肾功能不全者禁用。

2）其他准备　直肠癌病人术前2天每晚用0.02%（1∶5000）高锰酸钾溶液坐浴，女性病人同时进行阴道冲洗。手术当日早晨放置胃管和导尿管。

（二）术后护理

1. 一般护理 病情平稳后可取半卧位，以利呼吸和引流。病人术后暂禁饮食、持续胃肠减压，由静脉补充水和电解质。肛门排气或结肠造口开放后解除胃肠减压，开始进流质饮食，1周后可进软食，2周左右可进普食。食物应选用营养丰富、易消化吸收的少渣饮食。

2. 病情观察 密切观察生命体征，同时观察腹部及会阴部创面敷料，观察腹腔引流及骶前引流液的颜色、性状和量，若引流血液较多或敷料渗血较多时，应及时报告医生并协助处理。密切观察尿液情况，妥善固定导尿管，防止扭曲受压，保持引流通畅。

3. 治疗配合

1）结肠造口（人工肛门）护理

（1）结肠造口开放前，用凡士林或生理盐水纱布保护造口周围，敷料渗湿后及时更换，以防感染，观察肠管颜色，有无回缩、出血、坏死等情况。

（2）术后2～3天造口开放后，病人取左侧卧位；用塑料薄膜将腹部切口与造口隔开，防止粪便污染手术切口造成感染；及时清理流出的粪便，用温水洗净并消毒造口的皮肤，造口周围皮肤涂氧化锌软膏保护；1周后造口处伤口基本愈合时，每天定时用食指、中指扩张造瘘口1次，防止瘘口狭窄。

（3）正确使用造口袋：病人起床活动时，协助病人佩戴造口袋。应注意：①按造口大小，选择合适的造口袋。②及时更换造口袋，保护周围的皮肤。造口袋内充满1/3粪便时，应及时更换。③清洁消毒造口袋，以备使用。一次性造口袋及时更换，可反复使用的造口袋可用中性洗涤剂和清水洗净，或用1∶1000氯己定（洗必泰）溶液浸泡30 min，擦干晾干后备用。造口袋如图13-21、图13-22所示。

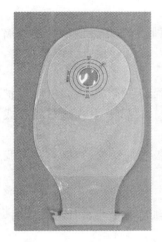

图13-21　人工造口袋

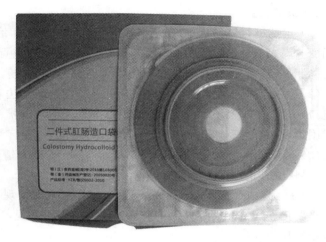

图13-22　两件式人工造口袋

（4）恢复饮食后，应注意摄入蔬菜、水果，适当增加活动量，生活规律，保持排便通畅；若发生便秘，可用液状石蜡或肥皂水经结肠造口行低压灌肠，注意插入造口内的肛管不要超过10 cm，防止肠管损伤，甚至穿孔。Dixon术后病人应注意饮食卫生，定时进行肛门括约肌舒缩训练，便后清洁肛门，并涂抹氧化锌软膏以保护皮肤。

2）会阴部切口护理　①早期保持会阴部清洁，及时更换渗湿的敷料。②做好骶骨引流管护理，妥善固定，保持通畅；观察记录引流液的量和性质；术后5～7天引流液减少时可拔除引流管；拔除引流管后每天用温热0.02%高锰酸钾溶液坐浴2次。③遵医嘱常规使用抗生素。

3）术后化疗及放疗的护理　参见肿瘤病人的护理。

知识链接

造口治疗师（enterostomal therapist，简称ET）的职责是负责肠造口病人的腹部造口护理、预防及治疗某些肠造口的并发症，为病人及家属提供咨询服务和心理护理，以达到病人完全康复为最终目的。我国每年因结、直肠肿瘤或外伤、溃疡性结肠炎、克隆氏病等需要接受肠造口手术者达10万余人，目前已有造口人数约100万。造口病人的康复问题也越来越受到社会的重视。让病人活得有尊严是造口治疗师的主要职责。造口病人出院后可以像普通人一样正常生活和工作，参与社交活动。

4. 心理护理　与病人热情交谈，鼓励病人说出内心的真实感受，帮助病人正视现实，理解结肠造口的治疗价值，尊重病人隐私，培养病人的自理能力，指导其正确进行结肠造口的自我护理,适应新的生活方式,重塑自我形象,增强生活的信心与勇气,积极配合治疗,促进其身心康复,参加适量的运动和社交活动,以逐渐恢复正常生活。

【护理评价】

(1) 病人的焦虑是否缓解或减轻。

(2) 病人的营养状况能否得以维持。

(3) 病人能否适应自我形象的变化,接受结肠造口的存在。

(4) 病人能否了解疾病、手术及康复的相关知识。

(5) 病人手术后并发症能否得到预防或及时发现和处理。

【健康教育】

(1) 定期进行体格检查,提高防癌意识。积极预防和治疗结、直肠癌的各种慢性炎症及癌前病变。对疑有结、直肠癌或有家族史及癌前疾病者,应行筛选性及诊断性检查。调整饮食,改变高脂肪、高蛋白质、低纤维的饮食习惯,保持大便通畅。

(2) 做好造口护理的健康宣教:①介绍造口护理方法和护理用品。②指导病人出院后扩张造口,每 1~2 周自戴手套,用食指和中指深入造口内扩张结肠造口。③若发现造口狭窄或排便困难,应及时就诊。④指导病人养成习惯性的排便行为。

(3) 鼓励病人参加适量体育锻炼,生活规律,保持心情舒畅,积极参加社交活动,避免自我封闭,尽快融入正常的生活和工作。

(4) 出院后 3~6 个月到医院复查 1 次,以便及时发现癌肿复发或转移情况。指导病人坚持手术后化疗。化疗和放疗后的病人要定期检查血常规,当出现白细胞和小板计数减少时,应暂停化疗和放疗。

(张 婧)

任务十 肝脏疾病病人的护理

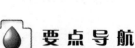

重点 肝脓肿及肝癌病人的临床表现和护理措施。

难点 肝脓肿及肝癌病人的发病机制、护理诊断。

 情景案例

病人:李某 性别:男 年龄:61 岁 体重:69 kg 床号:2

病人因右上腹疼痛伴寒战、高热 10 天入院,原有胆石症病史。查体:急性病容,巩膜轻度黄染,右上腹压痛,肝大,肝区叩击痛明显。实验室检查:白细胞计数$20\times10^9/L$,中性粒细胞占90%。B超示胆总管结石,左肝脓肿,内见5 cm×4 cm大小液平面。

护理应用

(1) 该病人存在哪些主要护理诊断?

(2) 应采取哪些护理措施?

肝脏疾病是最常见的腹部疾病之一,包括肝脏的先天性畸形、炎症性疾病、肿瘤、外伤、寄生虫病和门静脉高压症等,与胆道疾病密切相关,相互影响。

一、肝脓肿

肝脓肿是肝受感染后形成的脓肿,属于继发感染性疾病。根据病原菌不同可分为细菌性肝脓肿和阿米巴性肝脓肿,临床上前者较后者多见。

细菌性肝脓肿

【疾病概述】

细菌性肝脓肿指化脓性细菌引起的肝内化脓性感染。以男性多见,中年病人约占70%。肝有肝动脉和门静脉两重血液供应,又通过胆道与肠道相通,因此容易受到细菌感染。最常见的致病菌为大肠埃希菌和金黄色葡萄球菌,其次为链球菌。当全身细菌性感染,特别是腹腔内感染时,细菌侵入肝脏,如果病人抵抗力弱,即可发生肝脓肿。细菌入侵肝的最主要的入侵途径是胆道系统。胆管结石、胆道蛔虫症等并发急性化脓性胆管炎累及胆总管时,细菌沿胆管上行,感染肝而形成肝脓肿。胆道疾病所致肝脓肿常为多发性,以左外叶最多见。其他的入侵途径为肝动脉、门静脉系统、淋巴系统及直接入侵等。

化脓性细菌侵入肝后引起肝的炎症反应,有的自愈,有的形成许多小脓肿。若机体抵抗力低下或治疗不及时,炎症加重,随着肝组织的感染和破坏可形成单发或多发脓肿;多发小脓肿也可逐渐扩大并相互融合成为较大脓肿。因此,细菌性肝脓肿可以是单发性,也可以是多发性,但以后者多见。由于肝血供丰富,一旦脓肿形成,大量毒素被吸收入血,临床出现严重的毒血症表现。当脓肿进入慢性期,脓肿壁肉芽组织纤维化形成,临床症状逐渐减轻或消失。肝脓肿如未能得到适当控制,感染可向周围扩散引起严重并发症。

【护理评估】

(一) 健康史

评估病人身体发育及营养状况;了解是否患有胆道疾病,有无其他部位感染或肝的开放性损伤等。

(二) 身体状况

1. 寒战和高热 寒战和高热是最常见的早期症状,体温可高达39~40 ℃,一般为稽留热或弛张热,伴多汗、脉率增快。严重时可发生脓毒症和感染性休克。

2. 肝区疼痛 由肝大、肝包膜急性膨胀和炎性渗出物的局部刺激而引起。多数病人出现肝区持续性胀痛或钝痛,有时可伴有右肩牵涉痛。

3. 消化道及全身症状 因细菌毒素吸收及全身消耗,病人常有乏力、食欲减退、恶心、呕吐;少数病人可有腹泻、腹胀及呃逆等症状。

4. 肝区压痛及肝大 查体常见肝区压痛及肝大,右下胸部和肝区叩击痛。若脓肿位于右肝前缘比较表浅部位,可伴有右上腹肌紧张和局部明显触痛。巨大肝脓肿可使右季肋呈饱满状态,甚至局限性隆起。严重者可出现黄疸。病程较长者常有贫血等表现。

5. 并发症 细菌性肝脓肿可向周围脏器穿透引起严重并发症:①脓肿自发性穿破入腹腔引起急性化脓性腹膜炎;②脓肿向上穿破可形成膈下脓肿,向胸内破溃时形成脓胸;③左肝脓肿偶尔可穿破心包,发生化脓性心包炎,严重者致心包填塞;④少数肝脓肿可穿破血管壁引起上消化道大出血。

(三)辅助检查

1. 实验室检查

(1)血常规检查:白细胞计数增高,中性粒细胞比例可高达90%以上,有核左移现象和中毒颗粒。

(2)肝功能检查:血清转氨酶升高。

2. 影像学检查

(1)X线检查:肝阴影增大,右膈肌抬高、局限性隆起和活动受限。

(2)B超检查:为首选方法,能分辨肝内直径2 cm的液性病灶,并明确其部位和大小。

(3)CT或MRI检查:对诊断脓肿有帮助。

3. 诊断性肝穿刺 必要时可在B超定位下或肝区压痛最剧烈处行诊断性穿刺,抽出脓液即可证实,脓液送细菌培养。

(四)治疗原则

早期诊断,积极治疗,包括处理原发病、防治并发症。加强全身支持疗法,应用足量、有效抗生素控制感染。脓肿形成后,可在B超引导下穿刺抽脓或置管引流,如疗效不佳应行手术切开引流。

【护理诊断/问题】

1. 体温过高 与肝脓肿及其产生的毒素吸收有关。

2. 疼痛 与炎性介质刺激有关。

3. 营养失调:低于机体需要量 与进食减少、感染、高热引起分解代谢增加有关。

4. 潜在并发症 腹膜炎、膈下脓肿、胸腔内感染、休克。

【护理目标】

(1)病人的体温恢复正常。

(2)及时发现和处理病人的并发症。

(3)病人的疼痛减轻。

【护理措施】

(一)一般护理

1. 高热护理 保持病室内温度和湿度适宜,病室定时通风,保持清洁和舒适。当体温高于39.5 ℃时,首先给予物理降温;如无效则遵医嘱给予药物降温。降温过程中注意观察病人出汗情况并注意保暖等。除需控制入水量者外,高热病人每天至少摄入 2000 mL 液体,以防高渗性缺水,口服不足者应注意加强静脉补液、补钠,纠正体液失衡。

2. 镇静止痛　适时遵医嘱给予镇静止痛药物,以减轻疼痛,保证休息。

3. 营养支持　鼓励病人多食高蛋白、高热量、富含维生素和膳食纤维的食物;保证足够的液体摄入量;贫血、低蛋白血症者应输注血液制品;进食较差、营养不良者,提供肠内、外营养支持。

（二）病情观察

加强对生命体征、腹部及胸部症状与体征的观察,特别注意有无脓肿破溃引起的腹膜炎、膈下脓肿、胸腔内感染、心包填塞等严重并发症。肝脓肿若继发脓毒血症、急性化脓性胆管炎、心包填塞或中毒性休克时,可危及生命,应立即通知医生并协助抢救。

（三）治疗配合

1. 应用抗生素护理　遵医嘱给予足量、有效抗生素,把握给药间隔时间与药物配伍禁忌,并注意观察药物不良反应。长期应用抗生素者,应注意观察口腔黏膜,观察有无腹泻、腹胀等,警惕假膜性肠炎及继发双重感染,必要时做咽拭子、大小便等真菌培养。

2. 做好引流护理　①妥善固定:防止滑脱。②体位:取半卧位,以利引流和呼吸。③冲洗脓腔:严格无菌原则,每天用生理盐水或含甲硝唑盐水多次或持续冲洗脓腔,注意出入量,观察和记录脓腔引流液的颜色、性状和量。④防止感染:每天更换引流袋并严格执行无菌操作。⑤拔管:当每天脓腔引流量少于 10 mL 时,可逐步退出并拔除引流管,适时换药,直至脓腔闭合。

（四）术后护理

手术行脓肿切开引流术或肝叶切除术者,除以上护理措施外,还应注意观察术后有无腹腔创面出血、胆汁漏;右肝后叶、膈顶部脓肿引流时,观察有无损伤膈肌或误入胸腔;术后早期一般不冲洗,以免脓液流入腹腔,术后 1 周左右开始冲洗脓腔。

【护理评价】

（1）病人的体温是否恢复正常。

（2）病人的并发症是否得到及时发现和处理。

（3）病人疼痛是否减轻。

【健康教育】

嘱病人出院后多进食高热量、高蛋白、富含维生素和纤维素的食物,多饮水;遵医嘱服药,不得擅自改变剂量或停药;若出现发热、肝区疼痛等症状应及时就诊。

阿米巴性肝脓肿

【疾病概述】

阿米巴性肝脓肿是肠道阿米巴病最常见的并发症,多见于中年男性,约半数在肠阿米巴急性期并发。阿米巴原虫从结肠溃疡处肠壁小静脉经门静脉、淋巴管或直接侵入肝内。进入肝脏的滋养体可能被消灭,也可能阻塞门静脉小分支末梢引起缺血性肝细胞坏死,同时产生溶组织酶,溶解肝组织而形成肝脓肿,其内为液化的肝组织和血液。典型的阿米巴性肝脓肿是单发性的,容积较大,有时达 1000～2000 mL,80% 见于肝右叶,以右叶顶部最多。

【护理评估】

（一）健康史

了解病人是否有肠道阿米巴病史。

（二）身体状况

阿米巴性肝脓肿起病可较急也可较缓，病程一般较长，病情较细菌性肝脓肿轻。成年男子如有持续或间歇性高热、食欲不佳、体质虚弱、肝大伴触痛等症状，应怀疑为阿米巴性肝脓肿。如上述症状发生在阿米巴痢疾急性期或既往有阿米巴痢疾史者，可初步诊断为阿米巴性肝脓肿。应注意鉴别诊断（表13-3）。

表13-3 细菌性肝脓肿与阿米巴性肝脓肿的鉴别

	细菌性肝脓肿	阿米巴性肝脓肿
病史	继发于胆道感染或其他化脓性疾病	继发于阿米巴痢疾
身体状况	病情急骤严重，全身脓毒血症，症状明显，伴寒战、高热，肝大不显著，常无局限性隆起	起病较缓，病程较长，有高热、盗汗，肝大显著，常有局限性隆起
脓肿	较小，常为多发性	较大，多为单发，多见于肝右叶
血液检查	白细胞计数及中性粒细胞比例明显增加，血液细菌培养阳性	白细胞计数可增加，血清学阿米巴抗体检测阳性，血液细菌培养阴性
粪便检查	无特殊表现	部分病人可以找到阿米巴滋养体
脓液	多为黄白色脓液、恶臭，涂片和培养可发现细菌	多为棕褐色脓液、无臭味，镜检有时可找到阿米巴滋养体；若无混合感染，涂片和培养无细菌
诊断性治疗	抗阿米巴治疗无效	抗阿米巴治疗有效

（三）治疗原则

1. 非手术治疗 主要采用甲硝唑、氯喹、依米丁、环丙沙星等抗阿米巴药物治疗，必要时反复进行B超定位穿刺抽脓及全身营养支持疗法，较小的脓肿一般可经非手术治疗治愈。合并细菌感染者尽早使用抗生素。对病情重、脓腔较大或非手术治疗脓腔未见缩小者，可行经皮肝穿刺置管闭式引流，应严格保持无菌，以免继发细菌感染。

2. 手术治疗 阿米巴性肝脓肿切开引流会引起继发细菌感染而增加病死率。但如果出现下列情况，应在严格无菌原则下手术切开排脓并采用持续负压闭式引流：①经抗阿米巴治疗及穿刺吸脓，脓肿未见缩小、高热不退者；②脓肿伴继发细菌感染，经综合治疗不能控制者；③脓肿已穿破入胸腹腔或邻近器官；④直径在10 cm以上巨大脓肿或较浅表脓肿；⑤脓肿位于左肝外叶，有穿入心包危险者。

【护理诊断/问题】

1. 体温过高 与阿米巴性肝脓肿有关。

2. 营养失调：低于机体需要量 与分解代谢增加、进食减少、肠道功能紊乱等有关。

3. 潜在并发症 继发细菌感染、腹膜炎、膈下脓肿、胸腔内感染、心包填塞。

【护理措施】
(1) 遵医嘱使用抗阿米巴药物,注意观察病人有无药物不良反应,如发现脓腔仍存在,嘱病人继续服用1个疗程甲硝唑。
(2) 加强营养支持,鼓励病人多食富含营养的食物,多饮水;做好发热病人的护理。
(3) 密切观察病情变化,发现继发细菌感染征象,及时处理。
(4) 做好脓腔引流的护理,严格进行无菌操作,防止继发细菌感染。

【健康教育】
参见细菌性肝脓肿健康教育。

二、肝癌

肝恶性肿瘤可分为原发性和转移性两类。原发性肝恶性肿瘤源于上皮组织者称为原发性肝癌,最多见;源于间叶组织者称为原发性肝肉瘤,如血管内皮瘤、恶性淋巴瘤、纤维肉瘤等,较少见。转移性肝癌为肝外器官的原发癌或肉瘤转移到肝所致,较原发性肝癌多见。

原发性肝癌

【疾病概述】
原发性肝癌是我国常见的一种恶性肿瘤,高发于东南沿海地区。如不及时治疗则发展快、病死率高,据统计,我国肝癌年死亡率在肿瘤死亡率中排第2位,故有"癌中之王"之称,男性多于女性,多见于40~60岁。

原发性肝癌的病因和发病原理尚未确定。目前认为与病毒性肝炎、肝硬化、黄曲霉素(如霉变的玉米、花生及其油类等)等某些化学致癌物质和水土因素有关。

肝癌的病理组织类型有肝细胞型、胆管细胞型和混合型三种,我国以肝细胞型为多见。其临床分型为弥漫型、巨块型和结节型(图13-23)。弥漫型最少见,无数灰白色点状结节弥漫分布于整肝,肉眼难以分辨和肝硬化的区别;巨块型呈单发的大块状,也可由许多密集的结节融合而成,较少伴随肝硬化或硬化程度轻微;结节型最常见,癌肿呈结节状,大小不一,散在分布且常伴有肝硬化。

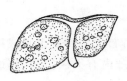
(a) 弥漫型肝癌
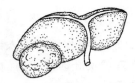
(b) 巨块型肝癌
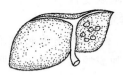
(c) 结节型肝癌

图13-23 三种类型肝癌示意

原发性肝癌极易侵犯门静脉分支,癌栓经门静脉系统形成肝内播散,甚至阻塞门静脉主干而引起门静脉高压症;肝外血行转移最多见于肺,其次为骨、脑等。淋巴结转移最常见于肝门淋巴结,其次为胰腺周围、腹膜后、主动脉旁及锁骨上淋巴结。此外,可向膈肌及附近脏器直接蔓延或种植转移至腹腔及盆腔。

【护理评估】

(一) 健康史

了解病人是否有病毒性肝炎病史;是否食用霉变玉米、花生及油类及饮水污染。

（二）身体状况

肝癌早期无典型症状，一旦出现症状多为进展期肝癌。

1. 肝区疼痛 常为首发症状，多为持续性钝痛、刺痛或胀痛，呈逐渐加重的趋势，至晚期难以忍受。肝右叶顶部的肝癌可累及横膈，疼痛可牵涉至右肩背部。肝癌破裂出血时，可突然出现右上腹剧烈疼痛、腹膜刺激征和腹腔内出血等急腹症表现。

2. 全身和消化道症状 主要表现为乏力、消瘦、食欲不振、腹胀等。有的可有恶心、呕吐、发热、腹泻等症状。晚期表现为贫血、黄疸、腹水、下肢水肿、皮下出血及恶病质等。

3. 肝大 肝大是中、晚期肝癌最常见的主要体征。肝大呈进行性，质硬，边缘不规则，表面不光滑，呈凹凸不平的大小结节或巨块。位于肝右叶顶部肝癌可使膈肌抬高，肝浊音界上升。有时病人自己偶然扪及肝大或肝区肿块而成为肝癌的首发症状。肝大显著者可充满整个右上腹或上腹，使右季肋部明显隆起。

5. 并发症 主要有肝昏迷、上消化道出血、癌肿破裂出血和继发性感染等。

（三）辅助检查

1. 实验室检查

（1）肝癌血清标志物检测：①甲胎蛋白（AFP）测定。甲胎蛋白是诊断原发性肝细胞癌（HCC）最常用的方法和最有价值的肿瘤标志物。正常值低于 20 μg/L，目前 AFP 诊断标准为：AFP≥400 μg/L 且持续 4 周或 AFP≥200 μg/L 且持续 8 周，并排除妊娠、活动性肝炎、肝硬化、生殖胚胎源性肿瘤及肝样腺癌，应考虑为肝细胞癌。②其他肝癌血清标志物。异常凝血酶原（DCP）和岩藻糖苷酶（AFU）对 AFP 阴性的 HCC 诊断有一定价值；γ-谷氨酰转肽酶同工酶Ⅱ（GGT-Ⅱ）有助于 AFP 阳性的 HCC 诊断。

（2）血清酶学：各种血清酶检查对原发性肝癌的诊断缺乏专一性和特异性，只能作为辅助指标。常用的有血清碱性磷酸酶（AKP）、γ-谷氨酰转肽酶（γ-GT）等。

（3）肝功能及病毒性肝炎检查：肝功能异常、乙肝标志物或 HCV-RNA 阳性常提示有原发性肝癌的肝病基础，有助于 HCC 的定性诊断。

（4）肝功能储备测定：目前较常用的有动脉血酮体比测定（AKBR）和吲哚青绿清除试验，有助于判断手术耐受性。

2. 影像学检查

（1）B 超检查：诊断肝癌最常用的方法，可作为高发人群首选的普查工具或用于术中病灶定位。可显示肿瘤的大小、形态、所在部位及肝静脉或门静脉内有无癌栓等，其诊断准确率可达 90% 左右，能发现直径 1～3 cm 的病变。

（2）CT 和 MRI 检查：能显示肿瘤的位置、大小、数目及其与周围器官和重要血管的关系，有助于制订手术方案。可检出直径 1 cm 左右的微小肝癌，准确率达 90% 以上。

（3）肝动脉造影：此方法肝癌诊断准确率最高，可达 95% 左右，能发现 1～2 cm 大小的肝癌及其血供情况。因属侵入性检查手段，仅在无法确诊或定位时才考虑采用。

（4）正电子发射计算机断层扫描（PET-CT）：局部扫描可精确定位病灶解剖部位及反映病灶生化代谢信息；全身扫描可了解整体状况和评估转移情况，达到早期发现病灶的目的；治疗前后扫描可了解肿瘤治疗前后的大小和代谢变化。

（5）发射单光子计算机断层扫描（ECT）：ECT 全身骨显像有助于肝癌骨转移的诊断，较 X 线和 CT 检查可提前 3～6 个月发现骨转移癌。

(6) X线检查：一般不作为肝癌诊断依据。腹部摄片可见肝阴影扩大；如肝右叶顶部癌肿，可见右侧横膈抬高。

3. 肝穿刺活组织检查及腹腔镜探查　B超引导下细针穿刺活检（FNA）可以获得肝癌的病理学依据，具有确诊的意义，但有出血、肿瘤破裂和肿瘤沿针道转移的危险。经各种检查未能确诊而临床又高度怀疑肝癌者，可行腹腔镜探查以明确诊断。

（四）治疗原则

早期诊断、早期治疗、根据不同病情进行综合治疗是提高疗效的关键。而早期施行手术切除仍是最有效的治疗方法。手术治疗主要是根据病人全身情况、肝硬化程度、肝功能代偿情况、肿瘤大小和部位等分别选用肝部分切除、肝段、肝叶切除。有条件的可考虑全肝切除后的肝移植手术。对不能切除的肝癌，应根据具体情况采用肝动脉结扎、肝动脉栓塞、肝动脉灌注化疗、超声引导下经皮肝穿刺肿瘤注射无水乙醇、液氮冷冻、激光气化、微波热凝等方法单独或联合应用都有一定疗效。非手术治疗包括化学药物治疗、放射治疗、免疫治疗和中医中药治疗等。

【护理诊断/问题】

1. 恐惧　与确诊后担心疾病的预后有关。

2. 疼痛　与癌肿进行性肿大、肝包膜张力增加有关。

3. 体液不足　与肝功能障碍、腹水的形成有关。

4. 有感染的危险　与免疫功能低下有关。

5. 潜在并发症　出血、肝昏迷、胆汁瘘、膈下感染等。

【护理目标】

（1）病人的恐惧得以缓解。

（2）病人的疼痛得到减轻。

（3）病人的水、电解质平衡维持正常。

（4）提高病人机体免疫功能、预防感染。

（5）预防、及时发现并处理病人的并发症。

【护理措施】

（一）术前护理

1. 心理护理　大多数肝癌病人因有长期乙肝和肝硬化病史心理负担已较重，再加上癌症诊断对病人和家庭都是致命的打击。鼓励病人说出内心感受和最关心的问题，疏导、安慰病人并尽量解释各种治疗、护理知识。尊重、同情和理解病人，鼓励家属与病人多沟通交流，从而减轻病人焦虑和恐惧的情况，树立其战胜疾病的信心，以最佳心态接受治疗和护理。

2. 疼痛护理　①评估疼痛发生的时间、部位、性质、诱因和程度，疼痛是否位于肝区，是否呈间歇性或持续性钝痛或刺痛，与体位有无关系，是否夜间或劳累时加重；有无牵涉痛，是否伴有嗳气、腹胀等消化道症状。②遵医嘱按照三级止痛原则给予镇痛药物，并观察药物效果及不良反应。③指导病人控制疼痛和分散注意力。

3. 改善营养状况　宜摄取高蛋白、高热量、高维生素、易消化饮食，少食多餐。合并肝硬化有肝功能损害者，应适当限制蛋白质摄入；必要时可给予肠内外营养支持，输血浆或清蛋白等，补充维生素K和凝血因子等，以改善贫血、纠正低蛋白血症和凝血功能障碍，提高手术耐受力。

4. 护肝治疗 嘱病人保证充分睡眠和休息,禁酒。遵医嘱给予支链氨基酸治疗,避免使用红霉素、巴比妥类、盐酸氯丙嗪等有损肝脏的药物。

5. 维持体液平衡 对肝功能不良伴腹水者,严格控制水和钠盐的摄入量;遵医嘱合理补液与利尿,注意纠正低钾血症等水、电解质失调;准确记录 24 h 液体出入量;每天观察、记录体重及腹围变化。

6. 预防出血 ①改善凝血功能:大多数肝癌合并肝硬化,手术前 3 天开始给予维生素 K_1,适当补充血浆和凝血因子,以改善凝血功能,预防术中、术后出血。②告诫病人尽量避免致癌肿破裂出血或食管下段胃底静脉曲张破裂出血的诱因,如剧烈咳嗽、用力排便等致腹内压骤升的动作和外伤等。③应用 H_2 受体阻断剂,预防应激性溃疡出血。④加强腹部观察:若病人突发腹痛,伴腹膜刺激征,应高度怀疑肝癌肿破裂出血,及时通知医生,积极配合抢救,做好急症手术的各项准备;对不能手术的晚期病人,可采用补液、输血、应用止血剂、支持治疗等综合性方法处理。

7. 术前准备 需要手术病人,除以上护理措施和常规腹部手术术前准备外,必须根据肝切除手术大小备充足的血,并做好术中物品准备,如化疗药物、皮下埋藏式灌注装置、预防性抗生素、特殊治疗设备等。

(二) 术后护理

术后一般护理、肝性脑病的观察及护理参见门静脉高压症病人的护理,其他并发症的观察及护理如下。

(1) 出血:肝切除术后常见的并发症之一。术后预防和控制出血应注意以下几点。①严密观察病情变化:术后 48 h 内应有专人护理,动态观察病人生命体征的变化。②体位与活动:手术后病人血压平稳,可取半卧位。术后 12 天应卧床休息,不鼓励病人早期活动,避免剧烈咳嗽和打喷嚏等,以防止术后肝断面出血。③引流液的观察:保持引流通畅,严密观察引流液的量、性质和颜色。一般情况下,手术后当日可从肝周引流管引出鲜红血性液体 100~300 mL,若血性液体增多,应警惕腹腔内出血。④若明确为凝血机制障碍性出血,可遵医嘱给予凝血酶原复合物、纤维蛋白原、输新鲜血,纠正低蛋白血症。⑤若短期内或持续引流较大量的血性液体,或经输血、输液病人血压、脉搏仍不稳定时,应做好再次手术止血的准备。

(2) 膈下积液及脓肿:肝切除术后一种严重并发症,膈下积液及脓肿多发生在术后 1 周左右。若病人术后体温下降后再度升高,或术后发热持续不退,同时伴右上腹部胀痛、呃逆、脉速、白细胞计数升高、中性粒细胞比例达 90% 以上等,应疑有膈下积液或膈下脓肿,B 超等影像学检查可明确诊断。护理措施如下。①保持引流通畅,妥善固定引流管,保持引流通畅以防膈下积液及脓肿发生;每天更换引流袋,观察引流液颜色、性状及量。若引流量逐日减少,一般在手术后 3~5 天拔除引流管。对经胸手术放置胸腔引流管的病人,应按闭式胸腔引流的护理要求进行护理。②若已形成膈下脓肿,必要时协助医生行 B 超定位引导下穿刺抽脓或置管引流,后者应加强冲洗和吸引护理;鼓励病人取半坐位,以利于呼吸和引流。③严密观察病人体温变化,高热者给予物理降温,必要时药物降温,鼓励病人多饮水。④加强营养支持治疗和抗菌药物的应用护理。

(3) 胆汁漏:胆汁漏的观察与护理:①观察腹腔引流液的性质及量,术后早期可有少量胆汁自肝断面渗出,随着创面的愈合逐渐减少;保持引流管通畅,使漏出胆汁充分引流到体外,并做好记录,如有异常,应及时向医生报告。②观察有无剧烈腹痛、发热等胆汁漏、胆汁性腹膜炎症状。

(三)介入治疗的护理

1. 介入治疗前的护理 判断有无禁忌证。耐心向病人解释介入治疗(TACE)的目的、方法及治疗的重要性和优点,帮助病人消除紧张、恐惧心理,争取病人的主动配合。穿刺处皮肤准备包括术前4 h禁食,备好所需物品及药品,检查导管质量,防止术中出现断裂、脱落或漏液等。

2. 介入治疗后的护理

(1) 预防出血:术后嘱病人取平卧位,术后24~48 h卧床休息;穿刺处沙袋加压1 h,穿刺侧肢体制动6 h;严密观察穿刺侧肢端皮肤的颜色、温度及足背动脉搏动,注意穿刺点有无出血现象;拔管后局部压迫15 min并局部加压包扎,卧床24 h防止局部出血。

(2) 导管护理:妥善固定和维护导管;严格遵守无菌原则,每次注药前消毒导管,注药后用无菌纱布包扎,防止逆行感染;注药后用肝素稀释液冲洗导管以防导管堵塞。

(3) 栓塞后综合征的护理:肝动脉栓塞化疗后多数病人可出现发热、肝区疼痛、恶心、呕吐、心悸、白细胞计数下降等临床表现,称为栓塞后综合征。其护理措施如下。①控制发热:一般为低热,若体温高于38.5 ℃,可予以物理、药物降温。②镇痛:肝区疼痛多因栓塞部位缺血坏死、肝体积增大、包膜紧张所致,必要时可适当给予止痛剂。③恶心、呕吐:为化疗药物的反应,可给予甲氧氯普胺、氯丙嗪等。④当白细胞计数低于$3\times10^9/L$时,应暂停化疗并应用升高白细胞的药物。⑤介入治疗后嘱病人大量饮水,减轻化疗药物对肾的毒副作用,观察排尿情况。

(4) 并发症的观察及护理:若因胃、胆、胰、脾动脉栓塞而出现上消化道出血及胆囊坏死等并发症时,及时通知医生并协助处理。肝动脉栓塞化疗可造成肝细胞坏死,加重肝功能损害,应注意观察病人的神志,有无黄疸,注意补充高糖、高能量营养素,积极给予保肝治疗,防止肝功能衰竭。

(四)化疗及放疗的护理

1. 化疗、放疗病人的监测 对于化疗、放疗病人,注意观察用药及放疗剂量,根据病情可随时调节,定期复查白细胞计数,如白细胞计数低于$3\times10^9/L$时,应暂停化疗或放疗。

2. 恶心、呕吐 可采用少食多餐、深呼吸以及适当使用止吐剂等方式。

3. 疲倦 鼓励病人多卧床休息,避免劳累。

4. 减少秃发的方法 切忌用力梳发和用手搔抓头皮,宜采用柔软稀疏的梳子轻轻梳理,若已秃发,可用假发、头巾掩饰。

5. 预防皮肤破损 可用清水擦洗照射部位且应动作轻柔,保持照射部位皮肤的干燥,避免照射部位直接暴露于阳光下,照射部位不可随意涂擦药膏粉末,宜穿着宽松的衣物,避免衣物过紧而磨伤皮肤。

【护理评价】

(1) 病人的恐惧是否得以缓解。

(2) 病人的疼痛是否得到减轻。

(3) 病人的水、电解质平衡是否维持正常。

(4) 是否提高病人机体免疫功能以预防感染。

(5) 病人的并发症是否能够及时发现并处理。

【健康教育】

向病人讲解发生肝癌可能的病因、症状、体征,对乙肝、肝硬化和肝癌高发区的人群应定期进行体格检查和B超检测,以期早发现、早诊断。指导病人的饮食,多吃含蛋白丰富的食物和新鲜的蔬菜、水果;食物以清淡、易消化为宜;有腹水、水肿者,宜选择低盐饮食。保持大便通畅,可服用适量缓泻剂,防止血氨升高。指导病人适当活动,注意休息。嘱咐病人不适随诊,坚持术后化疗,如有呕血、黑便、鼻出血等现象时应及时来院治疗。

继发性肝癌

【疾病概述】

继发性肝癌是人体其他部位恶性肿瘤转移至肝并在肝内继续生长、发展而发生的肿瘤,其组织学特征与原发性肝癌相同,也称转移性肝癌。肝是最常见的血行转移器官,许多器官的癌都可转移到肝,尤其多见于消化道癌,如胃癌、结肠癌、胰腺癌、胆囊癌等,其次是造血系统恶性肿瘤、肺癌、卵巢癌、乳腺癌、肾癌、鼻咽癌等。癌转移到肝的主要途径为经门静脉、肝动脉、淋巴回流和直接蔓延四种。继发性肝癌可以是单个或多个结节,弥漫性更多见。转移性肝癌很少伴有肝硬化,而肝硬化也较少发生转移癌。

【护理评估】

(一) 健康史

了解病人其他癌变转移史。

(二) 身体状况

常以原发癌所引起的症状和体征为主要表现,并有肝区痛。转移性肝癌较小时无症状,往往在影像学检查或剖腹探查时发现。少数诊断为转移性肝癌病人找不到肝外原发病灶。若原发癌切除后出现肝区间歇性不适或疼痛,应考虑有肝转移。随病情发展,病人可有乏力、食欲减退、体重减轻。部分病人有肝大及质地坚硬有触痛的癌结节;晚期病人可出现贫血、黄疸和腹水等。

(三) 辅助检查

AFP检测常为阴性,肝功能检查多正常。CEA、CA199、CA125等对胃肠道癌、胰腺癌、胆囊癌等的肝转移有诊断价值。B超、CT、MRI、PET-CT、肝动脉造影等影像学检查有重要诊断价值,并能判断病变部位、数目、大小。CT典型的转移瘤影像,可见"牛眼征"。

(四) 治疗原则

肝切除是治疗转移性肝癌最有效的办法,同时根据病人情况及原发性肿瘤病理性质行综合治疗。

1. 手术治疗 肝病变手术治疗方法与原发性肝癌相似,能接受手术切除者比例仅20%～30%。①如转移癌病灶为孤立性,或虽为多发但局限于肝的一叶或一段,而原发肿瘤已被切除,病人全身情况允许,又无其他部位转移者,应首选肝叶(段)切除术;②如原发和继发肝肿瘤同时发现又均可切除,且符合肝切除条件者,则根据病人耐受能力,采取与原发肿瘤同期或分期手术治疗。

2. 化学治疗 全身或局部化疗可以控制肿瘤生长,缓解病人症状,应根据原发癌细胞的生物学特性,以及对化疗药物的敏感性选用相应药物治疗。

3. 其他 无水乙醇注射、射频消融、冷冻等局部治疗可与手术切除相互补充。

任务十一 胆道疾病病人的护理

要点导航

重点 胆石症、胆道感染及胆道蛔虫症病人的临床表现和护理措施。
难点 胆道疾病病人的发病机制、护理诊断。

情景案例

病人:李某 性别:女 年龄:68岁 体重:70 kg 床号:9

病人因"右上腹持续性疼痛伴呕吐2天"入院。2天前进食油腻食物后突然出现右上腹疼痛,并向右肩部放射;发病后呕吐2次,呕吐物为胃内容物及黄色苦味液体。曾用阿托品治疗,腹痛无明显缓解。查体:皮肤巩膜无黄染,右上腹压痛、反跳痛及肌紧张,Murphy征(+)。辅助检查:白细胞计数升高,B超示胆囊壁增厚,囊腔内查见大小约2.5 cm的强回声团,肝内外胆管未见扩张。

护理应用

(1) 针对病人目前病情,可采取哪些措施缓解病人疼痛?
(2) 在非手术治疗期间,应采取哪些措施改善病人的营养状况?
胆道疾病包括胆石症、急性胆囊炎以及胆道蛔虫症等方面的疾病。

一、胆石症

胆石症包括发生在胆囊和胆管内的结石,是胆道系统常见病和多发病。在我国,胆石症的患病率约为10%,随着年龄增长及进食肉脂类增多,发病率有增高趋势,女性多于男性。胆石症按照胆结石的化学成分或结石所在部位的不同进行分类。①按化学成分分类:分为胆固醇结石、胆色素结石以及混合型结石。②按结石所在部位分类:可分为胆囊结石、肝外胆管结石、肝内胆管结石。

胆石症的成因十分复杂,是多因素综合作用的结果:①由胆道感染胆汁淤滞、细菌或寄生虫入侵等引起胆道感染;②胆道异物蛔虫、华支睾吸虫等虫卵或成虫的尸体分化;③胆道梗阻;④胆囊功能异常,胆囊收缩功能减退,胆囊内胆汁淤滞亦有利于结石形成;⑤其他,如雌激素可促进胆汁中胆固醇过饱和,与胆固醇结石成因有关;⑥遗传因素亦与胆结石的成因有关。

【疾病概述】

胆囊结石指发生在胆囊内的结石,主要为胆固醇结石或以胆固醇为主的混合型结石,常与急性胆囊炎并存,为常见病和多发病。主要见于成年人,40岁以后发病率随年龄增长呈增高的趋势,女性多见。胆囊结石是综合性因素作用的结果,主要与胆汁中胆固醇过饱和、胆固醇成核过程异常及胆囊功能异常有关。这些因素引起胆汁的成分和理化性质发生变化,使胆汁中的胆固醇呈过饱和状态,沉淀析出结晶而形成结石。如急性胆囊炎,由胆囊管梗阻引起,可化脓、坏疽、穿孔,导致腹膜炎。胆囊肠道瘘受较大结石压迫,结石经瘘口进入肠道致肠梗阻。持续压迫、嵌顿胆囊壶腹部和颈部的较大结石可引起肝总管狭窄或胆囊、胆管瘘,以及反复发作的胆囊炎、胆管炎及梗阻性黄疸,形成Mirizzi综合征。

胆管结石又分为肝内胆管结石和肝外胆管结石。①肝内胆管结石几乎都是胆色素结石,多原发于肝内胆管,在我国较多见,好发于左外叶及右后叶胆管。②肝外胆管结石分原发性和继发性两种,原发性肝外胆管结石多位于胆总管下端,也可由肝内胆管结石下移而来,多为胆红素结石,与胆道梗阻和细菌感染,特别是胆道蛔虫有密切关系。继发性肝外胆管结石来自胆囊,为胆固醇结石或混合型结石。一部分结石比较松软,似泥沙。肝外胆管结石易并发感染,且累及肝、胰,引起胆管炎、阻塞性黄疸、肝脓肿、胆道出血及胰腺炎等。

【护理评估】

(一)健康史

评估病人身体发育及营养状况;了解是否有高脂肪饮食史以及胆道疾病、遗传因素及妊娠因素。

(二)身体状况

胆石症的临床表现根据部位的不同其临床特征也不一样,同时还与有无感染及梗阻有关。胆囊结石有20%~40%的病人可终身无症状,而在其他检查、手术或尸检时偶然被发现,称为静止性胆囊结石;也有的病人表现为胆绞痛或急、慢性胆囊炎。而肝外胆管结石和肝内胆管结石如出现结石嵌顿时,或合并感染和梗阻时则表现出明显的三联、四联或五联征。此外胆石症的临床表现还与结石的大小及有无多发性结石有关。单纯性胆囊结石未合并梗阻或感染时,常无临床症状或仅有轻微的消化系统症状;当结石嵌顿时,则可出现明显症状和体征。现将3种结石典型的临床表现归纳如下(表13-4)。

表13-4 三种结石典型的临床表现

胆石症类型	典型症状	阳性体征	首选检查	其他检查
胆囊结石	进油腻食物后感右上腹隐痛不适,胆绞痛是其典型表现,位于右上腹,呈阵发性,向肩背部放射	①发热,如胆囊积脓坏死穿孔等;②一般黄疸不明显,只有在发生Mirizzi综合征时才出现黄疸;③Murphy征阳性;④右上腹局部压痛和肌紧张	B超检查:胆囊结石,胆囊肿大、积液、壁厚或萎缩,正确率可达96%	口服胆囊造影:有胆囊结石。CT、MRI可显示胆囊结石,但价格昂贵,不宜常规采用

续表

胆石症类型	典型症状	阳性体征	首选检查	其他检查
肝外胆管结石	①Charcot三联征为其典型症状：腹痛、寒战、高热和黄疸；②如合并胆总管梗阻，炎症发展为急性梗阻性化脓性胆管炎（AOSC），表现为Reynolds五联征外，除Charcot三联征外还有休克症状	①Charcot三联征剑突下和右上腹部可有深压痛；②可出现不同程度和不同范围的腹膜刺激征，并可出现肝区叩击痛；③胆囊可触及肿大且有触痛	B超检查：可发现胆管内结石及胆管扩张影像	经皮肝穿刺胆管造影（PTC）、经十二指肠镜逆行性胰胆管造影（ERCP），以上不成功时可选择CT
肝内胆管结石	①合并肝外胆管结石时与其临床表现一致；②主要症状有右上腹或右胸背部持续性隐痛或胀痛；③当合并感染时出现畏寒、高热，一般无黄疸；④合并胆总管梗阻时，可出现黄疸，发生三联、四联或五联征	①肝不对称性增大，早期患叶肝大，后期因肝纤维化而萎缩；②肝区有压痛及叩击痛；③合并感染和并发症时，则出现相应体征；④晚期可有胆汁性肝硬化	B超及PTC检查。PTC征象：肝总管或左右肝管处有环形狭窄，狭窄近端胆管扩张，其中可见结石阴影；左右肝管或肝内某部分胆管不显影；左右叶肝胆管呈不对称性局限性、纺锤状或哑铃状扩张	CT也有重要诊断价值，特别是对于并发胆汁性肝硬化和癌变者

（三）治疗原则

1. 胆囊结石治疗 胆囊结石治疗首选方法是胆囊切除，效果确切。对于有症状和（或）有并发症的胆囊结石，应及时行胆囊切除术。对无症状的胆囊结石，一般认为不需立即行胆囊切除，只需观察和随诊，但有下列情况时，应及时考虑手术治疗：①口服胆囊造影胆囊不显影；②结石直径超过2~3 cm；③合并糖尿病已控制时；④老年人和（或）心肺功能障碍者。

2. 肝外胆管结石治疗 肝外胆管结石治疗现仍以手术治疗为主。手术治疗的原则包括：①术中尽可能取尽结石；②解除胆道狭窄和梗阻，去除感染病灶；③术后保持胆汁引流通畅，预防胆石再发。常用的手术方法有：①胆总管切开取石加T管引流术；②胆肠吻合术；③Oddi括约肌切开成形术；④经内镜下括约肌切开取石术。

3. 肝内胆管结石治疗 肝内胆管结石治疗宜采用手术为主的综合治疗。手术常用的方法有：①高位胆管切开及取石；②胆肠内引流手术；③去除肝内感染性病灶。除手术以外还有溶石疗法、中西医结合围手术期支持治疗（如输液、抗生素、中药、补充营养等）。

【护理诊断/问题】

1. 焦虑 与胆道疾病反复发作、复杂的检查和担心治疗效果有关。

2. 疼痛 与胆结石梗阻和急性炎症有关。

3. 体液不足 与T管引流及并发休克有关。

4. 营养失调：低于机体需要量 与食欲减退、高热、呕吐和感染中毒有关。

5. 感染 与细菌及其代谢产物和结石梗阻存在有关。

6. 皮肤完整性受损 与梗阻性黄疸、引流液的刺激及创伤性检查有关。

7. 潜在并发症 休克、出血、胆瘘、肺炎等。

【护理目标】

(1) 稳定病人情绪,使之配合治疗和护理。

(2) 病人的疼痛得到缓解。

(3) 病人的感染得到控制。

(4) 预防、及时发现并处理病人的并发症。

【护理措施】

(一) 心理护理

术前应根据病人不同文化层次和疾病情况,说明病情、手术的重要性和必要性;对病人提出的有关问题进行细致的解释和安慰;为病人创造舒适安静的环境、合适的室内温度与湿度;必要时夜间可适当给予镇静剂,以促进睡眠;请已经进行同类手术的病人现身说法,讲明手术和治疗经验,从而消除病人对术前各种检查和手术产生的紧张、恐惧及悲观等不良心理和顾虑。

(二) 疼痛护理

胆绞痛是胆石症的典型临床表现,常疼痛难忍,应做好病人的心理护理;同时,可采用下肢屈曲的仰卧位或侧卧位等舒适的体位,以减轻腹壁紧张,使腹痛减轻;必要时,可肌内注射解痉止痛剂或针刺止痛。

(三) 改善营养,维持水、电解质和酸碱平衡

注意调节饮食,给予蛋白质和各种维生素饮食。急症病人和手术后严重呕吐的病人要特别注意水、电解质的补充。并发休克的病人注意防止酸碱平衡紊乱,应根据情况给予矫正。

(四) 腹腔及胆囊、胆道引流管的护理

1. 术后腹腔引流管的护理 胆道手术腹腔放置的引流管常用的有乳胶管和双套管两种。不管何种腹腔引流管,术后都应妥善固定,避免滑入腹腔或脱出,并做好标记,观察引流物的量及其性质,及时发现有无出血或胆汁漏的情况,并做相应处理,同时向医生汇报。腹腔引流管拔除时间一般在术后 48~72 h。

2. 胆囊胆道引流管的护理

(1) 做好标记:按引流管安置部位分别标记,如胆囊造瘘管、胆总管 T 管、胆肠吻合口内支撑管等。

(2) 妥善固定:术后应检查引流管是否妥善固定,避免受压、扭曲或滑脱,并分别接床边无菌瓶或袋。

(3) 严密观察:术后观察每天引流胆汁的量、颜色、性质及其有无沉淀物,并做好记录。

(4) 无菌操作:在进行引流管伤口换药及定期更换引流瓶时,应注意无菌操作。

(5) 保持引流管通畅:定期护理查房,注意引流管的通畅,如发现引流不通畅,可以用手挤捏导管或用无菌盐水冲洗,但压力不宜过大,以免引起胆管炎。

(6) 防止胆汁丢失过多:胆道引流管长期放置会造成胆汁的大量丢失,影响消化功能,如单纯行 T 管引流者,术后 7 天左右即可用抬管方法,减少胆汁丢失。

(7) 注意拔除时间:胆囊造瘘管一般在 2 周以后拔除。胆总管 T 管拔除时间一般为 14~

16 天。T 管胆汁量每天为 200~400 mL,如胆汁正常且流量逐渐减少,于术后 10 天左右可先试行夹管 1~2 天,如病人无不适可经 T 管行胆道造影,如无异常,开放引流胆道造影剂 24 h 以上,可再夹管 2~3 天,仍无症状可拔管。拔管前先引流胆汁 1~2 h 后再拔管,拔管时应注意用手下压腹壁,轻轻拔除,切忌使用暴力,以免将导管窦道撕断,造成胆汁性腹膜炎。拔管后用无菌纱布包扎引流口处,并及时更换敷料,严格注意无菌操作。

(五)并发症的观察及护理

1. 休克 胆石症由于结石梗阻,常伴有胆汁淤滞,易致继发性感染。感染发生后,胆管组织充血、水肿可加重胆管梗阻程度,可使胆管发生完全性梗阻,形成急性梗阻性化脓性胆管炎(AOSC)。胆管压力进一步增高,脓性胆汁进入血液循环而发生感染性休克。有些病人尚未出现黄疸前已发生神情淡漠、嗜睡、低血压、高热等中毒症状,应紧急处理,应用抗生素,尽快解除胆道梗阻。

2. 术后出血 严密观察切口及引流管处有无出血或渗血情况。胆道术后出血多见于黄疸、肝功能障碍、凝血机制障碍、胆囊手术中止血不完善等。一般术后 12~24 h 腹腔引流管可极少量渗出血性液体,如果出血呈鲜红色、量大,应及时告知医生处理。

3. 术后早期胆瘘 术后早期胆瘘的原因有:胆囊管结扎松脱、钛夹滑脱或胆道损伤、T 管缝合不严密等。主要表现为术后或次日发生胆汁性腹膜炎或从腹腔引流管中流出胆汁。需注意的是有时胆汁积于膈下或腹腔形成脓肿,表现为发热、腹痛和黄疸等,甚至是胆汁性腹膜炎,但腹腔引流管无胆汁流出。

4. 肺部并发症 术后肺部并发症常见的有肺不张和肺炎,多见于老年人、慢性支气管炎病人或长期吸烟的病人。其原因是手术后因切口疼痛,病人不敢咳嗽,不能有效咳出痰液,致支气管阻塞引起肺不张、肺炎。主要表现为病侧呼吸音减弱、呼吸急促以及发热和白细胞增多。主要处理方法是术前加强深呼吸练习,治疗呼吸道疾病,术后鼓励排痰,雾化吸入稀释痰液,必要时可协助排痰。

【护理评价】

(1)病人情绪是否稳定,能否配合治疗和护理。

(2)病人的疼痛是否得到缓解。

(3)病人的感染是否得到控制。

(4)是否及时发现并处理病人的并发症。

【健康教育】

告知病人手术可能放置引流管及其重要性,掌握引流管自我护理及控制不适的方法等。指导病人饮食,告诉病人低脂肪饮食的意义并能够使其理解和执行。告诉病人胆囊切除术后常有大便次数增多,数周、数月后逐渐减少。由于胆管结石复发率高,若出现腹痛、发热、黄疸等不适时应及时来医院复诊。鼓励病人及家属树立战胜疾病的信心,只要注意饮食、劳逸结合、情绪稳定,病人完全可以正常生活和工作。

二、急性胆囊炎

急性胆囊炎是一种常见急腹症,女性多见。根据胆囊内有无结石,将胆囊炎分为结石性胆囊炎和非结石性胆囊炎,后者较少见。

【疾病概述】

急性结石性胆囊炎主要由于结石阻塞或嵌顿于胆囊管或胆囊颈,直接损伤黏膜,以致胆汁排出受阻,胆汁淤滞、浓缩,胆囊管梗阻。首先,高浓度胆汁酸盐具有细胞毒性,可引起细胞损害,加重黏膜的炎症、水肿甚至坏死;其次,由于细菌通过胆道逆行进入胆囊,或经血液循环或淋巴途径进入,在胆汁流出不畅时可造成感染。主要致病菌是革兰阴性杆菌,常合并厌氧菌感染。结石致胆囊管梗阻,胆囊内压升高,黏膜充血水肿、渗出增多,此时为急性单纯性胆囊炎。如病因未解除,炎症发展,病变可累及胆囊壁全层,白细胞弥漫浸润,浆膜层有纤维性和脓性渗出物覆盖,成为急性化脓性胆囊炎。如胆囊内压持续升高,导致胆囊壁血液循环障碍,引起胆囊壁组织坏疽,则为急性坏疽性胆囊炎。坏疽性胆囊炎常并发胆囊穿孔,多发生于底部和颈部。急性胆囊炎因周围炎症浸润至邻近器官,也可穿破至十二指肠、结肠等形成胆囊胃肠道内瘘。

【护理评估】

（一）健康史

了解病人的年龄、身体状况、饮食习惯,有无反酸、嗳气、餐后饱胀等消化道症状;有无呕吐蛔虫或粪便中排出蛔虫史;有无胆囊结石和黄疸病史等。

（二）身体状况

1. 腹痛 为右上腹阵发性绞痛或胀痛,常在饱餐、进食油腻食物后或夜间发作,疼痛可放射至右肩、肩胛、右背部。

2. 消化道症状 腹痛发作时常伴有恶心、呕吐、厌食、便秘等消化道症状。

3. 发热 根据胆囊炎症反应程度不同,可有轻度和中度发热两种。如出现寒战、高热,提示病变严重,可能出现胆囊化脓、坏疽、穿孔或合并急性胆管炎。

4. 压痛或叩击痛 当炎症波及浆膜层时可出现反跳痛和肌紧张。将左手压于病人右上肋下缘,嘱病人进行腹式呼吸,如出现突然吸气暂停称为 Murphy 征阳性,是急性胆囊炎的典型体征。

（三）辅助检查

1. 实验室检查 血常规检查可见白细胞计数及中性粒细胞比例升高,部分病人可有血清胆红素、转氨酶或淀粉酶升高。

2. 影像学检查 B 超示胆囊增大、胆囊壁增厚,并可探及胆囊内结石影。CT、MRI 均能协助诊断。

（四）治疗原则

急性胆囊炎首选手术治疗,手术时机和手术方式取决于病人的病情。

1. 术前准备 禁食、解痉、输液、抗感染、营养支持和纠正水、电解质及酸碱代谢失调等。大多数病人经非手术治疗病情缓解后再行择期手术;如病情无缓解,或已诊断为急性化脓性、坏疽穿孔性胆囊炎,则需尽早进行手术治疗。

2. 手术治疗 急性期手术应力求安全、简单、有效,对年老体弱、合并多个重要脏器疾病者,选择手术方法更应慎重。①胆囊切除术:胆囊炎症较轻者可应用腹腔镜胆囊切除术(LC);急性化脓性、坏疽穿孔性胆囊炎可采用开腹胆囊切除术(QC)或小切口胆囊切除术(MC)。②胆囊造口术:病人情况极差,不能耐受胆囊切除术者,或手术技术条件有限,不能胜任胆囊切除术的情况下,可先行胆囊造口术减压引流。③超声或 CT 引导下经皮经肝胆囊穿刺引流术(PTGD):可降低胆囊内压,待急性期后再行择期手术,适用于病情危重且不宜手术的化脓性胆囊炎病人。

【护理诊断/问题】

1. **急性疼痛** 与结石突然嵌顿、胆汁排空受阻致胆囊强烈收缩或继发感染有关。
2. **营养失调:低于机体需要量** 与不能进食和手术前后禁食有关。
3. **潜在并发症** 胆囊穿孔、出血、胆瘘等。
4. **体温过高** 与感染有关。

【护理目标】

（1）病人的疼痛得到缓解。

（2）维持病人的水、电解质及酸碱平衡,预防休克。

（3）病人的感染得到控制。

（4）预防和及时发现病人的并发症。

【护理措施】

（一）术前护理

1. **病情观察** 严密监测病人生命体征,观察腹部体征变化。若出现寒战、高热、腹痛加重、腹痛范围扩大等,应考虑病情加重,及时报告医生,积极处理。

2. **缓解疼痛** 嘱病人卧床休息,取舒适体位;指导病人进行有节律的深呼吸,达到放松和减轻疼痛的目的。对诊断明确且疼痛剧烈者,给予消炎利胆、解痉镇痛药物,以缓解疼痛。

3. **控制感染** 遵医嘱合理运用抗生素,选用对革兰阴性细菌及厌氧菌有效的抗生素并联合用药。

4. **改善和维持营养状况** 对非手术治疗的病人,根据病情决定饮食种类:病情较轻者可予以清淡饮食;病情严重者需禁食和（或）胃肠减压;不能经口进食或进食不足者,可经肠外营养途径补充和改善营养状况。拟行急诊手术的病人应禁食。经静脉补充足够的水、电解质、热量和维生素等,维持水、电解质及酸碱平衡。

（二）术后护理

参见胆囊结石病人的术后护理。

【护理评价】

（1）病人的疼痛是否得到缓解。

（2）病人的水、电解质及酸碱是否平衡,预防休克。

（3）病人的感染是否得到控制。

（4）病人的并发症是否及时发现并处理。

【健康教育】

告知病人低脂肪饮食的意义并使其能够理解和执行。若出现腹痛、发热、黄疸等不适时应及时来医院复诊。鼓励病人及家属树立战胜疾病的信心,只要注意饮食、劳逸结合、情绪稳定,病人完全可以正常生活和工作。

三、胆道蛔虫症

胆道蛔虫症是指肠道蛔虫上行钻入胆道引起的一系列临床症状,是常见的外科急腹症之一,多见于青少年和儿童。

【疾病概述】

随着生活环境、卫生条件和饮食习惯的改善,胆道蛔虫症的发生率已明显下降,但在不发达地区仍是常见病。蛔虫有钻孔习性,喜碱性环境。当胃肠道功能紊乱、饥饿、发热、驱虫不当、妊娠等致肠道内环境发生改变时,蛔虫可窜至十二指肠,如遇 Oddi 括约肌功能失调,蛔虫可钻入胆道,机械刺激可引起 Oddi 括约肌痉挛,导致胆绞痛和诱发急性胰腺炎。蛔虫将肠道的细菌带入胆道,造成胆道感染,严重者可引起急性化脓性胆管炎、肝脓肿;如经胆囊管钻至胆囊,可引起胆囊穿孔。括约肌长时间痉挛致蛔虫死亡,其残骸可成为结石的核心。

【护理评估】

(一)健康史

了解病人是否有不卫生的饮食习惯,如饮用生水等。

(二)身体状况

胆道蛔虫症表现为突然发生剑突下方钻顶样绞痛,伴右肩或左肩部放射痛,痛时辗转不安、呻吟不止、大汗淋漓,可伴有恶心、呕吐或呕出蛔虫。疼痛可突然平息,又可突然再发,无一定规律。合并胆道感染时,可出现寒战、高热,也可合并急性胰腺炎的临床表现。体征甚少或轻微,当病人胆绞痛发作时,除剑突下方有深压痛外,无其他阳性体征,此点为本病的特点。体温多不增高,少数病人可有轻微的黄疸。

(三)辅助检查

1. 实验室检查　血常规检查可见白细胞计数和嗜酸性粒细胞比例升高。

2. 影像学检查　B超为首选方法,可显示蛔虫体影。内镜下逆行胰胆管造影术(ERCP)可用于检查胆总管下段的蛔虫。

(四)治疗原则

1. 非手术治疗　①解痉镇痛:疼痛发作时可注射阿托品、山莨菪碱等,必要时可用哌替啶。②利胆驱虫:发作时口服食醋、驱虫药、33%硫酸镁或经胃管注入氧气可有驱虫作用。③控制胆道感染:多为大肠埃希菌感染,选择合适的抗生素预防和控制感染。④ERCP 驱虫:ERCP 检查如发现虫体,可用取石钳取出虫体。

2. 手术治疗　经积极的非手术治疗未能缓解,合并胆管结石或有急性重症胆管炎、肝脓肿、重症胰腺炎等并发症者,可行胆总管切开探查、T 管引流术。术后驱虫治疗,防止胆道蛔虫复发。

【护理诊断/问题】

1. 急性疼痛　与蛔虫刺激致 Oddi 括约肌痉挛有关。

2. 知识缺乏　缺乏饮食卫生保健知识。

【护理措施】

术前及术后护理参见胆石症病人的护理。

【健康教育】

指导病人养成良好的饮食及卫生习惯,不喝生水、蔬菜要洗净煮熟、水果应洗净或削皮后再食用,饭前便后要洗手。正确服用驱虫药,应于清晨空腹或晚上临睡前服用,服药后注意观察大便中是否有蛔虫排出。

任务十二 胰腺疾病病人的护理

重点 急性胰腺炎、胰腺癌病人的临床表现和护理措施。
难点 急性胰腺炎、胰腺癌的发病机制、护理诊断。

病人:张某 性别:女 年龄:60岁 体重:60 kg 床号:8

病人因"上腹部隐痛30 h,伴恶心、呕吐10 h"急诊入院。前日晚进食2 h后即发生上腹部隐痛并逐渐加重,疼痛呈持续性,向腰、背部放射。呕吐频繁,呕吐后腹痛无缓解。既往有胆石症多年。查体:体温39.0 ℃,脉搏114次/分,呼吸23次/分,血压92/60 mmHg,急性病容,侧卧蜷曲位,皮肤巩膜无黄染。腹部膨隆,腹胀明显,上腹部压痛伴轻度肌紧张,肠鸣音减弱。实验室检查:Hb 120 g/L,WBC 22×10^9/L,Plt 110×10^9/L。目前考虑该病人为急性胰腺炎。

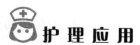

(1)该病人目前存在哪些护理诊断/问题?
(2)护士接诊后,针对病人病情应配合医生采取哪些护理措施?
胰腺疾病包括急性胰腺炎、胰腺癌等方面的疾病。

一、急性胰腺炎

【疾病概述】

急性胰腺炎指胰腺分泌的胰酶在胰腺内被异常激活。对胰腺自身及其周围脏器产生消化作用而引起的炎症性疾病,是一种常见的外科急腹症。急性胰腺炎严重程度不一,轻型易于治疗,预后好;重型病情险恶,病死率高。急性胰腺炎有多种致病危险因素,最常见的是胆道疾病和酗酒。在我国,急性胰腺炎的主要病因是胆道疾病,在西方国家则主要与过量饮酒有关。

急性胰腺炎按病理变化分为急性水肿性胰腺炎和急性坏死性胰腺炎,两种病理变化不能截然分开,后者是前者的发展。①急性水肿性胰腺炎:肉眼可见胰腺水肿、肿胀,镜下可见腺泡及间质性水肿,炎性细胞浸润,偶有轻度出血或局灶性坏死。此型胰腺炎占急性胰腺炎的绝大多数,约80%,预后良好;②急性坏死性胰腺炎:腺体外观增大、肥厚,呈暗紫色。坏死灶呈散在或片状分布,全胰腺坏死很少发生。病灶大小不等,呈灰黑色,后期坏疽时为黑色。腹腔伴有血性渗液,内含大量的淀粉酶。镜下可见脂肪坏死和腺泡严重破坏,血管被消化,大片状出血,腺泡及小叶结构模糊不清,胰腺导管扩张,动脉内血栓形成。

【护理评估】

(一)健康史

了解病人是否有胆道疾病病史、暴饮暴食及大量饮酒史;是否存在上腹部创伤等。

(二)身体状况

1. 腹痛、腹胀 腹痛、腹胀是主要临床症状。腹痛剧烈,多在中上腹,也可偏重于右上腹或左上腹,可向肩背部放射;累及全胰则疼痛呈腰带状向腰背部放射。饮酒诱发的胰腺炎常在酒后12~48 h内出现腹痛。腹胀以上腹为主,腹水时尤为明显。病人停止排便、排气,肠鸣音减弱或消失。

2. 恶心及呕吐 常在出现腹痛时即出现剧烈而频繁的呕吐。呕吐物为胃、十二指肠内容物,偶有咖啡样物。

3. 腹膜炎体征 水肿性胰腺炎时,常无明显肌紧张,压痛只限于上腹部。出血坏死性胰腺炎时,有明显压痛、反跳痛及肌紧张等腹膜刺激征,范围较广,可延及全腹。

4. 其他病程 初期体温约38 ℃,合并胆管炎者可伴寒战、高热,胰腺坏死伴感染时,高热为主要症状之一。黄疸可见于胆源性胰腺炎或者由于胆总管被水肿的胰头压迫所致。重症胰腺炎病人可出现脉搏细速、血压下降,甚至低血容量性休克。伴急性肺功能衰竭者有呼吸急促、呼吸困难和发绀。少数重症胰腺炎还有左腰部青紫色斑(Grey-Turner 征)及脐周部青紫色斑(Cullen征)。胃肠道出血时,可有呕血和便血。血钙降低时,可有手足抽搐。严重者可有DIC表现。

(三)辅助检查

1. 实验室检查

(1)血、尿淀粉酶测定:是主要的诊断手段。血清淀粉酶在发病2 h后开始升高,24 h达高峰,持续4~5天;尿淀粉酶在发病24 h后开始升高,48 h达高峰,持续1~2周,下降较缓慢。一般认为血清淀粉酶(正常值40~180 U/dL,Somogyi法)或尿淀粉酶(正常值80~300 U/dL,Somogyi法)超过正常上限3倍才具有诊断价值,淀粉酶值越高诊断的正确率越高。但淀粉酶升高的幅度和病变严重程度不一定成正比,如严重的坏死性胰腺炎,因胰腺腺泡广泛破坏,胰酶生成减少,血清淀粉酶测得值反而不高。

(2)血钙、血糖测定:血钙降低与脂肪组织坏死后释放的脂肪酸和钙离子结合,形成钙化灶有关。若血钙低于2.0 mmol/L,常预示病情严重。早期血糖轻度升高与肾上腺皮质应激反应、胰高血糖素代偿性分泌有关;后期血糖升高与胰岛细胞破坏、胰岛素分泌不足有关。

2. 影像学检查

(1)腹部B超检查:主要用于诊断胆源性胰腺炎,了解是否存在胆囊结石和胆道结石对诊断急性胰腺炎继发假性囊肿也有很大帮助。

(2)CT、MRI检查:是急性胰腺炎重要的诊断方法,能鉴别水肿性和坏死性急性胰腺炎,在鉴别胰腺坏死液化、胰腺囊肿、胰腺假性囊肿时有困难,需结合临床或借助MRI来加以判断。磁共振胰胆管造影(MRCP)有助于判断胆管及胰管的情况。

（四）治疗原则

轻型急性胰腺炎均应采用非手术治疗,重症急性胰腺炎合并感染者行手术治疗,胆源性胰腺炎多数应该行手术治疗以解除病因。非手术治疗主要包括:禁食、胃肠减压,减少胰腺分泌;补充液体及防治休克;解痉止痛;营养支持;抗感染;中药治疗等。

急性胰腺炎手术治疗的指征包括:①虽经合理支持治疗,临床症状继续恶化;②急性胰腺炎的诊断类型不确定;③继发性的胰腺感染;④合并胆道疾病。手术的方法主要是清除胰腺及其周围的坏死组织,清理腹腔,局部引流及解除病因,如有胆道结石引起梗阻者应清除结石,解除梗阻,行 T 管引流术。

【护理诊断/问题】

1. 急性疼痛　　与胰腺及其周围组织炎症、胆道梗阻有关。

2. 有体液不足的危险　　与炎性渗出、出血、呕吐、禁食等有关。

3. 营养失调：低于机体需要量　　与呕吐、禁食、胃肠减压和大量消耗有关。

4. 体温过高　　与胰腺坏死、继发感染或并发胰腺脓肿有关。

5. 潜在并发症　　出血、胰瘘、肠瘘、休克、感染、MODS 等。

【护理目标】

（1）减轻病人疼痛。

（2）改善组织灌注,维持病人各器官功能。

（3）恢复病人正常体温。

（4）预防感染,增强病人机体抵抗力。

（5）预防并及时发现病人术后并发症。

【护理措施】

（一）非手术治疗护理/术前护理

1. 止痛　　禁食、持续胃肠减压以减少胰液对胰腺及周围组织的刺激;遵医嘱使用抑制胰液分泌及抗胰酶药物,疼痛剧烈时,给予解痉、镇痛药物。协助病人弯曲膝盖,靠近胸部以缓解疼痛;按摩背部,增加舒适感。

2. 维持水、电解质及酸碱平衡　　严密监测生命体征,观察神志、皮肤黏膜的温度和色泽,监测电解质、酸碱平衡情况;准确记录 24 h 出入液量,必要时监测中心静脉压及每小时尿量。发生休克应迅速建立静脉输液通路,补液扩容,尽快恢复有效循环血量。重症急性胰腺炎病人易发生低钾、低钙血症,根据病情及时补充。

3. 维持营养　　禁食期间给予肠外营养支持。轻型急性胰腺炎一般 1 周后可开始进食无脂低蛋白流质,并逐渐过渡至低脂饮食。重症急性胰腺炎待病情稳定、淀粉酶恢复正常、肠麻痹消失后,可通过空肠造瘘管行肠内营养支持,并逐步过渡至全肠内营养及经口进食。在病人行肠内、肠外营养支持治疗期间,需注意有无导管性、代谢性或胃肠道并发症的发生。

4. 降温　　发热病人给予物理降温,如冷敷、温水或乙醇擦浴,必要时予以药物降温;遵医嘱使用敏感、能通过血胰屏障的抗生素控制感染。

5. 心理护理　　由于发病突然、发展迅速、病情凶险,病人常会产生恐惧心理。此外,由于病程长、病情反复及费用等问题,病人易产生悲观消极情绪。因此,应为病人提供安全舒适的环境,了解其感受,予以安慰鼓励,讲解治疗和康复知识,使病人以良好心态接受治疗。

（二）术后护理

胆源性急性胰腺炎病人的护理参见胆管结石病人的护理。以下主要介绍行胰腺及胰周坏死组织清除引流术后病人的护理。

1. 引流管护理 包括胃管、腹腔双套管、胰周引流管、空肠造瘘管、胃造瘘管及尿管等。在引流管上标注管道名称及安置时间，分清引流管安置部位及作用；将引流管远端与相应的引流装置紧密连接并妥善固定，定期更换引流装置。

（1）腹腔双套管灌洗引流护理：目的是冲洗脱落坏死组织、黏稠的脓液或血块。护理措施如下。①持续腹腔灌洗：常用生理盐水加抗生素，现配现用，冲洗速度为20～30滴/分。②保持引流通畅：持续低负压吸引，负压不宜过大，以免损伤内脏组织和血管。③观察引流液的颜色、量和性状：引流液开始为含血块、脓液及坏死组织的暗红色混浊液体；2～3天后颜色逐渐变淡、清亮。若引流液呈血性，伴脉速和血压下降，应考虑大血管受腐蚀破裂引起继发出血，及时通知医生并做急诊手术准备。④维持出入液量平衡：准确记录冲洗液量及引流液量，保持平衡；发现引流管道堵塞应及时通知医生处理，必要时更换内套管。⑤拔管指征：病人体温维持正常值10天左右，白细胞计数正常，腹腔引流液每天少于5 mL，引流液的淀粉酶测定值正常，可考虑拔管。拔管后保持局部敷料的清洁、干燥。

（2）空肠造瘘管护理：术后可通过空肠造瘘管行肠内营养支持治疗。护理措施如下。①妥善固定：将管道固定于腹壁，告知病人翻身、活动、更换衣服时避免牵拉，防止管道脱出。②保持管道通畅：营养液滴注前后使用生理盐水或温开水冲洗管道，持续输注时每4 h冲洗管道1次；出现滴注不畅或管道堵塞时，可用生理盐水或温水行压力冲洗或负压抽吸。③营养液输注注意事项：营养液现配现用，使用时间不超过24 h；注意输注速度、浓度和温度；观察有无腹胀、腹泻等并发症。

2. 并发症的观察及护理

（1）出血：术后出血原因包括手术创面的活动性出血、感染坏死组织侵犯引起的消化道大出血、消化液腐蚀引起的腹腔大血管出血或应激性溃疡等。护理措施如下：①密切观察生命体征，特别是血压、脉搏的变化；②观察有无血性液体从胃管、腹腔引流管或手术切口流出，病人有无呕血、黑便；③保持引流通畅，准确记录引流液的颜色、量和性状变化；④监测凝血功能，及时纠正凝血功能紊乱；⑤遵医嘱使用止血和抑酸药物；⑥应激性溃疡出血应采用冰盐水加去甲肾上腺素胃内灌洗。

（2）胰瘘：病人出现腹痛、持续腹胀、发热、腹腔引流管或伤口流出无色清亮液体时，警惕发生胰瘘。护理措施如下：①取半卧位，保持引流通畅；②根据胰瘘程度，采取禁食、胃肠减压、静脉泵入生长抑素等措施；③严密观察引流液颜色、量和性状，准确记录；④必要时进行腹腔灌洗引流，防止胰液积聚侵蚀内脏、继发感染或腐蚀大血管；⑤保护腹壁瘘口周围皮肤，用凡士林纱布覆盖或氧化锌软膏涂抹。

【护理评价】

（1）病人的疼痛是否减轻。

（2）病人的各器官功能是否正常。

（3）病人的体温是否恢复正常。

（4）是否预防感染，增强病人机体抵抗力。

（5）病人的术后并发症是否能够及时处理。

【健康教育】

注意饮食,告诫急性期病人严格禁食、禁水的重要性,如口干时可含漱或湿润口唇,切忌吞食。症状缓解后从进食低糖、低脂流质饮食开始,逐渐恢复正常饮食。告知病人油腻食物、饱食、饮酒、胆道疾病等是急性胰腺炎的诱发因素,应忌饮忌食。出院后饮食应少量多餐,食用富有营养易消化的食物。如有消化不良、腹胀或腹泻,应及时就诊,并遵医嘱服用助消化药。重型病人术后康复时间长、并发症多,应向病人及家属逐一讲解,使其具有充分的思想准备,一旦出现危重病情,可争取病人及其家属对抢救治疗的积极配合,共同努力挽救生命。如病人有高糖血症,应定时查血糖、尿糖,遵医嘱使用降血糖药,控制血糖于安全稳定水平。如并发假胰腺囊肿者应定期随访,不适随诊。

二、胰腺癌

胰腺癌是一种较常见的恶性肿瘤,我国近年来发病率也有逐年增多的趋势,好发于40岁以上的男性。90%的病人在诊断后1年内死亡,5年生存率较低。

【疾病概述】

胰腺癌好发于高蛋白、高脂肪摄入及嗜酒、吸烟者。长期接触某些金属、石棉、N-亚硝基甲烷、β-萘酚胺的人群及糖尿病、慢性胰腺炎病人,胰腺癌的发病率明显高于一般人群。胰腺癌病人的亲属患胰腺癌的危险性较高。

胰腺癌以导管细胞腺癌最多见,约占90%,其次为腺泡细胞癌,黏液性囊腺癌和胰母细胞癌等较少见。导管细胞腺癌致密且坚硬,浸润性强,切面呈灰白色或灰黄色,常伴有纤维化增生及炎症反应,与周围胰腺组织无明确界限。胰腺癌转移和扩散途径主要为局部浸润和淋巴转移,也可经血行转移至肝、肺、骨等处。

【护理评估】

(一)健康史

了解病人饮食习惯,是否长期进食高蛋白、高脂肪饮食,是否长期接触被污染的环境和有毒物质,有无吸烟史或(和)长期大量饮酒。了解病人既往史及家族史,有无糖尿病、慢性胰腺炎等,有无胰腺肿瘤或其他肿瘤家族史。

(二)身体状况

1. 上腹痛和上腹饱胀不适　上腹痛和上腹饱胀不适是常见的首发症状。早期症状为上腹不适,继之由于胰管梗阻,管腔内压升高,引起上腹钝痛、胀痛、隐痛不适等,餐后症状明显,可放射至后腰部。大多数病人对早期症状不在意,未能早期就诊,或者被忽视,而延误诊断。中晚期病人肿瘤向下侵及胆总管中下段、十二指肠的不同节段及腹腔神经丛,使腹痛症状加重,出现持续性剧烈腹痛和腰背痛,甚至彻夜腹痛。进食疼痛加重,夜晚更甚,影响睡眠和饮食,加速体质消耗。仰卧也可加重腹痛,病人被迫采取肘膝位或前倾坐位,以减轻腹痛。

2. 黄疸　黄疸是胰头癌最主要的症状和体征,由癌肿浸润和压迫胆总管下端所致。黄疸出现的早晚与癌肿在胰头的部位有关,癌肿越靠近胆总管区出现黄疸的时间越早,否则则较晚。大部分病人出现黄疸时已属中晚期。黄疸呈持续性加重,伴皮肤瘙痒,但有些病人可无瘙痒。黄疸时间长的病人可有出血倾向。胆道完全梗阻,大便呈陶土色;深度黄染时,大便呈浅黄色。胰头癌所致胆道梗阻多无胆道感染,少数病人可继发胆道感染,则可出现寒战、高热,易与胆石症相混淆。体格检查示巩膜及皮肤黄染,肝大,有些病人胆囊肿大。

3. 消化道症状 如食欲不振、消化不良、恶心呕吐、腹胀、腹泻或便秘等。晚期癌肿侵及十二指肠,则可出现上消化道梗阻或消化道出血。

4. 其他 胰体癌、胰尾癌增大后,在上腹部可触及质硬肿块,无活动性。患病初期由于饮食减少、消化不良、睡眠不足和癌肿消耗,可有乏力、明显消瘦、体重下降。部分病人早期可表现为不能解释的胰腺炎发作和轻度糖尿病症状。晚期病人可出现恶病质和腹水。

（三）辅助检查

1. 实验室检查 早期血、尿淀粉酶测定可有升高,空腹血糖升高,糖耐量试验呈阳性。黄疸时,血清总胆红素和直接胆红素升高,碱性磷酸酶升高,转氨酶可轻度升高,尿胆红素呈阳性。免疫学检测癌胚抗原(CEA)、胰胚抗原(POA)、胰腺癌相关抗原(PCAA)、胰腺特异性抗原(PaA)及糖类抗原199(CA199)。CA199是最常应用的胰腺癌的辅助诊断和随访项目。

2. 影像学检查

（1）B超检查:本病的首选检查方法。可显示肝内外胆管扩张、胰管扩张、胆囊增大、胰头部占位性病变,也可观察有无肝转移和淋巴结转移。但肠道气体常影响B超检查效果。

（2）内窥超声:一项较新的诊断技术,能清晰显示胰腺各部位的占位性病变,并能对病变的手术切除可能性做出术前判断,其作用优于普通B超。

（3）上消化道钡餐造影:对于胰头癌肿块较大者有一定的诊断价值。

（4）经十二指肠镜逆行性胰胆管造影:可直接观察十二指肠乳头的改变,可显示胆管和胰管近壶腹侧影像或肿瘤远端的胆、胰管扩张的影像,对术前诊断有帮助。也可收集胰液做细胞学检查。但是,此种检查可诱发胆道或胰管的感染,应予以警惕。

（5）CT检查:能清楚显示胰腺病变,胰腺区动态薄层增强扫描可获得优于B超的效果,且不受肠道气体的影响,对胰腺癌有较高的诊断价值。

（6）腹腔镜检查:可直接观察胰腺病变情况,并可行细针穿刺细胞学检查。

（四）治疗原则

胰腺癌的治疗原则,仍应提倡以早期发现、早期诊断和早期手术治疗为主,术前和术后予以常规辅助放疗和化疗等综合性治疗。手术切除仍是目前胰腺癌治疗的有效方法。无远处转移的胰头癌应行胰头癌根治术,其标准术式为胰头十二指肠切除术(Whipple术),切除范围包括远端胃、十二指肠、上段空肠、胆囊、胆总管和胰头,为保证切除的彻底性,同时需清除相关的淋巴结。切除后再重建胰、胆和胃与空肠的通路。胰体、尾部癌行胰体尾癌根治性切除术及脾切除术。对于肿瘤已不能切除、有肝转移、高龄的病人,或合并明显心肺功能障碍不能耐受较大手术的病人,根据情况可选择下列姑息性减黄手术:经皮肝穿刺胆道引流(PTCD)、胆总管空肠吻合术、胆囊造瘘手术、胆囊空肠吻合术。有时为了缓解晚期癌性疼痛,可在减黄手术的同时行腹腔内脏大神经切除术。术后辅助性治疗包括化疗、放疗和免疫疗法等。

【护理诊断/问题】

1. **焦虑** 与诊断为癌症、对手术治疗缺乏信心及担心预后有关。
2. **急性疼痛** 与胰管梗阻、癌肿侵犯腹膜后神经丛及手术创伤有关。
3. **营养失调:低于机体需要量** 与食欲下降、呕吐及癌肿消耗有关。
4. **潜在并发症** 感染、胰瘘、胆瘘、出血、血糖异常等。

【护理目标】

（1）病人的焦虑减轻。

(2) 病人的疼痛缓解或消失。
(3) 病人的营养状况得以改善。
(4) 病人的并发症得到预防或被及时发现和处理。

【护理措施】

(一) 术前护理

1. 止痛　疼痛剧烈者,及时使用镇痛药,评估镇痛药效果,保证病人良好的睡眠及休息。

2. 改善营养状况　监测相关营养指标,如血清清蛋白水平、皮肤弹性、体重等。指导病人进食高热量、高蛋白、高维生素、低脂的饮食。营养不良者,可经肠内和(或)肠外营养途径改善病人营养状况。

3. 改善肝功能　遵医嘱予保肝药、复合维生素 B 等;静脉输注高渗葡萄糖溶液加胰岛素和钾盐,增加肝糖原储备。有黄疸者,静脉输注维生素 K_1,改善凝血功能。

4. 肠道准备　术前 3 天开始口服抗生素抑制肠道细菌,预防术后感染;术前 2 天予以流质饮食;术前一晚清洁灌肠,减少术后腹胀及并发症的发生。

5. 其他措施　血糖异常者,通过调节饮食和注射胰岛素控制血糖;有胆道梗阻并继发感染者,遵医嘱予抗生素控制感染。

(二) 术后护理

1. 病情观察　密切观察病人生命体征、腹部体征、伤口及引流情况,准确记录 24 h 出入液量,必要时监测 CVP 及每小时尿量。

2. 营养支持　术后早期禁食,禁食期间给予肠外营养支持,维持水、电解质平衡,必要时输注血清清蛋白。拔除胃管后予以流质、半流质饮食,逐渐过渡至正常饮食。术后因胰外分泌功能减退,易发生消化不良、腹泻等,应根据胰腺功能予以消化酶制剂或止泻药。

3. 并发症的观察及护理　术后并发症主要包括感染、胰瘘、胆瘘、出血及血糖异常。感染以腹腔内局部细菌感染最常见,若病人免疫力低下,还可合并全身感染。术后严密观察病人有无高热、腹痛、腹胀、白细胞计数升高等。合理使用抗生素,加强全身支持治疗。预防肺部感染,严格执行无菌操作技术。形成腹腔脓肿者,可在 B 超引导下行脓肿穿刺置管引流术。

【护理评价】

(1) 病人的焦虑是否减轻。
(2) 病人的疼痛是否缓解或消失。
(3) 病人的营养状况是否得以改善。
(4) 病人的并发症是否得到预防或被及时发现和处理。

【健康教育】

胰腺癌早期不易发现、切除率低、预后差,因此,早发现、早诊断、早治疗是预防胰腺癌的关键。定期检测血糖、尿糖,防治糖尿病的发生。出院后应注意饮食,有些病人出现胰腺功能不足、消化功能差,可长期服用胰酶替代剂,同时采用高糖、高蛋白、低脂肪、富含脂溶性维生素的饮食。定期复查,不适随诊,如出现发热、贫血、乏力、进行性消瘦等症状,应到医院诊治。

直通护考

1. 疝内容物嵌顿后未及时解除,发生局部血循环障碍而变黑坏死,此类型的腹外疝为( )。
　　A. 易复性疝　　B. 难复性疝　　C. 嵌顿性疝　　D. 绞窄性疝　　E. 滑动性疝

2. 患儿，男，5个月。因哭闹时脐部隆起就医，诊断为脐疝。护士对家长进行健康教育，不正确的是( )。
　　A. 定期来院复查　　　　　　　　　B. 嘱其保持患儿大便通畅，防止便秘
　　C. 建议尽早手术治疗　　　　　　　D. 解释脐疝的发病原因及临床特点
　　E. 疝块还纳后局部可用大于脐环并外包纱布的硬币压迫

3. 病人，男，63岁。4年来站立、咳嗽时反复在右侧腹股沟出现梨形肿块，平卧时消失。10 h前搬家具时肿块突然增大，明显疼痛，平卧和手法复位均不能回纳肿块，肛门停止排气排便，诊断为腹股沟斜疝，入院治疗的治疗措施是( )。
　　A. 密切观察　　　　　　B. 手法复位　　　　　　C. 急诊手术
　　D. 药物止痛　　　　　　E. 给予有效抗生素治疗

4. 下列哪项属于原发性腹膜炎的病因？( )
　　A. 手术时腹腔被污染　　B. 病原菌经血液侵入腹腔　　C. 腹腔炎症扩散
　　D. 胃肠道穿孔　　　　　E. 肝破裂

5. 持续胃肠减压时间较长时应加强的护理措施是( )。
　　A. 口腔卫生　　　　　　B. 预防压疮发生　　　　　C. 口服药由胃管注入
　　D. 记录吸出液的量和质　E. 及时更换收集瓶

6. 进行腹部损伤处理时，不正确的是( )。
　　A. 迅速判断病人伤情　　　　　　　B. 一旦肠管脱出，立即送回腹腔
　　C. 建立静脉通路，输血补液　　　　D. 遵医嘱使用有效抗生素
　　E. 合并开放性气胸的优先处理

7. 病人，女，37岁。因车祸事故致上腹中部损伤，入院治疗。病人腹部出现压痛、反跳痛、肌紧张，行腹腔穿刺，结果显示胰淀粉酶升高，损伤器官最可能是( )。
　　A. 胃　　　　B. 胰腺　　　　C. 小肠　　　　D. 肝　　　　E. 脾

8. 病人，男，45岁，患十二指肠球部溃疡5年，近日原疼痛节律消失，变为持续性上腹痛，伴频繁呕吐隔宿酵酸性食物。最可能的并发症是( )。
　　A. 上消化道出血　　　　B. 溃疡穿孔　　　　　　C. 幽门梗阻
　　D. 溃疡癌变　　　　　　E. 复合性溃疡

9. 病人，男，41岁，有消化性溃疡病史4年。1天来胃痛明显，无恶心呕吐。今晨觉头昏、乏力，有黑便，排尿排便一次。对于该病人，除腹痛外，护士还应重点询问( )。
　　A. 排便习惯　　　　　　B. 粪便颜色　　　　　　C. 尿液颜色
　　D. 尿量　　　　　　　　E. 有无眩晕

10. 病人，男，53岁，患急性化脓性阑尾炎阑尾切除术后1天。护士要求病人下床活动，其最主要的目的是( )。
　　A. 有利于伤口愈合　　　B. 预防血栓性静脉炎　　C. 预防肺不张
　　D. 防止肠粘连　　　　　E. 预防压疮

11. 病人，男，38岁，阑尾穿孔合并腹膜炎手术后第7天，体温39.0 ℃，伤口无红肿，大便次数增多，混有黏液，伴里急后重，该病人可能并发了( )。
　　A. 肠炎　　　B. 肠粘连　　　C. 盆腔脓肿　　　D. 膈下脓肿　　　E. 细菌性痢疾

12. 肠梗阻病人的临床表现不包括（　　）。
   A. 腹痛　　　　　　　　B. 腹胀　　　　　　　　C. 腹泻
   D. 呕吐　　　　　　　　E. 肛门停止排气排便
13. 病人，男，55岁，肛门常有瘙痒不适，少量便血。护士指导其温水坐浴的水温为（　　）。
   A. 32～35 ℃　　　　　　B. 37～39 ℃　　　　　　C. 43～46 ℃
   D. 45～49 ℃　　　　　　E. 50～56 ℃
14. 某社区一68岁居民主诉经常发生便秘。在社区中护士对其进行的健康指导中不恰当的是（　　）。
   A. "您应该给自己定一个有规律的活动计划，增加活动量。"
   B. "每天应该多吃一些粗纤维食物，如麦片、芹菜等。"
   C. "每天排便要有规律，在一段固定时间内排便。"
   D. "经常做腹部环形按摩，促进肠蠕动。"
   E. "您应当常备开塞露，排便不畅时随时使用。"
15. 病人，男，38岁，进行乙状结肠镜检查应采取的体位是（　　）。
   A. 头低足高位　　　　　B. 头高足低位　　　　　C. 俯卧位
   D. 膝胸卧位　　　　　　E. 端坐位
16. 结肠的主要功能是（　　）。
   A. 吸收水分和盐类　　　　　　　　B. 吸收胆盐和维生素 B_{12}
   C. 吸收脂肪的水解产物　　　　　　D. 分泌消化液
   E. 产生排便反射
17. 细菌性肝脓肿最常见的早期症状是（　　）。
   A. 恶心　　　　　　　　　　　　　B. 黄疸
   C. 贫血　　　　　　　　　　　　　D. 右上腹肌紧张，局部触痛明显
   E. 寒战、高热
18. 最易引起原发性肝癌的疾病是（　　）。
   A. 脂肪肝　　　　　　　B. 血吸虫性肝硬化　　　　C. 肝炎后肝硬化
   D. 肝血管瘤　　　　　　E. 肝内胆管结石
19. 某8岁患儿，被诊断为"胆道蛔虫病"，经非手术治疗后症状缓解。医嘱给予患儿驱虫药治疗（每天1次）。该患儿服用驱虫药的时间应是（　　）。
   A. 早餐时　　B. 午餐前　　C. 午餐后　　D. 晚餐后　　E. 晚上睡前
20. 病人，女，57岁，患胆总管结石。入院行胆总管切开探查T管引流术。术后针对T管引流的护理措施，不妥的是（　　）。
   A. 记录引流胆汁的量、色及性状　　　　B. 每天用生理盐水冲洗T管
   C. 一般留置2周　　　　　　　　　　　D. 拔管前行胆道T管造影
   E. 拔管前夹管观察1～2天
21. 某病人因急性胰腺炎拟行急诊手术，下列护理措施不妥的是（　　）。
   A. 将备用床改为麻醉床　　　　　　　B. 测量病人生命体征
   C. 通知医生协助体检　　　　　　　　D. 病人口渴时少量饮水
   E. 评估病人，收集资料

22. 急性胰腺炎病人应慎用的药物是（　　）。
A. 钙剂　　　B. 奥曲肽　　　C. 吗啡　　　D. 生长抑素　　　E. 洛赛克

（杨阳　张婧　苗晓琦）

项目十四　周围血管疾病病人的护理

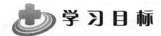

知识目标
(1) 掌握周围血管疾病病人的病因、身体状况和护理措施。
(2) 掌握周围血管疾病病人的健康教育内容。
(3) 熟悉周围血管疾病病人的护理诊断。
(4) 了解周围血管疾病病人的发病机制。
能力目标
(1) 运用护理程序对周围血管疾病病人进行整体护理。
(2) 配合医生做好周围血管疾病病人的治疗护理工作。
素质目标
周围血管疾病病人护理时应做到爱护和尊重,能做好健康教育及康复指导。

任务一　原发性下肢静脉曲张病人的护理

重点　原发性下肢静脉曲张病人的表现和护理措施。
难点　原发性下肢静脉曲张的特殊检查方法和处理原则。

　　　　　　　　　情景案例

病人:张某　性别:男　年龄:51岁　体重:60 kg　床号:22
病人5年前开始感觉久站后左下肢酸胀、沉重,踝关节及足背肿胀,休息后可减轻,未进行处理。3个月前左小腿内侧出现溃烂,换药治疗不愈,收入院。查体:发现其左下肢浅静脉隆起、蜿蜒迂曲，站立时更明显，踝关节周围肿胀，手指按压有凹陷，左小腿内侧见一大小约 2 cm×3 cm 的溃疡。Perthes 试验显示深静脉通畅。医嘱：明天上午 8:30 行左下肢大隐静脉高位结扎及主干与静脉剥脱术。

护理应用

（1）如何正确进行手术前的护理？

（2）如何正确安置病人术后体位和指导病人术后活动锻炼？

【疾病概述】

原发性下肢静脉曲张（primary lower extremity varicose veins）是指下肢浅静脉瓣膜关闭不全，使静脉内血流倒流，远端静脉淤滞，继而病变静脉壁扩张、变性，出现不规则膨出和扭曲。多发生于体力劳动强度大、从事持久站立工作或久坐少动的人群。下肢静脉曲张根据病因和病理可分为原发性和继发性两类。

1. 原发性下肢静脉曲张 原发性下肢静脉曲张最多见，是指单纯涉及下肢浅静脉的扩张、迂曲。主要病因：①静脉壁薄弱和静脉瓣膜缺陷；②静脉内压力升高，如长期站立、重体力劳动、妊娠、慢性咳嗽、习惯性便秘等诱因使瓣膜承受过度的压力，关闭不全，最终形成静脉曲张。

2. 继发性下肢静脉曲张 常继发于下肢深静脉瓣膜功能不全、深静脉阻塞及深静脉外病变等，如盆腔肿瘤和妊娠子宫等压迫髂外静脉引起下肢静脉曲张等。

一、病因

静脉壁薄弱、静脉瓣膜缺陷以及浅静脉内压力持续升高是引起浅静脉曲张的主要原因。其相关因素是有些病人下肢静脉瓣膜稀少，有的甚至完全缺失，造成静脉血逆流。

1. 先天因素 静脉壁薄弱和静脉瓣膜缺陷是全身支持组织薄弱的一种表现，与遗传因素有关。

2. 后天因素 下肢静脉瓣膜承受压力增加和循环血量超负荷是造成下肢静脉曲张的后天因素，如长期站立、重体力劳动、妊娠、慢性咳嗽、习惯性便秘等都可以使静脉瓣膜承受过多的压力，逐渐松弛而关闭不全。循环血量经常超负荷，造成压力升高、静脉扩张，可导致瓣膜相对关闭不全。

二、病理、生理

下肢静脉曲张的血流动力学改变主要表现为主干静脉和毛细血管压力增大。浅静脉扩张主要由前者引起，而毛细血管压力升高造成皮肤微循环障碍，引起毛细血管扩大、毛细血管周围炎及通透性增加，纤维蛋白原、红细胞等渗入组织间隙及毛细血管内，微血栓形成。由于纤溶活性降低，渗出的纤维蛋白积聚、沉积于毛细血管周围，造成局部代谢障碍，导致皮肤色素沉着、纤维化、皮下脂质硬化甚至皮肤萎缩，最后形成静脉曲张性溃疡。由于血清蛋白渗出和毛细血管周围纤维组织沉积，引起再吸收障碍、淋巴超负荷，导致下肢水肿。小腿下内侧区域的深静脉血柱重力最大，肌泵收缩时该区域所承受的反向压力也最高，因此，静脉曲张性溃疡常特征性地出现在该区域。

【护理评估】

（一）健康史

询问病人是否长期站立工作、从事重体力劳动，是否有慢性咳嗽、习惯性便秘等引起腹内压增高史，了解是否是晚期妊娠，了解病人有无家族遗传史。

（二）身体状况

原发性下肢静脉曲张以大隐静脉最多见，单独的小隐静脉曲张比较少见；左下肢多见，但双下肢可先后发病。原发性下肢静脉曲张主要表现为下肢浅静脉扩张、迂曲。

1. 早期 主要表现为长时间站立后患肢小腿感觉沉重、酸胀、乏力和疼痛。

2. 后期 深静脉和交通静脉瓣膜功能破坏后，曲张的静脉明显隆起，蜿蜒成团，并可出现踝部轻度肿胀和足靴区皮肤营养不良，包括皮肤萎缩、脱屑、瘙痒、色素沉着、皮肤和皮下组织硬结。

常见并发症有以下几种。①血栓性浅静脉炎，曲张的静脉内血流缓慢，易引起血栓形成，并伴有感染性静脉炎及曲张静脉周围炎，炎症消退后常遗留局部硬结并与皮肤粘连。②湿疹或溃疡，好发于足靴区，皮肤溃疡多合并感染，愈合后也常复发。③曲张的静脉破裂出血，多发生于足靴区及踝部，临床表现为皮下淤血或皮肤破溃时出血。

（三）辅助检查

1. 特殊检查 下肢静脉瓣膜功能试验如图14-1所示。

（1）大隐静脉瓣功能试验（Brodie-Trendelenburg test）：检查静脉瓣膜功能。嘱病人仰卧，抬高下肢使静脉排空，在腹股沟下方扎止血带以阻断大隐静脉；病人站立，释放止血带后10 s内若出现自上而下的静脉逆向充盈，则提示大隐静脉瓣膜功能不全。运用同样的原理在腘窝扎止血带，亦可检测小隐静脉瓣膜的功能。

（2）深静脉通畅试验（Perthes test）：病人取站立位，于腹股沟下方扎止血带压迫大隐静脉，待静脉充盈后，嘱病人用力踢腿或下蹲10余次，如充盈的曲张静脉明显减轻或消失，则提示深静脉通畅；反之，则可能有深静脉阻塞。

（3）交通静脉瓣功能试验（Pratt test）：嘱病人仰卧，抬高下肢，在大腿根部扎止血带，先从足趾向上至腘窝缠第1根弹力绷带，再自止血带处向下缠第2根弹力绷带；让病人站立，在向下解开第1根弹力绷带的同时，向下缠第2根弹力绷带，如果在两根绷带之间的间隙内出现静脉曲张，提示该处交通静脉功能不全。

2. 影像学检查

（1）下肢静脉造影：可以观察下肢静脉是否通畅，瓣膜功能情况以及病变的程度。在深静脉逆行造影时，若见造影剂向远端逆流，提示深静脉瓣膜功能不全，而非原发性下肢静脉曲张。

（2）血管超声检查：超声多普勒血流仪能观察静脉血反流的部位和程度，超声多普勒显像仪可以观察瓣膜关闭活动及有无逆向血流。

（四）处理原则

1. 非手术治疗 适用于病变局限、症状较轻者，或妊娠期间发病及症状虽然明显但不能耐受手术者。主要措施如下。①弹力治疗：穿弹力袜或用弹力绷带外部加压，适用于大多数病人，疗效肯定。②药物治疗：黄酮类和七叶皂苷类药物可缓解酸胀和水肿等症状。③注射硬化

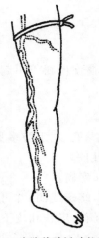 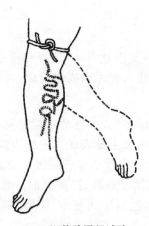 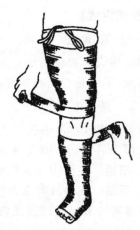

(a) 大隐静脉瓣功能试验　　　(b) 深静脉通畅试验　　　(c) 交通静脉瓣功能试验

图 14-1　下肢静脉瓣膜功能试验

剂：将硬化剂注入曲张的静脉后引起的炎症反应使之闭塞，适用于局部轻度静脉曲张或手术后残留的静脉曲张。

2. 手术治疗　适用于深静脉通畅、无手术禁忌证者。最适宜的方法是大隐静脉或小隐静脉高位结扎和曲张静脉剥脱术。近年来开展的经皮环扎术、腔内激光、射频和电凝等术式均取得了良好疗效。已确定交通静脉功能不全者可选择筋膜外、筋膜下或借助内镜做交通静脉结扎术。

3. 处理并发症　①血栓性静脉炎者，给予抗生素及局部热敷治疗；②湿疹和溃疡者，抬高患肢并给予创面湿敷；③曲张的静脉破裂出血者，抬高患肢和局部加压包扎止血，必要时予以缝扎止血，待并发症改善后择期手术治疗。

【护理诊断/问题】

1. 活动无耐力　与下肢静脉回流障碍有关。

2. 皮肤完整性受损　与皮肤营养障碍、慢性溃疡有关。

3. 潜在并发症　深静脉血栓形成、小腿曲张的静脉破裂出血。

【护理目标】

（1）病人下肢静脉淤血缓解，皮肤营养状况改善。

（2）病人患肢沉重、酸胀感减轻，能轻松地行走。

（3）病人能接受体象的改变，情绪稳定。

【护理措施】

（一）非手术治疗护理/术前护理

1. 促进下肢静脉回流，改善活动能力

（1）穿弹力袜或使用弹力绷带：指导病人行走时穿弹力袜或使用弹力绷带，促进静脉回流。穿弹力袜时，应平卧并抬高患肢，排空曲张的静脉内的血液后再穿，注意弹力袜的长短、压力及薄厚应符合病人的腿部情况。弹力绷带自下而上包扎，不妨碍关节活动，并注意保持合适的松紧度，以能扪及足背动脉搏动及保持足部正常皮肤温度为宜。

（2）体位：采取良好坐姿，坐时双膝勿交叉过久，以免压迫腘窝，影响静脉回流；休息或卧床时抬高患肢 30°～40°,以利于静脉回流。

（3）避免引起腹内压及静脉压升高的因素,保持大便通畅,避免长时间站立,肥胖者宜有计划地减轻体重。

2. 预防或处理创面感染　观察患肢远端皮肤的温度、颜色,观察是否有肿胀、渗出,局部有无红肿、压痛等感染征象。做好皮肤湿疹和溃疡的治疗及换药,促进创面愈合,预防创面的继发感染。

（二）术后护理

1. 指导病人使用弹力绷带　手术后弹力绷带一般需要维持 2 周左右方可拆除。

2. 病情观察　观察病人有无伤口及皮下渗血、伤后感染等情况和肢体远端血运,发现异常及时通知医生。

3. 早期活动　病人卧床期间指导其做足部伸屈和旋转运动；术后 24 h 可鼓励病人下地行走,促进下肢静脉血液回流,避免深静脉血栓形成。

4. 保护患肢　活动时避免外伤引起曲张的静脉破裂出血。

（三）并发症的预防和护理

1. 术后早期活动　病人卧床期间指导其做足部伸屈和旋转运动；术后 24 h 鼓励病人下地行走,促进下肢静脉血液回流,避免深静脉血栓形成。

2. 保护患肢　活动时避免外伤引起曲张的静脉破裂出血。

（四）健康教育

1. 避免影响下肢静脉血液回流的因素　不要使用过紧的腰带和穿着紧身衣物；避免肥胖；平时注意保持良好的坐姿,双膝勿交叉过久；避免久站和久坐。

2. 休息与活动　休息时适当抬高患肢；指导病人进行适当体育锻炼,增强血管壁弹性。

3. 非手术治疗　病人坚持长期使用弹力袜或弹力绷带；手术治疗病人一般术后宜继续使用弹力袜或弹力绷带 1～3 个月。

4. 保持大便通畅　指导病人多食用含膳食纤维较高的食物。

任务二　血栓闭塞性脉管炎病人的护理

要点导航

重点　血栓闭塞性脉管炎病人的临床分期和护理措施。
难点　血栓闭塞性脉管炎的病理、生理。

情景案例

病人:李某　性别:男　年龄:45岁　体重:70 kg　床号:5

病人吸烟25年,每天30支左右,在冷库工作15年,每天有散步的习惯。半年前开始出现散步2 km左右后左小腿持续性剧烈疼痛,被迫停下休息,疼痛可缓解。近三天,左小腿因疼痛无法行走而就诊入院。查体:左小腿皮肤苍白,肌萎缩,足背动脉搏动消失。诊断为左下肢血栓闭塞性脉管炎。医嘱:盐酸哌替啶50 mg,肌内注射。

护理应用

(1) 如何给病人实施正确的止痛措施?
(2) 如何正确对病人进行健康指导?

【疾病概述】

血栓闭塞性脉管炎(thromboangiitis obliterans,TAO)又称Burger病,是一种主要累及四肢远端中动脉、小动脉、静脉的慢性、节段性、周期性发作的血管炎性病变,好发于男性青壮年。

一、病因

病因尚未明确,与多种因素有关,基本可归纳为以下两方面:①外来因素,主要与吸烟、寒冷潮湿的生活环境、慢性损伤及感染有关;②内在因素,包括自身免疫功能紊乱、性激素和前列腺素失调及遗传因素。上述因素中,主动或被动吸烟是本病发生和发展的重要环节。

二、病理、生理

病变主要累及四肢的中、小动脉和静脉,常起始于动脉,后累及静脉,由远端向近端发展,病变呈节段性,两段之间血管比较正常。早期为受累动静脉管壁全层非化脓性炎症,血管内皮细胞和成纤维细胞增生、淋巴细胞浸润、管腔狭窄和血栓形成。后期炎症消退,血栓机化,新生毛细血管形成,动脉周围有广泛纤维组织形成,常包埋静脉和神经组织,闭塞血管远端的组织可出现缺血性改变,甚至坏死。静脉受累时的病理改变与动脉病变相似,临床上表现为复发性、游走性静脉炎。

【护理评估】

(一) 健康史

询问病人有无吸烟史,生活、工作环境是否寒冷和潮湿,有无损伤和感染病史;了解病人有无自身免疫功能紊乱、性激素失调及遗传史。

(二) 身体状况

本病起病隐匿,进展缓慢,常呈周期性发作,较长时间后症状逐渐加重。根据肢体缺血程度可分为三期。

1. 局部缺血期　局部缺血期表现为患肢苍白、发凉、酸胀乏力和感觉异常,包括麻木、刺痛和烧灼感等。随后出现间歇性跛行,随病情进展,跛行距离逐渐缩短,休息时间延长。此期还可能表现为反复发作的游走性血栓性静脉炎,即浅表静脉发红、发热、呈条索状,且有压痛。

2. 营养障碍期 患肢出现静息痛,皮温明显下降,肢端苍白、潮红或发绀,可能伴有营养障碍的表现,如皮肤干燥、脱屑、脱毛及肌肉萎缩等。患肢动脉搏动消失,但尚未出现肢端溃疡或坏疽。

3. 组织坏死期 患肢肢端发黑、干瘪、溃疡或坏疽。大多为干性坏疽,若并发感染,坏疽即转为湿性。严重者出现全身中毒症状。

(三) 辅助检查

1. 一般检查

(1) 测量跛行距离和时间试验。

(2) 皮肤温度测定:双侧肢体对应部位皮肤温度相差 2 ℃以上提示皮肤温度低侧有动脉血流减少。

(3) 患肢远端动脉搏动情况:若搏动减弱或不能扪及常提示血流减少。

(4) 肢体抬高试验(Buerger test):病人平卧,患肢抬高 70°～80°,持续 60 s,若出现麻木、疼痛、苍白或蜡黄色者为阳性,提示动脉供血不足。再让病人下肢自然下垂于床缘以下,正常人皮肤色泽可在 10 s 内恢复正常。若超过 45 s 皮肤色泽不均匀,进一步提示患肢存在动脉供血障碍。

2. 影像学检查

(1) 多普勒超声检查:可以评价患肢缺血程度,检查动、静脉是否狭窄或者闭塞,还能测定血流方向、流速和阻力。

(2) CT 血管造影(CTA):能在整体上显示患肢动、静脉的病变节段及狭窄程度,但对四肢末梢血管的显像常出现假阴性。

(3) 数字减影血管造影(DSA):主要表现为肢体远端动脉的节段性受累,有时近端动脉也有节段性病变。病变的血管狭窄或闭塞,而受累血管之间的血管壁光滑平整。DSA 检查还可显示闭塞血管周围有无侧支循环,能与动脉栓塞鉴别。

(四) 处理原则

着重于防止病变进展,改善和促进下肢血液循环。

1. 非手术治疗

(1) 一般治疗:严格戒烟,防止受冷、受潮和外伤,注意肢体保暖但不做热疗,以免组织需氧量增加而加重症状。疼痛严重者可用镇痛和镇静剂。嘱病人早期进行患肢适度锻炼,促使侧支循环建立。

(2) 药物治疗:可使用血管扩张、改善血液循环和抗血小板药物等,还可根据中医辨证论治原则予以中药治疗。

(3) 高压氧疗法:通过高压氧治疗,提高机体血氧含量,改善组织的缺氧程度。

(4) 创面处理:对于干性坏疽创面,应在消毒后包扎创面,预防继发感染;感染创面可给予湿敷和换药。

2. 手术治疗 目的是重建动脉血流通道,增加肢体血供,改善肢体缺血情况。常用的手术方法包括以下几种。

(1) 腰交感神经节切除术:适用于早期发病的病人,短期内可解除皮肤血管痉挛,缓解疼痛,但远期疗效不确切。

(2) 自体大隐静脉或人工血管旁路术:适用于动脉节段性闭塞、远端存在流出通道者。

(3) 动、静脉转流术:临床实践表明此方法可缓解静息痛,但并不能降低截肢率。

(4) 截肢术:适用于肢体溃疡无法愈合或坏疽无法控制者。

【护理诊断/问题】

1. 慢性疼痛　与患肢缺血、组织坏死有关。

2. 组织完整性受损　与肢端坏疽、脱落有关。

3. 潜在并发症　出血、栓塞等。

【护理目标】

(1) 病人患肢疼痛的程度减轻。

(2) 病人患肢皮肤无破损。

(3) 病人活动耐力逐渐增强。

(4) 病人并发症能得到预防或被及时发现和处理。

【护理措施】

(一) 非手术治疗护理/术前护理

1. 疼痛护理　创造安静、舒适的住院环境,选择合适的体位;早期轻症病人可遵医嘱应用血管扩张剂解除血管痉挛,促进侧支循环建立,改善肢体血供,缓解疼痛;疼痛剧烈的中晚期病人可遵医嘱应用麻醉性镇痛药。

2. 患肢护理　①保暖:勿使患肢暴露于寒冷的环境中,以免血管收缩;保暖可促进血管扩张,但应避免热疗,以免增加组织需氧量,加重肢体病变程度。②保持足部清洁:皮肤瘙痒时,避免用手挠抓,以免造成开放性伤口或继发感染;如有皮肤溃疡或坏死,保持溃疡部位清洁,避免受压及刺激;加强创面换药,并遵医嘱应用抗生素。

3. 心理护理　由于患肢剧烈疼痛,致使病人辗转不安、彻夜难眠,甚至对治疗失去信心,故应关心体贴病人,引导其说出自身感受,给予情感支持,以减轻病人的焦虑情绪,帮助其树立战胜疾病的信心。

4. 体位　告知病人睡觉或休息时取头高足低位,避免长时间维持站位或坐位不变,坐位时避免双膝交叉,以防动、静脉受压,影响下肢血液循环。

5. 功能锻炼　鼓励病人每天步行,指导病人进行 Buerger 运动,促进侧支循环的建立。Buerger 运动方法如下:平卧,抬高患肢 45°以上,维持 2～3 min;再坐起,患肢自然下垂于床旁 2～5 min,同时做足背屈、跖屈和旋转运动;恢复平卧,将患肢放平休息 5 min,每天如此重复运动数次。

6. 饮食护理　以低热量、低糖及低脂肪食物为主,多进食新鲜蔬菜、水果等富含纤维素的食物可预防动脉粥样硬化;嘱病人戒烟,消除烟碱对血管的收缩作用。

(二) 术后护理

1. 体位　静脉手术后抬高患肢 30°,制动 1 周;动脉手术后患肢平放,制动 2 周。自体血管移植术后愈合较好者,卧床制动时间可适当缩短。病人卧床制动期间应做足背伸、背屈运动,以促进局部血液循环。

2. 病情观察

(1) 生命体征:密切观察病人生命体征变化,记录 24 h 尿量,维持体液平衡。

(2) **患肢远端血运**：①观察皮肤温度、色泽、感觉及脉搏强度,以判断血管通畅度;②患肢保暖,避免肢体暴露于寒冷环境中,以免血管收缩;③若动脉重建术后肢体出现肿胀、剧烈疼痛、麻木、皮肤发紫、皮温降低,及时报告医生,协助处理或做好再次手术的准备;④观察术后肢体肿胀情况,主要由组织间液增多及淋巴回流受阻所致,一般可在数周内消失。

3. 预防感染 遵医嘱合理使用抗生素,密切观察病人的体温变化和切口情况,若切口有红肿等征象,应及时处理。

4. 并发症的观察与护理 若切口处、穿刺点出现渗血或血肿,提示出血;若动脉搏动消失、皮肤温度降低、颜色苍白、感觉麻木,提示动脉栓塞,有动脉血流不通畅;若动脉重建术后出现肿胀、皮肤颜色发紫、温度降低,可能为重建部位的血管发生痉挛或继发性血栓形成。一旦出现,立即通知医生并协助处理。

(三)健康教育

1. 保护肢体 切勿赤足行走,避免外伤;注意患肢保暖,避免受寒;宜穿宽松的棉制鞋袜且勤更换,预防真菌感染。

2. 饮食指导 规律饮食,多食蔬菜、水果;保持大便通畅;戒烟酒。

3. 功能锻炼 鼓励病人进行适当活动,促进侧支循环建立,有利于控制病情发展。

4. 自我保健 遵医嘱服药,定期门诊复查。

直通护考

1. 病人,男,34岁。左足麻木、疼痛,走路时小腿酸胀、易疲劳,足底有硬胀感,初步诊断为血栓闭塞性脉管炎,可确诊的辅助检查是(　　)。

A. 肢体抬高试验　　　　　　　　B. 静脉注射硫酸镁 10 mL

C. 仔细检查肢体各动脉情况　　　D. 行交感神经阻滞术

E. 行动脉造影

2. 病人,男,43岁。因左下肢静脉曲张行大隐静脉高位结扎剥脱术,术后该病人的患肢应(　　)。

A. 平放　　B. 内收　　C. 外展　　D. 抬高　　E. 垂落床边

(刘玲仓)

项目十五　泌尿系统疾病病人的护理

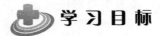

知识目标
(1) 掌握和区别泌尿系统常见疾病的症状。
(2) 掌握常见器械检查的种类。
(3) 掌握影像学检查前的准备。
(4) 熟悉泌尿系统疾病的检查和护理。
(5) 了解实验室检查项目及临床意义。

能力目标
能运用护理程序为泌尿系统疾病病人制订护理计划,提供整体护理。

素质目标
熟练掌握泌尿系统疾病的检查方法和相关检查的护理方法,能对病人实施有效的护理。

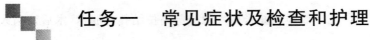

任务一　常见症状及检查和护理

重点　实验室检查常用项目及正常值,器械检查的常用种类及影像学检查前护理。
难点　泌尿系统疾病检查前护理。

 　情景案例

病人,女,38岁,因右下腹疼痛伴恶心1h入院。病人近几年腹部疼痛发作明显。查体:体温37 ℃,血压100/75 mmHg,腹平软,右下腹有深压痛,无反跳痛及肌紧张,右肋有叩击痛。

护理应用

(1) 为了明确诊断,需要采取哪些检查措施?
(2) 影像学检查如何护理?

泌尿系统疾病因其解剖和生理特点常表现出一些特有的症状,如排尿异常、尿液异常、疼痛和肿块等。

一、常见症状

(一) 排尿异常

1. 尿频 尿频指病人排尿次数增多但每次尿量减少。男性正常膀胱容量约 400 mL,女性约 500 mL。每天排尿次数因年龄、饮水量和个人习惯不同而不同,引起尿频的常见原因有泌尿系统炎症、膀胱结石、肿瘤、前列腺疾病等引起的膀胱容量减少。若排尿次数增加而每次排尿并不减少,甚至增多,则可能为生理性(如饮水过多、食用利尿食品等引起)或病理性(如糖尿病、尿崩症或肾浓缩功能障碍等引起);精神因素有时亦可引起尿频。

2. 尿急 尿急指病人有尿意就迫不及待地要排尿而不能自行控制,常与尿频同时存在。多见于下尿路急性炎症。

3. 尿痛 排尿时膀胱区及尿道感到疼痛,疼痛可以表现为烧灼感。常见于膀胱或尿道感染、结石、结核或膀胱尿道器械操作之后。尿频、尿急、尿痛常同时存在,三者合称为膀胱刺激征。

4. 排尿困难 排尿困难指排尿延迟,排时费力,射程缩短,尿线细弱无力,尿线中断。见于膀胱以下尿路梗阻、前列腺增生、尿道狭窄等。

5. 尿流中断 排尿过程中突然中断并伴有疼痛。多见于膀胱结石。

6. 尿潴留 尿液潴留在膀胱内不能排出,分为急性和慢性两类。急性尿潴留常由于膀胱颈部以下突然梗阻或腹部、会阴部手术后膀胱过度充盈,逼尿肌弹性疲劳,而暂时失去逼尿功能。慢性尿潴留是由于膀胱出口以下尿路不完全性梗阻或神经源性膀胱所致,起病缓慢。表现为膀胱充盈、排尿困难,疼痛不明显或仅感轻微不适。

7. 尿失禁 尿不受控制而自行由尿道口流出。根据产生的原因尿失禁分为以下几种。

(1) 真性尿失禁:膀胱失去控尿能力,膀胱空虚无尿。常见原因为尿道括约肌受损,先天性或获得性神经源性疾病。

(2) 假性尿失禁:又称充溢性尿失禁,指膀胱过度充盈,压力增高,当膀胱内压超过尿道阻力时的压力,引起尿液不断溢出。见于前列腺增生等原因所致的慢性尿潴留。

(3) 压力性尿失禁:当腹压突然增加使尿液不由自主地流出,如咳嗽、喷嚏、大笑或突然起立时,发生一过性的少量尿液不随意流出。见于尿道周围组织异常等。

(4) 急迫性尿失禁:严重尿频、尿急时不能控制尿液而致失禁,可能是由于膀胱的不随意收缩引起。见于膀胱的严重感染。

(二) 尿液异常

1. 尿量 正常成人 24 h 尿量为 1000~2000 mL。24 h 尿量少于 400 mL 为少尿,24 h 尿量少于 100 mL 为无尿。少尿或无尿是由于肾排出量减少引起,原因可以是肾前性、肾性或肾后性。无尿应与尿潴留相鉴别,无尿膀胱是空虚的,而尿潴留是膀胱内充满尿液而不能正常排出。

2. 血尿 血尿指尿液中含有血液。根据尿液中血液含量可分为镜下血尿和肉眼血尿。

(1)镜下血尿:指借助于显微镜可见尿中含有红细胞。若新鲜尿液经离心沉淀后,每高倍视野红细胞超过3个,有病理意义。多见于慢性泌尿系统感染、结石、急性或慢性肾炎及肾下垂所致。

(2)肉眼血尿:指肉眼能见到尿中有血色或血块。如1000 mL尿中含有1 mL血液即呈肉眼血尿。常为泌尿系统肿瘤、急性膀胱炎、急性前列腺结石、膀胱结石或创伤引起。血尿程度与疾病严重性不成正比。根据肉眼血尿出现的先后顺序可分为如下几种。

①初始血尿:血尿出现在排尿的最初阶段,提示出血部位在膀胱颈部或尿道。

②终末血尿:血尿出现在排尿的终末阶段,提示出血部位在后尿道膀胱颈部或膀胱三角区。

③全程血尿:排尿的全过程都是血尿,提示出血部位在膀胱或其以上部位。

血尿是否伴有疼痛对区分良性、恶性泌尿系统疾病有重要意义。间歇性无痛血尿常提示泌尿系统肿瘤。

3. 脓尿 尿液经离心沉淀后每高倍视野白细胞超过5个为脓尿。见于泌尿系统感染。

4. 乳糜尿 尿内含有乳糜或淋巴液,呈乳白色。其内含有脂肪、蛋白质及凝血因子Ⅰ。若同时含有血液,尿呈红褐色,为乳糜血尿。常见于丝虫病。

5. 晶体尿 尿液中盐类呈过饱和状态,其中有机或无机物质沉淀、结晶形成晶体尿。排出时尿色清,静置后有白色沉淀物。

(三)疼痛

疼痛为常见的重要症状。泌尿系统的实质性器官病变引起的疼痛常位于该器官所在部位,而空腔脏器病变常可引起放射痛。

(1)肾和输尿管痛:肾病变所致的疼痛常位于肋脊角、腰部和上腹部,一般为持续性钝痛,亦可为锐痛,肾盂输尿管连接处或输尿管急性梗阻时为肾绞痛,表现为突发性腰腹绞痛,剧痛难忍,辗转不安,大汗伴恶心呕吐,阵发性发作,持续几分钟至几十分钟,间歇期无任何症状,疼痛可沿输尿管放射至下腹、膀胱区、外阴或大腿内侧。

(2)膀胱痛:急性尿潴留引起的疼痛常位于耻骨上区域,而慢性尿潴留可不疼痛或仅有不适感,膀胱炎症可引起锐痛或烧灼痛,疼痛常放射至阴茎头部及远端尿道。

(3)前列腺痛:前列腺炎症可引起会阴、直肠、腰骶部、耻骨上区、腹股沟区及睾丸的疼痛不适。

(四)肿块

肿块是泌尿系统外科疾病重要的体征之一,腹部肿块可见于肾肿瘤、肾结核、肾积水、肾囊肿等。阴囊内肿块多见于斜疝、精索静脉曲张、睾丸肿瘤。

二、检查方法

(一)实验室检查

1. 尿液检查

(1)尿常规:诊断泌尿系统疾病最基本的检查项目。正常尿液颜色为淡黄色、透明,呈弱酸性、中性或碱性,尿糖阴性,含极微量蛋白。尿常规包括尿液的物理检查、化学定性和显微镜检查。离心沉淀后对尿沉渣进行显微镜检查,观察有无白细胞、红细胞、细菌、管型及结晶尿。

(2)尿三杯试验:用于初步判断镜下血尿或脓尿的来源和病变部位。于病人排尿开始、中间及终末时各取尿标本,分别盛于容器内,收集时尿液应连续不断。第一杯尿液异常,提示病变在前尿道;第三杯尿液异常提示病变在后尿道、膀胱颈部或膀胱三角区;三杯尿液均异常提示病变在膀胱或其以上部位。

(3)尿细菌学检查:用于泌尿系统感染的诊断和临床用药指导,常用方法有直接涂片检查和尿培养。

(4)尿培养及菌落计数:男性取清洁中段尿,女性可经导尿留取标本;耻骨上膀胱穿刺留取尿液标本最准确。清洁中段尿培养中,尿内菌落数超过 $10^5/mL$,提示为尿路感染;少于 $10^4/mL$,可能为污染,应重复培养;耻骨上膀胱穿刺取尿或病人有尿路症状时,尿内致病菌菌落数大于 $10^2/mL$ 就有意义。

(5)尿细胞学检查:用于膀胱肿瘤的筛选或肿瘤术后的随访,可发现尿路上皮移行细胞肿瘤,膀胱原位癌阳性率高。应留取新鲜尿液标本进行涂片检查。

2. 肾功能检查

(1)尿比重:判断肾功能的最简便的方法,反映肾浓缩功能和排泄功能。正常尿比重为 $1.010\sim1.030$,肾功能受损时,肾浓缩功能减弱,尿比重降低。尿比重固定或接近 1.010,提示肾浓缩功能严重受损。

(2)血肌酐(Cr)和血尿素氮(BUN):用于判断肾功能。二者均为蛋白质代谢产物,主要经肾小球滤过排出。当肾实质损害时,体内蛋白质产物潴留,血肌酐和血尿素氮升高,其升高的程度与肾损坏程度成正比,故可用于判断病情和预后。BUN 正常值为 $3.2\sim7.1$ mmol/L,Cr $44\sim133$ μmol/L。

(3)内生肌酐清除率:指肾在单位时间内,将若干毫升血浆中的内生肌酐全部清除出体外的比例,是反映肾小球滤过率的简便有效的方法。24 h 内生肌酐清除率正常值为 $90\sim120$ mL/min。

3. 前列腺特异性抗原(PSA) PSA 可用于鉴别良性前列腺增生和前列腺癌。PSA 是由前列腺腺泡和导管上皮细胞产生的单链糖蛋白,具有前列腺组织特异性。健康男性血清 PSA 浓度小于 4 ng/mL,若大于 10 ng/mL 应高度怀疑患有前列腺癌的可能。

4. 酚红排泄试验 由静脉注射酚红肽 6 mg,分别于 15 min、30 min、60 min、120 min 收集尿液,测定酚红含量,正常人 24 h 排泄量在 55% 以上,否则提示肾功能有不同程度的损伤。

(二)器械检查

1. 检查方法

(1)目前导尿常用带有气囊的 Foley 导尿管,规格以 F 为计量单位,21F 表示其周径为 21 mm,直径为 7 mm。成人导尿检查一般选 16F 导尿管为宜。前列腺增生病人急性尿潴留时,普通导尿管不易插入,可选择尖端细而稍弯的前列腺导尿管。

适应证:①收集尿培养标本。②诊断:测定膀胱容量、压力或残余尿,注入造影剂,确定有无膀胱损伤,探测尿道有无狭窄或梗阻。③治疗:解除尿潴留,持续引流尿液,膀胱内药物灌注等。

禁忌证:急性尿道炎。

(2)尿道探查:一般首选 18~20F 尿道探条,以免过细探条的尖锐头部损伤或穿破尿道形成假尿道。探查动作要轻柔,以防损伤尿道。避免反复多次扩张尿道,2次尿道扩张的间隔时间少于3天。

适应证:①探查尿道狭窄程度;②治疗和预防尿道狭窄;③探查尿道有无结石。

禁忌证:急性尿道炎。

(3) 膀胱尿道镜

适应证:①观察后尿道及膀胱病变;②取活体组织做病理检查;③输尿管插管:收集双侧肾盂尿标本或进行逆行肾盂造影,亦可放置输尿管支架进行内引流;④治疗:早期肿瘤可使用电灼、电切、膀胱碎石、取石、钳取异物等方法。

禁忌证:①尿道狭窄;②急性膀胱炎;③膀胱容积小于50 mL。

(4) 输尿管和肾镜:在椎管麻醉下,将输尿管镜经尿道、膀胱置入输尿管及肾盂,肾镜通过经皮肾造瘘进入肾盂。

适应证:①明确输尿管及肾盂内充盈缺损病灶的性质;②诊断上尿路梗阻、输尿管喷血的病因;③治疗输尿管结石;④取活体组织进行病理学检查。

禁忌证:①全身出血性疾病;②前列腺增生;③病变以下输尿管梗阻。

(5) 尿流动力学测定:依据流体力学及电生理学方法研究和测定尿路输送、储存、排出尿液的功能,为分析排尿功能障碍的原因、选择治疗方法及评定疗效提供客观依据。上尿路尿流动力学检查包括经皮肾盂穿刺灌注测压和尿路造影时动态影像学观察;下尿路尿流动力学包括或同步测定尿流率、膀胱压力容积、压力/流率、漏尿点压力、尿道压力和肌电图,亦可与影像学同步检查,全面了解下尿路功能。

适应证:排尿功能障碍疾病的原因分析、治疗方案的选择和疗效的判定。

禁忌证:①感染急性期;②严重膀胱内出血。

2. 护理

(1) 心理护理:器械检查属有创性检查,术前应做好解释工作,以消除病人的恐惧心理,使检查顺利完成。

(2) 严格无菌操作:侵入性检查可能把细菌带入体内而引起感染,因此检查前应清洗病人会阴部,操作过程中严格遵守无菌操作原则,必要时根据医嘱预防性应用抗菌药。

(3) 排空膀胱:除导尿和单纯尿流率检查外,其他各项检查病人应在检查前排空膀胱。操作时动作应轻柔,忌用暴力,以减轻病人痛苦和避免损伤。

(4) 鼓励病人多饮水:单纯尿流率检查时应嘱病人在检查前多饮水,充盈膀胱。内腔镜检查和尿道探查后,病人大多有肉眼血尿,2~3天后可治愈;应鼓励病人多饮水,以增加尿量,起到冲刷作用。

(5) 并发症处理:发生严重损伤、出血或者尿道热者,应留院观察、输液及应用抗生素药,必要时留置导尿或膀胱造瘘。

(三) 影像学检查

1. X线检查

(1) 尿路平片:泌尿系统常用的初查方法。摄片范围包括两侧肾、输尿管及膀胱。①平片可显示肾轮廓、大小、位置,以及腰大肌阴影、脊柱侧弯、骨盆、肿瘤骨转移、钙化及尿路结石。②侧位片有助于确定不透光阴影的位置。腰大肌阴影消失,提示腹膜后炎症或肾周围感染。摄片前应做肠道准备。

(2) 排泄性尿路造影:又称静脉肾盂造影(IVP),可观察尿路形态和双侧肾的排泄功能。

经静脉注射有机碘化物的水溶液(如泛影葡胺或碘海醇),分别于注射后 1～2 min、15 min 和 30 min 摄片。肾功能良好者在注射造影剂 5 min 后即显影。

禁忌证:①严重肝、肾、心血管疾病;②甲状腺功能亢进。

注意事项和护理:①造影前做肠道准备,为获得清晰的显影,在造影前日应口服泻剂排空肠道,以免粪块或肠内积气影响显影效果;②禁食、禁水 6～12 h,使尿液浓缩,增加尿路造影剂浓度显影更加清晰;③做碘过敏试验。

(3) 逆行肾盂造影:通过尿道、膀胱进行输尿管插管,再经插管注入 15% 有机碘造影,能清晰显示肾盂和输尿管形态。可用于排泄性尿路造影显影不清晰或禁忌者。

禁忌证:急性尿路感染及尿道狭窄。

注意事项和护理:①造影前进行肠道准备;②操作中应动作轻柔,严格执行无菌操作,避免损伤。

(4) 膀胱造影:经导尿管将 10%～15% 有机碘造影剂 150～200 mL 注入膀胱,可显示膀胱形态及病变。排泄膀胱导尿造影可显示膀胱输尿管回流及尿道病变。严重尿道狭窄不能留置导尿管者,可采用耻骨上膀胱穿刺注射造影剂的方法进行排泄性膀胱尿道造影,以判断狭窄程度和长度。

(5) 血管造影:主要有经皮动脉穿刺插管、选择性肾动脉造影以及数字减影血管造影(DSA)等方法。经股动脉穿刺插管行腹主动脉-肾动脉造影可显示双肾动脉、腹腔动脉及其分支。选择性肾动脉造影能避免其他腹部血管的干扰,更清晰地显示一侧肾血管形态。DSA 能清晰地显示血管,包括肾实质内 1 mm 直径的血管,可发现肾实质内小动脉瘤及动静脉畸形等血管异常。

禁忌证:①有出血倾向的病人;②其他同排泄性尿路造影的禁忌证。

注意事项和护理:①造影前做碘过敏试验;②造影后穿刺局部加压包扎止血,平卧 24 h;③造影后注意观察足背动脉搏动、皮肤温度、皮肤颜色、感觉和运动情况;④造影后鼓励病人多饮水,必要时静脉输液 500～1000 mL 以促进造影剂排泄。

(6) CT 扫描:有平扫、增强扫描和造影扫描三种方法。CT 扫描适用于确定肾损伤的范围和程度;鉴别肾实质性和囊性疾病;对肾上腺、肾、膀胱、前列腺等部位肿瘤的诊断与分期提供可靠依据;可显示腹部和盆腔转移的淋巴结、静脉内癌栓。

(7) 磁共振成像(MRI):能显示被检查器官组织的功能和结构。MRI 通过三个切面观察图像,组织分辨力更高,无需造影剂,无放射损伤。能提供较 CT 更为可靠的数据,可用于泌尿、男性生殖系统肿瘤的诊断与分期、肾囊肿内容物性质鉴别、肾上腺肿瘤的诊断等。体内有起搏器或金属植入物的病人不能做 MRI 检查。

(8) 磁共振血管成像(MRA):MRA 能较好地显示肾动脉,多用于明确肾动脉瘤、肾动脉狭窄、肾静脉血栓形成、肾癌分期、血管受损及肾移植术后血管情况等。

2. 超声波检查

B 超检查方便、无创伤,能显示各器官不同轴线及不同深度的断层图像,可动态观察病情的发展,对忌做排泄尿路造影或不宜接受 X 线检查者更有意义。B 超可用于确定肾肿块的性质、结石和肾积水,鉴别肾移植术后的并发症,测定残余尿。探头可在膀胱和直肠内 360°旋转,有助于对膀胱、前列腺肿瘤的诊断和分期。

3. 放射性核素检查

放射性核素技术是通过体内器官对放射性示踪剂的吸收、分泌和排泄过程而显示其形态和功能。虽然显示的图像不如 CT 和 B 超检查清晰,但可提供功能方面的定量数据,有助于疾病诊断、治疗评价和随访。

(1) 肾图:放射性示踪剂注入静脉后,根据示踪剂在肾内出现和排泄的时间以及肾内分布情况,了解分侧肾功能测定和上尿路通畅程度,可反映尿路通畅和尿排出速率。肾图曲线分三段:①A 段为血管段:表示肾内管的放射性总和;②B 段为分泌段:反映有效血容量及肾小管分泌功能;③C 段为排泄段:反映尿路通畅及尿排出率情况。

(2) 肾显像:分静态和动态显像。静态显像仅显示核素在肾内的分布图像。动态显像显示肾吸收、浓集和排泄的全过程。通过显像清晰度、核素分布特征、显像和消退时间,可了解肾形态、大小及有无占位病变等。根据一系列动态图像的数据处理,定量计算分肾和总肾功能,还可测定肾小球滤过率和有效肾血流量。

任务二　泌尿系统损伤病人的护理

 要点导航

重点　泌尿系统损伤病人的临床表现及护理。
难点　泌尿系统损伤病人的病理特点。

 情景案例

学生张某,放学回家横穿马路时被一辆急速驶来的小汽车撞到右腰部。张某当场倒地,并感到右腰部一阵剧痛。肇事司机立即将张某送到附近医院就诊。查体:体温 37.5 ℃,脉搏 94 次/分,呼吸 18 次/分,血压 98/70 mmHg,右腰部周围红肿,有压痛,尿检呈血红色。CT 检查提示右肾部分裂伤。医嘱:静脉滴入林格液 1000 mL,立即执行。

 护理应用

按护理程序的方法如何对该病人进行护理?

泌尿系统损伤包括上尿路和下尿路损伤。上尿路损伤是指肾和输尿管的损伤,下尿路损伤包括膀胱损伤和尿道损伤。泌尿系统损伤以男性尿道损伤最为多见。泌尿系统损伤的主要病理表现是出血和尿外渗。

一、肾损伤

【疾病概述】

（一）病因

1. 开放性损伤 因火器、刀刃等锐器所致的损伤，常伴有其他脏器的复合损伤。

2. 闭合性损伤 因直接暴力或间接暴力导致上腹部或腰部受到撞击或挤压，是引起肾损伤最常见的原因。

3. 医源性损伤 经肾脏检查引起的损伤。

（二）病理类型

肾损伤类型常见的有以下四种（图15-1）。

1. 肾挫伤 损伤仅局限于部分肾实质，形成肾淤斑和肾包膜下血肿，可出现少量血尿，肾包膜及肾盏黏膜均完整。

2. 肾部分裂伤 肾实质部分裂伤伴有肾包膜破裂，形成肾周血肿，可出现明显血尿。

3. 肾全层裂伤 肾横断或碎裂，肾包膜、肾实质、肾盏肾盂黏膜均破裂，形成广泛的肾周血肿、严重的血尿和尿外渗。

4. 肾蒂损伤 肾蒂损伤较少见。肾蒂血管断裂、破裂，肾段血管部分或全部撕裂，严重者可引起大出血、休克，多来不及诊治就死亡，后果较严重。

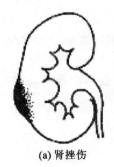
(a) 肾挫伤
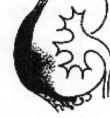
(b) 肾部分裂伤
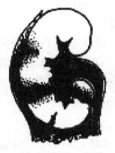
(c) 肾横断、碎裂
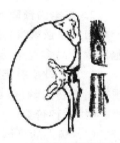
(d) 肾蒂血管断裂

图15-1　肾损伤类型

【护理评估】

（一）健康史

评估病人的一般基本情况，全身和局部身体状况，所做辅助检查有无异常等。

（二）身体状况

1. 休克 严重肾裂伤、粉碎伤或合并其他脏器损伤时，可因失血过多而出现休克并危及生命。

2. 血尿 肾损伤病人大多有血尿，但血尿与损伤严重程度并不成正比。肾挫伤可引起肉眼血尿，而严重肾蒂损伤可无血尿发生。

3. 疼痛 肾被膜下血肿致被膜张力增高、肾周围软组织损伤、出血可引起患侧腰痛。有时也可引起肾绞痛。

4. 腰部肿块或其他 肾损伤时常见腰部肿块或其他相关症状和体征。

(三) 辅助检查

1. 实验室检查 尿常规检查可见大量红细胞;活动性出血时,血红蛋白与血细胞比容持续降低。

2. 影像学检查 B超、CT检查可了解肾损伤程度及对侧肾情况。

(四) 治疗原则

1. 非手术治疗 适应于肾挫伤、肾裂伤及无其他合并脏器损伤病人的护理。

(1) 卧床休息:绝对卧床休息2～4周,待病情稳定、血尿消失后病人方可离床活动。

(2) 药物治疗:止血、补充血容量、抗感染等。

2. 手术治疗 开放性肾切除和闭合性肾切除。

【护理诊断】

1. 恐惧 与外伤打击、害怕手术有关。

2. 潜在并发症 感染。

【护理目标】

(1) 病人恐惧症状缓解。

(2) 病人未发生并发症,若发生能够被及时处理。

【护理措施】

1. 减轻焦虑和恐惧 主动关心病人,帮助病人及其家属了解治疗的方法,解释手术治疗的必要性和重要性,解除病人的顾虑。

2. 感染的预防和护理

(1) 加强观察:定时测量体温,若病人体温升高,切口处疼痛伴有白细胞计数和中性粒细胞计数升高多提示感染的可能,应遵医嘱使用抗菌类药物。

(2) 伤口及引流管的护理:保持手术切口清洁干燥,切口及引流管处的敷料应及时处理,观察引流物的颜色、量、性状及气味。

【护理评价】

(1) 病人的恐惧是否减轻,情绪是否稳定。

(2) 病人术后伤口及损伤肾脏愈合情况是否良好,伤口有无感染。

二、膀胱损伤

【疾病概述】

(一) 病因

1. 开放性膀胱损伤 多见于战时,由火器和锐器所致,膀胱通过伤口与外界相通。

2. 闭合性膀胱损伤 发生率最高,多见于膀胱充盈时,下腹部受暴力撞击、挤压或骨盆骨折移位所致。

3. 医源性膀胱损伤 膀胱镜检查或手术引起。

(二) 病理类型

1. 挫伤 仅伤及膀胱黏膜或肌层,膀胱壁未穿破,局部出血或形成血肿,无尿外渗,可出现血性尿。

2. 膀胱破裂 膀胱破裂分为腹膜内型和腹膜外型两种。①腹膜外型:膀胱壁破裂而腹膜完整,尿液易外渗膀胱周围和耻骨后间隙,可以起骨盆感染。②腹膜内型:膀胱壁及腹膜均破裂,膀胱和腹膜相通,尿液可进入腹腔引起腹膜炎。

【护理评估】

（一）健康史

评估病人的一般基本情况,全身和局部身体状况,所做辅助检查有无异常等。

（二）身体状况

1. 休克 骨盆骨折合并大出血,膀胱破裂致尿外渗,可导致休克。

2. 排尿困难和血尿 膀胱破裂后尿液流入腹腔和膀胱周围,病人有尿意但不能自行排尿或排出少量血尿。

3. 疼痛 腹膜外破裂时,尿外渗可引起耻骨上疼痛;腹膜内破裂时,尿液流至腹腔导致急性腹膜炎,可引起下腹剧痛。

4. 尿瘘 贯通性损伤可引起伤口漏尿、膀胱直肠瘘或膀胱阴道瘘。

（三）辅助检查

1. 导尿检查 膀胱损伤时,导尿管可以顺利插入膀胱,但无尿流导出或仅导出少量血尿。经导尿管时注入0.9%无菌氯化钠溶液200~300 mL,片刻后重新抽出。如液体进出量有明显差异,提示膀胱破裂。

2. X线检查 腹部平片可了解骨盆骨折情况。膀胱造影可由造影剂是否外溢来判断有无膀胱破裂。

3. CT检查 可发现膀胱周围血肿。

（四）治疗原则

1. 非手术治疗

（1）紧急处理:对严重损伤、出血合并休克者,首先采取积极抗休克治疗,如输液、输血、镇静和止痛等。同时,积极处理出血及其他危及生命的合并伤。

（2）保守治疗:轻度膀胱挫伤或膀胱破裂较小时,在严密观察下可经尿道插入导尿管持续引流尿液7~10天,并保持通畅,合理使用抗生素抗感染治疗,可自行愈合。

2. 手术治疗 膀胱破裂伴有出血和尿外渗者,应尽早进行手术,修补膀胱壁缺损,引流外渗的尿液。

【护理问题/诊断】

1. 恐惧 与外伤打击、害怕手术有关。

2. 潜在并发症 感染。

3. 排尿异常 与膀胱破裂不能储尿有关。

【护理目标】

（1）病人恐惧症状缓解。

（2）病人未发生并发症,若发生能够被及时处理。

（3）病人排尿功能恢复。

【护理措施】

1. 心理护理

向病人解释手术的必要性和重要性,取得病人的配合。主动与病人沟通,了解病人的心理状态。

2. 病情观察及护理

监测生命体征:观察血压、脉搏、呼吸及心率的变化,防止发生休克。出血病人注意观察生命体征、尿色、尿量、血红蛋白和血细胞比容的变化,遵医嘱使用止血药物并观察疗效。

3. 管道的护理

(1)留置导尿管的护理:①定时挤捏导尿管,妥善固定,避免折叠、受压,保持有效引流。②更换引流袋,每周1~2次,引流袋不能高于耻骨联合水平。③观察尿液的颜色、量及性质并进行记录。④每天两次会阴护理,保持尿道口及会阴部清洁干燥。⑤恢复饮食后指导病人多饮水,每天尿量应达2000~3000 mL。⑥若行膀胱持续冲洗时,应注意调节膀胱冲洗液的速度。膀胱冲洗的速度不可过快,以防止冲洗液快速进入引起膀胱过度充盈,冲洗液从膀胱破裂缝合处渗出,影响伤口愈合。一般采用持续低压冲洗,避免压力过大。

(2)膀胱造瘘管的护理:①保持膀胱造瘘管引流通畅,定时挤捏导尿管,妥善固定,避免折叠、受压。②引流袋不能高于尿液引流部位,防止尿液倒流。③观察尿液的颜色、量及性质并进行记录。④保持造瘘口周围皮肤的清洁干燥。观察敷料有无渗液,若有应及时进行更换。⑤膀胱造瘘管一般在术后10天可拔除,在拔管之前应进行夹管试验,若排尿通畅,2~3天后,方可拔除。⑥长期留置者,应定期更换,一般首次换管时间为术后3~4周,之后可根据病人情况每4~6周更换一次。

【护理评价】

(1)病人的恐惧是否减轻,情绪是否稳定。

(2)病人术后伤口及损伤肾脏愈合情况是否良好,伤口有无感染。

(3)病人排尿异常状态是否得以纠正,是否恢复正常排尿。

三、尿道损伤

【疾病概述】

尿道损伤以男性多见。男性尿道以尿生殖膈为界,分前、后两段。前尿道包括球部和阴茎体部,后尿道包括前列腺部和膜部。前尿道损伤多发生在球部,后尿道损伤多发生于膜部。

(一)病因与分类

1. 前尿道损伤 尿道内层损伤,阴茎筋膜完整;仅有水肿和出血,可以治愈。

2. 后尿道损伤 尿道壁部分或全层断裂,引起尿道周围血肿和尿外渗,愈合后可引起尿道狭窄。

(二)病理、生理

1. 尿道球部损伤 血液及尿液渗入会阴浅筋膜包绕的会阴浅袋,使会阴、阴茎、阴囊和下腹壁肿胀、淤血。处理不当或不及时,可发生广泛的皮肤、皮下组织坏死、感染和脓毒症。

2. 骨盆骨折致尿道膜部断裂 骨折端及盆腔血管丛的损伤可引起大出血,尿液沿前列腺尖处外渗至耻骨后间隙和膀胱周围,若同时有耻骨前列腺韧带撕裂,则前列腺向后上方移位。

【护理评估】

(一)健康史

评估病人的一般基本情况,全身和局部身体状况,所做辅助检查有无异常等。

(二)身体状况

1. 休克 骨盆骨折所致后尿道损伤可引起损伤后失血性休克。

2. 疼痛　尿道球部损伤时会阴部肿胀、疼痛，排尿时加重。后尿道损伤表现为下腹部疼痛，局部肌紧张、压痛。

3. 尿道出血　前尿道破裂时可见尿道外口流血，后尿道破裂时可无尿道口流血或仅少量血液流出。

4. 排尿困难　尿道挫裂伤后因局部水肿或疼痛性括约肌痉挛，发生排尿困难。尿道断裂时，则可发生尿潴留。

5. 血肿及尿外渗　尿道骑跨伤或后尿道损伤引起的尿生殖膈撕裂时，会阴、阴囊部出现血肿及尿外渗。

（三）辅助检查

1. 导尿试验　严格无菌下轻缓插入导尿管，若顺利进入膀胱，说明尿道连续性是完整的。若一次插入困难，不应勉强反复试插，以免加重局部损伤和导致感染。

2. X 线检查　骨盆前后位片显示骨盆骨折。

（四）治疗原则

1. 非手术治疗

（1）急诊处理：损伤严重伴出血休克者，需采取输血等抗休克措施。骨盆骨折病人须平卧，勿随意搬动，以免加重损伤。尿潴留不宜导尿或未能立即手术者，可行耻骨上膀胱穿刺吸出膀胱内尿液。

（2）对症处理：尿道挫伤及轻度裂伤，症状较轻、尿道连续性存在而排尿不困难者，无需特殊治疗。尿道损伤排尿困难或不能排尿、插入导尿管成功者，留置导尿管引流1～2周。

（3）应用抗菌药：预防感染，根据病人抗敏试验选择合适的抗菌药物。

2. 手术治疗

（1）前尿道裂伤：导尿失败或尿道断裂，立即行经会阴尿道修补或断端吻合术，并留置导尿管2～3周。病情严重、会阴或阴囊形成大血肿及尿外渗者，行耻骨上方膀胱穿刺造瘘术，三个月后再修补尿道。

（2）尿外渗：在尿外渗区做多个皮肤切口，深达浅筋膜下，彻底引流外渗尿液。

（3）骨盆骨折致后尿道损伤经抗休克治疗病情稳定后，局麻下做耻骨上高位膀胱造瘘。

【护理问题/诊断】

1. 恐惧　与外伤打击、害怕手术有关。

2. 潜在并发症　感染。

3. 排尿异常　与膀胱破裂不能储尿有关。

【护理目标】

（1）病人恐惧症状缓解。

（2）病人未发生并发症，若发生，能够被及时处理。

（3）病人排尿功能恢复。

【护理措施】

1. 有效缓解病人的恐惧与焦虑　对病人进行正确的引导，热情接待，做好入院宣教。关心和尊重病人，取得病人的信任，尽量满足病人的合理需求，从而化解病人的恐惧心理。

2. 维护体液平衡　准确测量血压、脉搏、呼吸，记录尿量，掌握内环境变化情况。根据病人内环境变化情况和医嘱给予合理输液，必要时输血，以维持体液、电解质及酸碱平衡。

3. 排尿异常的护理　尿道断裂经修复后并发尿道狭窄可导致排尿困难,遵医嘱定期进行尿道扩张,并根据排尿困难的程度制订尿道扩张的间隔时间。由于尿道扩张有较重的疼痛,病人会产生恐惧心理,还应在进行尿道扩张时根据医嘱采取镇痛措施,如应用镇静镇痛药等,以减轻病人的痛苦。

4. 并发症的预防及护理　观察病人的体温及伤处的变化情况,尿道断裂后血、尿外渗容易引起感染,表现为伤处肿胀、搏动性疼痛、体温升高,如发现异常表现应立即通知医生处理,协助伤处引流,并选择有效抗菌药物并合理应用。

【健康教育】
(1) 前后尿道损伤经手术修复后病人尿道狭窄的发生率较高,病人需要定期进行尿道扩张以避免尿道狭窄而导致排尿障碍。
(2) 继发性功能障碍者应训练心理性勃起加辅助性治疗。

【护理评价】
(1) 病人的恐惧是否减轻,情绪是否稳定。
(2) 病人术后伤口及损伤肾脏愈合情况是否良好,伤口有无感染。
(3) 病人排尿异常状态是否得以纠正,是否恢复正常排尿。

任务三　尿石症病人的护理

 要点导航

重点　尿石症病人的护理措施。
难点　尿石症病人的症状、体征、辅助检查和治疗原则。

 情景案例

刘先生,38岁,因腰部隐痛3个月余,运动后忽发阵发性刀割样剧烈疼痛来院就诊,体格检查:体温37.0 ℃,脉搏88次/分,血压100/72 mmHg。病人表情痛苦,面色苍白,右腰部有明显叩击痛,无压痛和反跳痛。尿常规检查:镜下血尿。

 护理应用

(1) 该病人的初步诊断是什么?
(2) 该病人常见护理诊断有哪些?可选择什么手术方法?

(3) 针对该病人的病情主要的护理措施有哪些？

(4) 针对该病人进行健康指导具体应采取哪些措施？

尿石症又称尿路结石，是肾结石、膀胱结石、输尿管结石的总称，是常见的泌尿外科疾病之一。我国尿石症发病南方较北方多见，年龄以 25～40 岁为主，男性多于女性，其比例约为 3∶1。尿路结石可分为上尿路（肾和输尿管）结石与下尿路（膀胱和尿道）结石。

临床上草酸钙结石最常见，占 80%～90%。上尿路结石大多为草酸钙结石，其次为磷酸盐和尿酸盐结石；膀胱结石以磷酸铵镁结石多见。X 线显示结石致密度从高到低依次为：草酸钙、磷酸钙、磷酸铵镁、胱氨酸和尿酸。尿酸结石常不显影，即所谓的阴性结石。

一、上尿路结石

【疾病概述】

上尿路结石包括肾和输尿管结石，肾结石多发生在青壮年，左右侧发病率相似，以单侧多见，双侧占 10%。输尿管结石 90% 来自于肾脏，双侧输尿管结石发病率占 5%。

（一）病因和发病机制

尿路结石形成的病因还未完全明了。一般认为尿液中晶体与晶体聚合抑制物质的平衡发生紊乱即会形成结石。下列因素对尿路结石的形成有重要影响，已引起临床上的充分重视，与其相应的预防措施也取得了一定的效果。

1. 流行病学因素 尿石症发病有地区性差异，可能与当地气候、水分摄入量、水质、饮食成分结构、遗传因素有一定关系。

2. 尿 pH 值的改变 尿酸结石和胱氨酸结石在酸性尿中形成；磷酸铵镁、磷酸钙结石易在碱性尿中形成。

3. 泌尿系统因素

(1) 尿路梗阻使尿中已形成的晶体或颗粒滞留沉淀，形成结石。

(2) 尿路中存留的异物，如缝线、导尿管等，易为晶体附着而形成结石。

(3) 结石抑制因子缺乏镁、枸橼酸、焦磷酸盐、微量元素、酸性黏多糖及某些肽类，可抑制结石晶体的形成，阻止钙的沉积，当体内、尿液内缺乏这些物质时，结石可能形成。

(4) 长期卧床引起骨骼失用性脱钙而发生高尿钙，以及尿流不畅易感染而形成结石，如骨折、瘫痪病人等。

（二）病理、生理

尿路结石多在肾和膀胱内形成，绝大多数输尿管结石和尿道结石是结石排出过程中停留在该处所致。尿路结石所致的病理、生理改变，与结石的部位、大小、数目是否有继发性炎症和梗阻程度等因素有关。

1. 局部损伤 结石表面粗糙，可引起黏膜出血、溃疡，长期刺激可诱发鳞状上皮癌。

2. 梗阻尿路 结石引起梗阻，梗阻以上部位积水，严重时发生肾积水，肾实质萎缩，久之肾功能损害。但一旦解除梗阻，肾功能可能得到不同程度的恢复。

3. 感染 因梗阻、积水后肾内压力改变，血液供应及淋巴循环均受影响，加之尿潴留，细菌易于生长。重者可导致肾积脓和肾周炎。结石引起的损伤、梗阻与感染，又可使结石增大，三者互为因果，加重泌尿系统损害。

【护理评估】

（一）健康史

了解病人对上尿路结石形成原因的认识程度。病人血尿、疼痛的发生是否与活动有关，有无肾绞痛的表现，评估血尿的量及严重程度。有无尿路感染的表现，有无出血性疾病，了解实验室检查及重要脏器功能尤其是肾功能检查结果。了解病人对手术等治疗方法的承受能力，选择应用改善病人全身情况的措施。了解病人及家属对手术的心理反应，拟行手术的名称及术后病人恢复情况。

（二）身体状况

上尿路结石主要表现为与活动有关的疼痛、血尿和脓尿。

1. 疼痛 ①一侧肾区胀痛或钝痛：较大且移动少的肾盂、肾盏结石可引起上腹部和腰部钝痛。②典型的肾绞痛：当结石活动或嵌顿在输尿管生理狭窄处时，可造成急性梗阻，引起输尿管平滑肌强烈蠕动和痉挛而发生剧烈肾绞痛。疼痛性质为刀割样阵发性剧痛，从腰部开始，沿输尿管向下放射至下腹、外阴、大腿内侧，病人表现为辗转不安、面色苍白、冷汗、恶心、呕吐等。

2. 血尿 血尿由结石直接损伤肾或输尿管黏膜所致。多见于疼痛发作或活动后。疼痛和血尿相继出现是肾和输尿管结石的特点，多为镜下血尿，损伤重时有肉眼血尿。

3. 脓尿 因继发感染而出现脓尿。有的病人仅以脓尿为唯一症状就诊。若双侧上尿路结石引起完全性梗阻时，可出现无尿和肾功能不全。

（三）诊断要点

1. 尿常规检查 可有镜下血尿，伴感染时有脓尿，有时尿中可发现晶体。

2. 肾功能测定 了解有无肾功能不全等。

3. B超检查 B超检查可作为诊断和选择治疗方法的手段。结石表现为特殊声影，能发现尿路平片不能显示的小结石和阴性结石。

4. X线检查 X线检查是诊断结石的可靠依据。①泌尿系统平片：95%病人尿路平片可显示结石。②排泄性尿路造影：了解肾功能、有无尿路结石和先天性尿路畸形。对平片不显影的阴性结石（如尿酸及基质结石等）可行B超检查等。

5. CT检查 能发现尿路平片不能显示的尿酸结石，CT检查比B超检查更为可靠。

（四）治疗原则

1. 非手术治疗 适用于结石直径小于0.6 cm、表面光滑、无尿路梗阻、无感染者。

（1）自行排石：①大量饮水（日饮水量在2500～3000 mL甚至以上）以稀释尿液、增加尿量，配合解痉药物，可减少尿中晶体沉积，这些是预防结石形成和增大的最有效的方法，亦有利于结石排出。②跳跃运动，在不增加病人心肺负荷、体力能承受的情况下，适当做一些跳跃运动或其他体育运动，有助于结石的排出。

（2）药物排石：黄体酮、维生素B_6、氧化镁、氯化铵、枸橼酸合剂（口服使尿碱化）、别嘌呤醇等。

（3）控制感染：根据尿细菌培养及药物敏感试验选用抗生素。

（4）肾绞痛治疗：阿托品、哌替啶、吲哚美辛（消炎痛）等均能解痉止痛。

（5）中西医结合疗法：针灸、电针疗法、中草药等可帮助结石排出。

（6）体外冲击波碎石（ESWL）：近年来临床上广泛用于治疗尿石症的新方法。适用于下尿路无梗阻、肾功能检查血肌酐浓度小于265 μmol/L、急性尿路感染、手术残留或术后复发性肾结石。作用原理是通过X线或B超对结石定位,将冲击波聚焦后作用于结石,使结石裂解,成功率在90%以上。

护理要点:①ESWL治疗前应先控制感染。②正确定位,应选用低能量和限制每次冲击次数,若需再次治疗,间隔时间不少于7天。③治疗后注意观察,通过排尿情况及尿色、质、量判断肾受损情况,及时了解碎石后有无尿道梗阻及急性尿潴留。④注意观察排石过程中有无肾绞痛、发热及心肺功能损害。观察排尿情况,将每次尿液留于玻璃瓶内,仔细观察有无碎石排出,必要时可用纱布过滤尿液。⑤卧床休息1周,每天饮水2500 mL以上,鼓励多饮水,以利于碎石的排出。⑥定期复查尿路平片,了解治疗效果。

2. 手术治疗

(1) 非开放性手术:经皮肾镜、经输尿管镜取石,或经超声波碎石后取石,亦可与ESWL联合应用,治疗复杂性肾结石。

(2) 开放性手术:肾盂、肾实质、输尿管切开取石术、肾部分或全肾切除术。

【护理诊断/问题】

1. 疼痛 与疾病、排石过程有关。

2. 潜在并发症 肾实质损伤、出血、狭窄、周围脏器损伤。

3. 知识缺乏 与病人缺乏疾病知识有关。

【护理目标】

(1) 病人自述疼痛减轻,舒适感增强。

(2) 病人能复述尿石症的预防知识,并采取有利于结石预防的生活方式。

(3) 病人未发生并发症,若发生能够被及时处理。

【护理措施】

1. 减轻或消除疼痛 向病人解释疼痛与活动的关系,尽可能减少大幅度的运动,发作期间卧床休息。如分散注意力和放松,配合局部热敷、针灸等,使疼痛缓解。遵医嘱给予止痛和解痉药,观察并记录疗效。

2. 改善肾功能 指导病人积极配合非手术治疗促进溶石、排石。如多饮水,增加尿量;适当运动,体位排石;酸化尿液,内服利尿、排石的中草药和溶石药等,有利于防止感染性结石增大的作用。每次排尿时注意是否有结石排出,为了便于观察,最好将尿液排到透明容器内。

3. 加强观察 注意血压、脉搏、呼吸及神志变化;观察肾功能、尿量,以及注意保持水、电解质平衡,防止高血钾和水中毒;准确记录24 h尿量,一侧肾功能不全者更应严密随访健侧肾功能,非手术治疗无效、有频繁肾绞痛、血尿严重导致肾积水者,应做好手术切开取石的准备。

4. 保持尿液引流通畅 留置导尿管引流的病人应保持引流通畅,并做好相应护理。

5. 预防感染 术前应用抗生素药物控制急性尿路感染,观察病人有无发热、尿频、尿急、尿痛和脓尿等。术后一般留置导尿管引流,注意引流液性状及有无出血,如有尿外渗,应检查导尿管是否脱落、扭曲、折叠。

6. 预防术后出血 肾部分切除术后,至少卧床休息2周,防止肾实质出血。出血多时,留尿比色进行动态观察。

7. 并发症的护理 术后可能会发生肾实质损伤、出血、狭窄、周围脏器损伤等。①应注意观察造瘘管的引流,病人有无腹痛、血尿、发热、尿液引流不畅等。②保持肾造瘘管通畅,定时冲洗,每次冲洗量依肾积水与出血情况而定。③注意脉搏、血压及尿色,以了解肾内出血情况。

【健康教育】

1. 饮食指导 宣传饮食成分结构与结石的关系,以预防为主。

(1) 高钙结石:不宜食用牛奶、奶制品、精白面粉、巧克力、坚果等。

(2) 草酸结石:不宜食用浓茶、番茄、菠菜、芦笋,多食含纤维素丰富的食物。

(3) 尿酸结石:不宜食用高嘌呤食物,如动物内脏等,应进食碱性食品。

(4) 感染性结石:建议进食酸性食物使尿液酸化;应用脲酶抑制剂,以控制尿路结石增大;限制食物中磷酸的摄入,应用氢氧化铝凝胶限制肠道对磷酸的吸收,有预防作用。

2. 大量饮水 每天饮水 2500~3000 mL 甚至以上,适当运动以利于结石排出;保持每天尿量 2000~3000 mL 使尿液稀释,促进尿中晶体物质排出,同时起到冲洗尿路、减少感染发生的作用。

3. 药物预防 教会病人使用药物,防止结石的复发。对尿酸和胱氨酸结石在服药同时应检查 pH 值,作为预防时尿 pH 值应保持在 6.5,作为治疗时尿 pH 值应在 7~7.5 之间。

4. 复诊 遵医嘱定期进行尿常规、X 线或 B 超检查。观察有无复发及残余结石,若出现剧烈的肾绞痛,伴有恶心、呕吐、寒战、发热、尿液性状和气味改变等时应及时就诊。

【护理评价】

(1) 病人疼痛是否减轻。

(2) 病人是否能够复述尿石症的预防知识。

(3) 病人未发生并发症,若发生,能够被及时处理。

二、下尿路结石

【疾病概述】

下尿路结石包括膀胱结石和尿道结石。

病因和病理

1. 膀胱结石(calculus of bladder) 膀胱结石分为原发性膀胱结石和继发性膀胱结石两种类型。原发性膀胱结石以男孩见多,与营养不良和低蛋白饮食有关;继发性膀胱结石常见于前列腺增生、膀胱憩室、神经源性膀胱、长期留置导尿管或肾及输尿管结石排入膀胱等。

2. 尿道结石(calculus of urethra) 绝大多数来自肾和膀胱。多见于男性,尿道结石可直接损伤尿道引起出血,并引起梗阻和感染。

【护理评估】

(一) 健康史

评估病人的一般基本情况,全身和局部身体状况,所做辅助检查有无异常等。

(二) 身体状况

1. 排尿突然中断 排尿突然中断为典型症状。排尿时尿流突然中断,改变体位后可继续排出。

2. 排尿困难及膀胱刺激征 结石堵塞尿道内口,出现尿流不畅,结石损伤膀胱黏膜或合并感染,可出现血尿以及尿频、尿急、尿痛症状。

(三) 辅助检查

1. X 线检查 能显示绝大多数结石。

2. B 超检查 能显示结石声影像。

3. 膀胱镜 也可以用于诊断结石。

（四）治疗原则

1. 经膀胱镜碎石术 经膀胱镜钳夹碎石或液电碎石术是用于膀胱结石在 2 cm 以下者。

2. 耻骨上膀胱切开取石术 适用于结石过大、过硬或有膀胱憩室者；患儿及膀胱感染严重者，先做耻骨上膀胱造瘘术，以利于尿液引流，待病人情况好转后，再做耻骨上膀胱切开取石术；合并前列腺增生病人应同时解决前列腺增生所致的排尿不畅，单纯取石会导致结石复发。

【护理问题/诊断】

1. 急性疼痛 与结石刺激引起的炎症、损伤有关。

2. 潜在并发症 感染。

【护理要点】

（1）鼓励病人多饮水，增加尿量，指导病人采取舒适的排尿体位，如侧卧排尿，有助于缓解疼痛和排尿困难。

（2）耻骨上膀胱切开取石术后，应注意引流通畅，使膀胱保持在排空状态，以利于手术切口愈合；引流不畅、阻塞可造成切口裂开甚至尿瘘。

（3）应用抗生素控制感染，根据药物敏感试验选择相应抗生素进行抗感染治疗。

（4）护理并协助长期卧床留置导尿管的病人多做床上活动，以减少骨质脱钙，对预防结石形成有一定意义。

【护理目标】

经过治疗后病人自述疼痛缓解。

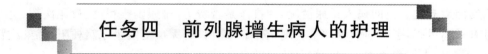

任务四　前列腺增生病人的护理

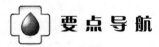

重点　前列腺增生病人的症状、体征及护理措施。

难点　前列腺增生病人的病理、生理、辅助检查、治疗原则。

情景案例

病人，男，67岁，退休教师，进行性排尿困难10年。近24 h不能排尿，尿液呈滴沥状排出，查体：下腹部膨隆，叩诊呈浊音，内裤被尿浸湿。

护理应用

(1) 本病例最可能的疾病诊断是什么?
(2) 病人主要的护理诊断有哪些?
(3) 本病例病人护理措施有哪些?

【疾病概述】

前列腺增生症(hyperplasia of prostate)又称前列腺良性肿大,是以排尿困难为主的老年男性常见病,一般在50岁以后出现临床症状。

(一) 病因

病因未完全明确。一般男性35岁以后,前列腺会有不同程度的增生,50岁以后会出现临床症状。目前认为高龄是前列腺增生的重要因素,其中男性激素、多种生长因子、类固醇激素受体等与前列腺增生均有一定的关系。

(二) 病理

前列腺增生主要是围绕尿道精阜的腺体增生,病变常见于两侧叶和中叶。

正常前列腺重约20 g,前列腺增生时可达30～200 g,增生程度与尿路梗阻的程度不一定成比例,而与增生的部位有关。两侧叶增生可使后尿道受压而延长、弯曲、管腔变窄,引起排尿不畅;中叶增生腺体向膀胱内突出,引起膀胱出口梗阻,导致排尿困难。梗阻和反流引起肾积水和肾功能损害,梗阻导致膀胱内残余尿增多易继发感染和结石。

【护理评估】

(一) 健康史

了解病人出现尿频及进行性排尿困难是否与气候变化、饮酒、吸烟、劳累致前列腺充血、水肿等诱发因素有关。询问病人排尿情况,如排尿是否费力、排尿困难程度、夜尿次数、是否每次排尿时有尿不尽感,了解前列腺增生程度,有无尿潴留,有无反复发生尿路梗阻、感染或肾功能损害,以评估病人接受手术的耐受性及治疗效果。

(二) 身体状况

1. 尿频　尿频是最常见的早期症状,尤以夜尿增多为特征。早期因前列腺充血刺激所引起,以后膀胱残余尿量增多,膀胱有效容量减少,尿频更加明显。

2. 排尿困难　进行性排尿困难是前列腺增生最主要的症状。轻者表现为排尿迟缓,尿呈滴沥状。梗阻加重后表现为排尿费力,射程缩短,尿线细而无力,排尿时间延长,排尿终末常有尿不尽感。

3. 尿潴留　严重梗阻者膀胱残余尿增多,长期可导致膀胱逼尿肌乏力,发生尿潴留并出现充盈性尿失禁。

4. 其他症状　合并感染时可出现膀胱刺激征以及血尿、高热、腰痛;合并膀胱结石表现为尿流中断,尿路梗阻加重;长期排尿困难导致严重肾积水、肾功能损害,可出现慢性肾功能不全;腹压增高引起腹股沟疝、脱肛、内痔等病变。

(三) 辅助检查

1. 直肠指检　直肠指检示前列腺增大,中央沟变浅或消失,表面光滑,质韧有弹性。此为简便而又重要的检查方法。

2. B超检查 帮助诊断前列腺的大小,尤其可判断中叶增生,并估计残余尿量。

3. 尿流动力学检查 尿流率测定可初步判断尿路梗阻程度,正常最大尿流率为 25 mL/s。若最大尿流率小于 15 mL/s,表示排尿不畅;小于 10 mL/s 提示严重梗阻,常是手术指征之一。检查最大尿流率时,要求一次排尿量大于 150 mL 才有诊断意义。

4. 前列腺特异性抗原(PSA)测定 可帮助诊断、排除前列腺癌。

5. 膀胱镜检查 可直接观察到前列腺增大的程度和部位,有助于诊断。对有血尿病人可排除合并膀胱肿瘤。

(四)治疗原则

1. 药物治疗 适用于轻度梗阻或难以耐受手术者。应用α受体阻滞剂、激素或采用射频和微波治疗,可减轻症状。

2. 手术治疗

(1)适应证:适用于药物治疗无效或残余尿大于 50 mL、最大尿流率小于 10 mL/s、屡发急性尿潴留或并发膀胱结石、肿瘤、肾功能不全者,应尽早手术。

(2)手术范围:手术摘除增生的前列腺部分而并非整个前列腺。①耻骨上经膀胱前列腺切除术:最为常用,可同时处理膀胱结石或肿瘤等膀胱内其他疾病;②经尿道前列腺电切术(TURP)或经尿道前列腺电气化术(TURVP):术后恢复快;③经会阴前列腺切除术:无腹部伤口疼痛,术后呼吸道并发症较少。其中尤以 TURP 手术创伤小,适用于高龄体弱者,是近年来前列腺增生治疗上的重大发现。

【护理诊断/问题】

1. **恐惧** 与疾病、手术有关。
2. **排尿障碍** 与尿路梗阻有关。
3. **术后出血** 与前列腺摘除有关。
4. **疼痛** 与手术切口、膀胱痉挛有关。
5. **潜在并发症** TURP 综合征、术后感染、尿漏。

【护理目标】

(1)病人恐惧症状缓解。

(2)病人恢复正常排尿。

(3)病人自述疼痛减轻。

(4)病人未发生并发症,若发生,能够被及时处理。

【护理措施】

1. 术前护理

(1)心理护理:应针对老年病人的特点,反复耐心解释手术的必要性,详细告知治疗方案,尤其是术前准备的重要性与手术效果的关系,使病人消除恐惧心理,保持良好状态,积极配合,做好术前准备。

(2)保持尿液引流的通畅:并发尿潴留、尿路感染或肾功能不全者,术前应留置导尿管或行耻骨上膀胱造瘘,达到引流尿液、控制感染、改善肾功能的目的,以期提高对手术的耐受性及效果。

(3) 多饮水：因长期尿潴留做膀胱造瘘或保留导尿管的病人，由于导尿管刺激和病程较长，抵抗力下降，已发生泌尿系统感染，术前应多饮水，勤排尿。每天饮水 2500～3000 mL，以增加尿量冲洗尿路，并应用抗生素预防感染。

(4) 增强手术耐受性：加强营养，适当运动；教会病人深呼吸及有效咳嗽、咳痰的方法，做肺功能检查并进行相应的治疗。戒烟酒，防止便秘。

2. 术后护理

(1) 减轻术后出血症状：①经耻骨上膀胱手术，常规放置尿道双腔气囊导管和膀胱造瘘管，作为引流尿液及冲洗膀胱之用。术后前列腺窝及膀胱也有出血可能，应定时观察血压、脉搏及尿色。气囊导管的气囊有压迫前列腺窝防止出血的作用。术后根据出血情况，间断或连续冲洗膀胱，需注意冲洗液应自尿道导管注入，由膀胱造瘘口排出，以免血块堵塞。②经尿道前列腺电切术，需留置三腔气囊导管，其中一腔充液起固定预防出血的作用，另两腔作为冲洗及引流尿液之用。一般持续冲洗 3 天左右，TURP 术后都有肉眼血尿，如果逐渐加深可能有活动性出血，应加快冲洗速度；必要时用消毒空针抽吸血块。

(2) 减轻疼痛：常因手术伤口或膀胱痉挛引起疼痛，应注意疼痛发生的时间、性质和程度、疼痛与冲洗或导尿管护理之间的关系。保持导尿管的正确引流位置，无牵拉、扭曲、受压、脱落、血块堵塞。膀胱痉挛时可适当减慢冲洗液速度，尿色较深时应加快冲洗速度，有阻力时不要加压冲洗。

3. 并发症的护理

(1) 预防 TURP 综合征：注意观察有无 TURP 综合征的发生，TURP 综合征是指因术中常规应用尿道冲洗液 50000～60000 mL，大量冲洗液被吸收后，血容量急剧增加，形成稀释性低钠血症，病人可在术后几小时内出现烦躁不安、恶心、呕吐、抽搐、痉挛、昏睡等症状，严重者可出现肺水肿、脑水肿、心力衰竭等，术后应严密观察病情变化，严格控制输液速度，遵医嘱应用脱水剂、利尿剂。

(2) 预防感染：观察有无畏寒、高热等症状；每天清洁尿道口 2 次，按时应用抗生素预防感染。

(3) 注意观察伤口敷料液体渗出情况：腹部切口由于持续冲洗液体渗出较多，敷料常湿透，应及时更换，保持干燥。术后平卧 3 天后改为半卧位，既有利于体位引流，减少腹胀，促进胃肠功能恢复，又有利于肺部气体交换，防止发生肺部并发症，也有利于伤口愈合。

【健康教育】

(1) 保持大便通畅，避免用力排便引起腹压增高，导致继发性出血，便秘时可口服缓泻剂。

(2) 前列腺电切除术后 6 周内应避免性生活、持重物、长途步行，禁烟酒。

(3) 导尿管拔除后可有暂时性尿失禁现象，告知病人可能与手术或炎症有关；指导病人按时服用抗生素，同时进行肛门括约肌收缩锻炼，尽快恢复排尿功能。

【护理评价】

(1) 病人是否恢复正常排尿，排尿是否通畅。

(2) 病人疼痛是否减轻或者消失。

(3) 病人未发生 TURP 综合征、出血等并发症或若发生，是否及时被发现和处理。

任务五　泌尿系统肿瘤病人的护理

 要点导航

重点　肾癌、膀胱癌病人的症状、体征及护理措施。
难点　肾癌、膀胱癌病人的病因、病理、辅助检查和治疗原则。

 情景案例

病人,男,50岁,染料厂工人,无痛性肉眼血尿5个月。尿脱落细胞检查:阴性。膀胱造影:膀胱两侧壁和底部多处见分叶状充盈缺损。

 护理应用

（1）本病例中病人患了什么疾病?
（2）该病人最佳的治疗方案是什么?
（3）该病人的主要护理诊断有哪些?
（4）该病人的护理措施有哪些?

一、肾肿瘤病人的护理

【疾病概述】
肾肿瘤多为恶性,在泌尿系统发病率仅次于膀胱癌。临床上常见的肾肿瘤有肾癌、肾盂癌和肾母细胞瘤。成人主要是肾癌,多发于40～60岁,小儿则多为肾母细胞瘤。

（一）病因

肾癌的确切病因尚不明确,其发病可能与吸烟、肥胖、职业接触、遗传因素等有关。

（二）病理

1. 病理类型

（1）肾癌:源于肾小管上皮细胞,主要分为两类,即透明细胞癌和颗粒细胞癌。
（2）肾盂癌:以移行上皮癌多见,约37%的病人常在同侧输尿管或膀胱出现肿瘤。
（3）肾母细胞瘤:发生于胚胎性肾组织,是上皮和间质组成的恶性混合瘤。

2. 转移途径

（1）肾癌局限在包膜内,恶性程度较小,穿透包膜后可经血液和淋巴结转移。

（2）肾盂癌因肾盂壁肌层很薄,周围淋巴组织丰富,常见早期淋巴结转移。

【护理评估】

（一）健康史

（1）病人症状与体征包括肾肿瘤三联征和肾外表现。

（2）病人营养状况有无消瘦、贫血、乏力等表现,实验室检查及腹部 B 超、CT 检查结果,有无转移灶的存在和肾功能不全情况,以评估病人手术效果及预后情况。

（3）病人及家属对手术的心理反应及其需求。

（二）身体状况

1. 血尿 间歇性无痛性肉眼血尿是肾盂癌最常见的早期症状,但对肾母细胞瘤则是晚期症状。

2. 疼痛 多有腰部钝痛或隐痛。若血块通过输尿管时可发生肾绞痛,肾癌晚期可出现骨转移性疼痛。

3. 肿块 肾母细胞瘤的突出症状是以腹部肿块为特点,肾癌仅有 20%～30% 可触及肿块,肾盂癌仅有 2%～5% 可触及增大的肾脏。

4. 肾外表现 发热、高血压、同侧精索静脉曲张、红细胞增多、肝大、肝功能损害等。

（三）辅助检查

1. B 超检查 可查出直径在 1.5 cm 以上的肿瘤,对早期诊断有意义。因简单方便,常作为人群普查筛选的方法。

2. X 线检查

（1）尿路平片:可见肾外形增大、不规则,偶有钙化影。

（2）尿路造影:可见患侧肾盂肾盏受肿瘤挤压有不规则变形、狭窄或充盈缺损,并且可了解同侧输尿管和对侧肾、输尿管和膀胱情况。

（3）CT 检查:对肾肿瘤的诊断具有重要价值,可准确测定肿块的大小、部位,了解邻近器官有无受累。

（4）肾动脉造影:肾盂癌可见输尿管口喷出血性尿,必要时经膀胱镜插管收集尿液进行细胞学检查。

（四）治疗原则

1. 手术治疗 根治性肾癌切除术是治疗肾癌和肾母细胞瘤的首选方式。手术范围包括肾周围筋膜和脂肪,连同肾门淋巴结。术前应先行肾动脉栓塞治疗。

2. 放疗、化疗 放疗、化疗对肾癌、肾盂癌效果不好,仅对肾母细胞瘤敏感。采用手术、放疗、化疗综合治疗,其 2 年生存率可达 60%～94%。

3. 免疫治疗 对转移癌有一定疗效。

【护理诊断/问题】

1. 恐惧 与病人心理有关。

2. 营养失调:低于机体需要量 与肿瘤、发热、手术有关。

3. 潜在并发症 感染、急性肾衰竭。

【护理目标】
(1) 病人恐惧症状缓解。
(2) 病人的营养状况得以维持或改善。
(3) 病人未发生并发症,若发生,能够被及时处理。

【护理措施】
1. 术前护理
(1) 心理护理:应了解病人和家属对肾肿瘤的认知程度,及时向病人和家属提供各种治疗信息,对不同时期肿瘤病人进行个体化心理疏导,创造舒适的环境,减轻和控制症状,增加病人的生活乐趣。
(2) 加强营养支持:术前进行常规检查,了解心、肺、肝、肾功能及全身情况,有无低蛋白血症、脱水、消瘦、营养不良等,进食高热量、高蛋白、丰富维生素、低脂肪饮食,以增加机体的抵抗力。

2. 术后护理
(1) 减轻疼痛:术后采取正确的体位,避免伤口受压,可让病人向健侧侧卧,使手术侧向上,或使用床上支架,妥善固定伤口引流管,防止牵拉、扭曲,疼痛严重时可遵医嘱给予止痛剂。
(2) 病情观察:严密观察病人生命体征的变化及伤口情况。巨大肿瘤切除后,腹膜后可能广泛渗血,术后应严密观察有无出血和休克征象。
(3) 预防并发症:鼓励病人深呼吸,协助病人有效咳嗽排痰;禁食期间做好口腔护理;术后2天卧床休息,第3天即可下床活动,有利于伤口引流;尽可能自己排尿,若因麻醉或血块堵塞引起排尿困难,给予导尿;手术切口渗血应及时更换敷料,应用抗生素预防感染。

【健康指导】
病人需要定期复查,如 B 超、CT 和血常规检查,有利于及时发现复发或转移。

二、膀胱癌

【疾病概述】
膀胱癌居泌尿系统肿瘤的首位,好发于 50~70 岁,男女比例为 4:1。

(一) 病因

1. 化学致癌物 经常接触染料、橡胶、塑料的中间产物,如 β-萘胺、联苯胺等,易发生膀胱癌。

2. 吸烟 吸烟是最常见的致癌因素。经测定吸烟者尿中有多种致癌的芳香胺衍生物,吸烟量越大,吸烟史越长,发生膀胱肿瘤的危险性也越大。

3. 其他 感染、结石、尿潴留可引起膀胱黏膜发生增生性改变;膀胱白斑、埃及血吸虫病的虫卵刺激,也是致癌诱因。

(二) 病理

1. 组织学类型 按组织学类型分为上皮和非上皮细胞性肿瘤。上皮细胞性肿瘤占 98%,其中绝大多数为移动细胞癌;非上皮细胞性肿瘤占 2%,由间质组织发生,好发于婴幼儿。

2. 分化程度 采用3级法:Ⅰ级分化良好,低度恶性;Ⅲ级低分化,高度恶性;Ⅱ级介于两者之间。无论分级如何,都有复发的倾向。

3. 生长方式 按生长方式分为原位癌、乳头状癌和浸润性癌。原位癌局限于黏膜内,无乳头也无浸润基底膜现象;移行细胞癌多为乳头状,低分化者常有浸润;鳞癌和腺癌为浸润性癌。不同生长方式可单独或同时存在。

4. 浸润程度 浸润程度与预后关系密切,是肿瘤(T)和病理(P)分期的依据,多采取TNM分期法。

5. 转移与复发 淋巴结转移最常见。血行转移多在晚期。肿瘤细胞分化不良和浸润深肌层后易发生转移与复发。

【护理评估】

(一) 健康史

(1) 病人及家属对尿流改道术是否理解,包括丧失主动排尿能力和排尿方式改变的感受。

(2) 病人营养状况,详细了解实验室检查和特殊检查的结果,有无消瘦、贫血、水和电解质紊乱,尤其是病人肠道钡剂检查,以了解拟用肠道有无病变。

(3) 病人是否能正确认识永久性造口和自我形象的改变,是否已能独立地进行造口自我护理及适应尿流改道术后的日常生活。

(4) 病人及家属对疾病相关知识和康复知识的掌握程度。

(二) 身体状况

1. 间歇性无痛肉眼血尿 间歇性无痛肉眼血尿是最常见和最早出现的症状,见于90%的病人。血尿常呈间歇性,病人常有"治愈"的错觉。血尿程度与肿瘤大小、数目、恶性程度并不一致。非上皮细胞性肿瘤血尿较轻。

2. 膀胱刺激症状 当肿瘤侵犯膀胱壁、肿瘤坏死破溃或合并感染时出现,常见于较晚期病人。

3. 排尿困难 膀胱颈部肿瘤或带蒂肿瘤阻塞膀胱出口时可发生排尿困难,以致尿潴留。

4. 晚期症状 贫血、消瘦、下肢水肿和下腹部肿块为膀胱癌晚期症状。

(三) 辅助检查

1. 尿脱落细胞检查 应取新鲜尿液标本。方法简便,可作为血尿病人的初步筛查方法。

2. 膀胱镜检查和活组织检查 膀胱镜检查和活组织检查是诊断膀胱癌的可靠方法。可直接观察肿瘤部位、大小和数目、肿瘤与输尿管口及膀胱颈部的关系,同时可做肿瘤活组织检查。

3. 影像学检查

(1) B超检查:可检测到大于0.5 cm的肿瘤,了解膀胱壁的厚度及浸润程度,可作为最初筛查方法。

(2) 排泄性尿路造影:可了解双肾及输尿管有无肿瘤,膀胱造影可见充盈缺损。

(3) CT、MRI检查:可发现肿瘤浸润的深度,局部以及远处的转移病灶;对评估肿瘤分期、治疗及预后有重要临床意义。

(四) 治疗原则

1. 手术治疗

(1) 经尿道膀胱肿瘤电切术(TURB)或电灼术:适用于肿瘤在2 cm以下的浸润表浅的Tis期及局限性的T1期膀胱肿瘤。

(2) 膀胱部分切除术:适用于多发的、较大的、不能经尿道切除的T1、T2期肿瘤,五年存活率T1期为100%,T2期为67%。

(3) 全膀胱切除术:适用于多发的复发快的 T2、T3 期肿瘤。切除范围除膀胱外,还包括前列腺和后尿道,以减少尿道残端肿瘤的复发,同时行尿流改道术。

(4) 膀胱内药物灌注治疗适应证:表浅的、单发的 T1 期膀胱肿瘤;保留膀胱手术的病人术后采用膀胱内灌注药物以防复发。常用药物有丝裂霉素、阿霉素、羟喜树碱等,药物加生理盐水注入膀胱后,保留 2 h,每 30 min 变换体位。每周灌注 1 次,8 次为 1 个疗程。

2. 其他 放疗、化疗。

【护理诊断/问题】

1. 恐惧 与对癌症的恐惧、害怕手术有关。

2. 自我形象紊乱 与术后尿流改道有关。

3. 营养失调:低于机体需要量 与血尿有关。

4. 潜在并发症 高氯性酸中毒、肠梗阻、逆行感染。

【护理目标】

(1) 病人焦虑减轻。

(2) 病人的营养状况得以维持。

(3) 病人能接受排尿方式的改变。

(4) 病人未发生并发症或并发症被及时处理。

【护理措施】

1. 术前护理

(1) 心理护理:膀胱全切除肠道代膀胱术或输尿管皮肤造口术后都会使病人主动排尿能力丧失,尿流改道后带来不便,护士应针对病人的心理反应,让病人了解手术过程与方法,消除病人对手术的恐惧,多介绍其他行尿流改道术成功的病例。

(2) 加强营养支持:血尿和全膀胱切除术创伤大、失血多,且病人大多病情严重,术前应注意改善病人营养状况,以提高手术的耐受性,增加机体抵抗力。

(3) 肠道准备:让病人了解肠道准备的重要性,积极主动配合做好术前各项检查,包括肠道钡剂检查,排除肠道机械性病变的存在。有肠道寄生虫病时,要进行驱虫治疗。按结肠手术要求,常规做好肠道准备。手术日早晨勿排空膀胱,以利于术中辨认,并且留置导尿管和肛管。女性病人应用消毒液清洁阴道。

2. 术后护理

(1) 心理护理:术后早期,应协助病人管理尿液排泄,对缓解病人顾虑、使其学会自我管理、恢复正常生活自理能力有直接且积极的作用。

(2) 加强病情观察:维持术后生命体征平稳,定时测量血压、脉搏,维持水、电解质和酸碱平衡,记录 24 h 尿量。

(3) 保持有效引流:注意各种引流导管在体内引流的部位和作用并予以明确标记。两侧输尿管支架管经代膀胱将尿液直接引流出体外,对输尿管吻合口起支持和保护作用,一般术后 2 周拔除;代膀胱内留置肛管或乳胶管,用于引流代膀胱内的肠液及可能漏入的尿液,一般术后 1 周拔除,换用腹壁造口袋;耻骨间隙引流管为引流手术区的渗出液,接负压吸引瓶,术后 2～3 天引流液减少时可拔除。

3. 预防术后并发症

(1) 防止发生高氯性酸中毒:膀胱全切除直肠代膀胱者,因肛门括约肌的作用,尿液可潴留在直肠内,增加了肠道黏膜对尿液电解质的重吸收,可造成高氯性酸中毒,故术后应定期监测血电解质变化,及时纠正。

(2) 防止发生肠瘘、肠梗阻:术后常因渗尿并发吻合口感染,或肿瘤细胞浸润引起吻合口瘘。应保持代膀胱导管的引流有效、通畅。如遇肠管分泌黏液引起导管堵塞,可用3%碳酸氢钠冲洗,每天3~4次,每次20~30 mL,或重新更换导管;同时应用抗生素预防感染,术后禁食,胃肠减压,观察肠鸣音,注意病人主诉,有无腹胀及肠蠕动,恢复正常后给予流质饮食。

【健康教育】

1. 自我护理　尿粪合流病人应注意肛周皮肤的保护和清洁,防止发生皮炎。代膀胱留置的肛管和乳胶管拔除后改为腹壁造口袋的病人应注意造瘘口周围皮肤护理,保持清洁,定期更换尿袋。

2. 预防复发　禁止吸烟,避免接触外源性致癌物质,大量饮水以稀释致癌物质,服用维生素C、维生素B_6及酸果汁以酸化尿液,可起到一定的预防肿瘤复发的作用。

3. 综合治疗　对已行手术治疗的病人,定期做膀胱灌注治疗,治疗期间复查白细胞及血小板计数。

4. 定期复查　向病人说明膀胱癌术后易复发,而复发仍有治愈可能,定期复查可以早期发现,所以术后3个月至6个月必须定期复查。

【护理目标】

(1) 病人的焦虑是否减轻。

(2) 病人是否获得足够的营养。

(3) 病人是否能够接受排尿方式改变。

(4) 病人未发生出血、感染等并发症或若发生,能够被及时处理。

直通护考

1. 少尿的定义是24 h尿量(　　)。
   A. <100 mL　　B. <400 mL　　C. <1000 mL　　D. <1500 mL　　E. <2000 mL

2. 病人,男,45岁。不慎从高处坠落伤及右腰肋处,感觉腰腹部疼痛,急诊就医。查体:面色苍白,脉搏112次/分,血压82/50 mmHg,右侧上腹部稍隆起,有压痛,无反跳痛,轻度肌紧张。B超检查:右肾轮廓不清,右肾周中度积液。血常规示血红蛋白92 g/L。尿常规示尿外观红色,镜检示红细胞计数满视野。此病人应考虑为(　　)。
   A. 肝损伤　　　　　　　　B. 上行结肠损伤　　　　　　C. 右下肺挫伤
   D. 右肾损伤　　　　　　　E. 胆囊损伤

3. 病人,男,50岁,排尿过程中突然尿流中断,疼痛剧烈,改变体位后又可排尿,此病人应考虑为(　　)。
   A. 肾结石　　　　　　　　B. 输尿管结石　　　　　　　C. 膀胱结石
   D. 后尿道结石　　　　　　E. 前尿道结石

4. 老年男性出现急性排尿困难,最常见的原因是(　　)。
   A. 前列腺增生　　　　　　B. 尿道结石　　　　　　　　C. 尿道狭窄
   D. 膀胱结石　　　　　　　E. 膀胱颈部纤维增生

5. 病人,男,67岁,进行性排尿困难4年,尿闭2 h,门诊以急性尿潴留、前列腺增生收入院。护士为其留置导尿管,导尿管终点应保留的部位是(　　)。

A. 前列腺　　B. 睾丸　　C. 膀胱　　D. 输尿管　　E. 肾盂

6. 肾癌血尿的特点是（　　）。

A. 镜下血尿　　　　　　B. 终末血尿　　　　　　C. 全程肉眼血尿

D. 持续性全程血尿　　　E. 间歇性无痛性全程肉眼血尿

（付克菊　左欢）

项目十六　运动系统疾病病人的护理

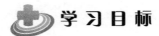

知识目标
(1) 掌握骨折的临床表现、急救处理和防治要点。
(2) 掌握关节脱位的临床表现和防治要点。
(3) 熟悉骨折和关节脱位的病因、分类。
(4) 熟悉骨折的并发症、一般护理措施,以及各种复位、固定的护理要点。
(5) 熟悉化脓性骨髓炎、骨与关节结核,以及颈肩腰腿痛疾病病人的临床表现、治疗原则及护理措施。
(6) 了解骨肿瘤的临床特点与护理措施。

能力目标
(1) 运用护理程序对运动系统疾病病人进行整体护理。
(2) 配合医生做好运动系统疾病病人治疗方法的护理工作。

素质目标
(1) 护理运动系统疾病病人时应表现出爱护和尊重,能做好健康教育及康复指导。
(2) 配合医生做好运动系统疾病病人治疗方法的护理工作。

运动系统疾病是指发生于骨、关节、肌肉、韧带、肌腱、软骨以及营养和支配它们的血管、神经的疾病。随着医学的发展、生活条件的改善和寿命的延长,运动系统不同疾病的发病率也发生了变化,如20世纪四五十年代多发的骨结核、化脓性骨髓炎及脊髓灰质炎后遗症等现均已少见,老年骨折、骨关节病、颈肩腰腿痛疾病的发病率相对提高。随着交通工具的高速发展,创伤的发病率有所提高。

任务一　骨折病人的护理

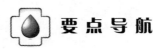

重点　骨折的临床表现、急救处理。

难点 骨折的愈合过程。

情景案例

病人：李先生　性别：男　年龄：36岁　体重：70 kg　床号：19

病人因12 h前骑自行车不慎摔倒，当即感到右小腿疼痛剧烈，移动肢体时疼痛加重。查体：右小腿肿胀明显，肢体畸形，压痛明显，活动受限。X线检查显示右胫、腓骨中段骨折。经闭合复位后右小腿管型石膏固定。目前患肢肿胀严重。

护理应用

（1）如何对该病人进行病情观察？
（2）石膏固定后常见的并发症有哪些？

【疾病概述】

骨质的连续性发生部分或全部中断称为骨折。

一、病因及分类

1. 病因

（1）直接暴力：外界暴力直接作用的部位发生骨折，如压轧、车祸、撞击等。

（2）间接暴力：暴力通过传导、杠杆、旋转和肌收缩使肢体远处发生骨折，如跌倒时手掌着地致桡骨远端骨折或肱骨髁上骨折。

（3）积累劳损：长期、反复、轻微的直接或间接损伤使肢体某一特定部位骨折（疲劳骨折）。如长期行军导致第2、3跖骨及腓骨下1/3骨干骨折。

（4）骨骼病变：骨骼本身发生病变后，当受到轻微外力甚至正常活动时即可发生骨折，称为病理性骨折，如骨髓炎、骨肿瘤等。

2. 分类

1）根据骨折处皮肤、黏膜的完整性分类

（1）闭合性：骨折处皮肤或黏膜完整，骨折断端与外界不通。

（2）开放性：骨折处皮肤或黏膜破坏，骨折断端与外界相通，易引起感染。

2）根据骨折的程度和形态分类

（1）不完全中断：①裂缝骨折，多见于颅骨、肩胛骨；②青枝骨折，多见于儿童。

（2）完全中断：可分为横形骨折、斜形骨折、螺旋形骨折、粉碎性骨折、裂缝骨折、青枝骨折、嵌插骨折、压缩性骨折等（图16-1）。

3）根据骨折端稳定程度分类

（1）稳定性骨折：骨折端不易移位或复位后不易再发生移位，如裂缝骨折、横形骨折及嵌插骨折等。

（2）不稳定性骨折：骨折端易移位或复位后易再发生移位，如斜形骨折、螺旋形骨折、粉碎性骨折等。

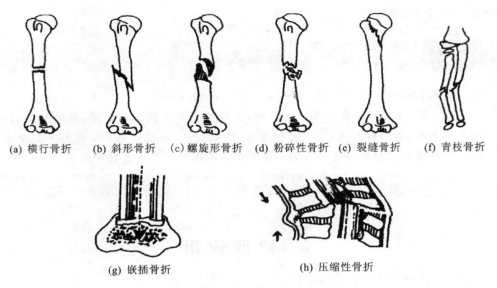

图 16-1 骨折形态分类

骨折移位包括成角移位、侧方移位、缩短移位、分离移位、旋转移位等(图 16-2)。

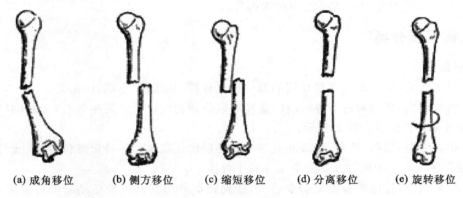

图 16-2 骨折移位

4）根据骨折后时间长短分类

（1）新鲜性骨折：发生在 2 周内的骨折。

（2）陈旧性骨折：发生在 2 周后的骨折。

二、骨折的愈合分期

1. 血肿炎症机化期 骨折端形成的血肿与局部坏死组织引起无菌性炎性反应，纤维蛋白渗出，毛细血管增生，成纤维细胞、吞噬细胞侵入，逐步清除机化的血肿，形成肉芽组织，进而演变转化为纤维结缔组织，使骨折两端连接在一起。此期约需 2 周。

2. 原始骨痂形成期 膜内化骨形成内、外骨痂，软骨内化骨形成环状、髓腔内骨痂。此期骨痂能抵抗肌肉收缩及成角、剪力和旋转力，达到临床愈合。此期需 4～8 周。

3. 骨痂改造塑形期 随着肢体活动和负重加大，应力轴线上的骨痂不断得到加强，应力轴线以外的骨痂逐渐被清除，并且骨髓腔重新沟通，恢复骨的正常结构，达到骨性愈合。此期需 8～12 周。

三、并发症

(一) 早期并发症

1. 休克　股骨干骨折、骨盆骨折等出血量较大,易引起失血性休克。

2. 重要内脏器官损伤

(1) 肺损伤:肋骨骨折刺破肺引起胸闷、血胸或血气胸,出现严重的呼吸困难。

(2) 膀胱和尿道损伤:骨盆骨折所致。

(3) 直肠损伤:骶尾骨折所致。

3. 重要周围组织损伤

(1) 重要血管损伤:肱动脉、腘动脉、胫前或胫后动脉。

(2) 周围神经损伤:肱骨中下1/3交界处骨折损失桡神经;腓骨颈骨折损失腓总神经。

(3) 脊髓损伤:脊柱骨折和脱位的严重并发症。

4. 脂肪栓塞综合征　骨折端血肿张力大,使骨髓腔内脂肪粒进入破裂的静脉内,可引起肺、脑血管栓塞。临床表现为神志不清、昏迷、呼吸困难和低氧血症等,病情危急甚至死亡。

5. 骨筋膜室综合征　筋膜室综合征又称急性筋膜间室综合征、骨筋膜间隔区综合征。骨筋膜室是指由骨、骨间膜、肌间隔和深筋膜所构成。骨筋膜室内的肌肉、神经因急性缺血、缺氧而产生的一系列症状和体征。多见于前臂掌侧和小腿。

(二) 晚期并发症

1. 关节僵硬　关节僵硬是骨与关节损伤最为常见的并发症,及时拆除外固定和积极进行功能锻炼是预防和治疗关节僵硬的有效方法。

2. 愈合障碍　由于固定或复位不当,软组织嵌入、骨折处血供不良、断端分离等原因。

3. 损伤性骨化　又称骨化性肌炎,可导致关节活动功能障碍。

4. 创伤性关节炎　发生在关节内的骨折,易引起创伤性关节炎。

5. 缺血性骨坏死　如头下型股骨颈骨折等,易引起股骨头缺血坏死。

6. 缺血性肌挛缩　缺血性肌挛缩是骨折最严重的晚期并发症之一,是骨筋膜室综合征处理不当的严重后果。

7. 其他　如坠积性肺炎、褥疮、下肢深静脉血栓形成、感染等。

四、骨折防治要点

1. 急救处理　原则是用简单而有效的方法抢救生命、保护患肢、安全转运,便于后续治疗。

(1) 抢救生命:首先抢救生命,如窒息、心脏骤停、大出血、休克等,应立即进行胸外心脏按压和人工呼吸;昏迷病人应保持其呼吸道通畅,及时清除其口咽部异物,开放性骨折病人伤口处可有大量出血,可用敷料加压包扎止血。

(2) 包扎伤口:开放性伤口的出血应立即用消毒纱布或干净布包扎伤口,以防伤口污染。伤口表面的异物要清除掉,外露的骨折端不要立即还纳,以免污染深层组织。四肢大血管出血使用止血带时,每扎1 h,要放开1~2 min,以免引起肢体的缺血。

(3) 妥善固定:患肢固定后可减轻疼痛,避免造成对血管、神经的损伤,用夹板或就地取材固定伤肢;急救时的固定是暂时的,不要求对骨折进行现场准确复位;开放性骨折有骨端外露更不宜复位而应原位固定。

(4) 迅速转运：现场救护后，应将伤员迅速、安全地转运到医院救治。转运途中要注意动作轻稳，防止震动，以减少伤员的疼痛；注意保暖。脊柱骨折或可疑脊柱骨折的病人搬运时用滚动法或平托法：必须3人用手分别托扶病人的肩、背、臀、下肢等部位，动作一致，避免躯干屈曲或扭转，将病人移到硬板担架上，如果有颈椎骨折，还需要另一个人牵托其头部，移至硬担架后，颈两侧用沙袋固定，防止颈部扭转(图16-3)。

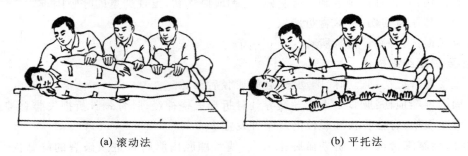

(a) 滚动法　　　　　　　　　(b) 平托法

图 16-3　脊柱骨折的正确搬运方法

2. 骨折治疗三大原则　骨折治疗三大原则包括复位、固定、康复治疗(功能锻炼)。

1) 复位　将移位的骨折端恢复到正常或接近正常的解剖位置，重建骨的支架作用，是骨折治疗的首要步骤。根据骨折的部位和类型，常用的复位方法有以下三种。

(1) 手法复位：最为常用。

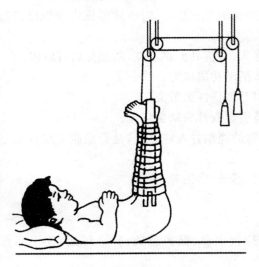

(2) 持续牵引复位：既有复位作用，又有固定作用。①持续皮牵引：用贴敷于病人皮肤上的胶布或牵引带包捆于病人皮肤上，利用其与皮肤的摩擦力，通过滑轮装置，在肢体远端施加持续引力传递到骨骼上，以达到整复和维持复位的治疗方法(图16-4)。②持续骨牵引：a.颈椎骨折脱位——枕颈带或颅骨牵引；b.复位困难的肱骨髁上骨折——尺骨鹰嘴骨牵引；c.股骨开放性骨折——大腿皮肤牵引或胫骨结节骨牵引；d.胫骨开放性骨折——跟骨牵引(图16-5)。

(3) 手术复位：手术复位可达到理想的解剖复位效果，但手术操作不当有可能加重损伤。因此手术要严格掌握适应证。对手法复位失败、合并血管神经损伤、关节内骨折对位不良、骨不连者，可采用手术复位。

图 16-4　悬吊皮牵引法

2) 固定

(1) 外固定：①小夹板：优点是固定可靠、骨折愈合快、功能恢复好，治疗费用低，并发症少。缺点是若绑扎太松或固定垫应用不当，易导致骨折再移位；绑扎太紧，易导致并发症。②石膏绷带：优点是可根据肢体的形状塑形，固定作用可靠，可维持较长时间。缺点是无弹性，不能调节松紧度，固定范围较大，一般需超过骨折处上、下关节，无法进行关节活动和功能锻炼，易引起关节僵硬。③外展架：多用于开放性骨折、闭合性骨折伴广泛软组织损伤者。

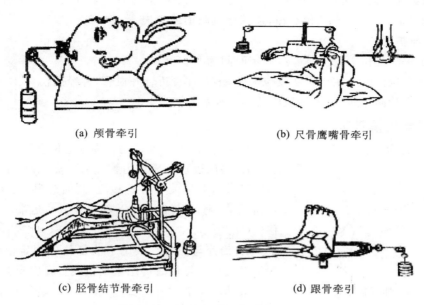

图 16-5　骨牵引常用穿针的位置

(2) 内固定:内固定主要用于手术切开复位后,采用金属内固定物,如接骨板、螺丝钉、加压钢板等。骨折愈合后,多数需再做一次手术拆除内固定物。

3) 功能锻炼

(1) 早期:1~2周内,目的是促进患肢血液循环,消除肿胀,防止肌肉萎缩,应以患肢肌肉主动舒缩活动为主,原则上骨折处上、下关节暂不活动。

(2) 中期:2周以后,开始进行骨折处上、下关节活动,强度和范围逐渐增加,应在医护人员指导和健侧肢帮助下进行,以防肌肉萎缩和关节僵硬。

(3) 晚期:达到临床愈合标准,外固定物已拆除,恢复正常功能。

五、常见的骨折

(一) 肱骨髁上骨折

肱骨髁上骨折是指肱骨干与肱骨髁的交界处发生的骨折,儿童多见。常见的类型为伸直型,由跌倒时手掌着地,肘关节半屈,间接传导至肱骨髁上而发生的骨折。

1. 临床表现　骨折后肘部肿胀、疼痛、畸形,肘关节活动障碍,但肘后三点关系正常。若合并血管、神经损伤可出现神经支配区域感觉减弱或消失及活动障碍。

2. 治疗　一般采取手法复位和肘关节屈曲位外固定。对肿胀明显者,先行尺骨鹰嘴骨牵引,消肿后再行手法复位、固定,如有血管、神经损伤者需手术治疗。密切观察患肢情况,警惕骨筋膜室综合征的发生。

3. 康复训练　伤后1周内可活动手指及腕关节,4周后拆除外固定物后练习肘关节屈伸活动。手术切开复位内固定病人,术后2周可活动肘关节。

(二) 肱骨干骨折

肱骨干骨折是指肱骨外科颈以下2 cm至肱骨髁上2 cm之间的骨折。多发于骨干的中、上段。肱骨中下1/3骨折易合并桡神经损伤,肱骨下1/3骨折易发生骨不连。

1. 临床表现 局部可出现肿胀、疼痛、皮下淤斑及功能障碍。合并桡神经损伤,可出现垂腕、拇指不能外展,以及手背桡侧、虎口皮肤感觉减退或消失。

2. 治疗与护理

（1）采用手法复位、小夹板固定,固定时间为6～8周。

（2）切开复位内固定用于手法复位失败、多发性骨折合并血管、神经损伤者。

（3）固定后抬高患肢,可减轻肢体的疼痛和水肿。

（三）桡骨远端骨折

桡骨远端骨折是指桡骨远端3 cm以内的骨折,老年人多见。临床上伸直型骨折常见。

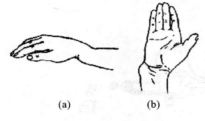

(a)　　(b)

图16-6　伸直型骨折

1. 临床表现 表现为腕关节疼痛、肿胀及功能障碍。伸直型骨折时见关节明显移位,侧面观呈"餐叉"样畸形,正面观呈"刺刀"样畸形。X线可见骨折远端向桡侧、背侧移位（图16-6）。

2. 治疗与护理 采用手法复位外固定治疗为主,很少手术治疗。复位后可用小夹板或石膏固定2周,再改为腕关节功能位继续固定2～4周后才能进行功能锻炼。

（四）股骨颈骨折

股骨颈骨折是指股骨头下至股骨颈基底部之间的骨折,多发于老年人,尤以老年女性较多。

1. 分类

（1）根据X线显示的骨折线股骨颈骨折分为头下型、经颈型、基底型三种类型（图16-7）。头下型最容易出现股骨头缺血坏死。

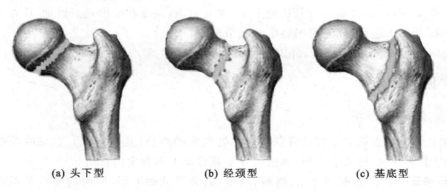

(a) 头下型　　(b) 经颈型　　(c) 基底型

图16-7　股骨颈骨折按骨折线分类

> **知识链接**
>
> Pauwels角是指远端骨折线与两髂嵴连线的延长线所形成的角度。角度越大,剪力越大,骨折越不稳定。

（2）根据骨折线的角度股骨颈骨折分为内收型和外展型两种类型。内收型骨折（Pauwels角大于50°）属于不稳定性骨折,外展型骨折（Pauwels角小于30°）属于稳定性骨折。

2. 临床表现 髋部疼痛、活动障碍,患肢短缩、内收、外旋畸形。

3. 治疗与护理

(1) 非手术治疗:嵌插骨折或移位不明显者可做6~8周的持续皮牵引,对于病情很差的高龄病人、手术不能耐受者采用穿丁字鞋、下肢皮肤牵引等。

(2) 手术治疗:对于骨折有移位或不稳定性骨折者采用手法复位后内固定;股骨头坏死者行人工全髋关节置换术。

(3) 护理要点:非手术治疗的病人8周后可逐渐在床上坐起,坐起时双腿不能交叉或盘腿,3个月后可逐渐使用拐杖,患肢在不负重的情况下练习行走,6个月后可弃拐杖行走。行人工全髋关节置换术的病人,2~3周后允许下床,指导病人在有人陪伴下正确使用助行器或拐杖行走,骨折完全愈合后患肢方可持重。

(五) 脊柱骨折

脊柱骨折指发生在颈椎、腰椎、胸椎的骨折,可造成椎体压缩性骨折或粉碎性骨折,严重者伴有关节突脱位或脊髓损伤。

1. 临床表现 病人有严重的外伤史,受伤部位有疼痛感,颈部活动受限,腰背部肌肉痉挛,病人不能翻身起立,受伤脊椎部位有压痛、肿胀和局限性后突畸形。通过X线、CT、MRI检查可了解脊柱骨折的部位、移位程度及有无脊髓损伤等情况。

2. 治疗与护理 根据骨折的部位、移位程度和有无脊髓损伤等,采取牵引、卧床休息和腰背肌锻炼或手术治疗。脊柱骨折、脊髓损伤多有严重的合并症;颅脑损伤、胸腹部损伤、四肢血管破裂出血等可危及生命,此时应首先抢救生命,然后处理局部的损伤。

【护理评估】

(一) 健康史

评估病人骨折的病因、骨折的类型、骨折后的身体状况及急救处理过程。

(二) 身体状况

1. 全身表现

(1) 休克:较大的骨折或多发性骨折可引起失血性休克和神经性休克,如骨盆骨折、股骨干骨折等。

(2) 发热:病人体温一般不超过38 ℃,超过38 ℃提示有感染的可能。

2. 局部表现

(1) 骨折的一般体征:①疼痛与压痛;②肿胀及淤斑;③功能障碍。

(2) 骨折的专有体征:①畸形,如患肢缩短、异常成角、旋转畸形等。②反常活动(假关节活动),肢体非关节部位出现不正常的类似关节样活动。③骨擦音或骨擦感。以上三种体征只要发现其中之一,即可确诊。

(三) 骨折的检查

1. X线检查 骨折的首选检查方法。X线检查对诊断和治疗具有重要价值,一般应拍摄包括邻近一个关节在内的正、侧位片及特殊位置或对侧相应部位对比的X线片。

2. CT检查 腰椎间盘突出症首选的检查方法。

3. MRI检查 颈腰椎神经、血管(软组织)及股骨头坏死早期可见水肿。

4. 核素骨扫描 转移癌应观察有无全身骨转移。

【护理诊断/问题】

1. 疼痛　与骨折端的刺激、肿胀压迫、固定不当有关。

2. 焦虑　与肢体活动受限、残疾、生活不能自理有关。

3. 潜在并发症　感染、休克、关节僵硬、创伤性关节炎、缺血性骨坏死、缺血性肌肉挛缩等。

【护理目标】

(1) 病人的疼痛得到缓解。

(2) 病人的并发症得到及时发现和处理。

(3) 病人了解骨折及康复的相关知识。

【护理措施】

1. 一般护理

(1) 心理护理：对病人进行心理疏导，安定情绪，消除顾虑，使其配合治疗。

(2) 饮食护理：给予病人高蛋白、低脂肪、低糖、多维生素、易消化饮食，轻度吞咽困难者给予流质或半流质饮食，病人进食宜慢，以免发生呛咳。昏迷、吞咽困难者视病情给予鼻饲。

(3) 卧床护理：病人取侧卧位或头偏向一侧，及时清除口腔分泌物、呕吐物，必要时行气管切开；保持口腔、皮肤清洁，做好大小便的护理，预防压疮，避免呼吸系统和泌尿系统感染；有感觉障碍的肢体禁止使用热水袋；瘫痪肢体保持功能位，定时进行肢体按摩；被动运动者鼓励其尽早主动运动，预防肌肉萎缩及肢体挛缩畸形。

(4) 疼痛护理：病人疼痛时观察其全身和局部情况，针对疼痛的不同原因对症处理，以减轻疼痛。可采用抬高患肢及物理疗法等。

2. 手术前后的护理

(1) 术前备皮：骨科手术采取严格无菌手术，在术前2~3天进行备皮。

(2) 术后护理：①严密监测生命体征的变化；②观察患肢的末梢血运情况，检查局部的皮肤温度、活动度及患肢远端感觉；③术后观察伤口的渗出情况，有无红、肿、热、痛等感染征象。

3. 石膏绷带固定的护理

(1) 清洗病人皮肤，若有伤口应提前更换敷料。

(2) 帮助病人维持肢体于功能位。

(3) 将石膏卷放置于35~40℃温水中浸没，待石膏卷内气泡排尽后，用双手握住石膏卷两端取出，挤出石膏卷内过多水分后使用。

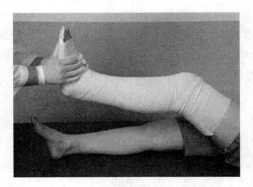

图16-8　石膏绷带固定法

(4) 自肢体近端向远端包扎，绕肢体时每圈压上一圈的1/3，松紧度均匀。

(5) 石膏绷带包扎完毕后，应在石膏上注明骨折情况和日期。

(6) 包扎石膏绷带过程中，助手可用手掌托扶肢体(图16-8)，不可用手指顶压石膏，以免产生局部压迫而发生溃疡；石膏绷带未凝结坚固前，不应改变肢体位置，特别是关节部位，以免石膏折断。

4. 石膏绷带固定后的护理

(1) 观察石膏绷带固定肢体远端皮肤的颜色、温度、毛细血管充盈度、感觉和指(趾)的运动功能。

(2) 因肢体肿胀消退引起石膏过松失去固定作用时,应及时更换。

(3) 石膏绷带固定过程中,应进行主动肌肉舒缩锻炼,未被固定的关节应早期活动。

5. 持续牵引病人的护理

(1) 观察病情:观察肢体远端颜色、温度、感觉和运动功能。

(2) 对抗牵引:一般将床尾抬高 15～30 cm 以对抗牵引力量。

(3) 随时观察牵引的有效性,注意牵引绳是否滑脱、牵引锤是否拖地等现象。

(4) 骨牵引针两端套上胶盖小瓶,以防划破对侧肢体,针孔处血痂不要去除,用无菌敷料覆盖,每天滴 70% 乙醇 1～2 次,预防感染。

【健康教育】

(1) 根据不同部位的骨折情况进行相应的康复护理指导。

(2) 向病人讲解戒烟酒的重要性。

(3) 向病人讲解有关骨折的治疗、康复知识及注意事项。

(4) 调整膳食结构,对病人进行饮食指导,保证营养的供给。

(5) 做好出院指导,嘱病人定期复查。

任务二　关节脱位病人的护理

重点　关节脱位的临床表现。
难点　关节脱位的防治要点。

情景案例

病人:张某　性别:男　年龄:38 岁　体重:48 kg　床号:16

病人因车祸致左侧髋关节疼痛、活动受限 1.5 h 由急诊收入院。查体:左下肢短缩,呈屈曲、内收、内旋畸形,未见反常活动,未触及骨擦感。辅助检查:双侧髋关节正位片示左侧髋关节盂空虚,股骨头脱于髋臼上缘。

护理应用

(1) 该病人的初步诊断是什么?需要与哪些疾病鉴别?

(2) 关节脱位的防治要点有哪些?

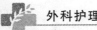

【疾病概述】

构成关节的上下两个骨端失去正常的对合关系称为关节脱位。

一、病因及分类

1. 病因

（1）创伤性脱位：外来暴力作用于正常关节而致的脱位，如跌倒时手掌着地使肘关节脱位等。

（2）先天性脱位：胚胎发育异常或胎儿在母体内受外界因素影响引起，如先天性髋关节脱位是股骨头在关节囊内丧失其与髋臼的正常关系，以致在出生前及出生后不能正常发育。

（3）病理性脱位：关节病变使关节结构破坏而发生的脱位。

（4）习惯性脱位：创伤性脱位时，由于关节囊及韧带在骨性附着处撕脱、松弛，关节存在不稳定因素，受轻微外力作用即可致反复脱位。

2. 分类

（1）按脱位后时间分类：①新鲜性脱位：脱位时间在3周内。②陈旧性脱位：脱位时间在3周以上。

（2）按脱位后关节腔是否与外界相通分类：①闭合性脱位：脱位后关节腔与外界不相通。②开放性脱位：脱位后关节腔与外界相通。

（3）按脱位程度分类：①全脱位：关节面对合关系完全失常。②半脱位：关节面对合关系部分失常。

二、临床表现

1. 一般表现 疼痛、肿胀、功能障碍。

2. 特征表现 ①畸形：关节脱位后肢体出现旋转、内收或外展以及外观变长或缩短等畸形，与健侧不对称。②弹性固定：关节脱位后，未撕裂的肌肉和韧带可将脱位的肢体保持在特殊的位置，被动活动时有一种抵抗和弹性的感觉。③关节盂空虚：因关节的骨端发生了移位，触摸到关节盂部位空虚。

三、实验室检查

X线检查：关节正侧位片可确定有无脱位、脱位的类型和有无合并骨折，注意防止漏诊和误诊。

四、防治要点

关节脱位的治疗原则是复位、固定、功能锻炼。

1. 复位 手法复位要尽早、及时进行，对合并关节内骨折、软组织嵌入、陈旧性脱位，以及手法复位失败者，可行切开复位。

2. 固定 适当固定2~3周，以利于软组织修复，避免发生习惯性脱位。

3. 功能锻炼 及时进行功能锻炼，以恢复关节功能。固定期间进行关节周围肌肉的伸缩活动和患侧肢体其他关节的主动活动。解除固定后逐渐加强患侧肢关节的主动功能锻炼，可给予理疗、中药熏洗等。

五、常见关节脱位

(一) 肩关节脱位

1. 病因　上臂外展、外旋时受间接或直接暴力冲击,可致前脱位。

2. 临床表现　畸形、弹性固定、关节腔空虚。局部表现为疼痛、不能活动,呈"方肩"畸形(图16-9),原关节盂处空虚。杜加试验(Dugas征)呈阳性:被动置患侧手掌于健侧肩部,患侧肘部不能贴近胸壁;或将患侧肘部贴近胸壁,其手掌不能搭至健侧肩部。

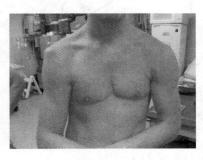
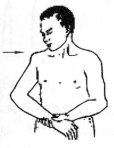

图16-9　肩关节前脱位呈"方肩"畸形

3. 治疗与护理　可采用足蹬复位法(图16-10)。复位后,将患肢贴近胸壁,曲肘90°悬托于胸前固定3周。护理中注意观察患肢远端的感觉、血运、运动情况,注意有无臂丛神经等损伤,有无其他合并的骨折,指导病人进行功能锻炼。3周后再进行肩、肘关节功能锻炼,切忌过早活动,以免发生习惯性脱位。

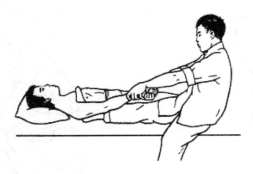

图16-10　足蹬复位法

(二) 肘关节脱位

1. 病因　跌倒时手掌着地,间接暴力使肘过伸而发生脱位。

2. 临床表现　病人表现为肘部严重畸形,肘部处于半伸位弹性固定,肘后三点关系(图16-11)失常,伸直位三点不在一条线上。

3. 治疗与护理　石膏托固定肘关节于屈曲90°位,再用三角巾悬吊于胸前固定2~3周。按功能锻炼原则指导病人进行功能锻炼。

(三) 髋关节脱位

1. 病因　髋关节由髋臼与股骨头构成,是典型的杵臼关节。髋臼周围有纤维软骨构成髋臼唇,增加了髋臼深度。股骨头关节面约为球形的2/3,几乎全部纳入髋臼内,关节囊坚韧,周

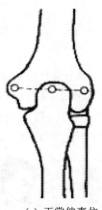
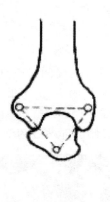

(a) 正常伸直位　　　　(b) 正常屈曲位

图 16-11　正常的肘后三点关系

围有韧带加强,如前方有强大的髂股韧带,所以它具有较大稳固性以适应其支持、行动功能;但关节囊下壁比较薄弱,髋关节脱位时,股骨头容易从下方脱出。髋关节脱位分为前脱位、后脱位和中心性脱位三种类型,后脱位较常见(图 16-12)。

2. 临床表现　病人表现为髋部疼痛,关节功能障碍,肿胀不明显。患侧下肢缩短、屈曲、内收、内旋畸形。臀部可触及脱出的股骨头,股骨大粗隆上移。髋关节脱位可合并坐骨神经损伤。

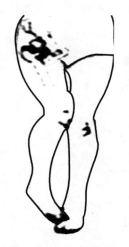
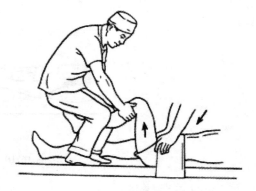

图 16-12　髋关节后脱位　　　　**图 16-13　提拉法(Allis 法)复位**

3. 治疗与护理　在局麻下使用提拉法(Allis 法)复位(图 16-13),最好在 24 h 内进行。复位后将患肢在伸直、轻度外展位时采用持续皮牵引固定或穿丁字鞋固定 2～3 周。指导病人在牵引期间进行正确的功能锻炼,4 周后可下床扶拐杖活动,3 个月内避免患肢负重。

【护理诊断/问题】

1. 焦虑或恐惧　与学习、工作中断或顾虑肢体伤残等因素有关。

2. 疼痛　与关节脱位有关。

3. 躯体移动障碍　与患肢疼痛、肢体固定及卧床有关。

4. 知识缺乏　与缺乏康复知识有关。

5. **有出现废用综合征的危险** 肌肉萎缩、关节僵硬,与肢体制动等因素有关。
6. **潜在并发症** 压疮、创伤性关节炎、血管及神经损伤等。

【护理措施】

(一) 术前护理

1. **心理护理** 与病人交流,了解其心理感受,引导其正视疾病。
2. **病情观察** 在受伤初期、复位与固定后、手术后,均应注意观察病人伤肢远端的血运、感觉和指(趾)的活动情况。
3. **止痛** 遵医嘱给予镇静、止痛等对症处理。受伤早期对关节实施冷敷,以减轻局部组织渗血、肿胀和疼痛,24~48 h 后可热敷,后期配以理疗或中药洗剂、抹剂等,以促进积血和水肿吸收,加快损伤组织的修复。
4. **复位** 协助医生尽早对病人进行复位。
5. **体位** 抬高患肢,以利于静脉回流,减轻肿胀。关节脱位经手法复位后,应注意保持患肢于关节的功能位。

(二) 术后护理

1. **保持有效的固定** 固定时间为 2~3 周,陈旧性脱位及合并骨折的术后护理时间应适当延长。
2. **功能锻炼** 及时进行功能锻炼,以恢复关节功能。固定期间进行关节周围肌肉的伸缩活动和患肢其他关节的主动活动。解除固定后逐渐加强患肢关节的主动功能锻炼,可给予理疗、中药熏洗等措施。
3. **健康教育** 向病人及家属讲解关节脱位的治疗和康复知识以及有关外固定护理知识和功能锻炼的方法。

任务三 骨关节化脓性感染病人的护理

一、化脓性骨髓炎

【疾病概述】

化脓性骨髓炎是指骨膜、骨密质、骨松质及骨髓由化脓菌感染引起的炎症,多见于儿童。

(一) 病因

致病菌以金黄色葡萄球菌最为多见(占 80%~90%),其次为链球菌和大肠杆菌。

依感染途径化脓性骨髓炎可分为如下几类。

1. **血源性** 化脓性细菌通过循环在局部发生骨质病变,即为血源性骨髓炎。感染病灶常为扁桃腺炎、中耳炎、疖、痈等。病人大多身体衰弱、营养较差、过度疲劳或急性疾病后发生。外伤常为一个诱因,病人有时有轻度外伤史,外伤决定发病部位,如局部轻度挫伤后可发生股骨或胫骨骨髓炎。

2. 创伤性和医源性 此类为直接感染,是由火器伤或其他外伤引起的开放性骨折,伤口污染后,未及时彻底清创而发生感染,即为外伤性骨髓炎。在进行骨与关节手术时,没有严格执行无菌操作,也可引起化脓性感染。

3. 外来性 由骨骼附近软组织感染扩散引起,如脓性指头炎若不及时治疗,可引起指骨骨髓炎。

(二)临床表现

1. 局部症状 早期表现为患处干骺端持续剧痛及深压痛,患肢活动受限。几天后,骨膜下脓肿形成,患肢局部红肿或有波动感。

2. 全身症状 起病急骤,出现寒战、高热,体温可达到39 ℃以上。烦躁不安、食欲不振、脉搏快弱,甚至出现谵妄、昏迷等症状。当脓肿穿破皮肤后形成窦道,经久不愈。

(三)辅助检查

(1)实验室检查:血液中白细胞及中性粒细胞增多,血沉加快。血细菌培养示在病人寒战、高热时取血阳性率较高,最好在用抗生素之前取血。

(2)分层穿刺抽脓有助于明确诊断。

(四)治疗原则

1. 全身支持疗法 给病人降温,注意水、电解质平衡,给予易消化的蛋白质和维生素饮食。

2. 药物治疗 应早期、联合、大剂量应用抗生素,病人体温下降后再持续用药3周。

3. 制动 患肢制动。

4. 尽早行开窗引流术 早期经抗生素治疗48～72 h无效时立即开窗减压。

【护理评估】

1. 体温过高 与急性感染有关。
2. 疼痛 与炎症刺激有关。
3. 潜在并发症 化脓性关节炎、感染性休克等。

【护理目标】

病人的急性炎症得到控制,体温正常,疼痛减轻,体液恢复平衡,感染性休克得到预防。

【护理措施】

1. 一般护理 卧床休息,多喝水,进食营养丰富、易消化的食物。抬高患肢减轻疼痛与肿胀。

2. 抗感染治疗 应用抗生素,处理原发病灶。

3. 伤口的护理 做好引流管持续冲洗及负压引流,次日滴入抗生素1500～2000 mL,第一天应快速滴入,以后维持50～60滴/分。冲洗3周,连续3次细菌培养呈阴性即可拔管。

【健康教育】

(1)急性感染控制后,病人可以适当进行功能锻炼,防止关节僵硬。

(2)出院后继续应用抗生素。

(3)不可过早负重,注意防止跌倒引起病理性骨折。

二、化脓性关节炎

【疾病概述】

化脓性关节炎为细菌感染滑膜而引起的关节化脓性炎症,多见于儿童,好发于髋、膝关节。

（一）病因

（1）致病菌：85%的致病菌为金黄色葡萄球菌，还有乙型溶血性链球菌、白色葡萄球菌、淋病双球菌、肺炎球菌及大肠埃希菌。

（2）开放性关节损伤后继发感染。

（3）身体其他部位或邻近关节部位的化脓性病灶内的细菌通过血液循环播散或直接蔓延至关节腔。

> **知识链接**
>
> 1. 关节结核 发病比较缓慢，低热、盗汗，罕见有高热，局部红肿等急性炎症表现不明显。
>
> 2. 风湿性关节炎 常为多发性、游走性、对称性关节肿痛，也可有高热，往往伴有心脏病变，关节抽出液澄清、无细菌。愈后不留关节功能障碍。
>
> 3. 类风湿性关节炎 儿童也可有发热表现，关节肿痛为多发性，往往超过3个以上，且呈对称性。将抽出液进行类风湿因子测定，阳性率高。
>
> 4. 创伤性关节炎 没有发热，关节抽出液澄清或呈淡血色，白细胞数量减少。
>
> 5. 痛风 以𧿹趾、跖趾关节对称性发作最为常见。夜间发作，亦可有发热。根据患病部位与血尿酸升高可鉴别。关节抽出液中找到尿酸钠盐结晶具有诊断价值。

（二）临床表现

1. 症状 起病急骤，有寒战、高热等症状，体温可达39℃以上；病变关节部位迅速出现剧烈疼痛。

2. 体征 浅部关节（踝关节、膝关节）可见红、肿、热、痛及功能障碍，常为半屈曲位，浮髌试验为阳性；深部关节（髋关节）局部炎症表现不明显，关节常处于屈曲、外旋、外展位，病人常拒绝关节部位的检查。

（三）辅助检查

1. 实验室检查 血液中白细胞及中性粒细胞增多，血沉加快。血细菌培养示在病人寒战、高热时取血阳性率较高。

2. 关节腔穿刺 关节液外观可为浆液性、纤维蛋白性或脓性。镜检可见大量脓细胞，对早期诊断很有价值。

3. X线检查 早期：关节周围软组织肿胀、关节间隙增宽。中期：关节周围骨质疏松。后期：关节间隙变窄或消失，关节面毛糙，可见骨质破坏或增生，甚至出现畸形或骨性强直。

（四）治疗原则

1. 早期治疗 应足量、全身性应用抗生素，加强支持治疗，应用广谱抗生素，消除局部感染灶。

2. 局部治疗 可采取患肢制动、关节腔穿刺减压术、关节腔灌洗等。

3. 手术治疗 可采取切开引流、矫形术、关节镜手术等。

【护理目标】

同化脓性骨髓炎病人的护理。

【护理措施】

（1）降温。

（2）抗感染治疗。

（3）保持创面清洁和引流通畅。

【健康教育】

（1）嘱病人加强营养，提高机体免疫力，防止复发。

（2）指导病人使用拐杖，不可过早负重。

（3）急性感染控制后，病人可以适当进行功能锻炼，防止患肢功能障碍。

（4）出院后继续应用抗生素，定期复查。

任务四　骨关节结核病人的护理

【疾病概述】

骨关节结核主要是一种继发性结核病变，90％继发于肺结核，少数继发于消化道或淋巴结结核。病原菌是人型结核分枝杆菌。骨关节结核好发部位是脊柱，其次是膝关节、肘关节及髋关节。

一、病因

结核杆菌由原发病灶通过血液循环进入全身各组织，但只有少部分入侵到干骺端、椎体或关节滑膜等骨与关节组织中，结核栓子在这些组织的微小动脉中停留形成微小病灶。而当机体免疫力下降时，这些微小病灶内静止的结核杆菌重新活跃起来，迅速繁殖，形成骨与关节结核。

二、临床表现

1. 全身表现　多数起病缓慢，可有低热、乏力、盗汗、食欲不振、消瘦、贫血等慢性中毒症状。全关节结核时，还可有高热、寒战等急性症状。

2. 疼痛　早期病变部位有轻度疼痛，随病情发展逐渐加重，活动时疼痛更明显。儿童熟睡中由于保护性肌肉痉挛消失，关节活动时引发疼痛，导致夜啼，若脓液破入关节腔可产生急性症状，疼痛剧烈。单纯骨结核病人因骨髓腔内压力高，脓液集聚过多，故疼痛剧烈。

3. 肿胀　浅表关节可有肿胀与积液，并有压痛，关节常处于半屈状态以缓解疼痛；至后期表现为肌肉萎缩，关节呈梭形肿胀。

4. 寒性脓肿及窦道　全关节结核发展的结果是在病灶部位积聚了大量脓液、结核性肉芽组织、死骨和干酪样坏死物质。因为缺乏红、热等急性炎性反应，称之为冷脓肿或寒性脓肿。脓肿可经过组织间隙流动，也可以向体表破溃成窦道。经窦道口流出脓液，有时伴有死骨及干酪样坏死物质，如寒性脓肿破溃必然引起混合性感染等。

5. 典型体征

(1) 腰椎结核病人站立与行走时,往往用双手托住腰部,头及躯干向后倾,使重心后移,尽量减轻体重对病变椎体的压力。病人从地上拾物时,不能弯腰,需挺腰、屈膝、屈髋下蹲才能取物,称拾物试验(图 16-14)阳性。

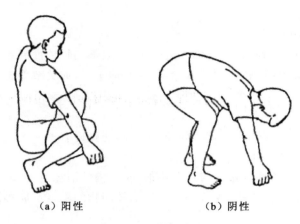

（a）阳性　　　　　　（b）阴性

图 16-14　拾物试验

(2) 髋关节结核病人"4"字试验和托马斯(Thomas)征均为阳性。

(3) 膝关节结核病人膝关节呈梭形肿胀,产生"鹤膝"畸形;浮髌试验阳性,穿刺可得黄色浑浊液体;疼痛和肌肉痉挛使膝关节处于半屈曲位;关节肿胀、骨质破坏和韧带松弛导致胫骨半脱位和膝外翻畸形。

> **知识链接**
>
> 托马斯征:病人仰卧,当病人双下肢放平到检查台上时,出现腰椎前突者为阳性。又令病人双手紧抱住一侧屈膝的下肢,此时腰椎可贴到检查台,对侧下肢不能放平者,表示此侧有病变。托马斯征阳性表示髋关节有屈曲挛缩、腰大肌脓肿、腰大肌挛缩变。

三、辅助检查

1. 实验室检查　血红蛋白和血细胞比容降低;在病变活动期红细胞沉降率明显增快;存在混合性感染时白细胞计数升高。

2. 寒性脓肿穿刺　对寒性脓肿穿刺获得的脓液进行抗酸染色或结核杆菌培养可找到结核杆菌,阳性率为 70%。

3. X 线检查　有重要意义,但早期影像改变不明显,多在 6~8 周后方可出现 X 线片改变的表现,显示局部骨质疏松和周围存在少量钙化的破坏性病灶及周围有软组织肿胀影。

4. CT 检查　可以发现普通 X 线片不能发现的病灶,容易看清病灶周围的寒性脓肿及病灶内的死骨、病骨等。

5. MRI 检查　具有早期诊断价值,还可观察到脊髓有无受压和变性。

6. B 超检查　可探查寒性脓肿的位置和大小。

四、治疗原则

1. 全身治疗 主要为全身支持疗法及药物治疗。系统抗结核药物的使用应早期、足量、联合、长疗程。

2. 局部治疗

(1) 局部制动:采用石膏、支架固定与牵引等。

(2) 局部注射:局部注射抗结核药物具有药量小、局部药物浓度高和全身反应小等优点。

(3) 手术治疗:①切开排脓;②病灶清除术;③其他手术,如关节融合术用于关节已破坏且不稳定的病人,关节成形术可改善关节功能,截骨术可用以矫正畸形等。

【护理诊断/问题】

1. 焦虑、恐惧 与病程缓慢、治疗时间长、担心功能障碍有关。

2. 疼痛 与炎症刺激和手术有关。

3. 营养失调:低于机体需要量 与食欲不振、长期慢性消耗有关。

4. 潜在并发症 病理性骨折、脱位、截瘫、抗结核药物的不良反应等。

【护理目标】

(1) 病人焦虑、恐惧、疼痛减轻。

(2) 患肢能妥善固定,能按计划进行功能锻炼,营养状况得到改善。

(3) 病人呼吸功能正常。

(4) 及时发现并发症并进行处理。

【护理措施】

1. 术前护理

(1) 心理护理:多倾听病人,关心病人,解除焦虑,取得病人及家属的配合,使其对治疗充满信心。

(2) 卧床休息:病人要充分休息,保障睡眠。适当进行户外活动,适量全身锻炼,以增强体质,功能锻炼要适度,要循序渐进。

(3) 改善营养:给予高蛋白、高热量、高维生素且易消化的饮食,以增加营养,改善全身虚弱状况,增强抵抗力和修复能力。

(4) 药物治疗:应用抗结核药物以控制病变发展,术前至少用药2周。

(5) 皮肤护理:注意避免压疮。对窦道应及时换药,严格执行无菌操作,加强消毒、隔离措施,避免交叉感染。

2. 术后护理

(1) 密切观察病情:监测病人生命体征,观察有无呼吸困难,测量血压、脉搏等。注意肢端颜色、温度、感觉、运动和毛细血管充血时间。

(2) 抗结核药物治疗:术后继续用药最少3个月。

(3) 并发症的护理:①截瘫:脊柱结核术后对截瘫的预防最重要,在搬动病人或给病人翻身时,保持身体动作一致,颈椎应有专人牵引保护。对已截瘫的病人按截瘫常规护理,预防截瘫并发症。②压疮:保持床面清洁、整齐、平坦、舒适,在骨突起部位加软垫。使用石膏床者防止压伤枕部和耳部。③肺部感染:治疗呼吸道感染,术前禁烟,术后鼓励病人深呼吸、有效咳嗽、排痰、雾化吸入,无禁忌证者可翻身拍背。应用有效抗生素。④气胸:胸椎结核手术可引起气胸,密切观察病人有无呼吸困难、发绀。气胸者给予吸氧、行胸腔闭式引流。⑤功能锻炼术后长期卧床者,应主动活动非制动部位。合并截瘫或脊柱不稳制动者,鼓励病人做抬头、扩胸、深呼吸和上肢活动。

【健康教育】

(1) 指导病人进行适度功能锻炼。

(2) 向病人及家属介绍疾病的治疗原则及方法。

(3) 坚持抗结核药物治疗,注意用药不良反应,每3个月定期到医院复查。

任务五　骨肿瘤病人的护理

【疾病概述】

骨肿瘤是发生于骨质、骨髓、骨膜及骨附属结构(如血管、神经、脂肪、淋巴结等)的肿瘤。

一、分类

1. 按肿瘤来源分类　按肿瘤来源分为原发性和继发性两类,原发性骨肿瘤是发生于骨组织及其附属结构本身的肿瘤,继发性骨肿瘤是指发生在其他组织的恶性肿瘤。

2. 按组织学分类　按组织学分为良性骨肿瘤和恶性骨肿瘤。良性骨肿瘤生长较慢,预后良好。恶性骨肿瘤发展迅速,容易发生转移,死亡率高。

3. 按肿瘤细胞来源分类　按肿瘤细胞来源可分为成骨性、软骨性、纤维性、骨髓性、脉管性和神经性等六类。

二、临床表现

1. 疼痛　疼痛是生长迅速的肿瘤最显著的症状。良性骨肿瘤多无疼痛。恶性骨肿瘤早期疼痛较轻,可以忍受,呈间歇性疼痛,随着病程的进展,疼痛逐渐加剧且呈持续性疼痛,以夜间疼痛为重。

2. 肿块和肿胀　良性骨肿瘤多以局部肿块为首发症状。恶性骨肿瘤不仅出现肿块,常在长管状骨干骺端肿胀明显,皮肤发热,局部浅表静脉曲张,表明肿瘤血管丰富。

3. 功能障碍　近关节的骨肿瘤易引起相关关节功能活动受限,因疼痛常处于半屈曲位。

4. 压迫症状　邻近大血管、神经的骨肿瘤可压迫血管、神经引起相应的表现。脊柱肿瘤可压迫脊髓出现截瘫。

5. 病理性骨折和脱位　骨干的肿瘤组织破坏骨质,易发生病理性骨折;骨端的骨肿瘤使关节骨遭到破坏,可引起关节脱位。

6. 转移和复发　骨肿瘤可通过淋巴结或经血行转移至附近淋巴结、肺、脑和肝等。骨肿瘤治疗后可能复发,少数良性骨肿瘤可能恶变成肉瘤。

三、辅助检查

1. 影像学检查

(1) X线检查:对骨肿瘤诊断有重要价值,可明确骨肿瘤性质、种类、范围、对骨质破坏的程度等。

（2）CT检查、MRI检查、核素扫描：可清晰显示肿瘤范围及转移情况。

2. 实验室检查　骨肿瘤病人除全面化验检查外，还应注意检查血钙、血磷、酸性磷酸酶和碱性磷酸酶等。骨组织迅速破坏时，血钙浓度增高；成骨性肿瘤血清碱性磷酸酶升高，如骨肉瘤等；男性酸性磷酸酶增高，提示骨肿瘤来自晚期前列腺癌。

3. 病理检查　病理检查是骨肿瘤的确定性诊断检查，包括切开活检、穿刺活检。

四、治疗原则

根据骨肿瘤性质、病变部位和范围及有无转移等选择治疗方案。

1. 良性骨肿瘤　良性肿瘤多以局部刮除、灭活、植骨或肿瘤切除为主，预后良好。

2. 恶性骨肿瘤　采取以手术为主的综合治疗，包括术前及术后化疗、放疗、免疫及中药治疗，力争既切除肿瘤又保全肢体。

五、常见的骨肿瘤

（一）骨软骨瘤

骨软骨瘤是一种常见的良性骨肿瘤，好发于青少年，多见于长骨干骺端。骨软骨瘤有单发性和多发性两种，单发性多见，如外生骨疣；多发性较少见，为遗传性多发性骨软骨瘤，有恶变的倾向。

骨软骨瘤可长期无症状，多数是无意中发现骨性肿块，当肿瘤长大对周围组织产生压迫时出现疼痛。X线检查见长骨干骺端骨性突起，可呈蒂状或鹿角状，软骨帽可有不规则的钙化（图16-15）。一般不需要治疗，当肿瘤明显增大疑有恶变或出现压迫周围血管、神经时，考虑手术切除。

（二）骨巨细胞瘤

骨巨细胞瘤是一种潜在的恶性或介于良恶性之间的溶骨性肿瘤，好发于股骨下端和胫骨上端，20~40岁多见。患处局部疼痛、肿胀、压之有乒乓球样感觉，表现为皮温增高，浅表静脉曲张；肿瘤侵及关节将影响关节功能。X线检查显示骨端偏心性溶骨性破坏，骨皮质变薄、膨胀（图16-16），呈肥皂泡样改变，无骨膜反应。

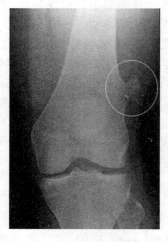

图 16-15　股骨远端的骨软骨瘤

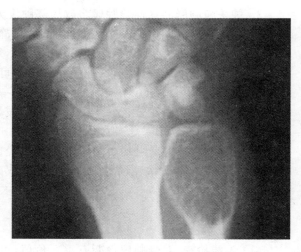

图 16-16　桡骨远端的骨巨细胞瘤

骨巨细胞瘤以手术治疗为主,根据病理改变选择局部切除、肿瘤段切除或截肢术。化疗无效时,对手术困难的部位可采取放疗,但易引起肉瘤变。

(三) 骨肉瘤

骨肉瘤在原发性骨肿瘤中最常见,恶性程度高,预后差。多发于10～20岁青少年,好发于长骨干骺端,好发部位依次为股骨下端、胫骨上端和肱骨上端。骨肉瘤早期症状为疼痛,起初为间断性疼痛,以后逐渐转为持续性剧痛,夜间尤甚。病变部位肿胀,有压痛,表现为皮温高、静脉曲张、震颤和血管杂音。出现关节功能障碍,病理性骨折,晚期恶病质等。X线检查见长骨干骺端骨质破坏、边界不清,病变部位骨质浸润性破坏,可出现Codman三角和日光状阴影(图16-17)。

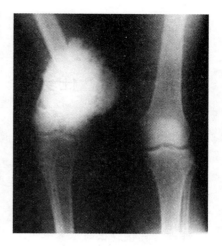

图16-17 股骨下端的骨肉瘤

骨肉瘤采用综合治疗,手术前、后大剂量化疗,可行肿瘤段切除、假体植入的保肢手术或截肢手术。

【护理诊断/问题】

1. **焦虑** 与肢体功能障碍和对预后担忧有关。
2. **慢性疼痛** 与肿瘤浸润和压迫神经有关。
3. **潜在的并发症** 病理性骨折、关节脱位。

【护理措施】

1. **体位与休息** 患肢置于舒适的体位,关节保持功能位,必要时进行固定制动。
2. **加强营养** 鼓励病人多食用高蛋白、高热量、高维生素和易消化的饮食,多食水果、蔬菜,多饮水。食欲极度低下的化疗病人,更应注意营养,必要时进行静脉营养补充。
3. **疼痛护理** 恶性骨肿瘤疾病比较严重,轻度疼痛可保持舒适体位、转移病人注意力等。较重的疼痛可按"三级止痛"方案止痛:一级止痛是应用非麻醉性药物,用于一般疼痛;二级止痛应用弱麻醉性药物(如可待因等),用于中度疼痛;三级止痛应用强麻醉性药物(如吗啡等),用于持续性剧痛。在进行疼痛护理时应注意防止意外损伤。
4. **化疗病人护理** 加强化疗病人皮肤护理,防止发生糜烂和溃疡;密切观察病人反应,注意血液变化,加强病人营养支持等。
5. **术前护理**

(1) 针对病人紧张、焦虑的心理状态,积极安慰与疏导,使其情绪稳定,积极配合治疗。

(2) 根据手术部位进行必要的准备,手术前3天开始备皮;骶尾部手术前3天开始服肠道消炎药,手术前1晚和手术当天早晨清洁灌肠等。

(3) 手术前1天做好配血及药物过敏试验,并监测病人生命体征。

6. **术后护理**

(1) 观察病人生命体征及伤口渗血情况,尤其是截肢者。

(2) 观察手术肢体远端血供、活动情况。

(3) 嘱病人注意卧床休息,尽量不过多、过早活动。

(4) 保持引流管通畅,引流袋应低于伤口,观察并记录引流液的量及性质。

(5) 积极止痛,以免疼痛严重影响病人的身心健康和睡眠,不利于病人的恢复。

任务六　断肢再植病人的护理

要点导航

重点　断肢的治疗及急救处理。
难点　再植肢体的观察要点。

情景案例

病人：钱某　性别：女　年龄：32岁　体重：50 kg　床号：2

钱某，1 h前操作机床时不慎致左手自腕部断离，断肢在现场未处理，包在手绢里送到医院。查体：体温36.6 ℃，脉搏105次/分，血压90/60 mmHg，心肺功能正常，急性痛苦面容，面色苍白。左手自左侧尺桡骨下端断离，骨端外漏，动脉出血。断处无明显污染，断肢完整。

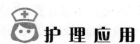

护理应用

(1) 作为接诊护士该如何紧急处置病人？
(2) 该病人的断肢现在如何处理？
(3) 该病人手术前、后的护理措施有哪些？

【疾病概述】

断肢再植是对完全或不完全断离的肢体采用清创、血管吻合、骨骼固定、修复肌腱和神经等一系列手术，将肢体重新缝合回原位，使其完全存活并恢复大部分功能。它是一种自体组织器官再植，手术后不会产生排斥反应，但应注意血管痉挛、血栓形成和感染等问题，故术后的护理十分重要，与手术的成败密切相关。随着显微外科技术的发展，在我国，断肢再植的技术已广泛开展。

断肢的现场急救包括断肢的止血、包扎创面、保藏断肢和迅速转送等四个方面。

1. 止血　对于大血管出血的断肢用止血带止血，要定时放松，每小时放松1次，放松时用手指压住近侧的动脉主干，减少出血，以免压迫过久导致肢体坏死。对有与部分组织相连的断肢，包扎止血后用夹板固定。若现场急救时尚有断肢在机器中，切忌强行拉出或将机器倒转，以免加重损伤。

2. 包扎创面　用无菌敷料包扎创面，以减少感染。

3. 保藏断肢 完全断离的断肢,原则上暂不做任何无菌处理,禁止冲洗、涂药或用溶液浸泡,应采用干燥冷藏的方法保存,如可用无菌敷料或清洁布类将断肢包好后放入塑料袋内,再放入有盖容器中,四周加放冰块低温保存(图 16-18)。要避免断肢与冰块直接接触导致冻伤,同时也要避免冰块融化浸泡断肢而造成组织细胞肿胀。

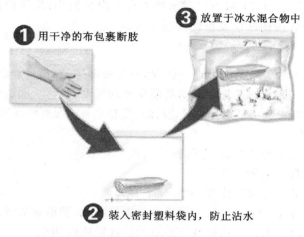

图 16-18　断肢的包存法

4. 迅速转送 迅速将病人和断肢送往医院,力争在 6 h 内再植。转运途中要监测病人的生命体征,做好休克的防治,昏迷病人要保持呼吸道通畅。到医院后,立即检查患肢,用无菌纱布包好放入 4 ℃冰箱中保存,不要放入冷冻层,以免冻坏肢体。若为多肢断离,应分别包好,做好标记后再放入冰箱。

知识链接

按照引起肢体断离的病因不同,分类如下。①切割性断离:由锐器切割造成,如各种刀具、玻璃等,再植手术的成功率较大。②碾轧性断离:由车轮或机器齿轮等钝器所致。皮肤被严重挤压,失去活力。③挤压性断离:由笨重的物体或搅拌机挤压所致。④撕裂性断离:肢体被连续、急速转动的物体(如机床轴)卷断而引起的断离。⑤爆炸性高温滚筒引起的断离:肢体炸成若干碎块,残缺不全,高热使蛋白质凝固,难以行断离肢体的再植。

按肢体断离程度不同,分类如下。①完全性断离:断离肢体的远侧部分完全离体,无任何组织相连。②大部分断离:肢体局部组织大部分断离并伴有骨折或脱位,残留有少于该断面软组织总量 1/4 的有活力的软组织,主要为血管断裂或栓塞,肢体远端无血液循环或严重缺血,若不接血管将引起肢体坏死,称为大部分断离。

【护理评估】

(一) 术前评估

1. 健康史 尽快了解病人的年龄、工作性质和外伤史,以及现场急救情况和断肢的保存方法,病人以往有无血管性疾病。

2. 身体状况 了解断肢局部情况,如肢体断离的程度、组织缺损情况;病人有无休克,是否有颅脑损伤等继发状况;判断全身及局部状况,是否能接受再植手术。

3．辅助检查

（1）实验室检查:检查病人的血型、血常规、凝血时间、肝肾功能等。

（2）心电图检查:检查病人的心电图,确定有无心脏疾病。

（3）影像学检查:B超和CT检查可显示病人有无内脏损伤;X线检查可确定肢体骨折情况;血管造影可确定血管损伤部位及血栓情况。

（二）术后评估

1．康复情况 手术后患肢的血液循环情况,有无局部感染、伤口愈合情况等。

2．患肢功能状况 患肢的感觉和运动功能恢复的程度,肢体功能锻炼的实施情况。

3．预后判断 根据患肢伤口愈合情况、肢体功能和全身状况判断断肢再植手术是否成功。

【护理诊断/问题】

1．焦虑与恐惧 与意外创伤、担心肢体功能丧失有关。

2．疼痛 与创伤和手术刺激有关。

3．组织灌注量改变 与血管栓塞、血管痉挛有关。

4．潜在并发症 休克、术后出血、术后感染及断肢坏死、功能丧失等。

5．知识缺乏 缺乏有关术后预防肢体感染及功能锻炼的知识。

【护理目标】

（1）病人的焦虑或恐惧减轻、消失。

（2）病人的疼痛得到缓解。

（3）患肢组织血液灌流正常,无血管痉挛或栓塞。

（4）病人无休克、术后出血、感染及断肢坏死、功能丧失等现象。

（5）病人能复述有关术后预防肢体感染及功能锻炼的知识。

【护理措施】

（一）术前护理

1．手术准备 脱去或剪去创伤部位的衣服,局部清洗。留置导尿管,取标本送检。迅速进行血常规、血型检查并配血,为手术做准备。通知手术室、麻醉师做好术前准备。

2．输血、补液 及时、足量地输血、补液,预防休克,并持续到术后。

3．病室环境 寒冷对血管的刺激较大,可引起血管痉挛。故室温应保持在23～25℃,湿度50%～70%为宜。限制人员探视,严禁室内吸烟。给病人提供整洁、舒适的环境。

（二）术后护理

1．一般护理 了解术中情况,如骨折固定,血管、神经肌腱修复等情况,还应了解病人术中是否有意外发生。术后病人卧床休息2～3周,适当限制活动。

2．病情观察 观察病人的生命体征及尿量,并记录24h液体出入量。

3．再植肢体观察

（1）患肢制动、抬高,略高于心脏水平,利于静脉回流。

（2）手术后10天内在同一部位测量局部皮肤温度（皮温）,每1～2h测量1次。与健侧相比温差在2℃以内,如果皮温骤降3℃以上,提示静脉栓塞。

（3）观察再植肢体的颜色、肿胀程度、毛细血管充盈度。若皮肤苍白、皮温降低、指腹塌陷、毛细血管充盈时间延长超过2s,动脉搏动减弱或消失,为动脉危象;若皮肤发绀、皮温下降、再植肢体肿胀及毛细血管充盈时间缩短小于1s、动脉搏动存在提示静脉回流受阻,为静脉危象。血管危象易发于手术后72 h内。患肢肿胀一般在术后10~14天消退。

(4) 用药护理:遵医嘱及时应用抗凝剂及血管扩张药。

(5) 预防感染:手术后病人住隔离病房,由专人护理,定时消毒,限制探视。肌内注射抗生素,尽量减少静脉给药,防止静脉炎及血栓发生。

(6) 功能锻炼:患肢再植的目的是功能重建。术后功能锻炼应遵守循序渐进和主动锻炼为主的原则。术后3周内护理重点是预防感染,可进行按摩、理疗,改善血液循环及消除肿胀;手术后4~6周为无阻力性功能锻炼;术后6~8周应促进神经功能恢复和瘢痕软化,加强患肢活动和感觉训练。

(7) 病人若出现下述情况可考虑截肢:①再植肢体剧烈疼痛,经久不愈;②下肢严重畸形或不等长,妨碍假肢的装配;③再植肢体并发骨髓炎或化脓性关节炎。

【护理评价】

(1) 病人的焦虑或恐惧是否减轻、消失。
(2) 病人的疼痛是否得到缓解。
(3) 患肢组织血液灌流是否正常,有无血管痉挛或栓塞。
(4) 病人是否出现休克、术后出血、感染及断肢坏死、功能丧失等现象。
(5) 病人是否能复述有关术后预防肢体感染及功能锻炼的知识。

【健康教育】

(1) 宣传劳动保护常识,避免意外伤害的发生。
(2) 抬高患肢至略高于心脏水平,禁止患侧卧位。
(3) 加强营养支持,禁止吸烟。
(4) 指导病人进行功能锻炼,定期复查。

任务七　颈肩腰腿痛病人的护理

要点导航

重点　颈椎病的护理措施;腰椎间盘突出症的临床表现和护理措施。
难点　颈椎病的病理分型。

情景案例

病人:王某　性别:男　年龄:50岁　体重:55 kg　床号:3

王某,司机。腰部活动受限伴右下肢放射痛3个月。查体:腰椎侧突,腰椎第4~5棘突压痛,右下肢直腿抬高试验阳性,小腿前外侧、足趾内侧感觉下降,伴有足趾背伸肌力下降。

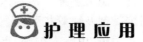

护理应用

（1）该病人病情变化时应注意哪些情况的发生？
（2）该病人目前存在的主要护理诊断有哪些？
（3）该病人的非手术护理措施有哪些？

一、颈椎病

【疾病概述】

颈椎病是颈椎间盘退行性变及其继发性椎间关节退行性变所致的相邻神经、脊髓、椎动脉、食管等受累产生的相应症状和体征。好发部位是颈椎第 4~5、5~6、6~7 节段。中老年男性发病率较高。

【护理评估】

（一）健康史

1. 颈椎间盘退行性改变　颈椎间盘退行性改变是颈椎病的基本病因。随着年龄增加，颈椎间盘发生退行性变，使椎间隙变窄，关节囊和韧带松弛，进一步发展使椎体、椎间关节及周围韧带发生变性、增生、钙化，以致椎间盘向四周膨出，压迫脊髓、血管和神经。

2. 损伤　急性或慢性损伤可诱发或加重因颈椎间盘退行性变引起的临床症状和体征，慢性损伤可加速本病的发展过程，使症状提前出现，如暴力撞击颈部、长期伏案工作等。

3. 先天性因素　在胚胎发育过程中，椎弓过短时椎管内径变小，即使只有轻微的退行性变，也可压迫或刺激脊髓、血管、神经较早出现临床表现。

（二）身体状况

颈椎病的临床表现较多样，分类方法也不尽相同，基本有以下四种类型，也有复合型。

1. 神经根型颈椎病　最常见。主要表现为颈部疼痛、僵硬，可向上肢放射，上肢麻木。咳嗽、打喷嚏及活动时疼痛加剧。检查可见颈肌痉挛，颈肩部压痛，颈、肩关节活动有不同程度的受限。上肢的握力、肌力减退。

（1）上肢的牵拉试验（图 16-19）阳性：检查者一手扶病人患侧颈部，另一手握腕部，两手向相反方向牵拉刺激受压的神经根，即出现放射痛和麻木感。

（2）压头试验（图 16-20）阳性：病人端坐，头后仰并偏向患侧，检查者用手掌在其头顶加

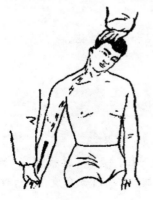

图 16-19　上肢牵拉试验

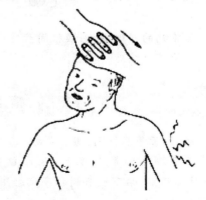

图 16-20　压头试验

压,可诱发颈痛及上肢放射痛。

2. 脊髓型颈椎病 由于颈椎退行性变压迫脊髓,故症状最重。上肢出现麻木、不灵活,精细活动失调,握力减退;下肢出现麻木、步态不稳,足尖拖地,有踩棉花样的感觉;躯干部有束胸感。随着病情加重,出现排便、排尿功能障碍,查体可见肌力减退,腱反射亢进,腹壁反射、提睾反射、肛门反射减弱或消失。Hoffmann征阳性,Babinski征阳性,髌阵挛检查为阳性。

> **知识链接**
>
> Hoffmann征:Hoffmann征为上肢的锥体束征,医生用左手托住病人一侧的腕部,并使腕关节略背屈,各手指轻度屈曲,医生以右手食指、中指两指夹住病人中指远侧指间关节,以拇指迅速向下弹刮病人中指甲,正常时无反应,如病人拇指内收,其余各指也呈屈曲动作即为阳性。
>
> Babinski征:病人仰卧,下肢伸直,医生手持病人踝部,用钝头竹签划病人足底外侧,由后向前至小趾跟部并转向内侧,阳性反应为姆趾背伸,余趾呈扇形展开。1岁半以内的婴幼儿由于神经系统发育未完善,也可出现这种反射,不属于病理性。
>
> 髌阵挛检查:病人仰卧,下肢伸直,医生用拇指和食指夹住病人髌骨上缘,突然向下方推动,并维持不放松,附着在髌骨上缘的股四头肌腱被拉长,当膝反射增高时引起该肌肉收缩,肌腱继续拉长,髌骨即出现连续上、下有节律的颤动。

3. 椎动脉型颈椎病 由于颈椎间盘退行性变造成椎动脉压迫或刺激,引起椎-基底动脉供血不足。主要表现为眩晕、头痛、猝倒、视觉障碍、耳鸣、听力降低,眩晕发作和颈部活动关系密切,当合并动脉硬化时,易发生本病。

4. 交感神经型颈椎病 主要表现为一系列交感神经兴奋或抑制的症状:偏头痛、头晕、视物模糊、畏光、流泪、眼球发胀、眼睑下垂、耳鸣、听力下降、面部麻木、心律失常、心前区疼痛及消化道症状等。

(三)辅助检查

1. X线检查 可见颈椎生理前突消失,椎间隙变窄,椎体前后缘骨质增生及关节突出、增生等退行性变。

2. CT、MRI检查 可见颈椎间盘突出,椎管、脊髓、神经受压等情况。

3. 椎动脉造影检查 可见局部梗阻、受压、血流不畅等情况。

(四)治疗原则

1. 非手术治疗 非手术治疗是神经根型、椎动脉型、交感神经型颈椎病的首选治疗方法。非手术治疗包括颈椎牵引、围领和颈托制动、理疗、推拿按摩、药物对症治疗、改善不良工作体位与睡眠姿势等,一般病人可选择2~3种方法。椎动脉型颈椎病还可结合高压氧治疗。

2. 手术治疗 适用于非手术治疗半年以上无效,或症状较重影响生活、工作者,也适用于脊髓型颈椎病。

【护理诊断/问题】

1. 疼痛 与脊髓、神经、血管刺激和受压或手术有关。

2. 焦虑或恐惧 与疾病影响工作、学习或担心手术预后有关。

3. 躯体移动障碍 与颈椎病所致的脊髓、神经损害有关。

4. 潜在并发症 休克、术后出血、术后感染及断肢坏死、功能丧失等。

【护理目标】

(1) 病人的疼痛得到缓解。

(2) 病人的焦虑、恐惧减轻或消失。

(3) 病人的生活自理能力逐渐恢复。

(4) 病人未发生并发症或并发症发生时得到及时发现和正确处理。

【护理措施】

(一) 非手术治疗的护理

(1) 注意休息,避免劳累,如果眩晕症状明显应卧床休息,可采用颈部制动以减轻症状。

(2) 纠正不良的工作体位和睡眠姿势,定时活动颈部,睡眠时选用合适的枕头来保持颈肌松弛状态。

(3) 进行颌枕带牵引护理,取坐位或卧位均可。持续牵引时采取卧位,每天持续6~8 h;间断牵引时,每天数次,每次0.5~1 h,重量为2~6 kg,2周为1个疗程。

(二) 术前护理

做好骨科手术前的常规准备:前路手术者术前练习推移气管的训练;需植骨者做好供皮区的皮肤准备;指导病人进行适应手术卧位的练习,如俯卧位或低枕平卧位,备好合适的颈围和颈托;消除病人焦虑心理,使病人配合治疗和护理。

(三) 术后护理

1. 一般护理 行植骨椎体融合者需用颈托固定,使头颈部保持稳定的体位。头颈两侧放置沙袋,避免过度屈伸,控制旋转活动。病人用力咳嗽、打喷嚏时,用手轻按颈部切口,防止植骨块移位。

2. 病情观察 密切观察病人呼吸的变化。尤其前路手术时,呼吸困难是最危急的并发症,当出现憋气、面色发绀时应及时报告医生,必要时拆线清除血肿或行气管插管、气管切开,所以手术后床头常规备气管切开包,以备急用。

3. 伤口护理 观察颈部伤口渗血和引流情况,保持引流通畅,当渗出液浸透伤口敷料时,应及时更换,引流条一般在手术后2~3天拔除。手术后2~3天做超声雾化吸入,每天1~2次,鼓励病人深呼吸、咳嗽、咳痰,避免受凉感冒;定时翻身,翻身时保持头、颈、躯干处于中立位,以预防并发症的发生;鼓励病人早期进行功能锻炼。

【护理评价】

(1) 病人的疼痛是否缓解或消失。

(2) 病人的情绪是否稳定。

(3) 病人的生活自理能力是否恢复。

(4) 病人是否发生并发症。

【健康教育】

避免颈椎急、慢性损伤,保持颈椎的相对稳定性。养成良好的坐、站、行及工作姿势,睡眠时调整枕头高度,转头轻且慢,坐车时与车行驶方向垂直而坐。手术后2~3周,协助病人下床活动,坚持四肢肌肉锻炼,1年内不要负重,避免便秘、受凉、颈部过度活动。定期复查。

二、腰椎间盘突出症

【疾病概述】

腰椎间盘突出症是腰椎间盘变性后,纤维环破裂,髓核组织突出刺激或压迫马尾神经根引起的一种综合征,是腰腿痛最常见的病因之一。腰椎间盘后外侧突出多见,即压迫一侧神经根;少数由后侧中央突出,引起双侧神经根症状及肛门、会阴麻痹。

【护理评估】

(一) 健康史

(1) 腰椎间盘退行性变 腰椎间盘退行性变是腰椎间盘突出症的基本病因。成年后腰椎间盘发生退行性变,纤维环和髓核水分减少,弹性降低,结构松弛,软骨板囊性变,髓核突出。

(2) 急、慢性损伤史 如司机、重体力劳动者或举重运动员等,多数有弯腰搬重物或扭转腰部猛力投物等病史。

(3) 年龄因素 好发年龄为20~50岁,男性多于女性。好发于L_4~L_5与L_5~S_1间隙。

(4) 其他因素 本病有家族遗传病史。妊娠期间,由于脊柱所受负荷及应力改变,腰部韧带松弛,可发生腰椎间盘突出。

> **知识链接**
>
> 根据病理变化和CT、MRI检查结果,腰椎间盘突出症可分为如下四型。①膨隆型:纤维环有部分破裂、隆起,但表层完整。②突出型:纤维环完全破裂,髓核从破口突向椎管,突出的髓核有薄层纤维环膜覆盖。③脱垂游离型:破裂突出的腰椎间盘组织游离于锥管内。④Schmorl结节及经骨突出型:前者指髓核经上下软骨板的发育性或后天性裂隙突入椎体松质骨内;后者指髓核沿椎体之间的血管通道向前纵韧带方向突出,形成椎体前缘的游离骨块。

(二) 身体状况

1. 症状

(1) 腰痛:多数病人的首发症状,呈急性剧痛或慢性隐痛。由髓核刺激、压迫神经根所致,病人在咳嗽、弯腰等用力动作时疼痛可加剧。

(2) 坐骨神经痛:多见于L_4~L_5与L_5~S_1间隙突出者,表现为坐骨神经痛。典型坐骨神经痛是从下腰部向臀部、大腿后方、小腿外侧直到足部的放射痛,在打喷嚏和咳嗽等腹压增大的情况下疼痛会加剧。绝大多数病人放射痛的肢体多为一侧,仅少数中央型或中央旁型髓核突出者表现为双下肢症状。

(3) 马尾神经受压:中央型或脱垂游离型腰椎间盘组织压迫马尾神经,其主要表现为大小便障碍、会阴和肛周感觉异常。严重者可出现大小便失控及双下肢不完全性瘫痪等症状,临床上少见。

2. 体征

(1) 腰椎侧凸:是一种为了减轻疼痛的姿势性代偿畸形。表现为腰部强直,生理弯曲消失,腰椎侧弯。

(2) 腰部活动受限:大部分病人都有不同程度的腰部活动受限,急性期尤为明显,其中以前屈受限最明显。

(3) 压痛、叩痛：在相应的病变椎间隙及棘突有深压痛、叩击痛，伴有下肢放射痛。

(4) 直腿抬高试验及加强试验阳性：病人仰卧，伸膝，被动抬高患肢，抬高在60°以内时出现放射痛，称为直腿抬高试验阳性。在阳性病人中，缓慢降低患肢高度，待放射痛消失，这时再被动屈曲患侧踝关节，再次诱发放射痛称为加强试验阳性(图16-21)。

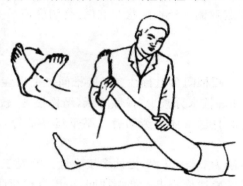

图 16-21　直腿抬高试验及加强试验

(5) 神经系统表现：主要为感觉障碍、肌力下降及腱反射改变。L_5神经根受压时，踝及趾背伸肌力下降；S_1神经根受压时，趾及足跖跖屈肌力下降，踝反射减弱或消失。

（三）辅助检查

1. 腰椎 X 线平片　可显示脊柱侧凸、椎间隙变窄、椎体边缘增生等退行性变。

2. CT 和 MRI 检查　可显示椎管形态、髓核突出部位和程度、神经根受压的程度和部位。脊髓造影可提示腰椎间盘突出的程度。

3. 肌电图检查　可协助确定神经损害的范围及程度，观察治疗效果。

（四）治疗原则

1. 非手术治疗　目的是改变椎间盘组织与受压神经根的相对位置或部分回纳，减轻对神经根的压迫，消除神经根的炎症水肿，从而缓解症状。

2. 手术治疗　经非手术治疗无效或巨大、骨化椎间盘及中央型椎间盘压迫马尾神经者，可采取腰椎间盘突出物摘除术或经皮穿刺髓核摘除术。但手术治疗有可能发生椎间隙感染、神经根损伤或手术后粘连症状等并发症。

【护理诊断/问题】

1. 疼痛　与腰椎间盘突出、肌肉痉挛、不舒适的体位有关。

2. 躯体移动障碍　与疼痛、肌肉痉挛等因素有关。

3. 知识缺乏　缺乏疾病治疗与预防的有关知识。

4. 潜在并发症　神经根粘连、肌肉萎缩、术后感染、功能丧失等。

5. 焦虑或恐惧　与疾病影响工作或学习，担心手术预后有关。

【护理目标】

(1) 病人的疼痛缓解或消失。

(2) 病人能使用适当的辅助器具增加活动范围。

(3) 病人能说出疾病治疗与预防的有关知识。

(4) 病人住院期间无并发症出现或并发症得到及时发现和处理。

(5)病人情绪稳定,能正视疾病带来的不适。

【护理措施】

(一)非手术治疗的护理

(1)绝对卧床休息:初次发作时,应严格卧床休息,大小便时均不应下床或坐起,这样才能有比较好的效果。卧床休息3周后可以佩戴腰围保护下床活动,3个月内不做弯腰、持重物的动作。

(2)牵引治疗:采用骨盆牵引,可减少腰椎间盘内压和肌肉痉挛引起的疼痛,需要在专业医生指导下进行。牵引重量为7～15 kg,床尾抬高15～30 cm作为反牵引力,持续2周,也可采用间断牵引法,每天2次,每次1～2 h,注意孕妇、高血压、心脏病病人禁用骨盆牵引治疗(图16-22)。

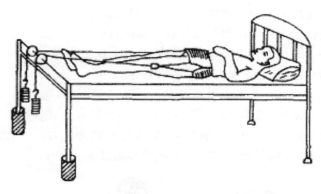

图16-22 骨盆牵引法

(3)理疗、推拿和按摩:除中央型椎间盘突出外,正确的理疗、推拿和按摩均可缓解肌肉痉挛及疼痛,但注意暴力推拿、按摩会导致病情加重,应慎重。

(4)硬膜外注射皮质激素:可以减轻神经根周围炎症和粘连。一般采用醋酸泼尼松龙1.75 mL加2%利多卡因4 mL行硬膜外注射,每周封闭1次,3次为1个疗程,2～4周后可再用1个疗程。

(二)术前护理

1. 起床训练 训练病人在床上使用便器,指导病人正确的起床方式及术后功能锻炼的方法,以适应术后护理需要。做好手术前常规准备。

2. 疼痛护理 绝对卧硬板床休息3～4周后才可佩戴腰围下床活动,3个月内不做弯腰、持重物的活动。牵引期间注意观察病人的体位、牵引重量、牵引线是否正确,做持续反牵引。遵医嘱给予镇痛剂,保证病人充足睡眠。放松背肌、抬高床头、屈曲膝关节增加病人舒适感。

3. 功能锻炼

(1)预防腰部肌肉痉挛:病人应避免弯腰、持重物、长时间站立等动作,能下床时逐渐增加活动量和活动范围。

(2)肌肉锻炼:在病情允许情况下,帮助病人进行关节活动、肌肉按摩以促进血液循环,防止关节僵硬和肌肉萎缩。

(3)上下床训练:在病人病情缓解允许起床时,指导其身体翻向一侧,抬高床头,将腿移向床的一侧,用上肢支撑上身坐起,移向床边,双脚着地缓慢站起。躺下是按相反的方向和顺序回到床上。

（三）术后护理

1. 体位　为了防止出血,病人手术后应平卧硬板床 24 h。根据手术伤口恢复情况,一般持续卧床 1~3 周。

2. 伤口护理　注意观察病人伤口渗血、渗液情况,还应观察引流管是否通畅,引流液的量和质,有无脑脊液漏,一般手术后 24 h 拔除引流管,有异常及时报告医生。

3. 功能锻炼　术后 1 周指导病人进行腰背肌锻炼,预防肌肉萎缩。根据病情指导病人逐渐进行直腿抬高动作,防止神经根粘连;指导病人进行下肢活动,给予大腿、小腿肌肉按摩,每天温水洗脚 1 次,预防静脉血栓形成和静脉炎的发生。

【护理评价】

（1）病人的疼痛是否缓解或消失。

（2）病人是否能使用适当的辅助器具增加活动范围。

（3）病人是否能说出疾病治疗与预防的有关知识。

（4）住院期间病人若出现并发症是否能得到及时发现和处理。

（5）病人是否情绪稳定,能正视疾病带来的不适。

【健康教育】

（1）指导病人注意姿势,长期坐位工作的病人注意桌椅高度,定时改变姿势。

（2）弯腰劳动时定时进行伸腰、挺胸活动;抬重物时腰背伸直,再用力抬起和迈步。开展必要的体育活动,腰背肌功能锻炼的方法有仰卧法和俯卧法(图 16-23)。

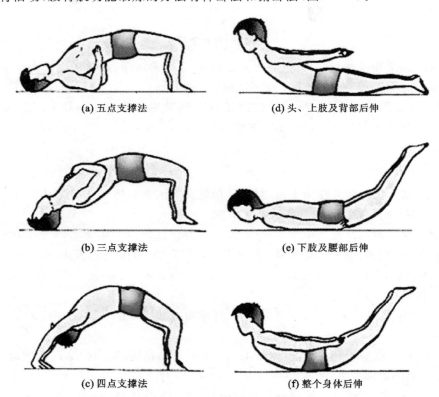

图 16-23　腰背肌训练仰卧法和俯卧法

（3）建议腰部用力强度大的职业人员及治疗后的病人佩戴弹性腰围以便保护腰部;参加

剧烈运动前应进行准备活动,注意运动中的自我保护;定期到医院复诊。

任务八　脊柱损伤病人的护理

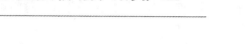

重点　脊柱损伤病人的临床表现和护理措施。
难点　截瘫指数的计算方法。

病人:王某　性别:男　年龄:32岁　体重:52 kg　床号:1

王某,过马路时被酒驾司机开车撞伤颈部,立即送往医院就诊,被诊断为脊柱损伤伴有脊髓受损。

查体:小便失禁,便秘,便时费力,每次用时15～25 min,小便每天7～8次。双下肢无触觉,针刺无痛觉,无法排汗。其他生理反射正常。少量活动后自觉疲乏无力,休息后可缓解。

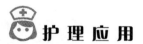

(1) 该病人存在的护理问题有哪些?
(2) 护士如何做好病情观察?
(3) 如何训练病人规律排便?

【疾病概述】

脊柱损伤后,由于椎体移位或碎骨片突入椎管内,会造成脊髓或马尾神经不同程度的损伤。若损伤平面以下的感觉、运动、反射及括约肌功能部分丧失,为不完全瘫痪;若功能完全丧失,为完全瘫痪。因胸腰椎骨折引起的脊髓损伤而出现下肢瘫痪,称为截瘫;颈髓损伤引起高位截瘫,称为四肢瘫痪。脊柱损伤以胸腰段最多见,大多因交通、工伤事故不慎发生,在战时或地震中尤为多见。最常见的原因是闭合性钝性外伤。

【护理评估】

(一) 健康史

了解病人是否被直接暴力或间接暴力所伤,如高处坠落、意外事故、战伤、爆炸伤等;病人是否存在损伤平面以下的感觉、运动、反射及括约肌功能丧失;病人是否出现截瘫、四肢瘫等功能障碍。

(二) 身体状况

脊柱受损引起脊髓损伤后,由于受损部位、原因、程度不同而出现不同的症状和体征。

(1) 脊髓震荡:脊髓遭受强烈震荡,立即发生迟缓性瘫痪,损伤平面以下的感觉、运动、反射及括约肌功能丧失,但数分钟、数小时或稍长时间逐渐恢复,直至完全恢复,一般不留后遗症,是脊柱损伤中最轻的一种。

(2) 脊髓挫伤、出血及受压:为脊髓的实质性破坏,脊髓内部可有出血、水肿、神经细胞破坏和神经传导纤维中断。伤后出现损伤平面以下的感觉、运动、反射及括约肌功能部分或完全丧失,可以是单侧,也可以是双侧,双侧多在同一平面。其预后取决于脊髓损伤的程度、受压解除的时间,一般2～4周后逐渐演变为痉挛性瘫痪,肌张力增高、腱反射亢进,出现病理反射。

(3) 脊髓圆锥损伤:成人脊髓终止于第1腰椎的下缘,第1腰椎骨折可损伤脊髓圆锥,表现为会阴部皮肤鞍状感觉消失、括约肌功能及性功能障碍,而双下肢的感觉和运动功能保持正常。

(4) 脊髓断裂:脊髓的连续性中断,损伤平面以下的感觉、运动、反射和括约肌功能完全丧失。

(5) 马尾神经损伤:损伤平面以下发生迟缓性瘫痪,有感觉及运动功能障碍。括约肌功能丧失、肌张力下降,腱反射消失。

(6) 胸段脊髓损伤:表现为截瘫。

(7) 颈段脊髓损伤:表现为四肢瘫痪。上颈段损伤表现为四肢痉挛性瘫痪,下颈段损伤表现为上肢迟缓性瘫痪,下肢痉挛性瘫痪。

脊髓损伤后各功能丧失的程度可用截瘫指数来表示,即以0、1、2表示肢体的运动、感觉和内脏括约肌功能(排便、排尿)障碍程度。0表示功能正常;1表示功能部分障碍;2表示功能完全障碍。截瘫指数最大为6,最小为0。例如,林某,自主运动功能完全丧失,感觉功能和括约肌功能部分丧失,其截瘫指数为2+1+1=4。

知识链接

根据引起脊柱损伤暴力作用的方向可进行如下分类。①屈曲型损伤:较常见,多发生于胸腰段交界处的椎骨。②伸直型损伤:极少见,如椎弓骨折合并椎体向后脱位。③屈曲旋转型损伤:可发生椎间小关节脱位。④垂直压缩型损伤:可引起胸椎及腰椎粉碎性骨折或寰椎裂开骨折。

(三) 辅助检查

1. X线检查 脊柱正侧位平片可了解骨折、脱位及移位情况。

2. CT、MRI检查 可显示脊髓受压和椎管内软组织病变轮廓。

3. 脊髓造影 由颅骨底穿刺注入造影剂,当造影剂经过骨折或脱位处时,检查显影剂的流动是否有阻断现象。

(四) 治疗原则

为防止脊髓进一步损伤,应及早固定,尽早解除椎骨骨折、脱位以及血肿等因素对脊髓的压迫,以免压迫过久发生不可恢复的损害,这是保证脊髓功能恢复的关键。应用激素、脱水利尿药减轻脊髓水肿,如地塞米松、甘露醇等。尽早应用高压氧治疗,效果较好。

【护理诊断/问题】

1. 气体交换受损　与脊髓损伤、呼吸肌麻痹、清理呼吸道无效致分泌物存留有关。

2. 体温过高或过低　与脊髓损伤、自主神经功能紊乱有关。

3. 尿潴留　与脊髓损伤及体液不足、饮食结构及不活动有关。

4. 有皮肤完整性受损的危险　与感觉及活动障碍有关。

【护理目标】

（1）病人的呼吸顺畅。

（2）病人的体温维持在正常范围内。

（3）病人的排尿正常。

（4）病人的皮肤红润,没有出现压疮等问题。

【护理措施】

（一）保持呼吸道通畅

观察病人的呼吸频率、深浅,以了解有无呼吸困难。床旁常规备急救药品和器械,如呼吸兴奋药、氧气、气管切开包等。鼓励病人进行深呼吸和有效咳嗽训练,以利于肺的膨胀和排痰功能。对于有肋间肌麻痹者,鼓励用膈肌呼吸。协助病人每 2 h 翻身 1 次,轻轻叩击其胸背部,利于痰液排出。用呼吸机辅助呼吸的病人,应监测动脉血气分析情况。遵医嘱持续或间断吸氧,以增加血氧饱和度。

（二）病情观察

（1）伤后 48 h 内严密观察病人生命体征,是否存在心动过缓等问题。留置导尿管者,正确记录每日出入液量。

（2）体温异常是病情恶化的征兆。颈段脊髓损伤时,由于自主神经功能紊乱,病人常出现高热或低温。当高热时,应用物理方法降温,如冰袋冷敷、温水拭浴、冰水灌肠等,同时调节室温,通风散热;当体温过低时,应对病人进行保暖,如加盖棉被、提高室温等。

（三）生活护理

1. 增强生活自理能力　协助病人活动关节,按摩肢体,防止肌肉萎缩、关节僵硬。保持双足功能位,防止足下垂。完全丧失行走能力必须依靠轮椅者应掌握拐杖及轮椅的使用方法;四肢瘫病人应使用特殊的电动轮椅。

2. 训练规律排便　要求病人每天定时排便,如无禁忌应摄入足够的液体,每天至少 2000 mL。增加膳食纤维的摄入,必要时可应用栓剂或缓泻剂进行治疗。对于便秘者,可顺结肠方向从右向左进行腹部按摩。

3. 促进规律排尿　仔细观察并记录病人尿量、颜色及清晰度,定期检查腹部体征,评估病人膀胱功能及受伤情况。急性期后,应用诱导方法排尿,如听流水声、会阴部热敷、腹部按摩等。在条件允许的情况下,进行膀胱反射性动作训练。当膀胱满时可用手由外向内,由轻至重,均匀按摩下腹部,待膀胱收缩为球状,紧按膀胱底部,向前下方挤压,使膀胱排尿。对长期留置导尿管的病人,定期进行尿道口周围清洗及膀胱冲洗。

（四）改善营养状况

保证充足的营养和水分摄入,安排病人尽量保持舒适的坐位,鼓励病人摄入含蛋白质丰富的食物,如瘦猪肉、鱼肉、鸡肉、鸡蛋等。饮食中多应用植物油来润滑肠道、缓解便秘。多食富含粗纤维素蔬菜、水果等。

(五)并发症的护理

1. 压疮 每2～3 h翻身1次,保持床单清洁、整洁,保持皮肤干燥并定期按摩。对已经形成的压疮且面积较大、组织坏死较深时,应按外科原则处理创面。

2. 泌尿系统感染 保持会阴部清洁。留置导尿管者应严格进行无菌操作,长期留置导尿管者按常规进行膀胱冲洗,以冲出膀胱内积存的沉渣。

3. 肺部感染 鼓励病人定时进行深呼吸及有效咳嗽训练,定时翻身、拍背,以利于痰液排出。痰液黏稠时,给予超声雾化吸入。另外,注意保暖,避免因受凉而诱发上呼吸道感染。

【护理评价】

(1)病人的呼吸是否顺畅。

(2)病人的体温是否维持在正常范围内。

(3)病人的排尿是否正常。

(4)病人的皮肤是否红润,是否出现压疮等问题。

【健康教育】

避免颈椎急、慢性损伤,保持颈椎相对稳定性。养成良好的坐、站、行姿势,睡眠时调整枕头高度,转头轻而慢,坐车时与车行驶的方向垂直而坐。手术后2～3周,协助病人下床活动,坚持四肢肌肉锻炼,1年内避免负重、便秘、受凉、颈部过度活动,定期复查。

直通护考

1. 患儿,女,7岁。意外摔伤后左肘关节着地送医就诊,分诊护士判断患儿是否发生骨折的重要依据是(　　)。

A. 左上臂疼痛　　　　B. 局部肿胀　　　　C. 左上臂畸形

D. 局部压痛　　　　　E. 肘关节活动度减少

2. 下列属于骨折早期并发症的是(　　)。

A. 脂肪栓塞　　　　　B. 关节僵硬　　　　C. 缺血性骨坏死

D. 创伤性关节炎　　　E. 畸形愈合

3. 骨折的治疗原则是(　　)。

A. 消炎　　　　　　　B. 止痛　　　　　　C. 热敷

D. 制动　　　　　　　E. 复位、固定、功能锻炼

4. 骨折现场急救正确的是(　　)。

A. 骨折都应初步复位后临时固定

B. 一般应将肢体在骨折原位固定

C. 只是怀疑骨折,可不必固定,注意妥当搬运

D. 对骨端外露者应复位后固定,以免继续污染

E. 绷带包扎即可,以免触动伤肢后加重损伤

5. 关节脱位的特征性表现是(　　)。

A. 疼痛　　B. 肿胀　　C. 淤血　　D. 弹性固定　　E. 活动受限

6. 女性成年病人,农民。1年来反复发生右肩关节前脱位3次,其主要原因是(　　)。

A. 没有自我保护意识 　　　　B. 年龄较大 　　　　　　　C. 初次脱位固定 3 天
D. 体质较差 　　　　　　　　E. 右侧易习惯性脱位

7. 急性血源性骨髓炎多见于(　　)。
   A. 婴儿　　　B. 儿童　　　C. 老年人　　　D. 青年男性　　　E. 青年女性

8. 急性血源性骨髓炎护理中不妥的是(　　)。
   A. 患肢必须给予固定 　　　　　　　　　B. 物理降温、预防惊厥
   C. 高蛋白质、高糖、高维生素饮食 　　　　D. 体温正常后还应继续应用抗生素
   E. 体温正常后可下床活动

9. 骨关节结核手术前护理中不妥的是(　　)。
   A. 加强全身支持性治疗 　　　　　　　　B. 使用抗结核药物至少 3 个月
   C. 有窦道者使用抗生素至少 1 周 　　　　D. 有窦道者应做好周围皮肤护理
   E. 有效的患肢制动

10. 下列哪项不是髋关节结核的表现？(　　)
    A. Thomas 征 　　　　　　B. 患儿常出现"夜啼" 　　　　C. 发热等全身中毒症状
    D. 患侧髋部疼痛 　　　　　E. 拾物试验阳性

11. 下列不属于骨肉瘤 X 线表现的是(　　)。
    A. 长骨干骺端骨质破坏,边界不清 　　　B. 排列紊乱的骨肿瘤,周围组织肿胀
    C. 呈肥皂泡样改变,无骨膜反应 　　　　D. Codman 三角
    E. "日光放射"现象

12. 颈椎间盘突出症的基本病因是(　　)。
    A. 椎间盘退行性变 　　　　B. 急慢性损伤 　　　　　　　C. 先天性因素
    D. 年龄因素 　　　　　　　E. 家族遗传病史

(杜　哲)

扫码看答案

项目十七　皮肤病与性传播疾病病人的护理

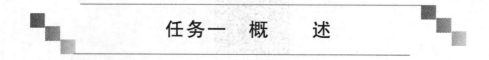

知识目标
(1) 掌握常见皮肤病的护理评估、护理诊断及护理措施。
(2) 熟悉性传播疾病的传播途径、护理评估、防治原则和护理措施。
(3) 熟悉常见皮肤病、性传播疾病病人的健康教育内容。
(4) 了解皮肤的结构和生理功能,皮肤病的症状和常用治疗方法。

能力目标
(1) 运用护理程序对常见皮肤病、性传播疾病病人进行整体护理。
(2) 配合医生做好常见皮肤病、性传播疾病病人的护理工作。

素质目标
护理常见皮肤病、性传播疾病病人时应表现出爱护和尊重,做好健康教育及康复指导。

皮肤是人体的第一道屏障,接受来自外界的各种刺激,并具有吸收、分泌、排泄和保护等功能。各种体内和体外因素都可导致皮肤疾病,出现原发性和继发性损害。因此,各种皮肤病不仅是外界刺激引起的局部表现,也有某些体内器官和人体机能的病理改变引起的局部表现。

任务一　概　述

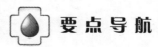

重点　皮肤病病人的护理措施。
难点　皮肤病病人的防治要点。

一、皮肤的结构和功能

皮肤被覆于体表,与人体所处的外界环境直接接触,在体表各腔、孔处与黏膜相移行,对维持人体内环境稳定极其重要。皮肤是人体最大的器官,总重量约占个体体重的 16%,成人皮肤总面积约为 1.5 m²。人体各处皮肤的厚薄不同,为 0.5～4 mm,其中枕后、项背、臀部、手掌和足底处较厚,眼睑、腋窝、乳房、外阴等部位较薄。

皮肤表面有凹下的沟和凸起的嵴,它们组成皮纹,指(趾)末端屈面的皮肤呈涡纹状,特称指(趾)纹。指纹和掌纹具有特征性图形,个体不同,其形态受遗传因素决定,终身不变,在指纹鉴定和遗传学上有重要意义。

(一) 皮肤的结构

皮肤由表皮、真皮和皮下组织组成,内含毛发、汗腺和皮脂腺等附属器,以及血管、淋巴管、肌肉、神经等结构。皮肤解剖结构的模式图如图 17-1 所示。

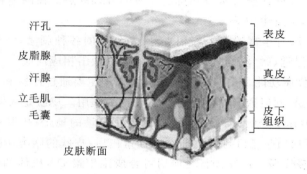

图 17-1 皮肤解剖结构的模式图

(1) 表皮由外胚层分化而来,主要由角质形成细胞、黑素细胞、朗格汉斯细胞和麦克尔细胞构成。在连续分化与更新过程中,表皮细胞的形态、大小及排列呈现有规律的变化,因此又将表皮分为 5 层,由深至浅分别为基底层、棘层、颗粒层、透明层、角质层。表皮与真皮之间由基底膜带连接。

(2) 真皮由中胚层分化而来。位于表皮下方,属于致密结缔组织,由纤维、基质和细胞构成,其中以纤维成分为主,纤维之间有少量基质和细胞成分。真皮分为乳头层和网状层。乳头层为真皮突向表皮的乳头状隆起,借此增加表皮与真皮的接触面积,有利于两者的连接和表皮的营养代谢。网状层在乳头层深面,内有交织成网的胶原纤维束和弹性纤维,使皮肤具有较强的韧性和弹性。此层内还有较大的血管、淋巴管、汗腺、皮脂腺和环层小体等。

(3) 皮下组织又称浅筋膜,位于真皮下方,其下与肌膜等组织相连,由疏松结缔组织和脂肪组织构成,含有血管、淋巴管、神经、小汗腺和顶泌汗腺等。其厚度随个体、年龄、性别和部位不同而有较大差异,具有保温、缓冲、储存能量等作用。

(4) 皮肤的附属器由外胚层分化而来,包括毛发、毛囊、皮脂腺、汗腺和甲等。

(5) 表皮无血管,真皮层及以下有。动脉进入皮下组织后分支,上行至皮下组织与真皮交界处形成深部血管网,为毛乳头、汗腺、神经和肌肉供给营养。皮肤的淋巴管与血管伴行,并汇入局部淋巴结。皮肤的肌肉分为平滑肌和横纹肌,最常见的平滑肌类型是立毛肌,收缩时毛发竖立,对皮脂排出等起着重要作用。皮肤的神经末梢极为丰富,可分为感觉神经和运动神经,分布于皮肤各层。感觉神经能感受痛觉、温觉、触觉、压觉和痒觉等。运动神经分布于皮肤的血管、平滑肌和汗腺中,并调节其功能。

(二) 皮肤的生理功能

1. 屏障功能 完整的皮肤是一道天然屏障。干硬坚固的角质细胞不仅使表皮具有耐受物理性、化学性刺激的能力,还可阻止外界生物性有害物质的侵入,防止体内组织液的外渗,具有重要的屏障保护作用。此外,皮肤还能防止体内水分、电解质及营养物质的丢失。

2. 吸收功能 皮肤吸收的主要途径是通过角质层的细胞,其次是毛囊口及皮脂腺导管、汗腺导管及开口,角质细胞之间的间隙也有少量的吸收作用。正常皮肤由于角质层的屏障作用,吸收能力很弱。但当皮肤受损时,吸收能力明显增强,这是皮肤病外用药物治疗的理论基础。皮肤吸收作用的强弱与药物性质、浓度、剂型、时间、部位、年龄等有关。

3. 体温调节功能 在体温调节中枢的控制下,皮肤通过辐射、对流、蒸发、传导等方式达到散热或保温的作用。当气温低于皮肤温度时,皮肤通过辐射、对流、传导等方式散热,气温接近或高于皮肤温度时,皮肤以蒸发水分和排出汗液的方式散热。在闷热和酷暑环境下,人体体温调节中枢机能失调,可发生中暑。

4. 感觉功能 皮肤有丰富的神经末梢,能感受外界的各种刺激,经传入神经传向神经中枢,使人体产生痛觉、温觉、触觉、压觉和痒觉等感觉,并做出相应反应。

5. 分泌、排泄和代谢功能 皮肤的分泌和排泄作用主要通过汗腺和皮脂腺完成。小汗腺通过分泌汗液调节体温,同时兼有排泄部分代谢废物的作用。皮肤是人体重要的储水库,当机体脱水时,皮肤可提供其水分的5%~7%维持循环血容量的稳定;皮肤中的葡萄糖浓度约为血糖的2/3;皮肤的蛋白质包括纤维性和非纤维性蛋白质;皮肤的脂类包括脂肪和类脂质。

6. 合成作用、免疫作用 皮肤经日光照射可合成维生素D_3,机体的许多免疫反应首先产生于皮肤。

二、皮肤病病人的护理

【护理评估】

(一)健康史

详细询问发病经过,皮损发生的时间、部位和先后次序,发生、发展的过程,有无全身症状,治疗经过及疗效。对由于接触致敏物质所导致的皮肤反应,在收集、评估资料时要详细询问病人既往是否有类似症状,本次发病是否有可疑致敏物质接触史;疑为药疹的病人要详细询问近期内是否有用药史;疑为性传播疾病的病人应询问有无不洁性交史以及是否有输血或应用血液制品,评估病人家属发病情况。

(二)身体状况

皮肤病症状是认识和诊断皮肤病的重要依据,也是反映病情的重要指标,分自觉症状和客观体征两类。

1. 自觉症状 自觉症状亦称主观症状,是病人主观感受到的不适感,主要有瘙痒、疼痛、烧灼感、麻木感和蚁行感等。自觉症状的轻重与皮肤病的性质、严重程度和病人的感觉有关。瘙痒是皮肤病最常见的自觉症状。此外,某些皮肤病可伴畏寒、发热、头痛、乏力、食欲不振及关节痛等全身症状。

2. 客观体征 客观体征指可以看到或摸到的皮肤及黏膜异常改变,即皮肤损害,简称皮损或皮疹。皮损的性质和特点常是诊断皮肤病的主要依据。根据发生时间及机制,又可分为原发性和继发性两大类。

(1)原发性皮损:皮肤病病理变化直接产生的皮肤损害。不同的皮肤病有不同的原发性损害,因此对皮肤病的诊断及鉴别诊断非常重要。常见的有下列几种。

①斑疹：局限性皮肤颜色改变，损害与周围皮肤平齐，不隆起也不凹陷，一般直径小于2 cm、大于3 cm 时称为斑片。根据发生机制和特征不同，可分为红斑、出血斑、色素沉着斑、色素减退斑等。

②丘疹：局限性实质性隆起的皮肤损害直径小于1 cm（其病变位于表皮或真皮浅层）；直径大于1 cm 的称为斑块；扁平而稍隆起的、介于斑疹和丘疹之间者称斑丘疹。丘疹顶端伴有小脓疱则称为丘脓疱疹。

③斑块：直径大于1 cm 的隆起性、浅表性皮损，顶端多扁平，多为丘疹扩大或融合而成，常见于银屑病等。

④结节：局限性、实质性、深在性皮损，位置可深达真皮或皮下。皮损呈圆形或椭圆形，可高出皮面或隐埋于皮下，颜色因病种而异，结节比丘疹病变位置深、范围大，吸收消退后可无痕迹，但破溃愈后可留下瘢痕。

⑤风团：真皮浅层血管扩张、渗出引起的局限性的水肿性皮损。风团大小不一，边缘不规则，呈淡红或苍白色，常伴剧痒，发作急、扩大快、持续时间短暂，消退后不留痕迹。

⑥水疱：高出皮面、内含液体的局限性、腔隙性皮损。根据水疱内液体性质可分为浆液性、血性及脓性三种。水疱直径大于1 cm 的称为大疱。

⑦脓疱：含有脓液的疱。疱液混浊，周围可有红晕，可原发亦可继发于水疱。

⑧囊肿：位于真皮或皮下组织的腔状结构，内含液体或半固体，触诊有囊性感。

（2）继发性皮损：由原发性损害转变而来，也可因治疗及机械损伤（如搔抓等）引起。常见的有下列几种。

①鳞屑：脱落或即将脱落的角质细胞因角化过度或角化不全演变而来。鳞屑的大小、厚薄及形态不一，可呈糠秕状（如花斑癣等）、大片状（如剥脱性皮炎等）或多层银白色鳞屑（如银屑病等）。

②糜烂：表皮或黏膜上皮缺损，露出红色湿润面。因损害表浅，故愈后不留瘢痕。

③溃疡：皮肤或黏膜的局限性缺损，病变深达真皮以下，愈后可留瘢痕。

④痂：由皮损表面的浆液、脓液、血液、脱落组织及细菌等混合干涸而成的附着物。分为浆液痂、脓液痂和血痂三种。

⑤抓痕：瘙痒或摩擦所致的表皮或真皮浅层的缺损。呈线状或点状，可有血痂，愈后一般不留瘢痕。

⑥瘢痕：由溃疡创面内肉芽组织修复代替而成。瘢痕表皮菲薄，没有皮纹和附属器。高出皮肤表面者称增生性瘢痕，低于皮肤表面者称萎缩性瘢痕。

⑦萎缩：皮肤的退行性病变，可分为表皮萎缩、真皮萎缩或两者同时存在。表皮萎缩表面光滑发亮，皮纹消失；真皮萎缩皮肤变薄，可伴有附属器萎缩，但皮纹正常。

⑧裂隙：也称皲裂，为皮肤的线条状裂隙，深度常达真皮。常见于掌跖、指（趾）关节、口角、肛周等处。

⑨苔藓样变：也称苔藓化，为皮肤局限性浸润肥厚，皮沟加深，皮嵴隆起，表面粗糙，硬如皮革，境界清楚。常见于慢性瘙痒性皮肤病，如神经性皮炎、慢性湿疹等经常搔抓的部位。

⑩浸渍：皮肤角质层含水量增多导致表皮强度减弱，皮损质地变软、颜色变白，表面可起皱，摩擦后表皮易脱落而露出糜烂面，容易继发感染。

（三）心理社会状况

皮肤病症状多表现在体表或暴露部位，起病较急、症状较重。病人多有不同程度的紧张、焦虑、悲观,容易缺乏治疗信心。医护人员要评估病人精神状态以及对疾病的认识,有无焦虑心理以及病人家属的态度等,以便采取相应措施,为病人提供必要的支持和疏导。

（四）治疗原则

皮肤病的治疗原则是病因治疗和对症治疗相结合。主要治疗方法有内用药物疗法、外用药物疗法、物理疗法等。

1. 内用药物疗法 常用的药物有抗组胺药、皮质类固醇激素、抗生素、抗真菌药、抗病毒药、维生素和免疫抑制剂等。

2. 外用药物疗法 外用药物疗法在皮肤科治疗中占有极为重要的地位。应根据病人疾病的病因、皮损特点正确选用外用药物及剂型。

（1）外用药物的种类和常用浓度（表17-1）。

表17-1 外用药物的种类和常用浓度

分类	药物名称	剂型	常用浓度/(%)
保护剂	炉甘石	洗剂	10～15
	氧化锌	粉剂、糊剂、软膏	20～50
	滑石粉	洗剂、粉剂	10～70
抗真菌药	硫黄	洗剂、霜、软膏	5～10
	冰醋酸	水剂、酊剂、软膏	10～30
	苯甲酸	酊剂、软膏	6～12
	水杨酸	霜、软膏、酊剂	3～6
	克霉唑	霜、软膏	2～3
	咪康唑	霜	2
	酮康唑	霜、乳剂	2
抗菌药	利凡诺	水剂	0.1
	硼酸	水剂	2～3
	红霉素	软膏	0.5～3
	新霉素	软膏	0.5～1
	洗必泰	霜、酊剂	0.5
抗病毒药	酞丁胺	混悬液	0.1
	阿昔洛韦	霜	2～3
止痒剂	樟脑	酊剂	5～10
	薄荷脑	酊剂	0.5～2
	石炭酸	霜、洗剂	1～2
	苯佐卡因	霜、软膏	5
	达克罗宁	霜、软膏	1
角质促成剂	水杨酸	霜、软膏	1～3
	硫黄	霜、软膏	3～5
	黑豆馏油	霜、软膏	5～10
	煤焦油	软膏	2～5
角质松解药	水杨酸	软膏	6～15

续表

分类	药物名称	剂型	常用浓度/(%)
腐蚀药	尿素	霜、软膏	10~12
	水杨酸	软膏	20
皮质类固醇激素	尤脱欣	溶液	0.5
	地塞米松	霜、软膏	0.1
	氟轻松	霜、软膏	0.5
	去炎松	霜、软膏	0.1
	乐肤液	水剂	2
	氯氟舒松	霜、软膏	0.1
杀虫剂	硫黄	软膏	5~10
	百部	酊剂	50
避光剂	二氧化钛	霜	5
	奎宁	霜	5
	氧化锌	霜、软膏	10
脱色剂	氢醌	霜	3~5
	壬二酸	霜	20
着色剂	盐酸氮芥	酊剂	0.05
	8-甲氧补骨脂素	溶液	0.1~0.5

(2) 外用药物的剂型、作用和适应证(表17-2)。

表17-2 外用药物的剂型、作用和适应证

剂型	组成	作用	适应证
溶液	药物溶解于水	清洁、散热、消炎	急性皮炎、湿疹,有大量渗液
粉剂	干燥粉末状药物均匀混合	干燥、保护、散热	急性、亚急性皮炎,无渗液
洗剂	不溶于水的粉剂与水混合	干燥、保护、散热	急性、亚急性皮炎,无渗液
酊剂	药物的乙醇溶液或浸液	消炎、杀菌、止痒	慢性皮炎、瘙痒症
乳剂	油和水经乳化而成,并加入各种药物,有水包油型(霜)和油包水型(脂)两种	保护、软化痂皮、消炎、止痒	无渗液的各期皮炎
油剂	粉剂混于植物油和液状石蜡中	清洁、保护、润滑	亚急性皮炎,有鳞屑、结痂、皮损
糊剂	含25%~50%粉剂的软膏	保护、收敛、消炎、止痒	亚急性期皮炎、湿疹,伴少量渗液
软膏	药物加入软膏基质中	润滑、软化痂皮、消炎、保护、止痒、穿透力强	慢性期皮炎、湿疹
硬膏	药物加入树脂、橡胶等,涂敷于布、油纸上	消炎、止痒、穿透力强	慢性、局限性皮炎和湿疹

(3) 外用药物使用原则：①正确选择药物：根据不同病因、病理改变和症状选择药物。如细菌性疾病选用抗生素，瘙痒性皮肤病选用止痒剂，角化不全性损害选用角质促成剂。②正确选择剂型：根据临床症状及皮损特点选择药物剂型。急性炎症无糜烂、渗出者可用洗剂或粉剂；炎症较重有糜烂、渗出者用溶液湿敷；亚急性皮炎渗出少者用糊剂或油剂；无糜烂部位用乳剂或油剂；慢性皮炎首选软膏，也可用乳剂、酊剂或硬膏；单纯瘙痒无皮损者用乳剂、酊剂。③选用药物浓度：根据病情需要选择适宜的药物浓度，一般药物浓度应由低到高、性质从温和到强烈、范围从小到大逐步应用，并注意过敏反应和副作用。④注意事项：详细给病人讲解外用药物的使用方法、使用时间、部位、次数、可能出现的不良反应及其预防和处理方法等。

3. 物理疗法

（1）电疗法：包括电干燥法、电凝固术、电烙术等，适用于寻常疣、化脓性肉芽肿、良性肿瘤等。

（2）光疗法：①红外线：适用于皮肤感染、慢性皮肤溃疡和冻疮等。②紫外线：适用于玫瑰糠疹、银屑病、斑秃、慢性溃疡、痤疮等。③光化学疗法：适用于银屑病、白癜风等。④激光手术、激光理疗、选择性激光和光嫩肤技术、光动力疗法：适用于基底细胞上皮瘤、鳞状细胞癌等皮肤肿瘤。

（3）冷冻疗法：利用制冷剂产生低温使病变组织坏死，达到治疗目的，目前多采用液氮冷冻治疗，适用于各种疣、血管瘤、黏膜白斑、雀斑等。

【护理措施】

（一）一般护理

1. 饮食护理指导 病人应多食植物蛋白、豆制品、水果、蔬菜等清淡易消化的食物，病人应忌辛辣等刺激性食物；过敏及瘙痒性皮肤病病人应避免食用鱼、虾、蟹、蛋等动物蛋白及酒、浓茶、咖啡等饮料。

2. 住院指导 指导和帮助住院病人尽快适应医院环境和病房制度，保持皮肤清洁，教会病人使用外用药物的方法。对长期卧床病人要定时翻身，按摩受压部位的皮肤，预防压疮。

3. 重症护理 对病情较重、伴有全身中毒症状的病人，定时测量体温、脉搏和血压，密切观察病情变化并及时报告医生。

4. 预防感染 保护皮肤完整、清洁、干燥，及时治疗皮肤炎症，加强锻炼，增强体质。对传染性皮肤病病人应做好消毒、隔离，对光敏感者应避免日光照射。

（二）对症护理

1. 瘙痒的护理 皮肤病病人的皮损有不同程度的瘙痒，要给病人解释瘙痒产生的原因和搔抓的弊端，指导病人避免和排除瘙痒，如分散注意力、剪短指甲、改善居住环境、调整衣着、避免皮肤直接接触羊毛和化纤织物等。必要时应用抗组胺药及镇静剂，以达到止痒的目的。

2. 皮损创面的清洁与护理

（1）对创面的处理：如化脓、溃烂创面，局部有坏死组织、脓痂或脓性渗出物者，宜用0.1%利凡诺溶液或1∶5000高锰酸钾溶液进行清洗、消毒。对大疱和脓疱的清洁处理：对无感染的大疱，常规消毒后抽尽疱液，保留疱壁，预防继发感染；对脓疱可剪去疱壁，使用消毒液清洗后用凡士林、利凡诺纱布贴敷。对痂的处理：皮损表面药物如为粉剂、洗剂或中草药，已干涸硬结者可用温开水浸泡，软化后清除，脓痂可用凡士林或软膏外涂，待其软化后自行脱落。对创面残留药物的清洁处理:创面残留药物如为糊剂、软膏可用植物油或液状石蜡将药物软化,轻轻抹除;如为橡皮膏,可揭去后先用松节油清洁,再用乙醇洗干净。

(2) 特殊部位的护理:对眼、耳、鼻、外阴、肛周等部位的分泌物,可用2%硼酸溶液清洗。外耳道的分泌物可用3%过氧化氢溶液清洗。

(三) 外用药的换药方法及注意事项

1. 湿敷法 湿敷法主要用于开放性冷湿敷,用4~6层纱布或2层小毛巾放入药液中浸透,提起拧之不滴水为度,平整地贴在皮损上。一般4~6次/天,每次1~2 h,10~20 min更换一次。湿敷面积一般不宜超过体表面积的1/3,以防着凉或药物吸收中毒。不能下床者应先铺上橡胶单或塑料薄膜,以免染湿被褥。

2. 涂药法

(1) 粉剂:可用棉球蘸粉或纱布包粉撒布,3~4次/天。注意粉剂不能用于糜烂及渗液处,不宜用于多毛部位和口腔附近。

(2) 洗剂:可用药刷蘸药外涂,每天数次,注意事项同粉剂。用药前先摇匀,寒冷时不宜大面积应用。

(3) 糊剂、软膏:将药物均匀地涂在纱布上,贴敷于患处包扎、固定,1~2次/天。注意糜烂渗液处不能用,夏季不宜大面积使用软膏,以免影响散热。

(4) 乳剂:用干净的手指将药物薄涂于皮损部位,轻轻用力按摩,直至乳剂颜色消失。

(四) 心理护理

多数皮肤病的皮损在人体暴露部位,给病人造成了心理压力。大范围的慢性皮损久治不愈,易使病人丧失信心,产生急躁情绪。与精神因素有关的皮肤病,如银屑病、瘙痒症等,会因不良的心理刺激诱发或加重病情。医护人员应根据不同情况,对病人进行耐心、细致的解释和诱导,有针对性地进行心理护理。

【健康教育】

对病人进行与疾病有关的健康教育,使其了解疾病的发生原因和相应治疗过程,积极配合治疗工作。协助病因不明的病人寻找病因并注意饮食、药物、接触物等致敏因素。

任务二 变态反应性皮肤病病人的护理

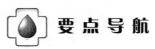

重点 变态反应性皮肤病病人的护理措施。
难点 变态反应性皮肤病病人的发病机制和防治要点。

情景案例

病人:李某　性别:男　年龄:51岁　床号:15

病人半年前因牙痛服用止痛药4天后口唇、龟头及躯干处出现数个局限性类圆形水肿性红斑,边界清楚。经停用药物、适当休息之后痊愈,但遗留灰褐色色素斑。现因服用同一药物,在原色素斑处又出现同一皮损。

护理应用

(1)该病人的主要护理诊断是什么?
(2)该病人的主要护理措施是什么?

一、接触性皮炎

接触性皮炎是皮肤黏膜因接触某些外源性物质后,在接触部位发生的炎症反应。其病变过程多为急性,表现为红斑、丘疹、小疱、大疱甚至坏死。

【护理评估】

(一)病因与发病机制

引起本病的原因很多,按发病机制分为两种。

1. 原发性刺激　接触的物质本身具有较强的刺激或毒性,任何人接触后均可发生皮炎。其严重程度与接触物的化学性质、浓度、接触时间长短成正比。

2. 接触性致敏物　此类物质对多数人无不良反应,而仅使少数具有过敏体质者发病,为典型的迟发型变态反应。

(二)身体状况

一般起病较急,在接触部位发生界限清楚的红斑、丘疱疹,严重时红肿明显并出现水疱或大疱,甚至发生组织坏死。皮炎发生的部位及范围与接触物一致,界限非常鲜明。但接触气体、粉尘时则皮炎呈弥漫性且无一定界限,但多在身体的暴露部位,如两手背及面部。有时由于搔抓可将接触物带至其他部位,而在该处发生相似皮疹;高度敏感者,皮炎可蔓延全身。自觉症状有瘙痒和烧灼感或胀痛,少数严重病例可有全身反应,如畏寒、发热、恶心、头痛等全身症状。

本病的病程有自限性,一般去除病因后,经适当处理,1~2周可痊愈,但接触过敏原可再发。反复接触或处理不当,可以转为亚急性或慢性,呈湿疹或苔藓样变。

(三)治疗原则

1. 去除病因　寻找病因,及时去除、冲洗皮肤上的污染物质,避免再度接触有关物质。

2. 局部疗法　根据急性期、亚急性期和慢性期皮炎的治疗原则处理。①急性期:皮损以红斑、丘疹为主,外擦炉甘石洗剂或糖皮质激素乳剂;有大疱、糜烂、渗出时,应湿敷,如应用2%硼酸溶液。②亚急性期:40%氧化锌或皮质类固醇激素。③慢性期:可用皮质类固醇激素或糠馏油膏。继发感染时可将抗生素(如新霉素等)加上述药物治疗。

3. 全身疗法 瘙痒剧烈者可服抗组胺药物及地西泮(安定),皮损范围大及病情严重者可全身用糖皮质激素。

【护理诊断/问题】

1. 焦虑、恐惧 与突然发病、皮损广泛有关。

2. 睡眠型态紊乱 与皮肤瘙痒有关。

3. 知识缺乏 病人缺乏疾病的预防知识。

【护理措施】

(一)饮食护理

避免进食易致敏食物和刺激性食物,多食水果和新鲜蔬菜。饮食多样化,食物宜清淡且富含营养,以促进皮肤新陈代谢。

(二)皮肤护理

保持皮肤清洁干燥。可用清水、温水清洗,避免热肥皂水烫洗、搔抓。避免进食辛辣食物、酗酒等不良刺激。皮损处应防止摩擦、压迫、风吹、光照及各种物质刺激。

(三)瘙痒的护理

向病人解释瘙痒的原因和搔抓的弊端,指导病人避免和排除瘙痒,如改善居住环境、调整衣着、避免皮肤直接接触羊毛和化纤织物。必要时应用抗组胺药及镇静剂,晚间睡眠时戴手套,避免无意搔抓。

(四)心理护理

热情接待就诊病人,同情和关心病人,了解病人的需求,耐心向病人解释皮损发生的原因及转归,使其消除顾虑,积极配合治疗。

【护理评价】

(1)病人是否情绪稳定,积极配合治疗。

(2)病人皮肤瘙痒是否已得到减轻或消失。

(3)病人皮疹是否消失。

【健康教育】

(1)讲解本病防治知识,避免再次接触致敏物,户外活动时应做好个人防护,如戴手套、口罩、穿防护服或外涂防护霜等。

(2)对室内致敏物应尽快清理,不论接触何种物质导致过敏后,立即用清水反复冲洗,并尽快就医。

二、湿疹

湿疹是由多种内、外因素引起的真皮浅层及表皮的炎症,是一种有明显渗出倾向的过敏性炎症性皮肤病。湿疹的临床特点:急性期皮损以丘疱疹为主,有渗出倾向;慢性期以苔藓样变为主,易反复发作。

【护理评估】

(一)病因与发病机制

确切病因尚不清楚,常为内、外因素相互作用的结果。

1. 内部因素 过敏体质是本病发生的重要因素,常有家族史。精神因素,如忧虑、紧张、劳累、失眠等;饮食因素,如食用鱼、虾、蛋、奶制品等均可诱发或使病情加重。内分泌、代谢及胃肠功能障碍、感染病灶等与发病也有关系。

2. 外部因素 如日光、天气变化、动物皮毛、化学纤维、药物、化妆品、肥皂、染料等均可诱发湿疹。

（二）身体状况

根据发病过程和皮疹表现,湿疹分为急性、亚急性和慢性(图17-2)三种以及特殊类型的湿疹。

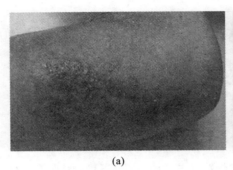 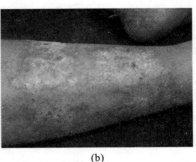

(a)   (b)

图 17-2 湿疹

1. 急性湿疹 急性湿疹表现为多行性皮疹。常在红斑基础上出现密集性小丘疹、丘疱疹或小水疱,疱破后有糜烂、渗出及结痂,常融合成片,中心较重,且向周围扩延,边界不清。因搔抓使皮损加重。如继发感染可形成脓疱、脓液及脓痂,相应的淋巴结肿大,感染严重时伴有发热等全身症状。皮疹多呈对称性分布,常见于面、耳、手、足、前臂、小腿等外露部位。自觉剧烈瘙痒,尤以晚间加剧。

2. 亚急性湿疹 红肿、渗出等急性炎症减轻后,进入亚急性阶段,皮疹以小丘疹、鳞屑和结痂为主,仅有少量丘疱疹、水疱及糜烂。

3. 慢性湿疹 常由急性及亚急性湿疹反复发作转变而来,表现为局限性皮肤粗糙、抓痕、结痂、浸润及肥厚苔藓样变、色素沉着等。病情时重时轻,迁延数月或更久。

4. 特殊类型的湿疹 临床上还可见到一些固定位置的湿疹发生,如手部湿疹、乳房湿疹、外阴和肛门湿疹等。

（三）治疗原则

1. 全身治疗 目的在于抗炎、止痒。常用的药物有抗组胺药、镇静剂等。急性期时应选用钙剂,用硫代硫酸钠或普鲁卡因静脉封闭;对于泛发性湿疹病人,可考虑短期使用糖皮质激素等。

2. 局部治疗 与接触性皮炎局部治疗方法相同,根据皮损情况,选用适当药物与剂型。慢性湿疹,尤其是增生型可行封闭疗法。

【护理诊断/问题】

1. **恐惧、焦虑** 与疾病顽固而缺乏治疗信心有关。
2. **自我形象紊乱** 与暴露处皮损影响美观有关。
3. **睡眠型态紊乱** 与瘙痒有关。

4. 潜在并发症 感染。

【护理目标】

（1）病人瘙痒减轻或消失。

（2）病人能接受病变所导致的身体表现，情绪稳定，能积极配合治疗。

（3）病人住院期间未发生继发感染，若出现可被及时发现和处理。

【护理措施】

（一）一般护理

保持皮肤清洁干燥，避免热水烫洗及搔抓等不良刺激，皮疹处应防止摩擦、压迫、光照、搔抓及各种物质刺激。

（二）饮食护理

避免进食腥、辣、酒、鱼、虾等刺激性与易致敏食物，给予高热量、高蛋白、高维生素、易消化的饮食。

（三）瘙痒的护理

保持室内适宜的温度、湿度。给病人解释瘙痒搔抓的弊端，指导病人避免和排除瘙痒，如改善居住环境、调整衣着、避免皮肤直接接触羊毛和化纤织物。必要时应用抗组胺药及镇静剂。使病人保持良好的情绪，避免情绪变化引起的瘙痒加重。

（四）心理护理

关心病人，了解病人的感受和需求，耐心向病人解释皮损发生的原因及转归，使其消除顾虑，增强信心，积极配合治疗。

【护理评价】

（1）病人是否端正心态，情绪稳定。

（2）病人是否准确及时地坚持用药。

【健康教育】

（1）寻找和去除病因，让病人注意发生皮疹的方式、时间及与饮食环境的关系，仔细寻找和避免接触致敏物质，如与工作性质有关，应做好劳动保护或建议更换工种。

（2）饮食以清淡易消化的食物为宜，忌食辛、辣、酒、浓茶和鱼、虾、蟹、牛奶、海味等，多吃瓜果蔬菜及豆制品。

（3）注意个人卫生，保持皮肤清洁。

（4）用药期间要耐心，坚持按时、正确用药，直至治愈。

（5）避免各种外界刺激，注意调整环境温度和湿度。

三、药疹

药疹又称药物性皮炎，是药物通过各种途径进入人体后引起的皮肤、黏膜炎症反应，严重者可伴发其他系统的损害，药疹是药物不良反应的一种表现形式。

【护理评估】

（一）病因和发病机制

不同个体对药物反应的敏感性差异较大。任何一种药物在一定条件下都可能引起药疹。临床上常见的有：①抗生素类，青霉素最多见，其次为链霉素、四环素等；②磺胺类；③解热镇痛药,其中吡唑酮类和水杨酸类(如阿司匹林等)较常见;④催眠、抗癫痫药,如鲁米那、苯妥英钠和卡马西平等;⑤血清制品及疫苗等。中药也有引起药疹的报道。

药疹的发病机制复杂,可分为变态反应性和非变态反应性两大类。变态反应是主要因素(包括Ⅰ、Ⅱ、Ⅲ、Ⅳ型变态反应);非变态反应所引起的药疹可能与药物的毒性作用、光感作用、机体内器官功能障碍及代谢系统功能失调等因素有关。

(二) 身体状况

药疹的临床表现多样,一般特征是发病急、皮疹多样化,伴有药物热、瘙痒。停用致敏药物后反应消退较快。严重者可有高热及肝、肾、心、肺及造血系统损害,甚至出现过敏性休克。常见的有下列几种类型。

1. 固定型药疹 固定型药疹是最常见的一型。常由磺胺类、解热镇痛剂或巴比妥类药物等引起。皮疹为圆形或椭圆形的水肿性红色斑,直径1~3 cm,常为1个或数个,边界清楚,重者其上发生大疱。停药后约1周其红斑消退,留灰黑色色素沉着,如再服该药,常于数分钟或数小时后,在原皮疹处出现同样的皮疹,此为该型药疹之特征(随着复发次数增加,皮疹数目也可增加)。损害可发生于任何部位,但以皮肤黏膜交界处多见,如口唇、口周、龟头、外阴等处,发于阴部者易糜烂,产生灼痛感。

2. 荨麻疹型药疹 皮疹为大小不一的风团,与急性荨麻疹相似,可同时伴有血清病样症状,如发热、关节疼痛、淋巴结肿大、血管性水肿等。多由青霉素、血制品等引起。

3. 麻疹型或猩红热型药疹 发病突然,麻疹样药疹为散在或密集、红色、针头至米粒大的斑疹或斑丘疹,对称分布,可泛发全身。猩红热样药疹起初为小片红斑,很快相互融合,可遍布全身。本型药疹病人皮损形态类似猩红热或麻疹,但全身症状较轻,无麻疹或猩红热的其他症状。停药1~2周病情好转,继以糠状或片状脱屑。

4. 大疱性表皮松解型药疹 大疱性表皮松解型药疹是药疹中最严重的类型。起病急骤,皮损为弥漫性紫红色斑,迅速波及全身,旋即于红斑处起大小不等的松弛性水疱,大片表皮坏死松解形成糜烂面,触痛明显。黏膜面也可受累。病人全身中毒症状重,常有发热、皮疹灼痛。严重者常因继发感染、肝肾功能障碍、电解质紊乱或内脏出血及氮质血症等死亡。

5. 剥脱性皮炎型药疹 剥脱性皮炎型药疹为严重药疹。多数发生在用药时间较长者。首次发病者潜伏期约20天。皮疹开始为麻疹样或猩红热样红斑,很快扩大融合,致全身弥漫性潮红、肿胀,伴渗液、结痂,黏膜亦可充血、水肿、糜烂。至2周左右炎症逐渐消退,全身片状脱屑,手足常呈手套或袜套样脱落,严重者可有毛发、指(趾)甲脱落。常伴高热、畏寒等全身中毒症状;皮肤剥脱反复发生,持续数周,严重者因肝肾衰竭或继发感染死亡。

6. 其他药疹 还可表现为多形红斑型、紫癜型、湿疹型、光感型等类型的皮损。

(三) 辅助检查

药物激发试验:在药疹消退一段时间后,内服试验剂量(一般为治疗量的1/8~1/4或更小量),以探查可疑致敏药物。该试验适用于口服药物所致的较轻型药疹,或是药物引起的较严重的胃肠道反应,而又必须使用该药治疗时(如抗结核药、抗癫痫药等)。

(四) 治疗原则

停用一切可疑致敏药物及结构近似药物,促进体内致病药物的排泄;应用抗过敏药或解毒药;防治继发感染,加强支持疗法。

1. 轻型药疹 停用致敏药物后,皮损多迅速消退。鼓励病人多饮水,内服抗组胺药、维生素C、钙剂等；必要时短期口服泼尼松（每天30～60 mg）。局部对症处理。

2. 重型药疹

（1）及早应用足量糖皮质激素：一般每天应用氢化可的松200～400 mg或地塞米松10～30 mg静脉滴注，待体温降至正常、皮疹渐趋消退后逐渐减量并代以口服泼尼松片剂。

（2）加强护理及支持疗法：给予高蛋白、高热量与维生素饮食，根据病情补足液体，必要时给予能量合剂。注意水、电解质平衡，由于高热及广泛皮疹致使血浆蛋白降低，静脉输入白蛋白或新鲜血液。酌情选用与致敏药物无关的抗生素，防治继发感染。

【护理诊断/问题】

1. 体温过高 与皮疹广泛、继发感染有关。

2. 营养失调：低于机体需要量 与高热、皮损广泛、进食少有关。

3. 有感染的危险 与皮肤完整性受损有关。

【护理目标】

（1）病人体温恢复正常。

（2）病人体内的水、电解质保持平衡。

（3）病人创面逐步愈合，无感染。

（4）病人皮疹消失，创面愈合。

【护理措施】

（一）饮食护理

给予高蛋白、高热量、高维生素、易消化饮食，配合支持疗法，促进皮损的修复。

（二）清洁消毒

床单、被套严格消毒灭菌，室内进行紫外线照射，每天30～60 min，定时通风换气，防止环境污染引起的皮损感染。

（三）皮肤护理

保持皮肤清洁、干燥，避免热水烫洗及搔抓等不良刺激，皮疹处应防止摩擦、压迫、光照、搔抓及各种物质刺激。

（四）瘙痒的护理

向病人解释瘙痒的原因和搔抓的弊端，指导病人避免和排除瘙痒，如分散注意力、避免皮肤直接接触羊毛和化纤织物。必要时应用抗组胺药及镇静剂，晚间睡眠戴手套，避免无意搔抓。

（五）重症药疹的护理

1. 严格消毒隔离 安排病人于单人房间，每天进行一次紫外线消毒。医护人员接触病人时穿隔离衣，各项操作严格遵循无菌原则。

2. 皮损处理 及时清除坏死上皮，抽尽大疱内液体。对无渗出的皮损可用粉剂或洗剂，有渗出、糜烂时可用3%硼酸溶液湿敷，面积广者采取干燥暴露疗法。会阴、脐部及皮肤皱褶处可用0.1%新洁尔灭消毒。疾病后期表皮大片脱落时，告诫病人勿强行撕脱。

3. 一般护理 鼓励病人多饮水，加速致敏药物排泄，注意口腔卫生，用2%碳酸氢钠溶液漱口。注意黏膜损害的护理，防止结膜粘连。定时翻身，预防压疮。

（六）心理护理

了解病人的感受和需求，耐心向病人解释皮损发生的原因及转归，使其消除各种顾虑，积极配合治疗。

【护理评价】

（1）病人体液量是否恢复平衡。

（2）病人缺水症状和体征是否得到改善。

（3）病人并发症是否得到及时发现和处理。

【健康教育】

（1）讲解本病防治知识，杜绝药物滥用。

（2）告知病人牢记已知的致敏药物，每次就诊时告知医生，避免再次使用。

（3）若误用了可疑的致敏药物，皮肤出现异常感觉或皮疹时，应立即停用，并到医院就诊。

四、荨麻疹

荨麻疹俗称风疹块，是由于皮肤、黏膜小血管反应性扩张及渗透性增加而出现的一种局限性水肿反应，临床以出现时消时现的瘙痒性风团为特征。

【护理评估】

（一）病因和发病机制

本病病因复杂，多数病人不能找到确切原因，尤其是慢性荨麻疹。常见的诱因有食物（如鱼、虾、蟹、蛋等）、药物、感染（包括病毒、细菌、真菌、寄生虫等）、物理因素（如冷、热、日光、摩擦及压力等）、动物及植物因素（如昆虫叮咬或吸入动物皮屑、羽毛及花粉等）、精神因素（如精神紧张、情绪波动等）及内脏疾病（如红斑狼疮、癌肿、风湿病、代谢障碍、内分泌紊乱等）。

发病机制比较复杂，有变态反应性和非变态反应性两种。以变态反应为主（多数属Ⅰ型变态反应，少数为Ⅱ型或Ⅲ型）。

（二）身体状况

1. 急性荨麻疹 起病急，先感觉皮肤瘙痒，很快出现大小不等的红色或苍白风团，风团形状不一，多数泛发，持续数分钟或数小时即消失，消退后不留痕迹，但新的风团可不断出现，此起彼伏，一日数次不等。自觉剧痒，病情严重可伴有心慌、烦躁、恶心、呕吐甚至血压降低等过敏休克症状。累及胃肠道时，可出现腹痛、腹泻等症状。若累及喉头黏膜，可出现呼吸困难，甚至窒息。如伴有高热、寒战等全身中毒症状，应警惕有无严重感染（如败血症等）的可能。

2. 慢性荨麻疹 全身症状轻，风团反复发生，时轻时重，有的夜间加重或无规律，病情迁延常达数月或数年之久。大多数病人不能找到病因。

3. 特殊类型荨麻疹 如皮肤划痕症、寒冷性荨麻疹、血管性水肿、胆碱能性荨麻疹、日光性荨麻疹、压迫性荨麻疹等。

（三）治疗原则

治疗原则为抗过敏、对症治疗，争取对因治疗，包括全身治疗和局部治疗。

1. 全身治疗 急性荨麻疹应用抗组胺药，如扑尔敏、赛庚啶、苯海拉明、异丙嗪等，选用1～2种。病情严重，伴有休克、喉头水肿及呼吸困难者，应立即就地抢救。慢性荨麻疹以抗组胺药为主，可选用2～3种抗组胺药联合或交替使用，病情控制后逐渐减量至停。

2. 局部治疗 夏季选用止痒剂、炉甘石洗剂、氧化锌洗剂等；冬季选用有止痒作用的乳剂，如苯海拉明霜等。

【护理诊断/问题】

1. **焦虑、恐惧**　与突然发病、病情反复、皮损广泛有关。
2. **舒适度受损**　与疾病皮肤出现瘙痒性风团有关。
3. **潜在并发症**　喉头水肿。

【护理措施】

（一）病情观察

治疗期间，严密观察病情变化。尤其是对急性泛发性荨麻疹出现并发症者，要密切观察病情，每天定时监测生命体征，如有异常，应及时报告医生。

（二）饮食护理

避免进食易致敏食物和刺激性食物，如鱼、虾及辛辣食物，忌暴饮暴食，多食水果和新鲜蔬菜，食物宜清淡且富含营养，易消化。

（三）瘙痒的护理

保持皮肤清洁、干燥，避免热水烫洗及搔抓等不良刺激，皮疹处应防止摩擦、压迫、光照、搔抓及各种物质刺激。必要时应用抗组胺药及镇静剂，晚间睡眠戴手套，避免无意搔抓。

（四）泛发性荨麻疹的急救护理

病人若出现过敏性休克，应采取平卧位，解开其衣领，保持呼吸道通畅。按医嘱皮下注射肾上腺素 1 mg，还可静脉滴注氢化可的松，肌内注射抗组胺药。喉头水肿、呼吸困难者，应立即吸氧，必要时配合医生行气管插管或气管切开。支气管痉挛者立即给氧，可缓慢静脉滴注氨茶碱 200 mg。

（五）心理护理

了解病人的感受和需求，耐心向病人解释皮损发生的原因及转归，使其消除各种顾虑，积极配合治疗。

【健康教育】

（1）尽量找出诱因并去除。

（2）注意个人卫生，避免搔抓，及时治疗机体的急、慢性感染病灶，如感胸闷、气喘、呼吸困难等应及时就诊。

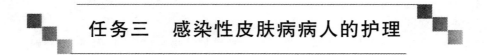

任务三　感染性皮肤病病人的护理

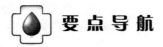

重点　感染性皮肤病病人的护理措施。

难点　感染性皮肤病病人的发病机制。

情景案例

病人:王某 性别:男 年龄:6岁 床号:1

患儿因头面部、四肢出现水疱3天、发热2天入院。查体:体温39.1℃,头面部、四肢可见大小不等的水疱,周围有明显红晕,部分疱壁破损后可见红色糜烂面及痂。躯干部有少量类似皮疹,口腔内无明显损害,颈部淋巴结可触及。

 护理应用

（1）该患儿是否具有传染性?
（2）护士应如何指导患儿及家属做好患儿的皮肤护理?

一、浅部真菌病

浅部真菌病又称皮肤癣菌病,是由浅部真菌侵犯表皮、毛发、甲板而引起的一种皮肤病。根据感染部位的不同,可分为头癣、体癣、股癣、手癣、足癣、甲癣及花斑癣等。

【护理评估】

（一）病因

1. 病原菌 病原菌属皮肤癣菌,其中红色毛癣菌、犬小孢子菌、石膏样小孢子菌、絮状表皮癣菌、堇色毛癣菌、断发毛癣菌等20余种能引起人和动物的癣病。

2. 感染途径 浅部真菌通过直接或间接接触而传染。如头癣是通过不洁的理发器具、梳子、枕套、毛巾、袜子等间接传染,也可由自身感染。长期应用糖皮质激素、广谱抗生素,糖尿病、慢性消耗性疾病者易患本病。气候温暖、环境潮湿更有利于本病的发生。

（二）身体状况

1. 头癣 头癣是毛发和头皮的皮肤癣菌感染。根据致病菌和临床表现不同,分为黄癣、白癣、黑点癣三种。

（1）黄癣:主要见于儿童。初起为丘疹或小脓疱,继之形成以毛发为中心的黄痂,称黄癣痂,伴鼠臭味。毛发干枯、无光泽、参差不齐。病久者毛囊萎缩,毛发脱落,形成永久性脱发和萎缩性瘢痕,自觉剧痒。

（2）白癣:城市儿童多见。皮损早期呈灰白色鳞屑性斑片（母片）,而后在附近可出现数片较小的相同损害（子斑）。患区头发一般在头皮上2～4 mm处折断,发周有白色套状鳞屑包绕,称菌套。至青春期自愈,不留瘢痕。

（3）黑点癣:儿童及成人均可发病。皮损类似白癣,但损害小而数目多,病发露出头皮即折断,呈黑点状。病久者经治愈后常留瘢痕。

2. 足癣 足癣俗称"脚气"。依其皮损表现可分三型。

（1）鳞屑水疱型:最常见。反复出现针头大小丘疱疹,聚集或散在,壁厚发亮,疱干后小片脱屑。

（2）浸渍糜烂型：趾间皮肤由于潮湿引起浸渍、发白、松软，表皮脱落且露出红色糜烂面，易继发感染而有异臭，可并发急性淋巴管、淋巴结炎。

（3）角化过度型：角质层增厚、粗糙、脱屑、干燥，冬季易皲裂。

以上三者可同时或交替出现，或以某一型为主。多有明显的瘙痒。

3. 手癣 手癣俗称"鹅掌风"。临床表现与足癣大致相同，但分型不如足癣明显。起初时常有散在大小疱，而后以脱屑为主，皮纹增深、皮肤粗糙、边界清楚，冬天易皲裂。

4. 体癣和股癣 发生于除头皮、毛发、掌跖、甲板以外皮肤上的一种皮肤癣菌感染。股癣则为体癣在外生殖器、肛门及股部的特殊型。原发损害为丘疹、丘疱疹，逐渐向四周离心性扩展，形成环行或多环行。边缘微隆起，中央炎症减轻，伴脱屑或色素沉着，边界清楚。自觉瘙痒，剧烈搔抓时可引起继发感染或局部苔藓化。

5. 甲癣 甲癣俗称"灰指甲"。多数自指甲的游离缘或侧缘开始，皮疹呈灰白色，甲板增厚、变脆，表面高低不平，甲下鳞屑沉积，范围逐渐扩大至整个指甲，呈虫蛀样损害。

6. 花斑癣 皮损好发于胸背部，以青壮年男性多见。起初为许多细小斑点，临近皮损可相互融合成片形，表面有细薄鳞屑，边界清楚。皮疹可呈灰白色、棕色至黄棕色不等，有时多种颜色共存，状如花斑。无炎症反应，偶有轻度瘙痒感。病程缓慢，冬季消退，但夏天又可复发。

（三）辅助检查

1. 真菌镜检 取病发、痂皮、鳞屑、甲屑做直接镜检，可见菌丝或孢子。

2. 真菌培养 取病发或脓液接种于培养基上 25 ℃ 培养，可鉴定菌种。

（四）治疗原则

1. 头癣

（1）以内用药物为主的综合治疗：每天口服灰黄霉素 15 mg/kg 或伊曲康唑 5 mg/kg，疗程为 3～6 周。每天洗头 1 次，外用药物可用 3％碘酊、10％硫黄软膏等抗真菌药物，药物须在头皮保持 8 h 以上，1～2 周剪发 1 次。定期对使用的物品进行消毒。

（2）局部治疗：对于小范围的头癣病人，可用镊子将病发拔除后，局部涂擦抗真菌药物。

2. 手足癣

（1）鳞屑水疱型：复方苯甲酸搽剂、复方雷琐辛搽剂、咪康唑、克霉唑或酮康唑霜等均可酌情选用，外搽每天 2～3 次。

（2）浸渍糜烂型：可用 3％硼酸溶液湿敷，待干燥脱屑后，再用上述抗真菌外用制剂。

（3）角化过度型：宜选用抗真菌软膏、霜剂，如复方苯甲酸软膏、达克宁霜等。不论何种药物，都应耐心坚持治疗 1～2 个月。

3. 体癣和股癣 以外用药物治疗为主，如复方苯甲酸软膏、3％克霉唑霜、2％咪康唑霜、达克宁霜、皮康王霜及 1％联苯苄唑乳膏等，每天 2 次，疗程在 2 周以上。

4. 甲癣 对表浅、轻型、单发者，先用小刀尽量剔去病甲，再用 30％冰醋酸或 3％～5％碘酊外搽病甲，还可用碘、水杨酸组成的指甲搽剂，每天 2 次，亦可拔除病甲后再应用外用药，坚持 1 个月左右。病情严重者可内服伊曲康唑。

【护理诊断/问题】

1. 自我形象紊乱 与皮损在身体暴露部位、影响美观有关。

2. 知识缺乏 缺乏疾病相关防治知识。

3. 舒适度受损 与皮肤瘙痒有关。

4. 潜在并发症 感染。

【护理措施】

(一) 生活护理

居室应定时开窗通风,保持皮肤清洁、干燥,治疗足部多汗。治疗期间,应将病人衬衣、鞋袜、帽等用开水进行浸泡、清洗、日晒等处理,被褥应勤洗勤晒。

(二) 隔离消毒

做好床边隔离,接触病人要穿隔离衣,护理病人后要洗手,换下的敷料应做灭菌处理或烧毁,被服应高压灭菌后清洗。

(三) 皮肤护理

保持皮肤清洁、干燥,避免热水烫洗及搔抓等不良刺激。

(四) 对症护理

头癣病人应做好消毒、隔离,头癣病人用过的毛巾、衣服、帽子、枕巾、被褥及理发工具等应煮沸消毒,病发、鳞屑、痂皮应焚烧,以消灭传染源。外用药治疗3个月时,查菌阴性者可解除隔离。手足癣、体癣、甲癣病人应积极治疗,减少自身传染的机会。

(五) 心理护理

热情接待就诊病人,了解病人的感受和需求,耐心向病人解释皮损发生的原因及转归,使其消除各种顾虑,积极配合治疗。

【健康教育】

(1) 向病人及其家属讲明本病基本知识及预防原则。

(2) 集体单位要普及对真菌病的防治知识,加强消毒、隔离,以免扩大传染造成传播。

二、脓疱疮

脓疱疮是一种常见的急性化脓性皮肤病。多发生在气温高、湿度大的夏秋季节,易在儿童中流行。

【护理评估】

(一) 病因

致病菌主要为金黄色葡萄球菌,其次为溶血性链球菌,亦可为两者混合感染。皮肤有浸渍、不清洁及患瘙痒性皮肤病而不断搔抓等均易招致病菌侵入皮肤而发生本病。

(二) 身体状况

根据病原菌及临床主要症状不同,分为两型。

1. 寻常型脓疱疮 常为溶血性链球菌或金黄色葡萄球菌混合感染引起,传染性强。皮损初发为红色斑疹,迅速出现米粒至黄豆大小的水疱或脓疱,周围有明显红晕。疱破后露出糜烂面,脓液干涸结成蜜黄色厚痂,经数日后,痂脱自愈。自觉瘙痒,常因搔抓而不断将病菌接种到其他部位,发生新的皮疹,可使病程迁延。

2. 大疱型脓疱疮 由金黄色葡萄球菌感染引起。皮疹为散在性大疱,直径 1~10 mm 或更大,疱壁薄,周围红晕不显。疱液由淡黄色变为混浊,脓液沉积于疱底呈半月形坠积状为本型的特征。疱壁破溃后形成糜烂面,脓液干燥后结痂呈清漆状。痂脱愈后遗留暂时性色素沉着。好发于颜面、躯干及四肢等。

另外,尚有新生儿脓疱疮、深脓疱疮等特殊类型。

(三)辅助检查

外周血白细胞总数和中性粒细胞可增多,脓液中可分离培养出金黄色葡萄球菌或链球菌,必要时可做菌型鉴定。

(四)治疗原则

1. 全身治疗 根据病人的皮损情况及有无全身症状,酌情给予磺胺类药物或抗生素。对感染严重的病人应给予足量有效抗生素,加强支持疗法,包括输血或肌内注射丙种球蛋白等。

2. 局部治疗 以杀菌、消炎、干燥为原则。0.1%依沙吖啶或1:5000高锰酸钾溶液清洗或湿敷。亦可选用新霉素软膏、红霉素软膏外涂。对于大疱,应用消毒针头吸干脓液,再搽龙胆紫药水。新生儿脓疱疮可采用暴露干燥疗法。

【护理诊断/问题】

1. 有传染的危险 与疾病本身具有传染性有关。

2. 有感染的危险 与搔抓有关。

3. 皮肤完整性受损 与脓疱破溃有关。

【护理措施】

(一)生活护理

保持室内温度适宜、空气新鲜。避免进食易致敏食物和刺激性食物,多食水果和新鲜蔬菜,食物宜清淡且富含营养。

(二)隔离、消毒

做好床边隔离,接触病人要穿隔离衣、戴手套,护理病人后要洗手,换下的敷料应做灭菌处理或烧毁,被服应高压灭菌后清洗。

(三)皮肤护理

保持皮肤清洁、干燥,剪短指甲和毛发,避免热水烫洗及搔抓等不良刺激,防止患部受摩擦,尽量不使水疱、脓疱破裂,保护裸露创面,及时更换敷料。

(四)心理护理

热情接待就诊病人及其家属,了解他们的感受和需求。耐心向病人解释病情发生的原因及转归,使其消除各种顾虑,积极配合治疗。

【护理评价】

(1)病人体温是否恢复正常。

(2)病人创面是否清洁,皮损是否减轻。

(3)病人是否发生接触传染或造成集体单位流行。

【健康教育】

(1)向病人及其家属讲明脓疱疮的发病原因、传染途径,以防传染他人。

(2)托儿所、幼儿园及学校等集体单位要普及皮肤病的防治知识,加强消毒、隔离,以免扩大接触传染造成传播。

三、带状疱疹

带状疱疹是由水痘-带状疱疹病毒引起的、以沿单侧周围神经分布的簇集性小水疱为特征的皮肤病,常伴有明显的神经痛。成年人多见,好发于春秋季节。

【护理评估】

(一)病因和发病机制

本病由水痘-带状疱疹病毒引起。初次感染后在临床上表现为水痘或是隐性感染,之后病毒进入皮肤的感觉神经末梢,持久地潜伏于脊髓后根神经节的神经元中,当宿主的细胞免疫功能减退时,如月经期、感染、恶性肿瘤、外伤、放射治疗、某些药物(如免疫抑制剂等)、过度疲劳等,病毒被激活,使受侵犯的神经节发炎,并产生神经痛。同时,病毒沿着周围神经移至皮肤而发生节段性水疱疹。愈后极少复发。

(二)身体状况

病人多先有轻度发热、全身不适、食欲不振及患部皮肤感觉过敏或神经痛等前驱症状。随后皮肤出现红斑,继而出现集簇而融合的粟粒至绿豆大小的丘疱疹群,迅速变为水疱,疱液澄清,疱壁紧张发亮,外围红晕,各水疱群之间皮肤正常。数群水疱常沿一侧的周围神经呈带状分布。一般不超过体表正中线。数日后水疱干涸、结痂,痂皮脱落后遗留暂时性色素沉着,病程2~3周。好发部位为肋间神经、三叉神经、颈部神经及腰骶神经的分布区。亦可见于腰、腹、四肢及耳部等皮肤以及鼻、口腔黏膜。神经痛为本病的特征之一。由于机体免疫状态不同,少数病人尚可表现为某些特殊类型,如眼带状疱疹、耳带状疱疹、疱疹后神经痛等。

(三)辅助检查

疱疹底部刮取物涂片可找到多核巨细胞和包涵体,疱液可分离到病毒。

(四)治疗原则

1. 治疗原则   抗病毒、止痛、消炎、防止并发症。

2. 局部治疗   外用药以干燥、消炎为主。疱疹未破时可外用炉甘石洗剂,每天数次,也可用5%的酞丁胺搽剂或阿昔洛韦软膏。若疱疹破溃,用3%硼酸溶液湿敷,有感染者搽0.5%新霉素软膏或2%甲紫溶液。

3. 全身治疗   抗病毒药可选用阿昔洛韦、阿糖腺苷等;止痛剂可选用消炎痛、布洛芬、去痛片、扶他林等;对泛发严重病例,可选用干扰素、丙种球蛋白等免疫增强剂。此外,为抑制炎症过程、减轻神经疼痛,应早期使用糖皮质激素,连用1周。

4. 物理治疗   用氦氖激光或半导体激光、紫外线等照射皮损区,可减轻疼痛、缩短病程。

【护理诊断/问题】

1. 有继发感染的危险   与皮肤受损有关。

2. 疼痛   与感觉神经受损有关。

3. 皮肤完整性受损   与水疱受损有关。

【护理目标】

(1)减轻病人皮损炎症反应,预防感染。

(2)病人疼痛减轻。

(3)病人水疱消失,创面愈合。

【护理措施】

(一)皮疹的护理

保持皮肤清洁、干燥,剪短指甲和毛发,避免热水烫洗及搔抓等不良刺激,防止患部受摩擦,早期尽量不使水疱破裂,保护裸露创面,及时更换敷料。发生在三叉神经上支的带状疱疹应加强眼部护理,预防病毒性角膜炎。

（二）疼痛的护理

评估疼痛的原因、性质和程度。了解病人既往疼痛的处理办法及效果。重症病人应注意休息,疼痛剧烈时遵医嘱给予止痛药物。

（三）饮食护理

避免进食易致敏食物和刺激性食物,多食水果和新鲜蔬菜,食物宜清淡且富含营养。

（四）心理护理

向病人及家属讲解本病相关知识,解除因神经痛产生的恐惧感,使其配合治疗和护理。

【护理评价】

(1) 病人疼痛是否减轻或消失。

(2) 病人皮损处是否清洁、干燥、无感染。

【健康教育】

(1) 加强锻炼,提高机体免疫力,指导病人进行户外活动,劳逸结合。

(2) 向病人及其家属讲明带状疱疹的发病原因及转归,消除病人顾虑。

四、疥疮

疥疮是由疥螨引起的接触传染性皮肤病。

【护理评估】

（一）病因及发病机制

疥螨又称疥虫,主要由人型疥螨引起。通过直接接触传染,也可间接传染。疥螨在皮肤角质层内掘凿隧道引起机械性刺激,其分泌的毒液及排泄物刺激皮肤引发变态反应导致皮肤剧烈瘙痒。

（二）身体状况

疥疮的潜伏期一般为8～15天。

疥螨常侵犯皮肤薄嫩部位,故皮损好发于手指缝及其两侧、腕部屈侧、肘窝、下腹部、腹股沟、股内侧及外生殖器等部位,头和掌跖不易累及,但婴幼儿例外。皮损主要为红色小丘疹、丘疱疹、小水疱、隧道、结节和结痂,疏散分布。水疱常见于指缝,结节常发于阴囊、阴唇或阴茎,伴剧痒。隧道为疥疮的特异性皮疹,长约数毫米,呈灰白色,末端常有丘疹或水疱,疥螨即隐居在此,但因搔抓隧道区常被破坏而不易看到,留下线状抓痕、血痂或继发湿疹样变或感染,可引起脓疱疮、毛囊炎、疖病、淋巴结炎等,甚至并发肾炎。

病人自觉剧痒,夜间为甚,影响睡眠。

（三）辅助检查

采用针挑法或刮片法可检出疥螨或疥螨残体及疥虫卵。

（四）心理社会状况

评估病人是否因剧烈瘙痒而影响学习和工作,是否产生烦躁、焦虑情绪。应加强病人对疾病的认识,引导病人正确治疗。

（五）治疗原则

本病以外用药物治疗为主。常用 10%～20% 硫黄软膏（小儿可用 5%）或 10%～25% 苯甲酸苄酯乳膏。治疗前先用热水洗澡，然后搽药，除头面部外搽遍全身。每天早晚各一次，连续 3 天，第 4 天洗澡，换下的衣裤、被褥等煮沸消毒或在太阳下曝晒。2 周后发现新皮疹者，再重复一个疗程。疥疮结节可外用糖皮质激素或焦油凝胶，也可皮损内注射泼尼松龙混悬液，若继发感染应同时进行抗感染治疗。

【护理诊断/问题】

1. 睡眠型态紊乱 与夜间皮肤瘙痒有关。

2. 焦虑 与疾病反复发作、剧烈瘙痒、担心传染他人及疾病预后有关。

3. 潜在并发症 感染。

【护理目标】

（1）病人皮肤瘙痒减轻，能得到充足的休息。

（2）病人皮肤不发生感染。

（3）病人情绪稳定，积极配合治疗。

【护理措施】

（一）一般护理

及时隔离病人，以免疥疮扩散。未治愈前应避免和他人身体密切接触，包括握手，家中或集体中的病人应同时治疗，以免相互传染。凡病人穿过的衣服、用过的被褥等需煮沸或阳光下曝晒灭虫。

（二）皮肤护理

保持皮肤清洁、干燥，避免热水烫洗及搔抓等不良刺激，防止患部受摩擦，尽量不使水疱、脓疱破裂，防止继发感染，保护裸露创面，及时更换敷料。

（三）瘙痒的护理

指导病人避免和排除瘙痒，对剧烈瘙痒者进行止痒，必要时应用抗组胺药及镇静剂，晚间睡眠戴手套，避免无意搔抓。

（四）饮食护理

饮食宜清淡，忌进食猪头肉、羊肉、鹅肉、虾、蟹、芥菜等刺激物。

【护理评价】

（1）病人瘙痒是否减轻。

（2）病人用药方法是否正确，是否发生相互传染及复发。

（3）病人有无并发症发生，若有是否得到及时发现和处理。

【健康教育】

（1）向病人及其家属讲明疥疮的发病原因、传染途径及方式，以防传染他人。

（2）加强消毒、隔离，遵守公共场所规定，不去公共泳池，以免扩大接触传染造成传播。

（3）病人患病期间禁止性生活，以防传播。

（4）人与动物的疥虫可互相传染，家里如有宠物发病，应及时治疗。

任务四 其他皮肤病病人的护理

重点 银屑病病人的治疗原则和护理措施。
难点 银屑病常用外用药物的作用机制。

情景案例

病人：张某 性别：男 年龄：30岁 床号：2

病人全身反复发作皮疹2年，冬季加剧，夏季缓解，自觉瘙痒。查体发现躯干及四肢伸侧散在的新皮损不断出现，为圆形胡豆至胡桃大小的红色斑丘疹，上盖白色小片鳞屑，刮去鳞屑，基底潮红，少许出血点伴渗出。

护理应用

（1）该病人目前处于疾病发展的什么阶段？
（2）该病人主要的护理诊断有哪些？

一、银屑病

银屑病是一种常见的慢性复发性炎症性皮肤病。其基本损害为具有特征性银白色成层鳞屑的丘疹或斑丘疹，病程慢性，易于复发，俗称牛皮癣。多发生于青壮年，春重夏轻。

【护理评估】

（一）病因和发病机制

银屑病的病因尚未完全明确，目前认为是由多种因素通过多种途径引起的表皮细胞增殖加速、角化不完全及炎症反应。遗传因素、感染因素、免疫功能异常、代谢障碍等与发病密切相关。此外，情绪紧张、精神创伤、外伤、手术、环境、气候、饮食及药物等均可诱发或加重本病。

（二）身体状况

临床根据皮损特点及病情轻重分为四型，即寻常型、脓疱型、关节病型和红皮病型。其中寻常型最多见，常在此基础上发生或演变为其他类型。

寻常型银屑病的基本损害为表面有银白色鳞屑的丘疹或斑丘疹（图17-3）。寻常型银屑病具有以下3个临床特征。①蜡滴现象,即轻轻搔刮,可出现成层鳞屑,犹如轻滴在桌面上的蜡滴。②薄膜现象,即刮去鳞屑后见半透明薄膜。③点状出血现象,即Auspitz征,刮去薄膜则出现小的出血点。

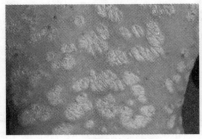
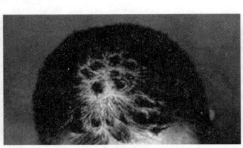
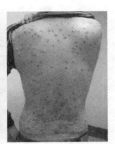

(a) 典型皮损　　　　(b) 束发状　　　　(c) 皮损泛发全身

图17-3　寻常型银屑病

本病病程长,可持续数年至数十年。期间病情可反复发生,一般冬季加重,夏季减轻。临床上将之分为3期:①进行期:皮疹不断增多、扩大,鳞屑厚积,周围有红晕,瘙痒较剧。病人皮肤敏感性高,正常皮肤在搔抓、针刺、注射、涂抹性质强烈的药物等刺激后,即在该处发生新的皮损,称为同形反应。②静止期:病情处于静止阶段,新疹不再出现,旧疹停止发展,炎症减轻。③退行期:炎症消退,皮损缩小、变平,鳞屑减少,愈后局部遗留色素减退斑。

（三）治疗原则

1. 局部治疗　急性期宜用温和保护剂(如10%硼酸软膏、氧化锌软膏等)及皮质类固醇激素;稳定期及消退期可用作用较强的角质促成剂(如5%～10%黑豆馏油、5%水杨酸等)及肤疾宁贴膏等。

2. 全身治疗　对皮损泛发顽固、外用药物疗效欠佳者可考虑应用免疫抑制剂,常用的如甲氨蝶呤。可用维生素类等辅助治疗。全身应用糖皮质激素需慎重,在其他治疗无效时方可考虑使用。继发感染时应用抗生素。

3. 物理治疗　常用的有UVB光疗、光化学治疗法及浴疗。

【护理诊断/问题】

1. **焦虑、恐惧**　与疾病顽固、容易复发有关。
2. **舒适度受损**　与皮肤出现鳞屑性红斑有关。
3. **睡眠型态紊乱**　与银屑病导致局部皮损痛痒有关。
4. **自我形象紊乱**　与银屑病导致指甲变形、局部皮肤出现鳞屑性红斑有关。
5. **知识缺乏**　缺乏银屑病的相关知识。

【护理目标】

(1) 病人了解疾病相关知识,树立信心,积极配合治疗。

(2) 病人病情控制,皮损逐步减少或愈合。

【护理措施】

（一）病情观察

密切观察皮损变化,确定病程,以便正确选用外用药物。

（二）饮食护理

给予低脂肪、高热量、高蛋白、高维生素饮食,忌刺激性食物和饮料(如辣椒、白酒等)。

（三）用药护理

耐心教会病人搽药方法,应用温和具有安抚性质的外用药,而不用刺激性外用药治疗。且宜从低浓度小面积用起,注意观察,发现皮肤不良反应立即停用。涂药前宜温热水浴,尽量去除鳞屑。皮损广泛时应分区涂药,防止中毒,并按医嘱进行全身治疗。

（四）对症护理

瘙痒明显时,可酌情给予抗组胺药或镇静剂,勿搔抓及热水烫洗。

（五）心理护理

银屑病的病程较长且顽固、容易复发,当事人常有急躁、抑郁等多种不良心理,护士应关心和体贴病人,使病人相信经过治疗控制病情是完全可能的,解除病人的思想顾虑和心理障碍,树立战胜疾病的信心,坚持配合治疗。

【护理评价】

（1）病人情绪是否稳定,坚持配合治疗。

（2）病人皮损是否减轻或消退。

（3）病人是否能正确面对自身形象的改变。

【健康教育】

（1）向病人介绍本病的长期性和反复性,指导病人规律生活、保持乐观情绪。

（2）向病人解释戒烟酒的必要性。

（3）注意个人卫生,保持皮肤清洁。

二、神经性皮炎

神经性皮炎是一种以阵发性剧痒和苔藓样变为特征的慢性炎症性皮肤病,青壮年多见,夏季加重或复发,冬季好转或消退,病程慢性,常迁延不愈或反复发作。

【护理评估】

（一）病因和发病机制

神经性皮炎的病因尚不清楚,但与神经、精神因素有密切关系,可能是由于大脑皮质的兴奋和抑制功能失调所致。多数病人有焦虑不安、失眠等神经衰弱的症状。精神紧张、焦虑、抑郁、局部刺激以及饮酒或进食辛辣食物等均可诱发和加重病情。

（二）身体状况

起初为局部瘙痒,因不断搔抓和摩擦,迅速出现小米大小的圆形或多角形扁平丘疹,并逐渐融合成片状或斑块,继而浸润肥厚,呈典型的苔藓样变,表面干燥,有少许鳞屑,边界清楚。由于搔抓,皮损区有抓痕、血痂或感染。自觉症状为阵发性剧痒,夜间加重,影响睡眠。在精神烦躁、机械性摩擦等不良因素的刺激下,皮损范围会不断扩大。

神经性皮炎临床分为局限型和播散型两型。前者常见,好发于颈后及两侧,其次为肘窝、腘窝、股内侧及外阴等;播散型皮损自颈部开始,蔓延至眼睑、头皮、四肢和躯干。

（三）治疗原则

1. 局部治疗 早期选用皮质类固醇激素类制剂;皮损较厚者贴敷肤疾宁膏,24 h更换1次;亦可用去炎松 0.5～1 mL 加等量利多卡因或普鲁卡因溶液进行皮损局部封闭,每周1次。

2. 全身治疗 选用抗组胺药及镇静剂,一般睡前服用为宜。对泛发性神经性皮炎可用普鲁卡因进行封闭。

3. 物理治疗 局限型采用液氮冷冻治疗,特别顽固的病例,可用 90Sr 敷贴或浅层 X 线放射治疗。

【护理诊断/问题】

1. 自我形象紊乱 与皮损在身体暴露部位、影响美观有关。

2. 焦虑 与突然发病、皮损广泛有关。

3. 睡眠型态紊乱 与皮肤瘙痒有关。

4. 知识缺乏 与不了解疾病的发病因素及预后有关。

【护理目标】

(1) 病人能正确面对自身形象的改变。

(2) 病人焦虑程度减轻。

(3) 病人睡眠状态得到改善。

(4) 病人能说出所患疾病的原因,了解相关的预防措施和皮肤保健知识。

【护理措施】

(1) 由于神经性皮炎病情较长,易于复发,病人往往缺乏治疗信心。因此,医护人员应态度和蔼,主动介绍有关的治疗知识,解释精神因素对治疗效果的直接影响,鼓励病人树立信心,积极配合治疗。

(2) 稳定情绪,注意休息,劳逸结合,保持良好的生活规律。

(3) 保持皮肤清洁,避免皮肤直接接触羊毛或化纤织物。

三、寻常性痤疮

寻常性痤疮是一种累及毛囊皮脂腺的慢性炎症性皮肤病。

【护理评估】

(一)健康史

寻常性痤疮的发病原因复杂,特别是青春发育期后雄性激素使皮脂腺增大,皮脂分泌增多;痤疮丙酸杆菌感染;淤积在毛囊内的游离脂肪酸刺激毛囊,并穿透毛囊进入真皮,引发炎症。部分病人还与遗传、免疫、使用油性化妆品、胃肠功能紊乱、内分泌失调等因素有关。

(二)身体状况

寻常性痤疮多见于 15～30 岁左右的青年,好发于面颊、前额、胸背等皮脂腺丰富的部位。皮损起初为毛囊口的圆锥形丘疹,并可挤出淡黄色脂栓,即所谓的粉刺。如毛囊口开放,脂栓因氧化及粉尘所染而呈黑色,称为黑头粉刺,可挤出脂栓;如毛囊口闭合,丘疹顶端呈白色,称为白头粉刺,不易挤出脂栓。皮损在发展中可形成炎性丘疹、脓疱、结节、囊肿和瘢痕。胸背部痤疮极易形成瘢痕疙瘩。一般自觉症状,炎症明显时可有疼痛。多数于青春期后缓解,少数至中年期方愈。

(三)治疗原则

1. 局部治疗 较轻者用外用药物即可。外搽维 A 酸霜或凝胶、5%过氧化苯甲酰、5%硫黄洗剂、抗生素等。

2. 全身治疗 应用维生素 B 族、抗生素、西咪替丁等。

3. 物理治疗 进行按摩、离子喷雾、超声喷雾等治疗。

【护理诊断/问题】

1. 自我形象紊乱 与痤疮引起皮损、影响美观有关。

2. 焦虑 与皮损及担心预后有关。

3. 知识缺乏 缺乏痤疮相关知识的认知。

【护理目标】

（1）病人能正确认识现存的身体外表的改变。

（2）病人焦虑减轻或消失。

（3）病人不发生继发感染。

【护理措施】

（一）病情观察

密切观察皮损发展变化，有无炎性丘疹、结节及脓疱发生。

（二）饮食护理

忌食高脂肪、高糖和辛辣刺激性食物。

（三）皮肤护理

保持皮肤清洁，用温水、肥皂（10％硫黄香皂）清洗。保持良好的生活习惯。避免用油脂类化妆品，不宜化妆，不宜用手挤捏患处，防止皮肤感染。

（四）心理护理

发病人群多为青少年，应耐心向病人讲明痤疮的性质、原因和治疗的长期性，帮助其正确地认识疾病，积极配合治疗。

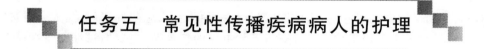

任务五　常见性传播疾病病人的护理

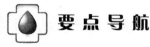

重点　性传播疾病病人的防治要点和护理措施。

难点　性传播疾病的发病机制。

 情景案例

病人：曹某　性别：男　年龄：24岁　床号：1

病人近两周来全身出现散在、玫瑰色、甲盖大的红斑，累及躯干、四肢及掌跖，不痒。肛门附近有半环形排列的湿性丘疹，表面浸渍状。全身淋巴结肿大。

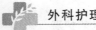护理应用

(1) 列出该病人的护理诊断有哪些?
(2) 如何做好该病人的心理护理?

【疾病概述】

性传播疾病(sexually transmitted disease,STD)是指主要通过性接触、类似性行为及间接接触传播的一组传染性疾病。病原体多种多样,传染性强,流行广泛,危害性大。近年来,性病在我国死灰复燃,发病率呈上升趋势,必须予以高度重视。要认真执行"预防为主,防治结合,综合治理"的方针,普及性病防治知识,及时发现病人,贯彻早期、规则、足量的治疗原则,控制并消灭性病的发生与蔓延。

传统的性病是指梅毒、淋病、软下疳、性病性淋巴肉芽肿四种,又称经典性病。而现代的性传播疾病把其他一些可以由性接触而传播的疾病,如尖锐湿疣、非淋菌性尿道炎、生殖系统念珠菌病、滴虫病、阴虱病、疥疮、乙型肝炎和股癣等也列入其中,已达20多种。我国传染病防治相关法规规定的STD包括淋病、梅毒、尖锐湿疣、非淋菌性尿道炎(宫颈炎)、生殖器疱疹、软下疳、性病性淋巴肉芽肿和艾滋病8种。下面介绍我国常见的几种性传播疾病。

一、淋病

淋病是由淋病奈瑟菌所引起的泌尿生殖系统的化脓性感染,也可导致眼、咽、直肠感染和播散性淋球菌感染,是最常见的性传播疾病之一。淋病潜伏期短,传染性强,可导致多种并发症和后遗症。

【护理评估】

(一) 病因和发病机制

淋病奈瑟菌又称淋病双球菌,简称淋球菌,是一种革兰染色阴性双球菌,人是淋球菌的唯一天然宿主,淋球菌主要侵犯黏膜。淋病病人是主要的传染源,主要通过性交直接感染,极少数可通过被病人分泌物污染的衣裤、被褥、毛巾、浴盆等间接感染,新生儿可通过患淋病产妇的产道而感染引起淋菌性结膜炎。

(二) 身体状况

1. 无淋病并发症

(1) 男性急性淋病:潜伏期为2～10天,平均3～5天,起初尿道口红肿、疼痛,并有稀薄透明的黏液排出,约2天后,分泌物变为黏稠的黄白色或黄绿色脓液向尿道口大量溢出,并出现排尿困难。如不及时治疗,经2周后炎症蔓延至后尿道,同时常侵入附近组织器官,引起前列腺炎、附睾炎、精囊炎、膀胱炎等并发症。感染严重时可引起腹股沟淋巴结肿大及出现发热、疼痛、乏力等全身症状。

(2) 女性急性淋病:潜伏期不易确定,约有60%的女性感染后无明显症状,仅表现为白带增多、外阴瘙痒等,易漏诊或误诊。病人以宫颈炎为主,表现为阴道脓性分泌物增多,宫颈充血、水肿、糜烂,并伴有外阴刺痒和烧灼感。尿道炎症状为尿频、尿急、尿痛、尿道口红肿及脓性分泌物。严重时可上行感染引起盆腔炎,并出现下腹痛、寒战、高热、白细胞增多等。

(3) 新生儿淋菌性结膜炎:由经患淋病的母亲的产道而感染,表现为结膜充血、水肿,有大

量脓性分泌物,严重时角膜溃疡、穿孔,导致失明。

此外尚有淋菌性咽炎、淋菌性直肠炎及播散性淋病等其他部位的淋菌感染。

2. 淋病并发症

(1) 男性淋菌性尿道炎:病人治疗不当或因酗酒、性交等影响,可导致感染进一步发展并蔓延至后尿道,引起淋菌性后尿道炎、前列腺炎、精囊炎及附睾炎等,炎症反复发作形成瘢痕后可引起尿道狭窄,部分病人可发生输精管狭窄或梗阻,导致不育。

(2) 女性淋病的主要并发症:淋菌性盆腔炎(包括急性输卵管炎、子宫内膜炎等)反复发作造成输卵管狭窄或闭塞,可引起宫外孕、不孕等。

(三) 辅助检查

1. 直接涂片　取尿道口或宫颈口分泌物涂片,革兰染色,可见多形核粒细胞内革兰阴性双球菌。男性阳性率达 90%,女性为 50%～60%。

2. 细菌培养　取尿道或宫颈分泌物在选择培养基上培养,可出现典型菌落,镜检可查到淋病双球菌,必要时可做血清荧光抗体检查加以确诊。

3. 药敏试验　选择敏感抗生素。

4. 毒霉素酶淋球菌(PPNG)检测　使用纸片酸度定量法,可使其颜色由蓝变黄。

(四) 治疗原则

贯彻早期、足量、规则用药的原则,有条件者宜进行药敏试验。多采用全身治疗,选择有效抗生素彻底治疗以消灭传染源。对淋病双球菌敏感的抗生素有青霉素、大观霉素、氟哌酸、四环素、红霉素等。淋病病人治疗后至少随访 2 周,在治疗结束后第 4 天及第 8 天,进行分泌物涂片和培养,连续两次阴性才算治愈。患淋病的产妇在分娩后 1 h,新生儿用 1% 硝酸银滴眼液滴眼。

【护理诊断/问题】

排尿障碍与淋病奈瑟菌侵犯尿道有关。

【护理目标】

(1) 病人焦虑、恐惧心理有所缓解,积极配合治疗。

(2) 病人能高度认识性传播疾病的危害,能说出预防性传播疾病的具体措施。

【护理措施】

(一) 病情观察

密切观察病人全身症状及局部损害的变化,结合实验室检查,以判断治疗效果,有无并发症及传染性。

(二) 生活护理

注意隔离,停止性行为,劝说性伴侣一起接受检查和治疗,并严格为病人保密,解除其思想顾虑。污染衣物及用具及时消毒。鼓励病人多饮水,避免进食刺激性食物。

(三) 对症护理

按治疗原则彻底治愈病人。淋病病人至少随访 2 周,治疗结束后第 4～8 天,连续两次检查前列腺液、宫颈分泌物涂片或培养阴性,才算治愈。

(四) 心理护理

病人因患病而产生焦虑、恐惧,可能因害怕隐私暴露而不去就医,使病情加重。

【健康教育】

(1) 淋病传染性强，危害性大，耐药性的产生与再感染、复发有密切关系。

(2) 告知病人只有洁身自爱，杜绝性乱，才能防止复发，否则不仅难以治愈，还易发生多种并发症，身心严重受损，长期危害健康，给家庭带来不幸。

二、尖锐湿疣

尖锐湿疣是由人类乳头瘤病毒（HPV）所致，常发生在肛门及外生殖器等部位，是国内常见的一种性传播疾病，发病率仅次于淋病。

【护理评估】

（一）病因和发病机制

本病主要通过性接触感染，少数可间接接触感染。该病毒易在温暖、潮湿环境中繁殖，故好发于外生殖器及肛周等。HPV 感染人体后，潜伏在角蛋白细胞间，在表皮细胞间复制，侵入细胞后可使细胞迅速分裂增生，同时病毒颗粒播散、繁殖而形成乳头瘤。

（二）身体状况

好发于中青年，有不洁性生活史者，潜伏期为 1～8 个月，平均 3 个月。

男性病人好发于冠状沟、龟头、包皮系带，肛周也常见；女性病人多见于大阴唇、小阴唇、阴道、宫颈、肛周等。初起为细小的淡红色丘疹，逐渐增大、增多，融合成乳头状或菜花状突起，触之易出血。摩擦后有渗出或糜烂，如继发感染则有脓性分泌物，恶臭。如不及时治疗，局部病损在潮湿、慢性刺激、妊娠等因素作用下，迅速增大，形成巨大肿瘤样损害，少数会恶变。淋病病人更易诱发本病。

（三）辅助检查

皮损活检有人类乳头瘤病毒感染特征性空泡细胞的病理学变化特点。

（四）治疗原则

1. 外用药物治疗　外搽各种药物，如 5％ 的 5-氟尿嘧啶霜、3％ 的酞丁胺软膏、10％～25％ 足叶草酯酊、0.5％ 尤脱欣等。

2. 内用药物治疗　配合使用干扰素。

3. 物理治疗　可用激光、冷冻、电灼、微波等，巨大疣体手术切除。

【护理诊断/问题】

1. 舒适感受损　与疣状物侵犯皮肤黏膜有关。

2. 有感染的危险　与局部皮肤破损、溃烂有关。

3. 焦虑、恐惧　与本病易复发且有传染性有关。

4. 知识缺乏　对尖锐湿疣的传播途径、方式和危害性认识不足。

【护理措施】

（一）病情观察

观察局部损害的变化，结合实验室检查，以判断治疗效果，有无并发症及传染性。

（二）生活护理

病人加强对性伴侣的检查并督促其治疗，以控制传染源。尊重病人的隐私权，严格为病人保密，使其解除思想顾虑，积极配合治疗。注意消毒隔离。提高机体抵抗力，增加营养，注意休息。

(三) 用药护理

保护好皮疹周围的皮肤黏膜,避免腐蚀损害;冷冻或激光治疗后,注意保持创面清洁,以利于早期愈合。

【健康教育】

(1) 注意保持肛周和外阴部清洁、干燥。

(2) 定期随访,告知病人要按医嘱正确进行治疗,一旦复发及时治疗,性伴侣应同时去医院检查。

三、梅毒

梅毒是由梅毒螺旋体引起的一种慢性传染病。主要通过性接触和血液传播。该病几乎可侵犯全身各器官而造成多器官多系统损害,并产生多种多样的症状和体征。早期主要侵犯皮肤黏膜,晚期侵犯心血管和中枢神经系统,并可通过胎盘传染给下一代,危害极大。

【护理评估】

(一) 病因和发病机制

本病病原体是梅毒螺旋体,因其用普通染色时透明不易着色,又称苍白螺旋体,主要通过性接触传染,也可通过胎盘传给胎儿,输血或经医疗器械也可感染致病。根据传染途径不同,分为获得性梅毒和先天性梅毒。

(二) 身体状况

1. 获得性梅毒

(1) 一期梅毒:潜伏期为2~4周,90%发生在外生殖器(男性发在冠状沟、龟头、包皮等部位,女性发生在大小阴唇、子宫颈等部位)。起初为单个暗红色斑疹或丘疹,逐渐增大,呈圆形或椭圆形,直径1~2 cm,边界清楚,触之如软骨样硬,表面呈肉红色糜烂或浅溃疡,有少量分泌物,内含大量梅毒螺旋体,传染性很强。自觉无疼痛及触痛。硬下疳未经治疗,约1个月自然消失,遗留浅表瘢痕和色素沉着。硬下疳出现后1~2周,发生腹股沟淋巴结肿大,常为单侧,表面无炎症、无红肿破溃,一般不痛,质地较硬,称为梅毒性横痃。经驱梅毒治疗后可迅速消退,不治疗则数月后才能消退。

(2) 二期梅毒:一期梅毒未治疗或治疗不彻底,螺旋体由血行播撒到全身而出现的症状。以皮肤黏膜损害为主,也常有骨骼、感觉器官及神经损害。一般在感染后7~10周或硬下疳出现后6~8周发生。皮疹多样(可有斑疹、斑丘疹、丘疹甚至脓疱疮等),分布广泛而对称(躯干、四肢、面部),无自觉症状或仅轻微瘙痒。皮肤黏膜损害含大量螺旋体,传染性强。梅毒血清反应强阳性。二期梅毒皮疹1~2个月后可自行消退,但在1~2年内可反复出现。

(3) 三期梅毒:发生在感染2年后,因早期未治疗或治疗不彻底所致。除皮肤、黏膜、骨骼、眼等组织器官的损害外,尚可侵犯内脏,特别是心血管及中枢神经系统重要器官(如常可发生主动脉瘤、主动脉瓣关闭不全、脊髓痨、麻痹性痴呆等),危及生命。一般不具传染性,梅毒血清反应阳性率低。

2. 先天性梅毒 妊娠4个月梅毒螺旋体经胎盘传染给胎儿所致。受感染的胎儿可发生死产、流产及早产。2岁以内为早期先天梅毒。超过2岁为晚期先天梅毒。先天梅毒的经过基本与后天梅毒相似,但有以下特点:不发生硬下疳;早期病变较后天梅毒为重,如皮损常遗留具特征性的放射状瘢痕,黏膜损害常见为鼻炎、鼻黏膜肥厚、鼻腔阻塞、呼吸困难等,晚期以角膜、骨和神经系统损害最重要,常表现为基质性角膜炎、切牙半月形缺损、神经性耳聋;心血管受累少,骨骼、感觉系统(如眼、耳、鼻等)受累多见。

(三)辅助检查

1. 梅毒螺旋体检查 适用于早期梅毒皮肤黏膜损害。

2. 梅毒血清学试验 为诊断梅毒必需的检查方法,对潜伏期梅毒的诊断更为重要。

3. 脑脊液检查 主要用于神经梅毒的诊断。

(四)治疗原则

1. 常用药物 青霉素类为首选药物。常用的有苄星青霉素G、普鲁卡因水剂青霉素G等。头孢曲松钠近年来证实为高效的抗TP药物,可作为青霉素过敏者的替代治疗药物。

2. 治疗方案

(1)早期梅毒:苄星青霉素G 240万U,分两侧臀部肌内注射,每周1次,连续2~3次;或每天普鲁卡因水剂青霉素G 80万U肌内注射,连续10~15天。青霉素过敏者可选用每天头孢曲松钠1g静脉滴注,连续10~14天。

(2)晚期梅毒:苄星青霉素G 240万U,分两侧臀部肌内注射,每周1次,连续3~4次;或每天普鲁卡因水剂青霉素G 80万U肌内注射,连续20天。

【护理诊断/问题】

1. 组织完整性受损 与疾病导致皮肤、黏膜破损及组织器官衰竭有关。

2. 焦虑、恐惧 与社会舆论导致心理负担或担心传染给他人有关。

3. 知识缺乏 缺乏梅毒相关知识。

【护理目标】

(1)解除病人思想顾虑,了解性病的危害,洁身自好,杜绝性乱,积极配合治疗。

(2)病人皮损逐渐愈合,未并发其他感染。

【护理措施】

(一)病情观察

密切观察病人全身症状及局部损害的变化,结合实验室检查判断治疗效果,有无并发症及传染。

(二)生活护理

应隔离治疗,坚持规律治疗,按时随访。性伴侣应一起接受检查和治疗,治疗期间禁止性生活。严格为病人保密,使其解除思想顾虑,积极配合治疗。

(三)对症护理

按治疗原则彻底治愈病人。淋病病人随访至少2周,两次分泌物涂片和培养阴性才算治愈。梅毒治疗后应定期追踪观察2~3年,早期梅毒治疗后第3、第6及第12个月各化验一次,晚期梅毒治疗后第1年每3个月化验一次,第2年每6个月化验一次。

【护理评价】

(1)病人是否皮损逐渐愈合。

(2)病人是否认识到梅毒的传播途径及其危害,了解其防治措施。

(3)病人焦虑是否减轻或消除,并积极配合治疗。

【健康教育】

加强本病知识讲解与宣教,遵守法律,避免婚外不洁性行为。严禁使用不洁血液制品或生物制品,严禁吸毒。

(冯丹丹)

实 践 指 导

实践指导一 外科体液失衡病人的护理

【实践目标】

(1) 学会对常见体液失衡病人进行护理评估,提出主要的护理诊断。

(2) 拟定体液失衡病人的液体疗法方案。

(3) 说出体液失衡病人的护理措施。

(4) 熟悉静脉输液常用液体的性质和用途。

(5) 学会输液反应的观察和防治方法。

(6) 学会体液失衡病人 24 h 液体出入量的观察和记录。

【实践内容】

(1) 多媒体教学演示:围绕外科体液失衡病人的临床表现、救治和护理过程,组织学生观看相关影像资料。

(2) 技能实践:辨识常用于输液的各种液体,说明这些液体的性质和用途。在实验室通过输液模型或学生间模拟操作。

(3) 病例分析:对给出的病例拟订液体疗法计划。

【实践准备】

(1) 外科体液失衡病人的护理多媒体教学片。

(2) 输液设备和常用液体。

(3) 病例资料。

【病例】

病人,王某,男,40 岁,体重 60 kg。因呕吐、腹泻 5 天入院。自诉口渴无力,尿少色深。查体:体温 38.3 ℃,脉搏 85 次/分,血压 110/65 mmHg,神志清楚,精神萎靡,眼眶轻度下陷,皮肤弹性差,呼吸深快,腹部可见肠型,无压痛,肠鸣音亢进,四肢无力,膝反射减弱。实验室检查:CO_2CP 30 mmol/L,尿酸性增高。入院后胃肠减压抽出消化液 600 mL。请分析:

(1) 根据护理评估,可收集哪些资料?还有哪些需要注意的?

(2) 该病人存在哪些体液失衡?程度如何?

(3) 制订前3天的补液计划。

（杜成星）

实践指导二　外科休克病人的护理

【实践目标】
(1) 学会对休克病人进行护理评估，提出主要的护理诊断。
(2) 针对不同的护理诊断，能拟订休克病人的护理计划。
(3) 掌握扩容疗法的护理要点。

【实践内容】
(1) 临床见习：注意对学生职业素质的培养。鼓励学生结合病例，观察分析病例资料中护理脉络与规律，如果发现疑点敢于提出自己的观点，促进学生主动思考和创新能力的培养。
(2) 多媒体教学演示：重点展示休克病人的身体状况评估、辅助动态监测、急救与护理过程。
(3) 案例分析：教师可结合所列案例补充和拓展，让学生从经验教训中加深对休克的认识、提高护理评估和发现护理诊断及合作性问题的能力。

【实践准备】
(1) 提前与实习或见习医院联系，做好学生的接待准备工作。
(2) 休克病人护理的多媒体教学片。
(3) 病例资料。

【病例】
病人，朱某，男，50岁，车祸后经120急救入院。神情紧张，面色苍白，表情痛苦。查体：血压98/70 mmHg，脉搏105次/分，呼吸急促。肢体冰凉，右侧大腿变形，中段外侧有一开放性伤口，见活动性出血。请分析：
(1) 病人是否发生了休克？若有，属于休克的哪一期？
(2) 病人还需要做哪些检查？当前主要的护理诊断有哪些？
(3) 护士应为病人提供哪些护理措施？请拟订该病人当前的护理计划。

（窦歆和）

实践指导三 麻醉病人的护理

【实践目标】
(1) 说出麻醉的方法。
(2) 认识常用麻醉设备。
(3) 学会麻醉前给药。
(4) 能和麻醉病人进行良好交流。
(5) 学会麻醉后病人的观察护理。

【实践内容】
(1) 多媒体教学演示:组织学生观看各种麻醉操作方法,麻醉前、后病人的护理。
(2) 技能实践:示教麻醉机的主要构造、作用原理,麻醉后病人的护理要点,在实验室通过模型模拟操作。
(3) 病例分析:对给出的病例拟订麻醉前、后护理计划。

【实践准备】
(1) 麻醉病人的护理多媒体教学片。
(2) 麻醉设备和模拟人。
(3) 病例资料。

【病例】
病人,刘某,男,48岁,体重60 kg。因"胃溃疡癌变"在全身麻醉下行胃大部切除术。查体:体温37.8 ℃,脉搏85次/分,血压110/65 mmHg,神志清楚,精神萎靡,形体消瘦,心肺功能正常,上腹部轻压痛,无反跳痛,肠鸣音亢进。请分析:
(1) 麻醉前应做哪些准备工作?
(2) 麻醉期间如何配合?
(3) 麻醉后的护理措施有哪些?

(阴 俊)

实践指导四 手术区皮肤准备

【实践目标】
(1) 具有良好的职业道德、细致严谨的工作作风,尊重病人、保护病人隐私。

(2) 学会手术区皮肤准备的方法。

【实践方法】

(1) 教师示教:教师讲解、集中示教。

(2) 学生分组实训:学生分组后,互为病人进行角色扮演,练习备皮操作。

(3) 教师指导、归纳总结、反馈指导。

【实践过程】

实训前准备	护士准备:着装整齐;洗手;戴口罩、手术帽
	用物准备:治疗盘(弯盘、治疗碗、一次性备皮刀、持物钳、棉签、纱布、肥皂水、松节油)、一次性中单、手电筒、毛巾、面盆、热水、骨科手术还应带软毛刷、70%乙醇、无菌巾、绷带
	环境准备:环境清洁、安静、安全、舒适,必要时用屏风遮挡
	病人准备:向病人说明即将进行的护理操作及配合方式,嘱病人如厕等
评估	评估病室环境(如是否适合操作、利于保护病人隐私等)
	评估手术区皮肤情况
	评估病人病情及配合程度
核对、解释	核对病人的床号、姓名、诊断、手术部位
	向病人做好解释工作,取得配合
操作过程	体位:根据手术方式,确定手术的部位及备皮范围,协助病人取合适体位并充分暴露备皮部位
	铺单:备皮部位身下铺一次性中单
	清洁:持物钳持纱布蘸肥皂水涂擦局部皮肤
	剃毛:一手用纱布绷紧皮肤,另一手持备皮刀分区剃净毛发,不能逆行剃除毛发,以免损伤毛囊
	检查:手电筒照射检查备皮部位毛发是否剃净,皮肤有无损伤
	清洁:毛巾浸热水洗去局部毛发和皂液
	注意事项如下。 (1) 腹部手术应用棉签蘸松节油清除脐部污垢和油脂。 (2) 病灶在四肢的病人应指导每日温水浸泡手脚 20 min,并用肥皂水刷洗,剪去指(趾)甲和已浸软的膙胝。骨、关节、肌腱手术需术前 3 天开始准备皮肤,前 2 天用肥皂水洗干净并用 70% 乙醇消毒,再用无菌巾、绷带包裹,第 3 天进行剃毛、刷洗、70% 乙醇消毒后用无菌巾包扎手术野,术日晨重新消毒后用无菌巾包扎
整理	安置病人:整理所用物品及床单位,置病人于舒适体位
	用物处理:一次性物品按医疗垃圾分类处理
	清洁:嘱病人沐浴,卧床病人给予床上擦浴
	记录:洗手、取下口罩、记录

(周洪梅)

实践指导五　常用手术器械、物品识别和应用

【实践目标】
(1) 具有严格的无菌观念、良好的团队合作精神。
(2) 学会识别常用的手术器械及使用方法，并进行传递配合。

【实践方法】
(1) 教师示教：教师讲解、集中示教。
(2) 学生分组实训：学生分组后，互为病人进行角色扮演，练习备皮操作。
(3) 教师指导、归纳总结、反馈指导。

【实践过程】

实训前准备	护士准备：着装整齐，修剪指甲，洗手	
	用物准备：手术刀、剪刀、血管钳、镊子、持针器、组织钳、卵圆钳、布巾钳、直角钳、肠钳、胃钳、缝针、缝线、牵开器、吸引器	
	环境准备：室内整洁	
识别手术器械	切割及解剖器械	手术刀：由刀柄和可装卸的刀片两部分组成
		手术剪：分组织剪和线剪两类，有直弯两型。组织剪用于分离、解剖和剪开组织；线剪用于拆线和剪线
	夹持及钳制器械	血管钳：根据形状分为直钳、弯钳、直角钳；根据是否有齿槽分为有齿钳和无齿钳。常用的有以下类型。 (1) 蚊式止血钳：用于精细手术的止血和分离，型号小。 (2) 直钳：浅部组织止血。 (3) 弯钳：深部组织止血。 (4) 有齿钳：夹持易滑脱组织，夹持拟切除的组织
		手术镊：根据是否有齿分为如下两类。 (1) 有齿镊：提取皮肤、皮下组织、筋膜。 (2) 无齿镊：用于手术开始前探测麻醉和术后缝合皮肤
		持针钳：又名持针器，结构与血管钳相似，前段齿槽短，柄长。用于夹持缝合针
		布巾钳：用于固定手术巾
		卵圆钳：又名持物钳，分有齿和无齿。有齿的用于夹取器械、物品；无齿的用于夹持脏器，协助暴露
		组织钳：用于夹持软组织，不易滑脱

续表

识别手术器械	牵拉器械	拉钩：根据其形状和功能分为S形拉钩、腹腔直角拉钩、阑尾拉钩、甲状腺拉钩、皮肤拉钩等
		牵开器：根据其形状可分为以下三种。 (1) 直角牵开器：牵开腹膜。 (2) 爪形牵开器：牵开头皮和肌腱。 (3) S形牵开器：牵开内脏
	探查及扩张器械	常见的有探条、探针、探子等。用于探查和扩张腔隙
	吸引器头	有各种规格和型号。用于吸除积血和积液，清理手术视野
	缝针、缝线	缝合针：根据其形状和功能分为以下两种。 (1) 圆针：用于缝合神经、腹膜、胃肠壁、血管。 (2) 三角针：用于缝合皮肤、韧带、瘢痕组织。不宜用于颜面部
		缝线：可分为可吸收、不可吸收线两类。有不同尺寸规格，均用数字标示，零数越多，缝线越细，抗张强度越小
手术器械的使用和传递	锐利器械传递方法	手术刀传递方法： (1) 安、取刀片方法：安装时，用持针器夹持刀片前段背侧，轻轻用力将刀片与刀柄槽相对和；取刀片时，用持针器夹住刀片的尾端背侧，向上轻抬，推出刀柄槽。 (2) 传递手术刀的方法：拇指与其他四指夹持刀背，刀刃向下，尖端向自己并水平传递
		剪刀传递方法：右手握住剪刀的锐利部，利于手腕部运动，适力将柄环部拍打在术者掌心上；弯剪刀应将弯侧向上传递
		持针器传递方法：右手拿持针器，用持针器开口处的前1/3夹住缝针的后1/3；然后将持针器交于右手握住，右手拇指与食指捏住缝线前端，中指扶住持针器，将缝线穿入针孔；右手拇指顶住针孔，食指顺势将线头拉出针孔，并反折（持针器的1/3）合并缝线卡入持针器的头部；若为线轴，右手拇指与食指捏住缝线，中指向下用力弹断线尾。右手捏住持针器的中部，针尖向外侧，利用手腕部运动，适力将柄环部拍打在术者掌心上
	钝性器械传递方法	止血钳传递方法：护士右手握住止血钳前1/3处，弯侧向掌心，利用腕部运动，适力将环柄部拍打在术者掌心上
		镊子传递方法：右手握住镊子夹端，并闭合开口，水平式或直立式传递
		拉钩传递法：右手握住拉钩前端，将柄端水平传递
	缝线传递法	徒手传递法：左手拇指与食指捏住缝线的前1/3处并拉出缝线，右手持线的中后1/3处，水平递给术者
		吊线、吊带传递法：左手拇指与食指捏住线的前端，右手打开止血钳，夹住线头的2 mm，传递方法同传递持针器
实训后处理	用物处理	清点、清洁器械，分类整理、打包

（周洪梅）

实践指导六 手术人员的无菌准备

【实践目标】
（1）具有健康的体质、良好的心理素质和较好的团队合作能力。
（2）熟练掌握操作中的无菌原则。
（3）学会术前外科手消毒、穿手术衣、戴无菌手套的方法。

【实践准备】
（1）教师示教：教师讲解、集中示教。
（2）学生分组实训：学生分组后，互为病人进行角色扮演，练习备皮操作。
（3）教师指导、归纳总结、反馈指导。

【实践过程】

实训前准备	护士准备：穿洗手衣，扎上衣入裤；戴手术帽、口罩；修剪指甲	
	用物准备：洗手用物包括洗手衣或肥皂、消毒皂液或消毒洗手液、无菌手刷、无菌小毛巾、外科手消毒液。穿手术衣用物包括无菌手术衣包和无菌手套	
	环境准备：室内整洁，室温、光线适宜	
操作过程	外科手消毒	洗手：用洗手液或肥皂按"七步洗手法"洗手，流水冲净
		刷手：无菌手刷蘸肥皂液刷手，顺序：指尖→指间→手掌→手背→腕部（环形）→前臂（螺旋形）→肘部→上臂下1/3（肘上 10 cm）。时间 3 min
		冲洗：指尖向上，流水冲净。换无菌刷，同法再刷 2 遍。共约 10 min
		擦手：抓取无菌巾中心，擦双手后对折成三角形，底边位于腕部，角向肘部，从上至下移动擦拭至上臂下 1/3。同法擦拭对侧
		消毒：将双手至肘上 6 cm 浸泡于 70% 乙醇桶内 5 min。或取手消毒液适量，同刷手顺序，涂擦双手至肘上 6 cm，共 2 遍
	穿手术衣	取衣：刷手后，从打开的无菌包内取出手术衣，看清上下和正面
		抖开：提起衣领两角，空旷处抖开，正面朝前
		穿袖：将手术衣轻轻上抛，双手顺势同时插入袖筒，两臂向前平伸
		系带： （1）传统后开襟手术衣穿法：巡回护士在背后协助系好衣领后带，穿衣者双手交叉将腰带递向后方由巡回护士系好。 （2）全遮盖式手术衣穿法：戴好无菌手套后，将腰带一端提起，由巡回护士用无菌持物钳夹持，绕穿衣者一周后交穿衣者自行将左右两端系于腰前

续表

操作过程	戴无菌手套	闭合式：右手隔衣袖取左手套，将手套指端朝向手臂，拇指相对，放于左手衣袖上，两手拇指隔衣袖插入手套反折部分并将之翻转于袖口，同法戴右手套
		开放式：先打开手套袋，捏住手套口的翻折部分，取出手套，分清左右侧，显露右侧手套口，将右手插入手套内，戴好手套。注意未戴手套的手不可触及手套的外面，用已戴上手套的右手插入左手手套口反折部的内面，帮助左手插入手套并戴好，分别将左右手套的反折部翻回，盖住手术衣袖口
操作后处置	保持无菌	双手保持在肩以下、腰以上的前胸部位，如手术不能立即开始，应将双手插入胸前特制的衣袋中

(周洪梅)

实践指导七　手术体位安置、术区皮肤消毒及铺巾、器械台管理和术中配合

【实践目标】
(1) 具有健康的体质、良好的心理素质和较好的团队合作能力。
(2) 熟练掌握操作中的无菌原则。
(3) 学会常用手术体位的安置、手术区消毒、无菌巾铺法、器械台管理与手术配合。

【实践准备】
(1) 教师示教：教师讲解、集中示教。
(2) 学生分组实训：学生分组后，互为病人进行角色扮演，练习备皮操作。
(3) 教师指导、归纳总结、反馈指导。

【实践内容】

实训前准备	护士准备：巡回护士穿手术室专用服装，戴手术帽、口罩；器械护士穿手术衣，戴无菌手套，戴手术帽、口罩
	用物准备：安置体位用物包括各种软垫、衬垫、固定带；手术配合用物有各种手术敷料包和器械包
	环境准备：室内整洁，室温、光线适宜

操作过程	常用手术体位安置	仰卧位:病人仰卧,头下垫头圈,双上肢自然放于身体两侧,中单固定双手;双下肢伸直,膝下放一软垫,约束带固定膝部,松紧度适宜。上肢外展不超过90°。器械托盘架的高度调整适度
		俯卧位:将四个水袋分别用无菌包布平整包裹,呈菱形摆放于手术床上,配合医生将病人从手术床上翻至手术床俯卧于睡袋上,根据病人体型调整水袋位置使腹部悬空,将病人头转向一侧,头下垫软垫或用俯卧位专用头托、头架,双上肢自然放于头两侧,用术臂带固定,或平放、置于身体两侧,中单固定;双膝下垫软枕使双髋双膝关节屈曲20°,双足部垫软枕,使踝关节自然下垂,约束带固定下肢小腿部。上麻醉头架,上臂外侧铺盖敷料,使上肢与金属头架隔开。骶尾部及痔手术时摇低床尾约60°,分开两腿以便充分暴露术野
		侧卧位:泌尿外科采用侧卧位,将病人向患侧移动,肾对准手术台腰桥并垫腰枕,将病人翻向健侧,身体与床成90°。用约束带固定大腿上1/3处,铺无菌巾后升高腰桥,将四个支架分别固定于两乳之间、两肩胛之间、耻骨联合、腰骶尾部,并用棉垫保护受压皮肤,将手术床设定为肾体位,上侧下肢伸直,下侧下肢屈曲90°,两腿之间放软枕,双手用包布包裹好放于自然舒适位置,约束带固定于病人大腿处
		截石卧位:铺中单于手术床中央,病人平卧;将建有静脉通路的上肢妥善固定于托手板上;另一上肢用包布包裹好并用中单固定于病人身旁;为病人穿上棉脚套,两腿抬高放置于脚架上,腘窝处垫棉垫保护;取下手术床尾板将臀部移至手术床缘,臀下垫护垫;将手术床调至头低脚高约15°;器械托盘置于右小腿上方
	手术区皮肤消毒	核对:再次核对手术部位,检查消毒区皮肤情况
		用物准备:将盛有消毒敷料的弯盘与卵圆钳递给手臂消毒后的第一助手
		消毒:夹持消毒敷料对手术切口周围15~20 cm的区域消毒,以手术切口为中心(如消毒感染伤口或肛门、会阴等处则相反)向周围涂擦,待干后换敷料消毒第二遍
	铺无菌巾	递巾:器械护士将无菌手术巾折边1/4,传递时第1、2、3块手术巾折边朝向手术医生,最后1块朝向器械护士
		铺巾:切口下方→对侧→上方→操作者近身侧
		递巾钳:递布巾钳于手术医生,将手术巾交角处用布巾钳钳夹固定
		协助铺单:铺两块无菌中单于切口上下方;铺剖腹单,单孔对切口,短端朝向头部,长端向上方展开盖住麻醉架,下端向下方展开盖住器械托盘
	器械台管理与手术配合	打开包布:用手打开第一层包布;用持物钳打开第二层包布;器械护士刷手后,可用手打开第三层包布
		铺巾:铺巾4~6层,无菌单下垂台面不少于30 cm
		整理器械:用物分类,定位放置
		清点:与巡回护士清点器械及物品数目
		手术配合:正确、主动、迅速传递所需器械和物品,及时收回用过的器械,保持器械台整洁、有序
		核对:关胸腹腔前、皮肤缝合后与巡回护士共同核对术中所用的器械、物品数量

续表

操作后处置	病人	擦净病人身上血迹,协助包扎伤口
	器械	确认数量无误后,然后用含氯制剂消毒液浸泡30 min,打包送消毒供应中心
	护士	脱手术衣、手套,洗手

(周洪梅)

 实践指导八　外科感染病人的护理

【实践目标】

(1) 学会对外科感染病人进行护理评估,根据护理评估提出主要的护理诊断及合作性问题,并拟订护理计划。

(2) 熟悉外科感染病人的护理措施。

(3) 掌握脓肿切开引流的护理技能。

【实践内容】

(1) 多媒体教学演示:在理论教学过程中穿插进行。重点围绕常见软组织急性化脓性感染及破伤风的身体状况、治疗和护理过程。

(2) 临床见习:可结合其他教学内容,如清创术等,安排临床见习。

(3) 技能实训:借助多功能模型,在实训室模拟脓肿切开引流的护理操作,进一步强化护理工作程序;从护理评估到落实护理计划能独立进行,并采用角色扮演方式表述护理过程中护士、病人及其家属之间的良好沟通,开展互动性的健康教育。

(4) 案例分析:结合案例适当拓展,让学生熟悉外科感染病人的护理评估,能制订和实施合理的护理计划。

【实践准备】

(1) 外科感染病人护理的多媒体教学片。

(2) 提前与见习医院取得联系,并安排好带教教师和典型病例。

(3) 外科护理综合实训室。

(4) 病例资料。

【病例】

病人,朱某,49岁,左下肢锐器伤后局部红肿、疼痛伴发热4天入院。检查发现体温38.8 ℃,伤口周围红肿明显,有脓性渗出液。在局麻下行清创及脓液引流术,术后2天体温恢复至37.8 ℃。术后4天病人感到发热、乏力、口干、食欲减退,为此病人对病情的改变有些躁动不安,检查体温39.1 ℃,伤口引流管仅有少量脓液渗液。请分析:

(1) 该病人当前的主要护理诊断及合作性问题有哪些?

(2) 该病人再度发热可能的原因是什么?
(3) 请拟订该病人当前的护理计划和护理措施。

(隋 霄)

实践指导九 清创、换药、包扎

【实践目标】
(1) 具有严格的无菌观念,在操作中能注意并遵守无菌原则。
(2) 学会对损伤病人进行伤口的清创、换药和包扎。
(3) 操作过程中体现人文关怀,动作轻柔,爱护病人。

【实践方法】
(1) 教师示教:教师讲解、集中示教。
(2) 学生分组实训:学生分组练习,组内进行角色扮演,练习换药、包扎术。
(3) 教师指导、归纳总结、反馈指导。

【实践内容】

实训前准备	护士准备:着装整洁,修剪指甲,洗手,戴口罩
	用物准备: (1) 换药车、治疗盘、换药包(治疗碗 2 个、有齿镊子 2 把)、无菌纱布、治疗巾、无菌手套、生理盐水棉球、乙醇棉球、弯盘、药品(根据伤口情况而定)、胶布(或绷带); (2) 用镊子夹取生理盐水棉球、乙醇棉球于治疗碗中,两碗相扣; (3) 三角巾、多头带等
	环境准备:换药室(病房)清洁、温湿度适宜、空气清新,必要时屏风遮挡
	病人准备:向病人说明即将进行的护理操作,告知换药、包扎过程中需要注意的事项
评估	评估病人的病情及配合程度
	评估病人的伤口情况,并向病人解释换药的目的及意义
	评估病人的心理状态,安慰病人,缓解病人焦虑情绪
核对、解释	核对医嘱及病人的腕带、床号、姓名
	向病人做好解释工作,取得配合

续表

操作过程	清创、换药术	体位:协助病人采取舒适体位,暴露伤口部位	
		铺巾:将治疗巾铺于伤口下方,弯盘放于伤口旁边	
		揭敷料:用手将外层敷料沿伤口纵轴方向揭除,内层敷料用镊子取下,若敷料与伤口粘连,应用生理盐水棉球蘸湿敷料,待敷料湿润后再行揭除	
		消毒:双手持镊夹持乙醇棉球消毒伤口周围皮肤2次,一般伤口由内向外,化脓伤口由外向内	
		固定:覆盖无菌敷料并用胶布固定	
	包扎术	绷带包扎	卷轴带有不同的种类,可根据情况选择。 (1)纱布卷轴带:临床上使用最多,适用于固定敷料、加压止血、悬吊肢体等。 (2)弹性卷轴带:用于四肢或胸部伤口包扎,以防止肿胀。 (3)石膏卷轴带:用于石膏固定或矫正畸形。 基本包扎方法有以下几种。 (1)环形:多用于包扎开始及结束时。卷轴带只在原处做环形缠绕,后一圈完全盖住前一圈。第一圈可侧斜缠绕,第二圈开始做环形重复缠绕,并将第一圈斜在外面的小角折叠、压回圈内,如此重叠缠绕,可防止绷带滑脱松动。 (2)螺旋形:多用于径围相近的部位,如上臂、躯干、手指、大腿等。卷轴带呈螺旋形缠绕,后一圈遮盖住前一圈的1/3～1/2。 (3)螺旋反折形:多用于径围不一致的部位,如小腿、前臂。在螺旋的基础上卷轴带每圈反折成等腰三角形,反折处尽量对齐以保持美观。 (4)"8"字形:多用于关节、手掌、脚掌等处的包扎。卷轴带按"8"字的书写路径交叉缠绕包扎。 (5)帽式:多用于头顶或残肢端包扎。卷轴带自头顶正中开始,来回向两侧回返,直至把头顶包埋住
		三角巾包扎	可用于身体不同部位的包扎,虽使用简单、方便,但不便加压,也不够牢固。使用三角巾要做到边要固定、角要抓紧、中心要伸展。在包扎时根据需要折叠成不同的形状
		多头带包扎	多用于胸、腹部等处的包扎。临床上有腹带、胸带、四头带、丁字带等。 (1)腹带:多用于腹部手术后包扎。腹带中间结构为包腹布,两侧各有5条带脚相互重叠。 (2)胸带:常用于胸部手术后包扎。 (3)四头带:常用于包扎下颌、额、枕等处。 (4)丁字带:形如"T"状,常用于包扎肛门或会阴部位
整理		安置病人:换药、包扎后将病人送回病房;若床旁换药,协助病人采取舒适体位,整理所用物品及床单位,并告知注意事项	
		用物处理:一次性物品按医疗垃圾分类处置;换药碗、镊子清洗、浸泡,重新灭菌。若为传染性伤口敷料应焚烧	
		记录:洗手,取下口罩,记录	

(刘 洋)

实践指导十　颅脑损伤病人的护理

【实践目标】

(1) 熟练掌握降低颅内压的主要护理措施、脑脊液漏的护理方法及病情观察的主要内容。

(2) 学会对脑损伤病人进行护理评估,提出主要的护理诊断/问题,拟订护理计划。

(3) 具有良好的人文精神和医护团队合作能力,珍视生命,关爱病人,维护健康。

【实践内容】

(1) 多媒体教学演示:围绕颅底骨折、脑损伤病人的身体状况及护理,组织学生观看相关影像资料。

(2) 技能实践:①熟练掌握瞳孔和意识的观察方法,书写护理记录;②在实训室,通过模拟人或以角色扮演的方式进行脑脊液漏的护理操作,进一步强化护理程序,做到能够独立完成相关的护理操作;③熟悉降低颅内压的临床常用器械及用具,如冰袋、冰帽、冬眠药物,脱水剂的剂型、剂量,以及使用方式、方法、禁忌、副作用等。

(3) 病例分析:启发学生独立思考,对给出的病例进行分析并提出护理措施,提高评判能力和理论指导实践的运用能力。

【实践准备】

(1) 颅底骨折、脑损伤病人护理的多媒体教学片。

(2) 用物准备:多功能模拟人,相关器具(如冰袋、冰帽等)。

(3) 病例资料。

【病例】

病人,男,48岁,在车祸中头部受伤,家属反映病人伤后当即昏迷,持续 1 h 后清醒。随之出现躁动,多次呕吐,此后又不省人事,急诊入院。查体:体温 37 ℃,脉搏 59 次/分,呼吸 14 次/分,血压 142/86 mmHg,神志呈浅昏迷状态,右侧瞳孔散大,对光反应消失。CT 检查:颅骨骨折,骨折线通过脑膜中动脉沟,右侧硬脑膜外血肿。请分析:

(1) 该病人发生了什么?该病人目前主要的护理诊断有哪些?

(2) 如何对该病人进行急救处理?

(3) 根据病人目前的病情,请列出护理计划。

(杨　阳)

实践指导十一　甲状腺功能亢进病人的护理

【实践目标】

（1）学会对甲状腺功能亢进（甲亢）病人进行护理评估，提出主要的护理诊断。

（2）拟订甲状腺功能亢进病人的治疗方案。

（3）说出甲状腺功能亢进病人的护理措施。

（4）熟悉甲状腺功能亢进病人术后的并发症。

（5）学会甲状腺功能亢进病人术前药物服用的方法。

（6）学会对甲状腺功能亢进病人术后并发症的观察和急救。

【实践内容】

（1）多媒体教学演示：围绕甲状腺功能亢进病人围手术期的护理评估和护理措施，组织学生观看相关影像资料。

（2）技能实践：教师讲解案例，集中指导。学生分组讨论，进行反馈，教师归纳总结。在实验室通过模型进行术后并发症的急救操作。

（3）病例分析：对给出的病例拟订甲状腺功能亢进病人围手术期护理计划。

【实践准备】

（1）外科甲状腺功能亢进病人护理的多媒体教学片。

（2）模型和急救设备。

（3）病例资料。

【病例】

病人，女，45岁，体重42 kg。甲状腺弥漫性肿大3年，近3个月来性情急躁，失眠多梦，多疑多虑，自觉心慌，怕热多汗，食欲增加而体重减轻，伴有突眼。查体：体温37.0 ℃，脉搏118次/分，血压140/65 mmHg，甲状腺弥漫性对称性肿大，质地不等，无压痛，可随着吞咽上下移动。甲状腺触诊可扪及震颤，听诊可闻及血管杂音。诊断为原发性甲状腺功能亢进，拟行甲状腺大部切除术。请分析：

（1）根据护理评估，可收集哪些资料？还有哪些需要注意的？

（2）该病人目前主要的护理诊断有哪些？

（3）如何根据基础代谢率评估甲亢程度？

（4）如何指导该病人术前药物准备？

（5）为该病人制订围手术期计划。

（吕瑞芳）

实践指导十二　乳腺癌术后功能锻炼

【实践目标】
掌握并且能够指导乳腺癌术后病人进行正确的功能锻炼。

【实践内容】
(1) 多媒体教学演示:讲解术后功能锻炼的重要性及过程方法,组织学生观看相关影像资料。
(2) 技能实践:教师集中示教,组织学生实训,实训过程中教师给予指导。
(3) 病例分析:对病例给出术后功能锻炼计划。

【实践准备】
(1) 乳腺癌术后功能锻炼的多媒体教学片。
(2) 墙壁上有刻度指标。
(3) 病例资料。

【病例】
病人,李某,一个月前无意间发现右乳外上方有一无痛性肿块,来院就诊。体检:右侧乳房外上象限可扪及直径约 4 cm 的肿块,质硬,边界不清;同侧腋窝淋巴结肿大,质硬,无痛。初步诊断为乳腺癌,拟行乳腺癌根治术。请分析:
(1) 该病人常见的护理诊断是什么?
(2) 如何指导该病人术后进行功能锻炼?

(李汶殷)

实践指导十三　胸部疾病病人的护理

【实践目标】
(1) 能正确安装一次性胸腔闭式引流装置。
(2) 学会实施胸腔闭式引流护理,在操作中能注意并遵守无菌原则。
(3) 操作过程能体现人文关怀,动作轻柔,爱护病人,并具备处理紧急情况的应急能力。

【实践方法】
(1) 教师示教:教师讲解、集中示教。

(2) 学生分组实训:学生分组练习,组内进行角色扮演,练习胸腔闭式引流的护理。
(3) 教师指导、归纳总结、反馈指导。

【实践内容】

实训前准备	护士准备:着装整洁,修剪指甲,洗手,戴口罩	
	用物准备:①治疗车、治疗盘、治疗巾、无菌手套、无菌纱布、换药碗、生理盐水、弯盘、胸腔闭式引流装置、无齿止血钳2把、安尔碘、棉签、别针、胶布。②将生理盐水倒入一次性胸腔闭式引流瓶中,使长管位于水平面下3~4 cm,连接管道,长管末端用无菌纱布包裹	
	环境准备:病室清洁、温湿度适宜、空气清新,必要时屏风遮挡	
	病人准备:向病人说明即将进行的护理操作,告知换药、包扎过程中需要注意的事项	
评估	评估病人的病情及配合程度	
	评估病人胸腔闭式引流的情况,并向病人解释更换装置的目的及意义	
	评估病人的心理状态,安慰病人,缓解病人焦虑情绪	
核对、解释	核对医嘱及病人的腕带、床号、姓名	
	向病人做好解释工作,取得配合	
操作过程	更换引流瓶	(1) 协助病人采取半卧位,将治疗巾铺于引流管下方,用2把止血钳双向夹闭引流管,将弯盘放于胸膜腔闭式引流管与原引流瓶长管接口处下方。 (2) 戴无菌手套,初次消毒接口后断开接口,再次消毒胸膜腔引流管接口处,连接新闭式引流瓶长管,并用无菌纱布保护接口,将引流瓶置于胸膜腔引流口下方60~100 cm处。 (3) 松止血钳,撤掉治疗巾,嘱病人深吸气,观察引流瓶中水柱波动情况。 (4) 将引流瓶置于安全处,并用别针将管道妥善固定于床单位上
	拔管	(1) 评估病人呼吸困难消失,引流瓶内无气体或液体引流出,引流液的量及颜色均正常,X线示肺复张良好,可拔管。 (2) 夹闭引流管,嘱病人深吸气后屏气拔除引流管,并用凡士林纱布封闭伤口并固定
整理	安置病人:协助病人采取舒适体位,整理所用物品及床单位,并告知注意事项	
	用物处理:一次性物品按医疗垃圾分类处置	
	记录:洗手、取下口罩、记录	

(刘　洋)

实践指导十四　腹腔穿刺病人的护理

【实践目标】

(1) 熟练掌握腹腔穿刺病人的护理措施。

(2) 具有与病人及家属进行良好沟通的能力,尊重和关爱病人,以及具有认真、严谨的职业素养。

【实践内容】

(1) 多媒体教学演示:围绕腹腔穿刺病人的用物准备、操作过程和护理要点以及穿刺中和穿刺后的注意事项,组织学生观看相关影像资料。

(2) 技能实践:在实训室经模拟人进行模拟操作。教师示教并组织学生练习腹腔穿刺的护理,练习前或练习过程中,可有选择性地观看录像,有助于指导操作,练习结束后,各组通过代表演示、发言等方式展示,接受其他组同学和教师的修正意见。课后书写实践报告。

(3) 病例分析:对给出的病例进行分析并提出护理措施。

【实践准备】

(1) 腹腔穿刺病人护理的多媒体教学片。

(2) 用物准备:①常规消毒治疗盘1套。②腹腔穿刺包一个(内置弯盘、治疗碗、小药杯、止血钳、镊子、5 mL注射器、6号及7号针头、腹腔穿刺针、洞巾、纱布、棉球、培养瓶等)。③其他用物:无菌手套、20 mL注射器、50 mL注射器、无菌长橡皮管(70～80 cm)、0.5%～2%碘伏消毒液、腹带、皮尺、盛腹水容器及化验单、2%利多卡因10 mL、棉签、胶布。

(3) 病例资料。

【病例】

病人,男,51岁,患胃病7年,晚餐后3 h突发上腹部剧痛并波及全腹,伴恶心呕吐6次,吐出胃内容物,急诊收住院。查体:体温37.6 ℃,脉搏108次/分,呼吸22次/分,血压106/66 mmHg,全腹肌紧张、压痛及反跳痛,右上腹尤为明显。肝浊音界消失,肠鸣音消失。X线站立位腹部透视:膈下有游离气体。医嘱:腹腔穿刺,立即。请分析:

(1) 该病人发生了什么?请对该病人进行正确护理评估。

(2) 正确配合完成腹腔穿刺并做好护理。

(杨　阳)

实践指导十五　胃肠减压病人的护理

【实践目标】

(1) 熟练掌握胃肠减压病人的护理措施。

(2) 学会胃肠减压的操作方法。

(3) 具有良好的人文精神和护患交流能力,关爱病人,减轻病人痛苦,维护健康。

【实践内容】

(1) 多媒体教学演示:围绕胃肠减压病人的用物准备、操作过程和护理要点,组织学生观看相关影像资料。

(2) 技能实践:在实训室经模拟人进行模拟操作。教师示教并组织学生练习胃肠减压的护理,练习前或练习过程中,可有选择性地观看录像,有助于指导操作,练习结束后,各组通过代表演示、发言等方式展示,接受其他组同学和教师的修正意见。课后书写实践报告。

(3) 病例分析:对给出的病例进行分析并提出护理措施。

【实践准备】

(1) 胃肠减压病人护理的多媒体教学片。

(2) 用物准备:治疗盘内放置物品(治疗巾、弯盘、治疗碗、止血钳、无菌手套、纱布、胃管或双腔管、20 mL 或 50 mL 注射器)、负压吸引器或电动胃肠减压器、液状石蜡、棉签、胶布、听诊器、别针等。

(3) 病例资料。

【病例】

病人,男,42 岁,因阵发性腹痛、呕吐、腹胀入院。病人 8 年前做过阑尾切除术。入院诊断为急性肠梗阻,给予禁饮禁食、胃肠减压。请分析:

该病人应如何护理?何时拔管?如何拔管?

(杨　阳)

实践指导十六　胃十二指肠溃疡病人的护理

【实践目标】

(1) 学会对胃十二指肠溃疡病人进行护理评估。

(2) 能提出主要的护理诊断及合作性问题,并制订相应的护理措施。

【实践内容】

胃肠减压技术(1个学时)。

【实践准备】

(1) 临床见习:学生分组采集病史、观察病人身体状况,并有重点地进行护理体检。

(2) 多媒体演示。

(3) 病例分析:可安排课前小组讨论,课堂上分组反馈并接受其他同学和教师的修正意见。

(4) 用物准备:治疗盘内有治疗巾、引流袋或瓶、血管钳、手套、注射器、消毒片、75%乙醇、棉签、无菌纱布、松节油。治疗车中有手消毒液、清水、别针、量杯、胶布、弯盘、记录单、笔。

【病例】

病人,男,40岁,因急性胰腺炎由急诊收治入院。饱餐和饮酒后5h出现中上腹疼痛,放射至两侧腰部,伴有呕吐2次,为胃内容物,自觉口干,出冷汗。查体:体温38.0℃,四肢厥冷,脉搏116次/分,血压75/45 mmHg,腹膨隆,全腹弥漫性压痛、反跳痛和肌紧张,肝浊音界存在,移动性浊音阳性,肠鸣音消失。医嘱:禁食,经鼻胃管持续胃肠减压。请分析:

(1) 病情观察期间最主要的观察内容是什么?

(2) 该病人主要的护理措施有哪些?

(张 婧)

实践指导十七 大肠癌病人的护理

【实践目标】

(1) 学会护理结肠造口病人的方法。

(2) 训练护患沟通和健康教育的能力。

【实践内容】

结肠造口病人的护理(1个学时)。

【实践准备】

(1) 临床见习:根据案例,临床观察结直肠癌术后病人的术后生命体征、结肠造口情况、心理状况,学习结肠造口的护理。

(2) 多媒体演示:在理论教学过程中穿插进行。

(3) 技能实训:在实训室借助人工肛门模型,训练结肠造口的护理操作。

用物准备:治疗盘内有手套、弯盘、治疗巾、造口测量板、造口袋一套(底板、袋子)、剪刀、小方纱或柔软的纸巾、棉球若干、生理盐水或清水(约200 mL)、屏风。必要时备皮肤保护粉、皮肤保护膜、防漏膏或防漏条。

【案例】

病人,王某,男,70岁。因直肠癌行Miles手术,肠管造口术后5天,神志清醒但表情淡漠,

查体:体温 37.8 ℃,脉搏 88 次/分,呼吸 18 次/分,伤口敷料渗湿。拟为该病人做结肠造口护理,请分析:

(1) 在实施此护理前,如何与病人沟通?如何理解病人此时的心理状态?

(2) 当天的结肠造口护理的内容是什么?术后 2~3 天、1 周后、起床活动时、恢复饮食后分别该怎样实施结肠造口护理?

(3) 对即将出院的病人,如何指导病人使用人工造口袋?

(张　婧)

实践指导十八　肝胆疾病病人的护理

【实践目标】
(1) 学会对常见肝胆疾病病人进行护理评估,提出主要的护理诊断。
(2) 拟定肝胆疾病病人的护理措施。
(3) 熟悉对肝胆疾病的管道护理方法。
(4) 学会肝胆疾病病人 24 h 液体出入量的观察和记录。

【实践内容】
(1) 多媒体教学演示:围绕肝胆疾病病人的临床表现、护理诊断及护理过程,组织学生观看相关影视资料。
(2) 技能实践:熟悉常用的管道护理,在实训室通过教学模具进行模拟操作。
(3) 病例分析:对给出的病例拟订护理措施和计划。

【实践准备】
(1) 肝胆疾病病人护理的多媒体教学片。
(2) 管道护理设施。
(3) 病例资料。

【病例】
病人,女,55 岁,因"反复右上腹疼痛 12 年,寒战、高热伴皮肤巩膜黄染加重 20 h"由急诊入院。4 年前经 B 超检查确诊为胆囊结石,曾行排石治疗。近半年腹痛发作频繁,伴有发热及黄染。查体:体温 39.1 ℃,脉搏 106 次/分,呼吸 26 次/分,血压 82/60 mmHg;神志欠清、烦躁不安,皮肤巩膜黄染,腹稍膨隆,右上腹及剑突下压痛,轻度反跳痛及肌紧张,Murphy 征(+),可闻及肠鸣音。实验室检查:血红蛋白 136 g/L,白细胞计数 20.8×10^9/L,总胆红素 31.0 μmol/L,直接胆红素 25.0 μmol/L。请分析:

(1) 护士接诊后,针对病人病情应配合医生采取哪些护理措施?

(2) 若病人术中安置 T 管,术后护士应对该病人采取哪些护理措施?

(苗晓琦)

实践指导十九　周围血管疾病病人护理

【实践目标】
(1) 学会对常见周围血管疾病病人进行护理评估,提出主要的护理诊断。
(2) 拟定周围血管疾病病人的液体疗法方案。
(3) 说出周围血管疾病病人的护理措施。
(4) 熟悉静脉输液常用液体的性质和用途。
(5) 学会输液反映的观察和防治方法。

【实践内容】
(1) 多媒体教学演示:围绕外科周围血管疾病病人的临床表现、救治和护理过程,组织学生观看相关影视资料。
(2) 病例分析:对给出的病例拟订液体疗法计划。

【实践准备】
(1) 外科周围血管疾病病人的护理的多媒体教学片。
(2) 病例资料。

【病例】
病人,李某,女,56岁,轮椅推入病房,无明显诱因出现左下肢肿胀3天,直立行走时症状加重,休息后无缓解。查体:体温36.5 ℃,脉搏80次/分,呼吸16次/分,血压120/80 mmHg;左下肢张力性肿胀,皮温高,皮肤颜色红,未见溃疡及色素沉着,足背动脉搏动良好。彩超示左下肢深静脉血栓。入院后第3天,左下肢肿胀明显减轻,皮温略高,皮肤颜色略红,离床排便1次,2 h后病人突发呼吸困难并伴有胸痛,即刻给予平卧,通知医生并配合抢救。入院后第16天,患肢恢复正常,已穿弹力袜下床活动。请分析:
(1) 入院3天后病人发生了什么问题?原因是什么?如何预防?
(2) 病人行抗凝、溶栓治疗时,护士应如何预防和观察并发症?

(刘玲仓)

实践指导二十　膀胱冲洗病人的护理

【实践目标】
(1) 具有细致严谨的工作作风和良好的职业道德,尊重、关心和爱护病人,保护病人隐私,减轻病人痛苦,维护健康。
(2)熟练掌握膀胱冲洗病人的护理措施。
(3)学会膀胱冲洗的方法。

【实践内容】

实训前准备	护士	着装整洁,剪指甲,洗手,戴口罩
	病人	核对病人评估其疾病情况,说明膀胱冲洗的目的和意义,取得病人的合作
	用物	治疗盘内放置物品有30 ℃左右无菌生理盐水500 mL、一次性输液器、无菌接头、无齿血管钳、治疗巾、碘伏、棉签、碗盘、无菌手套、无菌尿袋
	环境	关闭门窗,屏风遮挡,保护隐私
操作流程	核对、解释	核对医嘱和治疗单,以及核对病人信息(病人姓名、科室、床号、年龄、住院号、疾病名称等信息),告知病人冲洗过程中的配合要点及注意事项,安慰病人,缓解病人紧张、焦虑情绪
	评估病人	评估病人病情,观察尿液引流情况
	体位准备	协助病人取平卧位
	冲洗液准备	将30 ℃左右的无菌生理盐水悬挂在输液架上并排气
	连接冲洗装置	暴露导尿管引流部分,铺无菌巾,无齿血管钳夹闭导尿管远端,关闭导尿管。断开导尿管和引流管连接处,分别消毒导尿管和引流管并分别用纱布妥善包裹。取无菌接头,连接一次性输液器和导尿管
	冲洗	松开血管钳,打开冲洗管,关闭引流管。根据医嘱调节冲洗滴速
	观察	观察病人反应,冲洗液的量和颜色,并做好记录
	引流	冲洗完毕,取下冲洗管,让无菌生理盐水在膀胱内停留30 min,消毒导尿口接引流袋,妥善固定,低置引出冲洗液
	整理	协助病人取舒适体位,整理床单位及用物
	用物处理	用物分类处理,污物入污物桶
	记录	护士洗手,取口罩,做记录
操作总体要求		严格执行无菌操作技术原则
		操作熟练,流程合理,动作轻柔,保证安全
		操作全过程注重人文关怀,体现人性化服务

【注意事项】
(1)严格执行无菌操作,防止医源性感染。
(2)冲洗时若病人感觉不适,应当减缓冲洗速度,必要时报告医生,遵医嘱停止冲洗。密切观察,若病人感到剧痛或者引流液中有鲜血时,应当通知医生。
(3)冲洗时,冲洗液瓶内液面距床面约60 cm,以便产生一定的压力,利于液体流入,冲洗速度根据流出液的颜色进行调节,一般为80~100滴/分;若滴入药液,须在膀胱内保留15~30 min后再引流出体外,或者根据需要延长保留时间。

(付克菊　左欢)

实践指导二十一 骨折、关节损伤病人的护理

【实践目标】

(1) 学会对常见骨折、关节损伤病人进行护理评估,提出主要的护理诊断。

(2) 说出常见骨折、关节损伤病人的护理措施。

(3) 掌握骨折、关节损伤病人各种常见复位固定术的护理要点。

(4) 掌握骨折、关节损伤病人正确的搬运方法。

【实践内容】

(1) 床旁见习,教师讲授并现场示教检查方法,结合 X 线片,进行讨论,注意启发学生分组讨论,积极发言,互相补充,作出诊断及拟订治疗方案。

(2) 结合临床示教,介绍石膏的基本知识和应用,石膏、绷带固定的具体操作。

(3) 牵引技术的知识和应用:皮牵引、骨牵引(如胫骨结节、跟骨、股骨髁上等牵引)。通过查房了解各种不同种类牵引在临床上的应用。

(4) 教师示教骨折、关节损伤病人正确的搬运方法。

【实践准备】

(1) 与见习医院联系好,选择合适的病例,事先拟订查房讨论的题目,要求学生做好准备。

(2) 教师做好示教病例资料的收集,提前与病人沟通,取得病人的配合。

【病例】

病人,女,65 岁,摔伤后左髋部疼痛、压痛,不能站立行走,左下肢屈曲、内收、外旋和短缩畸形。请分析:

(1) 该病人最可能的诊断是什么?最常见的并发症是什么?

(2) 对该病人进行何种治疗?

(3) 治疗期间主要的护理诊断有哪些?

(4) 在现场如何搬运该病人?

(杜 哲)

教学大纲(106学时)

一、课程的性质和任务

"外科护理"是中等卫生职业教育的专业核心课程,课程内容为国家护士执业资格考试重点之一。本课程主要阐述外科常见疾病的基本特点、治疗要点、常用护理诊断及护理措施。通过学习使学生初步掌握外科护理的基本知识、基本技能,为学生毕业实习及从事护理岗位工作奠定基础。

二、课程教学目标

(一)知识目标

(1)掌握外科常见疾病的护理措施。
(2)熟悉外科常见疾病的护理评估、护理诊断。
(3)熟悉外科常见疾病健康教育的基本内容。
(4)了解外科常见疾病的病因,理解其发病机制。

(二)能力目标

(1)能根据病情对外科常见疾病病人进行护理评估,提出主要护理诊断或护理问题。
(2)能为外科疾病病人提供生活护理、对症护理、用药护理,具有观察病情变化的能力。
(3)能遵守无菌观念,实施规范的外科护理基本操作的能力。
(4)能为外科疾病病人实施常规的术前、术后护理。
(5)能配合医生对外科常见危重急病病人进行监护及抢救配合。
(6)能对外科常见病病人进行健康教育。

(三)素质目标

(1)具有整体护理理念和严谨求实的科学态度。
(2)具有良好的职业道德修养和人文关怀精神。
(3)具有良好的团队合作精神和优质服务意识。
(4)具有良好的沟通能力。

三、教学时间分配

单元	教学内容	教学要求	理论	实践
项目一 绪论	任务一 概述	熟悉	1	
	任务二 外科护理的课程学习	了解		
项目二 体液平衡失调病人的护理	任务一 正常体液平衡		4	2
	1.水平衡	掌握		
	2.电解质平衡	掌握		
	3.酸碱平衡	熟悉		
	任务二 水和钠离子平衡失调病人的护理			
	1.概述	了解		
	2.护理评估	掌握		
	3.护理诊断及合作问题	熟悉		
	4.护理目标	了解		
	5.护理措施	掌握		
	任务三 钾离子平衡失调病人的护理			
	1.低钾血症	掌握		
	2.高钾血症	掌握		
	任务四 酸碱平衡失调病人的护理			
	1.代谢性酸中毒	掌握		
	2.代谢性碱中毒	熟悉		
	3.呼吸性酸中毒	了解		
	4.呼吸性碱中毒	了解		
项目三 外科休克病人的护理	任务一 概述		2	2
	1.概念	了解		
	2.病因分类	熟悉		
	3.发病机制	熟悉		
	任务二 休克病人的护理			
	1.护理评估	掌握		
	2.护理诊断及合作问题	熟悉		
	3.护理目标	了解		
	4.护理措施	掌握		

续表

单元	教学内容	教学要求	理论	实践
项目四 麻醉病人的护理	任务一 概述		2	1
	1.概念	了解		
	2.分类与方法	了解		
	任务二 麻醉前病人的护理			
	1.护理评估	熟悉		
	2.护理诊断及合作问题	熟悉		
	3.护理目标	了解		
	4.护理措施	掌握		
	任务三 麻醉后病人的护理			
	1.护理评估	熟悉		
	2.护理诊断及合作问题	熟悉		
	3.护理目标	了解		
	4.护理措施	掌握		
项目五 围手术期病人的护理	任务一 术前病人的护理		4	6
	1.护理评估	掌握		
	2.护理诊断及合作问题	熟悉		
	3.护理目标	了解		
	4.护理措施	掌握		
	任务二 术中病人的护理			
	1.手术室概况	了解		
	2.常用手术器械和物品	掌握		
	3.手术人员的准备	掌握		
	4.手术病人的准备	掌握		
	5.手术中的无菌原则及手术配合	掌握		
	任务三 术后病人的护理			
	1.护理评估	掌握		
	2.护理诊断及合作问题	熟悉		
	3.护理目标	了解		
	4.护理措施	掌握		

续表

单元	教学内容	教学要求	理论	实践
项目六 外科感染病人的护理	任务一 概述		4	
	1.外科感染的特点、分类	熟悉		
	2.发病条件和转归	熟悉		
	任务二 浅表软组织急性化脓性感染病人的护理			
	1.护理评估	掌握		
	2.护理诊断及合作问题	熟悉		
	3.护理目标	了解		
	4.护理措施	掌握		
	任务三 全身性感染病人的护理			
	1.护理评估	掌握		
	2.护理诊断及合作问题	熟悉		
	3.护理目标	了解		
	4.护理措施	掌握		
	任务四 特异性感染病人的护理			
	1.破伤风	掌握		
	2.气性坏疽	了解		
项目七 损伤病人的护理	任务一 创伤病人的护理		4	2
	1.护理评估	掌握		
	2.护理诊断及合作问题	熟悉		
	3.护理目标	了解		
	4.护理措施	掌握		
	任务二 烧伤病人的护理			
	1.护理评估	掌握		
	2.护理诊断及合作问题	熟悉		
	3.护理目标	了解		
	4.护理措施	掌握		
	任务三 咬伤病人的护理			
	1.蛇咬伤病人的护理	了解		
	2.犬咬伤病人的护理	了解		
项目八 肿瘤病人的护理	1.护理评估	掌握	2	
	2.护理诊断及合作问题	熟悉		
	3.护理目标	了解		
	4.护理措施	掌握		

续表

单元	教学内容	教学要求	理论	实践
项目九 颅脑疾病病人的护理	任务一 颅内压增高与脑疝病人的护理		4	1
	1.护理评估	熟悉		
	2.护理诊断及合作问题	熟悉		
	3.护理目标	了解		
	4.护理措施	掌握		
	任务二 颅脑损伤病人的护理			
	1.头皮损伤病人的护理	熟悉		
	2.颅骨损伤病人的护理	熟悉		
	3.脑损伤病人的护理	熟悉		
	任务三 颅内肿瘤病人的护理	了解		
项目十 颈部疾病病人的护理	任务一 甲状腺功能亢进病人的外科护理		3	1
	1.护理评估	掌握		
	2.护理诊断及合作问题	熟悉		
	3.护理目标	了解		
	4.护理措施	掌握		
	任务二 甲状腺肿瘤病人的护理	了解		
项目十一 乳房疾病病人的护理	任务一 急性乳腺炎病人护理		4	1
	1.护理评估	掌握		
	2.护理诊断及合作问题	熟悉		
	3.护理目标	了解		
	4.护理措施	掌握		
	任务二 乳腺癌病人的护理			
	1.护理评估	掌握		
	2.护理诊断及合作问题	熟悉		
	3.护理目标	了解		
	4.护理措施	掌握		
	任务三 乳房良性肿瘤病人的护理	了解		
项目十二 胸部疾病病人的护理	任务一 胸部损伤病人的护理		4	2
	1.肋骨骨折病人的护理	熟悉		
	2.损伤性气胸病人的护理	掌握		
	3.损伤性血胸病人的护理	熟悉		
	任务二 肺癌病人的护理	熟悉		
	任务三 食管癌病人的护理	熟悉		

续表

单元	教学内容	教学要求	理论	实践
项目十三 腹部疾病病人的护理	**任务一 腹外疝病人的护理**		19	6
	1.护理评估	掌握		
	2.护理诊断及合作问题	熟悉		
	3.护理目标	了解		
	4.护理措施	掌握		
	任务二 急性腹膜炎病人的护理			
	1.护理评估	掌握		
	2.护理诊断及合作问题	熟悉		
	3.护理目标	了解		
	4.护理措施	掌握		
	任务三 腹部损伤病人的护理			
	1.护理评估	掌握		
	2.护理诊断及合作问题	熟悉		
	3.护理目标	了解		
	4.护理措施	掌握		
	任务四 胃十二指肠溃疡病人的护理			
	1.护理评估	掌握		
	2.护理诊断及合作问题	熟悉		
	3.护理目标	了解		
	4.护理措施	掌握		
	任务五 胃癌病人的护理	熟悉		
	任务六 急性阑尾炎病人的护理			
	1.护理评估	掌握		
	2.护理诊断及合作问题	熟悉		
	3.护理目标	了解		
	4.护理措施	掌握		
	任务七 肠梗阻病人的护理			
	1.护理评估	掌握		
	2.护理诊断及合作问题	熟悉		
	3.护理目标	了解		
	4.护理措施	掌握		
	任务八 直肠肛管良性疾病病人的护理			
	1.护理评估	掌握		
	2.护理诊断及合作问题	熟悉		

续表

单元	教学内容	教学要求	理论	实践
项目十三 腹部疾病病人的护理	3.护理目标	了解	19	6
	4.护理措施	掌握		
	任务九　大肠癌病人护理	熟悉		
	任务十　肝脏疾病病人的护理			
	1.肝脓肿	熟悉		
	2.原发性肝癌	熟悉		
	任务十一　胆道疾病病人的护理			
	1.护理评估	掌握		
	2.护理诊断及合作问题	熟悉		
	3.护理目标	了解		
	4.护理措施	掌握		
	任务十二　胰腺疾病病人的护理			
	1.护理评估	掌握		
	2.护理诊断及合作问题	熟悉		
	3.护理目标	了解		
	4.护理措施	掌握		
项目十四 周围血管疾病病人护理	任务一　原发性性下肢静脉曲张		2	
	1.护理评估	掌握		
	2.护理诊断及合作问题	熟悉		
	3.护理目标	了解		
	4.护理措施	掌握		
	任务二　血栓闭塞性脉管炎			
	1.护理评估	掌握		
	2.护理诊断及合作问题	熟悉		
	3.护理目标	了解		
	4.护理措施	掌握		

续表

单元	教学内容	教学要求	理论	实践
项目十五 泌尿系统疾病病人的护理	任务一 常见症状及检查和护理		6	2
	1.常见症状	熟悉		
	2.诊疗操作护理	熟悉		
	任务二 泌尿系统损伤病人的护理			
	1.护理评估	掌握		
	2.护理诊断及合作问题	熟悉		
	3.护理目标	了解		
	4.护理措施	掌握		
	任务三 尿石症病人的护理			
	1.护理评估	掌握		
	2.护理诊断及合作问题	熟悉		
	3.护理目标	了解		
	4.护理措施	掌握		
	任务四 前列腺增生病人的护理			
	1.护理评估	掌握		
	2.护理诊断及合作问题	熟悉		
	3.护理目标	了解		
	4.护理措施	掌握		
	任务五 泌尿系统肿瘤病人的护理	熟悉		
项目十六 运动系统疾病病人的护理	任务一 骨折病人的护理		7	2
	1.概述	掌握		
	2.常见骨折病人的护理	熟悉		
	任务二 关节脱位病人的护理			
	1.概述	熟悉		
	2.常见关节脱位病人的护理	熟悉		
	任务三 骨关节化脓性感染病人的护理	了解		
	任务四 骨关节结核病人的护理	了解		
	任务五 骨关节肿瘤病人的护理	了解		
	任务六 断肢再植病人的护理	了解		
	任务七 颈肩腰腿痛病人的护理			
	1.颈椎病	了解		
	2.腰椎间盘突出症	熟悉		
	任务八 脊柱损伤病人的护理	了解		

续表

单元	教学内容		教学要求	理论	实践
项目十七 皮肤病与性传播疾病病人的护理	任务一	概述	了解	6	
	任务二	变态反应性皮肤病病人的护理	了解		
	任务三	感染性皮肤病病人的护理	了解		
	任务四	其他皮肤病病人的护理	了解		
	任务五	常见性传播疾病病人的护理	了解		
合计				78	28

四、教学大纲说明

（一）适用对象与参考学时

本教学大纲主要供中等卫生职业教育护理、助产专业教学使用。总学时为106学时，其中理论教学78学时，实践教学28学时。

（二）教学要求

本课程对理论教学部分要求有掌握、熟悉、了解三个层次。掌握是指对外科护理中所学的基本知识、基本理论具有深刻的认识，并能灵活地应用所学知识分析、解释临床护理问题；熟悉是指能够领会概念的基本含义并会应用所学知识分析、解释简单的临床护理问题；了解是指能够简单理解、记忆所学知识。

参考文献

[1] 严鹏霄,王玉升.外科护理[M].北京:人民卫生出版社,2008.
[2] 李勇,俞宝明.外科护理[M].3版.北京:人民卫生出版社,2015.
[3] 唐迅,袁秀林,姚文山.外科护理[M].武汉:华中科技大学出版社,2013.
[4] 郭莉.手术室护理实践指南[M].3版.北京:人民卫生出版社,2016.
[5] 陈孝平,汪建平.外科学[M].8版.北京:人民卫生出版社,2013.
[6] 王宇,姜洪池.外科学[M].3版.北京:北京大学医学出版社,2013.
[7] 罗先武,王冉.2016护士执业资格考试轻松过[M].北京:人民卫生出版社,2015.
[8] 肖成云,龙明.外科学[M].武汉:华中科技大学出版社,2013.
[9] 李勇,俞宝明.外科护理[M].3版.北京:人民卫生出版社,2015.
[10] 李梦樱.外科护理学[M].北京:人民卫生出版社,2001.
[11] 鲁连桂.外科护理学[M].北京:人民卫生出版社,2000.
[12] 王前新.外科护理学[M].北京:高等教育出版社,2010.
[13] 曹伟新,李乐之.外科护理学[M].4版.北京:人民卫生出版社,2006.
[14] 陈文彬.诊断学[M].7版.北京:人民卫生出版社,2008.
[15] 李乐之,路潜.外科护理学[M].5版.北京:人民卫生出版社,2012.
[16] 张学军.皮肤性病学[M].8版.北京:人民卫生出版社,2013.